Urologie

Jürgen Sökeland

W0073469

Mit einem Beitrag von Herbert Rübben
Begründet von Carl-Erich Alken

11., neubearbeitete Auflage
246 meist zweifarbige Abbildungen
in 473 Einzeldarstellungen
8 Farbtafeln
51 Tabellen

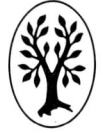

Georg Thieme Verlag Stuttgart · New York 1993

Prof. Dr. med. H. Rübben, Direktor der Klinik und Poliklinik für Urologie, Universitätsklinikum, Hufelandstraße 55, D-45147 Essen

Prof. Dr. med. J. Sökeland, Direktor der Urologischen Klinik, Städtische Kliniken, Westfalendamm, D-44143 Dortmund

1. Auflage 1955		1. englische Auflage 1982	
2. Auflage 1965		1. französische Auflage 1983	
3. Auflage 1966		1. griechische Auflage 1967	
4. Auflage 1968		2. griechische Auflage 1975	
5. Auflage 1970		3. griechische Auflage 1987	
6. Auflage 1973		1. italienische Auflage 1974	
7. Auflage 1976	erschienen unter	1. japanische Auflage 1978	
8. Auflage 1979	der Autorenschaft:	1. portugiesische Auflage 1986	
9. Auflage 1983	C.-E. Alken u.	1. spanische Auflage 1968	
1. Nachdruck 1986	J. Sökeland	2. spanische Auflage 1982	
10. Auflage 1987		1. türkische Auflage 1983	
1. Nachdruck 1991		2. englische Auflage 1989	

Die Deutsche Bibliothek – CIP-Einheitsaufnahme

Urologie : 51 Tabellen / Jürgen Sökeland. Mit einem Beitr. von Herbert Rübben. Begr. von Carl-Erich Alken. – 11. neubearb. Aufl. – Stuttgart ; New York : Thieme, 1993
   10. Aufl. u.d.T.: Sökeland, Jürgen: Urologie
NE: Sökeland, Jürgen; Rübben, Herbert; Alken, Carl-Erich [Begr.]

© 1955, 1993 Georg Thieme Verlag, Rüdigerstraße 14, D-70469 Stuttgart
Printed in Germany
Satz: Setzerei Lihs, D-71636 Ludwigsburg, gesetzt auf System 4, Linotronic 300
Druck: Clausen & Bosse, Leck

ISBN 3-13-300611-8   1 2 3 4 5 6

Meinen Eltern und meinen Lehrern
Herrn Professor Dr. med. habil. R. KNEPPER †
Herrn Professor Dr. med. Dr. h. c. C.-E. ALKEN †

in Verehrung und Dankbarkeit gewidmet

Geleitwort*

C.-E. Alken †

Was ist Urologie?

Die Urologie ist die Lehre von den Erkrankungen der Urogenitalorgane mit Ausnahme der Genitalorgane der Frau, die zum Gebiet der Frauenheilkunde gehören. Etwa 15 % aller in der Praxis anfallenden Krankheitsbilder, von der banalen Blasenentzündung über das Prostataadenom bis zum einseitigen renalen Hochdruck, von der Harnröhrenstriktur bis zum Nierenstein, vom Blasenkarzinom bis zum Hypernephrom, fallen in diesen Bereich. Hieraus ergibt sich eindeutig die Notwendigkeit der urologischen Lehre in der medizinischen Allgemeinausbildung, da Verdachts- und Frühdiagnose fast aller urologischen Krankheitsbilder sowie ihre Nachbehandlung zum Aufgabenbereich des Arztes für Allgemeinmedizin oder des Internisten gehören.

Aus der früheren Zeit, in der die Urologie vom Chirurgen wahrgenommen wurde, besteht vielfach noch die Auffassung, ihre Therapie sei rein operativ auf die Entfernung einer Niere, eines Nierensteines oder eines Prostataadenoms beschränkt. Damals wurden etwa 70 % aller einseitigen Nierenerkrankungen durch Nephrektomie saniert. Durch die Entwicklung der modernen Urochirurgie mit ihren organerhaltenden, plastischen Eingriffen sind es heute nur noch 30 %, die nephrektomiert werden. Die Umstellung von der morphologischen zur funktionellen, pathophysiologischen Denkweise, Beherrschung der speziellen Röntgendiagnostik, der Ultraschalltechnik und der Urodynamik sowie der Nephrologie haben hierfür die Voraussetzungen geschaffen.

Das Prostataadenom, eine der häufigsten Erkrankungen des Mannes im Präsenium und Senium, wurde früher nur offen chirurgisch behandelt. Mit der Entwicklung hochleistungsfähiger Instrumente, moderner Optiken, von Glasfiberlicht und Hochfrequenzschnitt hat sich auch hier ein völliger Wandel vollzogen. Ein hoher Prozentsatz aller Blasenhalserkrankungen und Blasentumoren wird transurethral bzw. endovesikal operiert.

Der Harnsäurestein im Nierenbecken ist Symptom einer Stoffwechselerkrankung, einer Harnsäurediathese. Seine Behandlung erfordert von Fall zu Fall verschiedene operative oder instrumentelle Maßnahmen und gleichzeitig eine genaue Kenntnis des internen Grundleidens für die konservative Langzeittherapie und die Rezidivverhütung.

---

* Die Einführung des Begründers dieses Buches – Herrn Prof. Dr. Dr. h. c. C.-E. Alken ist auch zur 11. Auflage aktuell.

Bei den kalziumhaltigen Steinen besteht häufig eine Stoffwechselstörung, z. B. ein primärer Hyperparathyreoidismus. Die Operation eines Nierensteines ist hier völlig sinnlos, wenn das Grundleiden nicht diagnostiziert und mit der Entfernung des Adenoms der Nebenschilddrüse eine echte Kausaltherapie betrieben wird. Genaue Kenntnis der Biochemie der Stoffwechselvorgänge ist Voraussetzung.

Die Harnwegsinfektion des Säuglings oder des Kleinkindes ist nur das Symptom eines Krankheitsbildes: Der Arzt von heute muß wissen, daß sich dahinter in einem sehr hohen Prozentsatz eine der zahlreichen Anomalien des Urogenitalsystems verbirgt. Die Chemotherapie ist zwecklos, da anatomische Veränderungen vorliegen. Die chronische Entzündung kann erst ausheilen, wenn diese Anomalien operativ korrigiert werden. Man muß nur daran denken und die entsprechende gezielte Diagnostik veranlassen.

Die Behandlung einer Urogenitaltuberkulose setzt neben dem operativen Können die gleiche Erfahrung in der modernen tuberkulostatischen Therapie voraus, über die auch ein Pulmologe verfügen muß.

Mit diesen wenigen Beispielen soll demonstriert werden, daß die moderne Urologie, als echtes Grenzfach zwischen den anderen Disziplinen, über die selbstverständliche Beherrschung der chirurgischen und sehr komplizierten endovesikalen und instrumentellen Technik hinaus eine breite allgemeinmedizinische Ausbildung und die ihr adäquate Denkweise erfordert.

In letzter Zeit hat eine Entwicklung stattgefunden, die auch von der Urologie her neue Akzente in der Ausbildung des Studenten erforderlich macht. Die merkantilisierte Sexwelle, die mit Film, Boulevard-Presse und Sexliteratur z. Z. über uns zusammenschlägt, und die gleichzeitige Auflockerung jahrhundertealter christlicher Tabus haben eine positive Auswirkung. Der Patient, früher verschämt und gehemmt, kommt in steigendem Maße mit seinen ernsten sexuellen und biologischen Problemen zum Hausarzt und sucht Rat. Es sind Fragen der Potenz und Impotenz in allen Lebensaltern, sexuelle Probleme in der Ehe, Fertilität und Sterilität, positive und negative Familienplanung usw.

Vorlesungen über die Sexualphysiologie und Sexualpathologie gehören im Prinzip zur Ausbildung des Arztes von heute, der in seiner Sprechstunde mit diesen Problemen konfrontiert wird. In begrenztem Umfang werden sie vom Psychiater, vom Dermatologen und z. T. vom Urologen wahrgenommen. Wie die Erfahrung zeigt, haben die männlichen Patienten von sich aus mehr die Tendenz, den Urologen aufzusuchen, der über Genitale, Hoden und Prostata rein topographisch mit seinem Arbeitsgebiet im Bereich der Sexualsphäre liegt. In Parallele zum Frauenarzt wird der Urologe zum Männerarzt, ohne hier Begriffe festsetzen zu wollen. Er wird sich in Zukunft mit diesen Problemen noch mehr auseinandersetzen müssen und sie auch in der Lehre berücksichtigen. Aus diesem Grunde wurde das Kapitel „Andrologie" weiter ausgebaut.

In der Krebsmortalität des Mannes steht das Prostatakarzinom an dritter Stelle nach dem Bronchialkarzinom und den Magen-Darm-Karzinomen.

1971 wurde die Vorsorgeuntersuchung aller Männer ab 45 Jahren auf Prostatakarzinom durch die Bundesregierung legalisiert und kassenrechtlich programmiert. Das Schwergewicht dieser Untersuchung liegt im Verantwortungsbereich des praktischen Arztes bzw. des Arztes für Allgemeinmedizin. Über dem Rahmen eines Spezialfaches hinaus zeichnen sich hier eindeutig gesundheitspolitische Aspekte ab. Der Übergang von der kurativen zur präventiven Medizin muß auch in der Ausbildung berücksichtigt werden.

Ursache des chronischen Nierenversagens mit der Endstation Dialyse oder Nierentransplantation ist in einem hohen Prozentsatz die Pyelonephritis auf dem Boden angeborener Anomalien des Urogenitalsystems und sekundärer Harninfektionen. Bei Früherkennung können diese Krankheitsbilder durch organerhaltende Eingriffe der plastischen Urochirurgie völlig geheilt werden. Auch hier kommen programmierte Vorsorgeuntersuchungen auf den Hausarzt zu.

Das Harnsteinleiden nimmt in seinen leichten und schweren Formen vom abgangsfähigen Kleinstein bis zum Nierenbeckenausgußstein weiter zu. Zahlenmäßig hat es etwa die gleiche Frequenz wie der Diabetes.

Die Entwicklung der extrakorporalen Schlagwelle, die perkutanen Techniken und die Ureterorenoskopie haben in der Behandlung neue Akzente gesetzt. 80% der Steine sind spontan abgangsfähig. Die konservative Therapie darf über diese bahnbrechenden Erfindungen nicht vergessen werden.

Aus allem geht hervor, daß die moderne Urologie in ihrer breiten allgemeinmedizinischen Streuung im diagnostischen und konservativen Bereich gesundheitspolitisch und hochschulpolitisch den gleichen Raum einnimmt wie etwa die Frauenheilkunde, die Dermatologie, die Orthopädie und andere klassische Nebenfächer.

Es ist zweckmäßig, den Lernenden auf diese Entwicklung hinzuweisen, damit er die Ausbildung in der Urologie nicht als überzogenes Spezialwissen und überflüssigen Ballast ansieht, sondern versteht, daß er ihre einfachen Grundlagen im beruflichen Alltag als Arzt im Interesse seiner Patienten unbedingt braucht.

Vorwort zur 11. Auflage

Im ersten Lehrbuch der Urologie von Leopold Casper (Berlin 1903) wird bereits die Urologie definiert: ...

„Die Urologie ist ein Zweig der Medizin, bei dem wir es mehrfach in wahrem Sinne des Wortes mit einem Grenzgebiet zwischen dieser und jener Disziplin zu tun haben. Bald handelt es sich um Krankheiten, die der Dermatologe, der Gynäkologe, bald um solche, die der interne Mediziner und der Chirurg als seine Domäne betrachtet.

Sodann erheischen die Krankheiten der Hoden, Nebenhoden und deren Umhüllungen, ferner die funktionellen Störungen des Sexualapparates eine Besprechung, weil diese Affektionen zu denjenigen gehören, die dem Urologen bei der Ausübung seiner Praxis häufig vorkommen."

Die dynamische Weiterentwicklung der Urologie im letzten Jahrzent beruht auf Fortschritten im konservativen und operativen Sektor. Die technische Perfektion des vielseitigen, speziellen urologischen Instrumentariums hat u. a. zur Einführung perkutaner, röntgenologisch und sonographisch kontrollierter und endoskopischer sowie laparoskopischer Operationsmethoden beigetragen.

Die extrakorporale Stoßwellenlithotripsie (ESWL) wurde in der deutschen Urologie entwickelt und perfektioniert, so daß offene Steinoperationen – früher Standardeingriffe im urologischen Tagesgeschehen – heute zur Ausnahme gehören.

Für die Ausbildung des zukünftigen Arztes ist Umfang und Bedeutung urologischer Krankheitsbilder in Praxis und Klinik allgemein anerkannt. Dieser Situation trägt auch die neue Auflage Rechnung. Der Gegenstandskatalog ist vollständig berücksichtigt. Die bisherige Resonanz für die Weiterbildung und Fortbildung wird davon in keiner Weise berührt, da Akzente der Praxis in eigenen Abschnitten mit besonderen Diagnostik- und Therapieschemata hervorgehoben werden.

Aus der interdisziplinären Ausrichtung der Urologie und der breiten Palette der Behandlungsmöglichkeiten ergeben sich die Ausbildungsziele des Taschenbuchs: Der Arzt in der Klinik und Praxis muß die Grundlagen dieses Fachgebietes kennen und ergänzen lernen.

Da der Patient vom Arzt Aufklärung über urologische Erkrankungen auch hinsichtlich des Behandlungserfolges, der Prognose und der Risiken erwartet, werden Aufklärungsprobleme ebenfalls angesprochen.

Unser Dank gebührt den Mitarbeitern des Thieme Verlages für die jederzeit kooperative Hilfe bei der Drucklegung der neuen Auflage.

Verbesserungsvorschläge und Kritik für neue Auflagen sind erwünscht. Anregungen werden wie bisher sorgfältig ausgewertet und berücksichtigt. Dieses Prinzip der positiven Kritik sollte in beiderseitigem Interesse beibehalten werden.

1993   J. Sökeland

Inhaltsverzeichnis

Urologische Leitsymptome 54

Urologische Diagnostik 64

Spezielle urologische Therapie

Gut- und bösartige Neubildungen 228

Steinerkrankungen 276

Allgemeine Urologie

Die urologischen Erkrankungen der Niere und der oberen Harnwege kommen bei beiden Geschlechtern in gleicher Weise vor. Die unteren Harnwege des Mannes sind – im Gegensatz zu denen der Frau – anatomisch und funktionell eng mit dem Genitalsystem verbunden. Die Krankheitsbilder der beiden Organsysteme überschneiden sich und werden unter dem Sammelbegriff „männliche Urogenitalerkrankungen" zusammengefaßt. In der praktischen und klinischen Urologie nehmen sie einen ziemlich breiten Raum ein und müssen dementsprechend eingehender behandelt werden. Die besonderen Verhältnisse bei der Frau werden jeweils im einzelnen gesondert erläutert.

In der Vorklinik werden Entwicklungsgeschichte, Anatomie und Physiologie gelegentlich zu wenig klinikbezogen gelehrt. Ein zunächst rein theoretisch erscheinender Stoff wird um ein Mehrfaches interessanter, wenn der Lernende erkennt, daß er sein Grundwissen mit einfachen Denkvorgängen in klinische Zusammenhänge und Vorgänge projizieren und in diagnostische Erkenntnisse umsetzen kann. Zum Beispiel sind die so häufig angeborenen oder erworbenen Lageanomalien der Nieren einfach zu erkennen, wenn man ihre normale topographische Anatomie wirklich beherrscht, d. h. nicht nur gelernt, sondern ihre biologische Bedeutung verstanden hat.

Die komplizierten Zusammenhänge zwischen Ur-, Vor- und Nachniere oder die Hodenentwicklung haben uns im ersten Semester wenig interessiert und waren dem jungen Arzt nur noch undeutlich in Erinnerung. Hätte man in der Vorlesung damals darauf hingewiesen, daß die Lageanomalie des Hodens Ursache einer kinderlosen Ehe sein, oder der gestörte Ablauf der Nierenentwicklung mit Dysfunktion zur Urämie und zum frühen Tod führen kann, wäre der Kollegbesuch wahrscheinlich intensiver gewesen.

Die Kenntnisse der normalen Entwicklungsgeschichte, der topographischen Anatomie und Physiologie des Urogenitalsystems sind die Voraussetzung für das Verständnis seiner pathologischen Veränderungen.* Ein Taschenbuch der Urologie kann ein Lehrbuch der Anatomie und Physiologie nicht ersetzen: Lediglich Einzelheiten, deren Projektion auf das klinische Geschehen wesentlich zum Verständnis einzelner Krankheitsbilder beitragen kann, werden jeweils einleitend von Fall zu Fall erläutert.

---

*Siehe auch Langman, Medizinische Embryologie (1989)

Entwicklung des Urogenitalsystems

Die ableitenden Harnwege und Geschlechtsorgane werden unter dem Begriff Urogenitalsystem zusammengefaßt und entstehen in einem gemeinsamen topographischen Raum. Ihre Ausführungsgänge münden in der Embryonalzeit nebeneinander in die Kloake (Abb. 1). Die Harnorgane werden mehrfach in ihrer Entwicklung umgebildet. Teile des primären exkretorischen Apparates wandeln sich in Ausführungsgänge der Keimdrüsen, Gonaden.

Vorniere, Urniere, Wolffscher Gang, Nachniere

Es gibt kein Organsystem des menschlichen Körpers, das eine derartige Vielzahl angeborener Fehlbildungen und innerhalb der Norm liegender Formverschiedenheiten aufweist wie Nieren, Harnwege und Genitale. Etwa 20 Anomalien sind ziemlich häufig. Einzelniere mit Aplasie der anderen Seite, Zwergniere, Langniere, Kuchenniere, Doppelniere, Hufeisenniere, Beckenniere, Hydronephrose, akzessorische Gefäße, Megaureter, Doppelureter, Spaltureter, Blasenekstrophie, Epispadie, Hypospadie, Phimose, Kryptorchismus usw. Die Gründe für diese auffallenden Erscheinungen sind rein entwicklungsgeschichtlicher Art.

Während sich z. B. der Darm als einfache entodermale Einstülpung unsegmentiert in einem glatten Entwicklungsgang bildet, mit wenigen Mißbildungen, wie Meckelsches Divertikel, Megakolon, Atresie, ist die Nierenanlage einer räumlich ausgedehnten Segmentierung, etwa vom 6. Hals- bis 3. Lendenwirbel, unterworfen.

Bis zum Erreichen des endgültigen Zustandes auf begrenzterem Raum werden im Laufe der Entwicklung topographische Verschiebungen und umfangreiche Reduktionsprozesse erforderlich. Die symmetrische Gefäßversorgung aller Segmente mit etwa 20 Einzelgefäßen auf jeder Seite, die alle bis auf die bleibende Nierenarterie und -vene zurückgebildet werden müssen, gibt z. B. die Erklärung für das häufige Vorkommen akzessorischer Nierengefäße und angeborener Stenose der Nierenarterie als Ursache eines Hochdrucks.

Die einzelnen Abschnitte des Harnsystems stammen wohl aus demselben Keimblatt, gehen jedoch von 3 verschiedenen topographischen Zentren aus ihrer endgültigen Verschmelzung entgegen. Die geringste Abweichung von Startzeit und Marschrichtung der Zellelemente kann ihre Treffpunkte weitgehend verlagern und damit die Ursache von Mißbildungen werden.

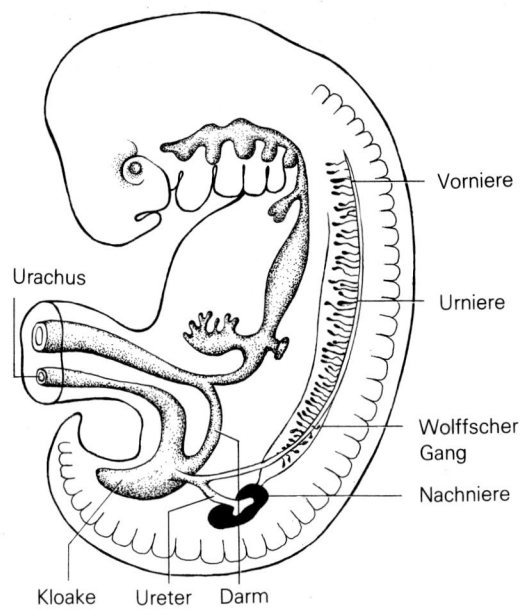

Abb. 1 **Embryonalentwicklung:** Vorniere, Urniere, Wolffscher Gang, Nachniere

Merke:

- Die zahlreichen Anomalien der Nieren und Harnleiter erklären sich aus der komplizierten Nierenentwicklung von Vor-, Ur- und Nachniere sowie der Wanderung der Niere und Rotation bis zur endgültigen Nierenanlage.

- Bei Vorniere, Urniere und Nachniere handelt es sich um die Umwandlung und den Ersatz eines weniger differenzierten Organs jeweils in ein vollkommeneres und leistungsfähigeres (Abb. 1).

- Die Vorniere (Pronephros) ist beim Menschen rudimentär und funktioniert nie. Wichtig ist die Anlage des Organs für die Bildung des sog. Vornierenganges, der sich in den Urnierengang fortsetzt und als Wolffscher Gang bezeichnet wird.

- Die Urniere (Mesonephros) bildet sich im Bereich des 13. bis 27. Segmentes (1. Thorakal- bis 3. Lumbalsegment). Die Kanälchen der Urniere bilden Teile der Geschlechtsorgane (Morgagnische Hydatiden, Ductuli efferentes).

Diese „Lötstellen" sind meistens Sitz der Anomalien. Eine weitere Möglichkeit zu Fehlbildungen liegt in der komplizierten Differenzierung des männlichen und weiblichen Genitales aus einer gemeinsamen Anlage.

Beim Menschen funktionieren die Vorniere und Urniere zu keiner Zeit als Exkretionsorgan.

Der *Urnierengang*, Wolffscher Gang, hat bei beiden Geschlechtern ein unterschiedliches Schicksal. Er wird beim männlichen Geschlecht zum Ausführungsgang der Gonade, also zum Samenleiter, dem Ductus deferens; beim weiblichen Geschlecht erfährt er eine Rückbildung, seine Reste sind als sog. Gartnerscher Gang längere Zeit nachweisbar.

Die *Niere* entsteht aus zwei verschiedenen Materialien:
1. aus der vom Wolffschen Gang aussprossenden Ureterknospe,
2. aus dem metanephrogenen Blastem.

Die Ureterknospe bildet Ureter, Nierenbecken mit Kelchen und Sammelröhren. Das metanephrogene Gewebe entwickelt dagegen den eigentlichen harnableitenden Apparat, die Nephrone. Die Grenze der beiden entwicklungsgeschichtlich verschiedenen Bestandteile liegt im fertigen Organ innerhalb des Parenchyms.

Die Ureterknospe sproßt bei Embryonen von etwa 4 mm Länge in der Gegend des 5. Lendensegmentes aus dem kaudalen Ende des Urnierenganges aus, sie wird dann bereits von einer Kappe metanephrogenen Gewebes umgeben.

Gelegentlich unterbleibt eine Differenzierung des metanephrogenen Gewebes; der so entstehende Nierendefekt ist dann im allgemeinen einseitig. Die linke Körperseite wird häufiger betroffen als die rechte.

Die embryonale Niere besitzt einschneidende Furchen. Diese Lappungen, gewöhnlich 6fach, können bis in die postnatale Lebensperiode hinein persistieren, später verschmelzen in der Regel die Oberflächenfurchen.

Die Niere entsteht im kaudalen Körperbereich und macht im Embryonalleben einen Aufstieg durch. Dieses aktive Auswachsen der Ureterknospe ist zum großen Teil aber auch auf ein Kaudalwachsen der hinteren Bauchwand zurückzuführen; bei dieser Entwicklung dreht sich die Niere außerdem um ihre Achse (Abb. 2).

Die Funktion der Niere setzt bereits in der Embryonalzeit ein. Die Blase ist bei Kindern, die mit einem Verschluß der Harnwege zur Welt kommen, maximal gefüllt. Allerdings ist die Nierenfunktion während des intrauterinen Lebens nicht notwendig. Kinder mit angeborener Nierenaplasie entwickeln sich bis zur Geburt normal, da die Entgiftung des embryonalen Stoffwechsels über die Plazenta erfolgt.

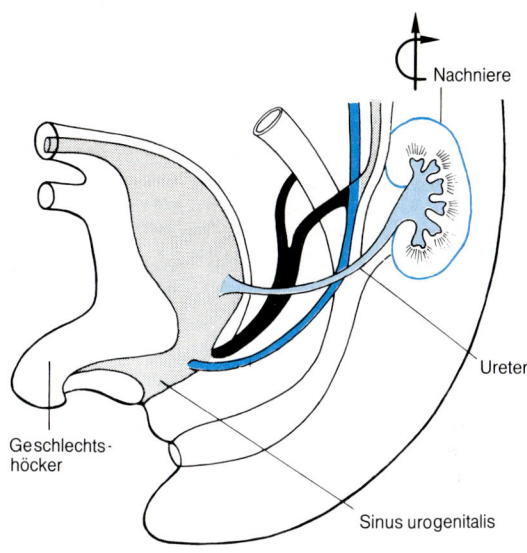

Nachniere

Ureter

Geschlechtshöcker

Sinus urogenitalis

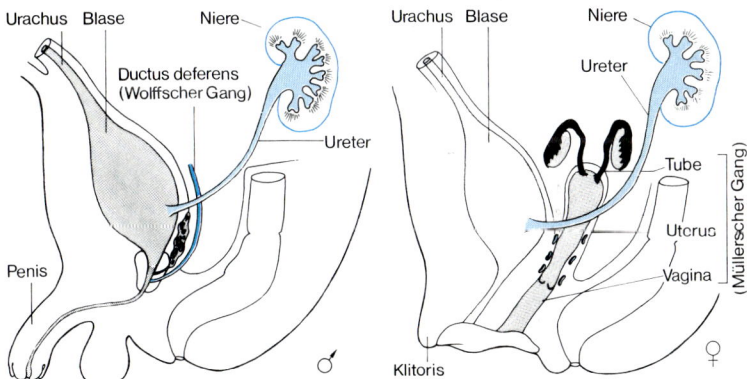

Urachus Blase   Niere

Ductus deferens
(Wolffscher Gang)

Ureter

Penis

♂

Urachus Blase   Niere

Ureter

Tube

Uterus

Vagina

(Müllerscher Gang)

Klitoris   ♀

**Abb. 2 Entwicklung der Nieren und ableitenden Harnwege: Beziehungen zum
Wolffschen und Müllerschen Gangsystem**
Wolffscher Gang (Ductus deferens); Müllerscher Gang verschmilzt im unteren Anteil
(Tube, Uterus, Vagina)

Entwicklung der Gonaden

Die Geschlechtsbestimmung erfolgt beim Menschen im Moment der Befruchtung. Trotzdem besteht in der morphologischen Ausgestaltung der Geschlechtsorgane (Keimdrüsen, Ausführungsgänge, äußere Geschlechtsorgane) zunächst kein Unterschied (Abb. 3). Der Keim macht ein indifferentes Stadium in der Ausbildung des Geschlechtsapparates durch. Die Gonadenanlage erstreckt sich zunächst über eine beträchtliche Strecke vom 6. Thorakal- bis 2. Sakralsegment; sie ist nie in allen Abschnitten gleichzeitig differenziert. Die kranialen und kaudalen Abschnitte bilden sich zu den sog. Keimdrüsenligamenten zurück (Zwerchfellband der Keimdrüse, Inguinalband der Keimdrüse).

Nur im Bereich von 3–4 Segmenten im kaudalen Bereich wird die Gonade weiterentwickelt. Der Urnierengang wird in den Ductus deferens umgewandelt.

Beim weiblichen Geschlecht bilden sich eigene Gangsysteme, die Müllerschen Gänge, aus. Der untere Abschnitt der Müllerschen Gänge wird zum Fruchthalter, dem Uterus.

Müllerscher und **Wolffscher Gang** werden bei beiden Geschlechtern angelegt, doch bilden sich die Müllerschen Gänge beim männlichen Geschlecht bis auf minimale Reste zurück (Appendix testis). Beim weiblichen Geschlecht werden dagegen die Wolffschen Gänge rudimentär.

Während die Lage der Gonaden an der hinteren Bauchwand zunächst bei beiden Geschlechtern gleich ist, kommt es in der späteren Embryonalzeit (3. Monat) zu geschlechtsspezifischen Unterschieden.

Die Lageveränderung der Keimdrüsen wird als Deszensus beschrieben. Dabei muß man berücksichtigen, daß es sich bei beiden Geschlechtern zunächst um eine relative Kaudalwärtsverlagerung, verursacht durch ein stärkeres Auswachsen der Rumpfwand, handelt. Mit dieser relativen Wachstumsverschiebung beginnt die Verlagerung der Gonaden in das kleine Becken. Beim männlichen Geschlecht schließt sich an diesen Vorgang ein echter Deszensus an, der mit der Einlagerung der Hoden in das Skrotum abschließt.

Bis zum 7. Monat bleiben die Hoden an der Stelle des Leistenringes, wandern dann bis zur Geburt, in manchen Fällen auch erst im 1. Lebensjahr, in das Skrotum hinunter.

Nach dem Descensus testis obliteriert der Processus vaginalis peritonei, der sich synchron mit dem Hodenabstieg bildet. Ein kleiner Teil dieses Peritonealsackes bleibt als Serosasaum erhalten, dessen Peritoneum als Tunica vaginalis bezeichnet wird.

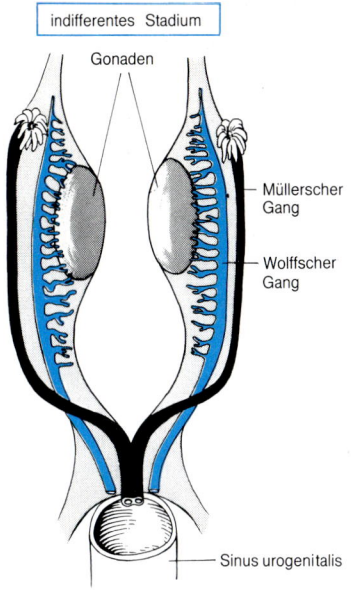

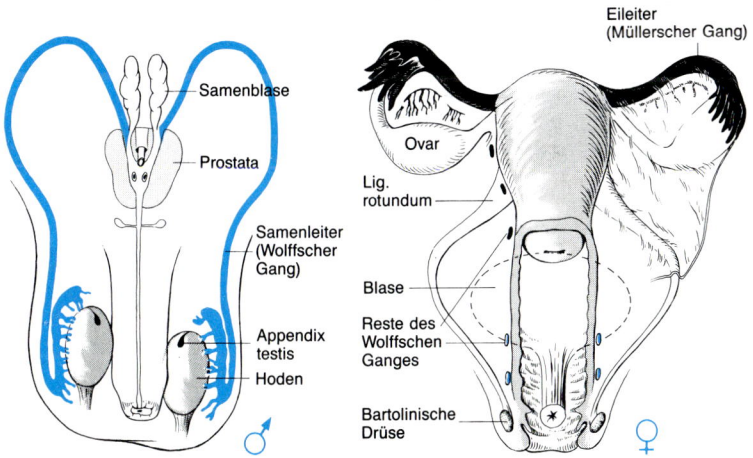

Abb. 3 Entwicklung der Keimdrüsen und inneren Geschlechtsorgane

Entwicklung des äußeren Genitales

Das äußere Genitale entwickelt sich ebenfalls aus einer undifferenzierten Anlage, dem Genitalhügel, der sich in das Glansgebiet, die Geschlechtsfalten und -wülste sowie den Analhöcker differenziert (Abb. 4). Beim Mann schließt sich die Urethralrinne vollständig zur Urethra, während bei der Frau sich die seitlichen Anteile zu den Labien differenzieren.

Diese Entwicklung erklärt das Entstehen der verschiedenen Spaltbildungen (Hypospadie) sowie die Genitalveränderungen beim Zwitter.

Für die Praxis

1. Die Entwicklung der Harn- und Geschlechtsorgane erfolgt bei Mann und Frau aus primär undifferenzierten Anlagen.

2. Die embryonale Entwicklung der Nieren und Harnleiter ist so kompliziert, daß sich leicht die Vielfalt der möglichen Anomalien erklärt.

3. Eine Anomalie der Nieren bzw. der Harnleiter, wie z.B. eine Doppelniere, hat jedoch erst dann krankmachende Bedeutung, wenn Sekundärveränderungen, wie z.B. Harnabflußstörungen, Harnwegsinfekte u.a., hinzutreten.

4. Die Retentio testis kann durch Störungen der Wachstumsverschiebungen der Keimdrüsen bedingt sein. Zunächst erfolgt die Verlagerung der Hoden in das kleine Becken, später kommt es zu einem echten Deszensus in das Skrotum.

5. Die verschiedenartigen Spaltbildungen – Hypospadie, Epispadie sowie die Genitalveränderungen beim Zwitter – werden durch die primär undifferenzierte Anlage des äußeren Genitales erklärt. Durch Umbau- und Verschmelzungsprozesse werden die verschiedenen Abschnitte, Glans, Penis, Urethra, entwickelt.

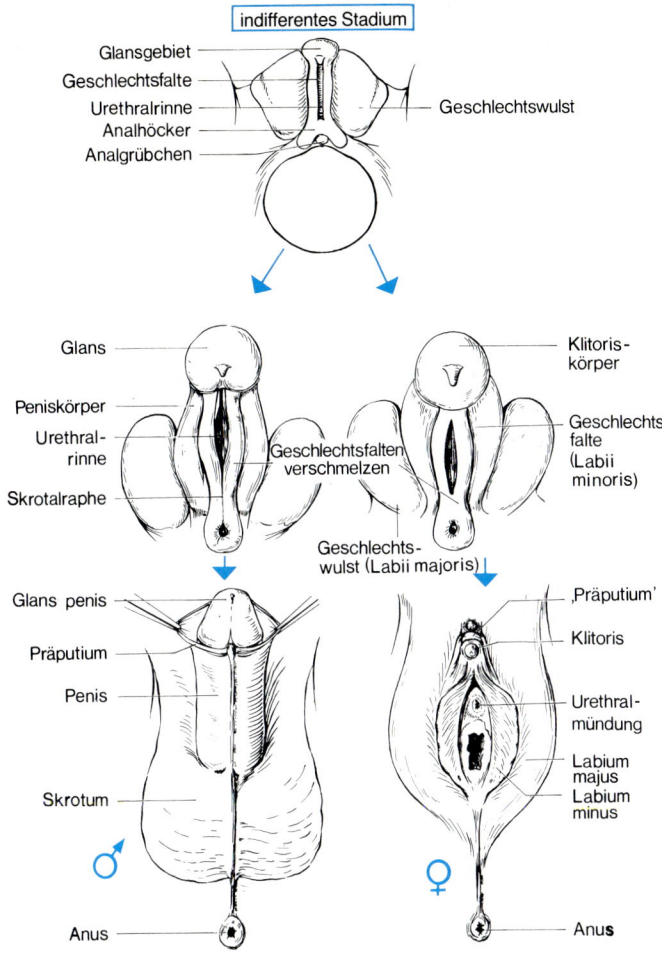

indifferentes Stadium

Glansgebiet
Geschlechtsfalte
Urethralrinne
Analhöcker
Analgrübchen

Geschlechtswulst

Glans
Peniskörper
Urethral-rinne
Skrotalraphe

Geschlechtsfalten verschmelzen

Klitoris-körper

Geschlechts-falte (Labii minoris)

Geschlechts-wulst (Labii majoris)

Glans penis
Präputium
Penis
Skrotum
Anus

‚Präputium'
Klitoris
Urethral-mündung
Labium majus
Labium minus
Anus

Abb. 4 **Entwicklung des äußeren Genitales**

Anatomie und Physiologie

Anatomie

Nieren und obere Harnwege liegen retroperitoneal in unmittelbarem Kontakt mit dem Peritoneum. Die rechte Niere steht 2–3 cm tiefer als die linke. Dorsal sind sie geschützt durch die Masse der Rückenmuskulatur, lateral und ventral durch die 11. bis 12. Rippe und die Bauchorgane. Aus diesem Grunde ist eine normale Niere nicht tastbar. Leichte und mittelschwere Bauchtraumen pflegen selten die Nieren in Mitleidenschaft zu ziehen. Erst bei schwersten Gewalteinwirkungen, die von lateral, ventral oder tangential auf die Niere auftreffen, kommt es zu Zerreißungen des Parenchyms, da das Organ in seiner sonst so sicheren Psoasnische nicht ausweichen kann und gegen die Wirbelkörper gedrängt wird (Abb. 5).

Diese topographische Situation kann man als natürlichen Schutz für ein lebenswichtiges Organ ansehen. Andererseits ergibt sich daraus der Nachteil, daß bei krankhaften Veränderungen das Peritoneum und die Bauchorgane unmittelbar fortgeleitet beteiligt werden oder reflektorisch reagieren. Steinkoliken, Dyskinesien, Blutungen in das Nierenlager und Entzündungen können sämtliche Störungsgrade der normalen Darmperistaltik bis zum paralytischen Ileus hervorrufen. Sie spielen differentialdiagnostisch eine besondere Rolle bei vielen intraabdominellen Krankheitsbildern.

Das **Harnsystem** setzt sich zusammen aus dem *Nierenparenchym* mit Sekretionsfunktion und den *ableitenden Harnwegen,* Kelchen (Abb. 6), Nierenbecken, Harnleiter, Blase mit Transport-, Reservoir- und Entleerungsfunktion.

Die Lötstelle zwischen den beiden anatomisch und funktionell völlig verschiedenen Systemanteilen ist das *pyelorenale Grenzgebiet* (Abb. 7). Es umfaßt die papillennahe Region der Markzone, Papillen- und Sammelröhrchen, Nieren- und Hauptkelche. Morphologie und Funktion des pyelorenalen Grenzgebiets sind von besonderer Bedeutung, da in seinem Bereich zahlreiche pathologische Reaktionen urologischer Krankheitsbilder ablaufen. Hier ist die kritische Zonengrenze hämatogen deszendierender und kanalikulär aszendierender Harninfektionen. Im Papillen- und Kelchwinkelbereich werden Urotuberkulose und Steinerkrankungen klinisch manifest.

Kelchhälse, Nierenbeckenausgang und Harnleitermündung sind *physiologische Engen,* die z.B. bei der Wanderung eines Konkrementes klinische Bedeutung gewinnen.

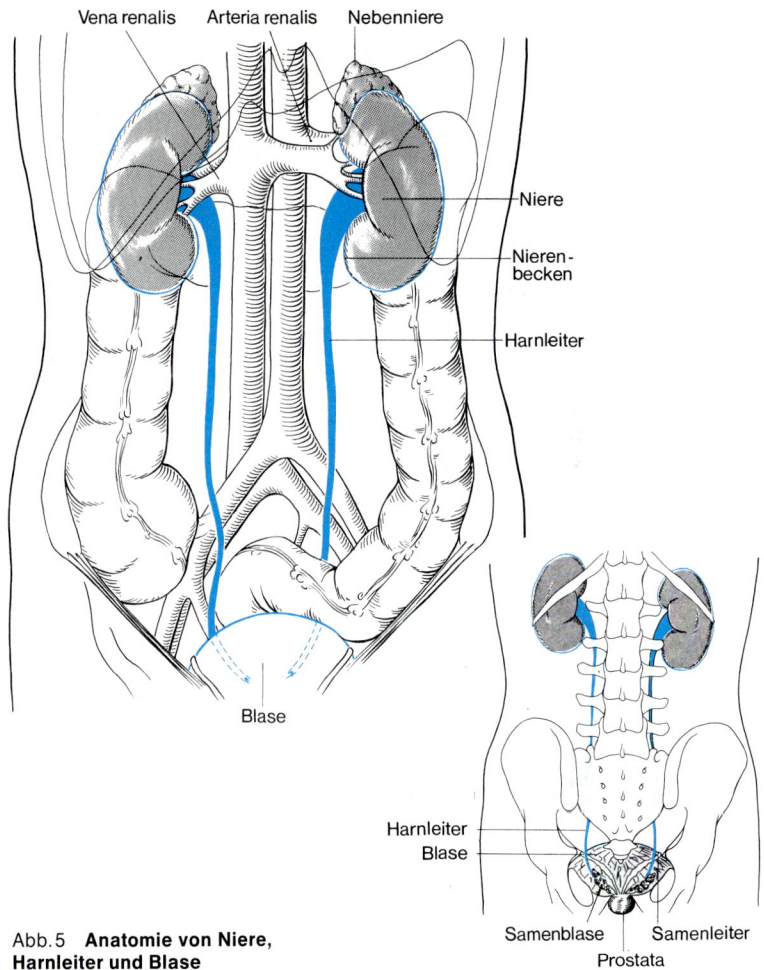

Abb. 5 **Anatomie von Niere, Harnleiter und Blase**

Merke:

- **Nieren und Harnleiter liegen relativ geschützt im Retroperitonealraum.**
- **Krankhafte Veränderungen der Nieren, des Nierenbeckens und des Harnleiters können infolge der engen topographischen Beziehung zum Peritoneum abdominelle Symptome verursachen (z. B. Subileus, Ileus).**

Physiologie

Zur Beurteilung pathophysiologischer Vorgänge ist es notwendig, sich einige physiologische Daten ins Gedächtnis zurückzurufen.

Die durch die Niere fließende Blutmenge beträgt etwa 1800 l in 24 Std. Daraus werden in den Glomeruli 180 l Harn filtriert; 99 % dieser Primärharnmenge werden in den Tubuli und den Sammelröhren rückresorbiert (Abb. 6).

Die gesamte Flüssigkeit des extrazellulären Raumes wird somit durch eine 14malige tägliche Filtration nach Menge und Zusammensetzung konstant gehalten. Die Schwankungen des osmotischen Druckes, des pH und der Elektrolytkonzentration betragen beim Gesunden nur 2 % (Abb. 7).

Der Mensch hat 2,5 Mill. Nephronen mit einer glomerulären Ultrafiltrationsrate von 125 ml/min. Das Glomerulusfiltrat wandert in den proximalen Tubulus, der in engem Zusammenhang mit den Kapillaren steht. Hier findet ein Teil des Stoffaustausches – Resorption und Rückresorption – statt.

Über die Henlesche Schleife gelangt der Harn in den distalen Tubulus in die Sammelröhren. Hauptaufgabe dieser Segmente ist die Konzentrierung des Harns nach dem Haarnadelgegenstromprinzip. Die Wasserrückresorption wird durch das antidiuretische Hormon (ADH) reguliert.

Durch die Anwendung von **Clearance-Methoden** kann man Partialvorgänge der Niere quantitativ erfassen. Unter einer renalen Clearance versteht man das Plasmavolumen, das von einer Substanz innerhalb einer Minute in der Niere befreit wird.

Clearance-Bestimmungen sind heute mit Hilfe von Isotopen möglich.

Druckwerte in der Niere, im Pyelon und Harnleiter

Das Pyelon bildet mit den Nephronen ein System kommunizierender Röhren, so daß sich der Druck auf die gesamten Harnkanälchen überträgt. Bei einem angenommenen arteriellen Mitteldruck von 110 mmHg wird der Druck im Vas afferens auf 70 mmHg reguliert. Zieht man den durchschnittlichen osmotischen Druck von 24 mmHg und den Gegendruck der Bowmanschen Kapsel von 15 mmHg ab, bleiben 20–30 mmHg für den effektiven Filtrationsdruck. Dieser Druck fällt bis zum Nierenbecken auf Werte zwischen 8 und 12 mmHg ab. Druckimpulse für Nierenbecken und Harnleiter gehen von einem Schrittmacherzentrum im kranialen Anteil des Nierenbeckenkelchsystems aus. Vom Nierenbecken aus wird der Harn durch peristaltische Kontraktionen des Nierenbeckens und Harnleiters bei Kontraktionsdruckwerten um 20 mmHg bis zur Blase transportiert. Der Kontraktionsdruck kann auf Werte bis 50 mmHg ansteigen.

Aus 1800 l Blut werden 180 l Primärharn

Abb. 6   **Die Tagesleistung der menschlichen Nieren:** Aus 1800 l Blut bilden sich innerhalb 24 Std. 180 l Primärharn und daraus wieder 1,5 l Harn

180 l Primärharn = 1,5 l Urin

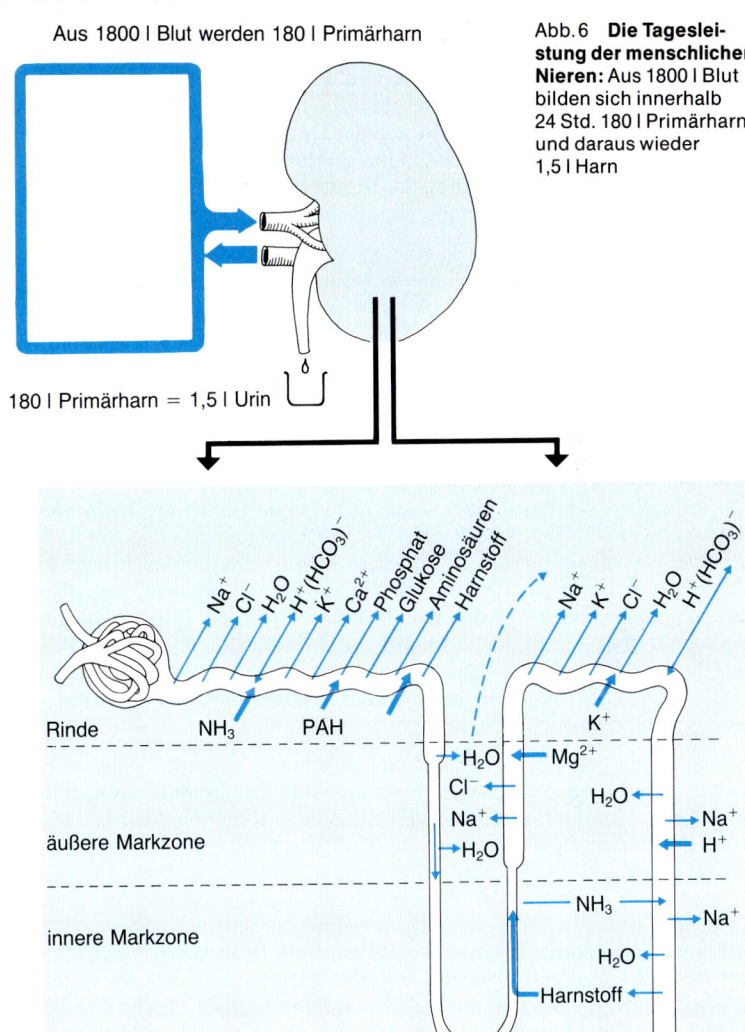

Abb. 7   **Transportsysteme im Nephron**

Harnblase

Die Harnblase liegt extraperitoneal, wird jedoch zum Teil von der beweglichen vorderen Umschlagfalte des Peritoneums überzogen. Je nach dem Füllungszustand der Blase schiebt sich die Umschlagfalte mehr nabel- oder symphysenwärts. Bei maximaler Füllung (Harnverhaltung) wird oberhalb der Symphyse ein breiter Streifen der Blasenwand frei, so daß sie hier ohne Gefahr einer Bauchfellverletzung blind punktiert werden kann (Abb. 8).

Die Muskulatur der Blase weist eine besondere Struktur auf, die für dieses Hohlorgan mit Reservoirfunktion und wechselnden Füllungsgraden charakteristisch ist. Die verschiedenen Detrusorschichten lassen sich am Blasenhals differenzieren.

Harnblasenschließmuskel-System

Diese Reservoirfunktion der Blase wird durch ein kompliziertes Schließmuskelsystem gewährleistet. Die Muskelschichten der Blase lassen sich am Blasenausgang in 3 Muskelschichten trennen. Die äußere Blasenmuskelschicht läuft in der Form einer doppelten Spirale als äußere Harnröhrenmuskelschicht zum Blasenboden (Diaphragma urogenitale) und von da wieder zum Blasenhals zurück. Die mittlere Detrusormuskelschicht endet am Blasenhals in Form einer Platte, welche aus konzentrisch um den Blasenhals gelagerten Muskelfaserbündeln besteht. Die innere Muskelschicht der Blase zieht über den Blasenhals hinweg und verläuft als innere längsgerichtete Harnröhrenmuskelschicht und endet im Samenhügel (Colliculus seminalis). Die glatten, vegetativ innervierten Muskelschichten bilden den sog. inneren Schließmuskel: Sphincter urethrae internus.

Der aus quergestreifter Muskulatur bestehende äußere Schließmuskel (Sphincter urethrae externus) ist aus zwei Anteilen zusammengesetzt. Die erste Portion umfaßt die Harnröhre als echten Ringschließmuskel in der Höhe der Beckenmembran (Pars membranacea) und ist somit am Beckenboden eingelagert. Der zweite Teil besteht aus Muskelfaserbündeln, welche in vertikaler Richtung in den Blasenhals aufsteigen und damit den distalen Anteil der hinteren Harnröhre mantelförmig umscheiden. Diese quergestreiften Muskelfasern nehmen Kontakt auf mit den glatten Muskelfasern der äußeren zirkulären Harnröhrenmuskelschicht mittels äußerst feiner Verbindungen, welche sich mikroskopisch als bandartige Zonen von kollagenen Geweben darstellt. Die glatten und quergestreiften Muskelfaserbildungen nehmen am Aufbau der Prostatakapsel teil (Abb. 10).

Die Prostata ist also eingelagert zwischen der äußeren spiralförmigen und der inneren längsverlaufenden Harnröhrenmuskelschicht. Nach neueren Untersuchungen ist man überzeugt, daß entscheidend für den Verschluß wie auch für die Eröffnung der hinteren Harnröhre die durch das vegetative Nervensystem gesteuerte glatte Muskulatur ist.

Abb. 8 **Stand des Bauchfells bei leerer und gefüllter Blase,** vordere Umschlagfalte des Peritoneums weicht bei Blasenfüllung zurück

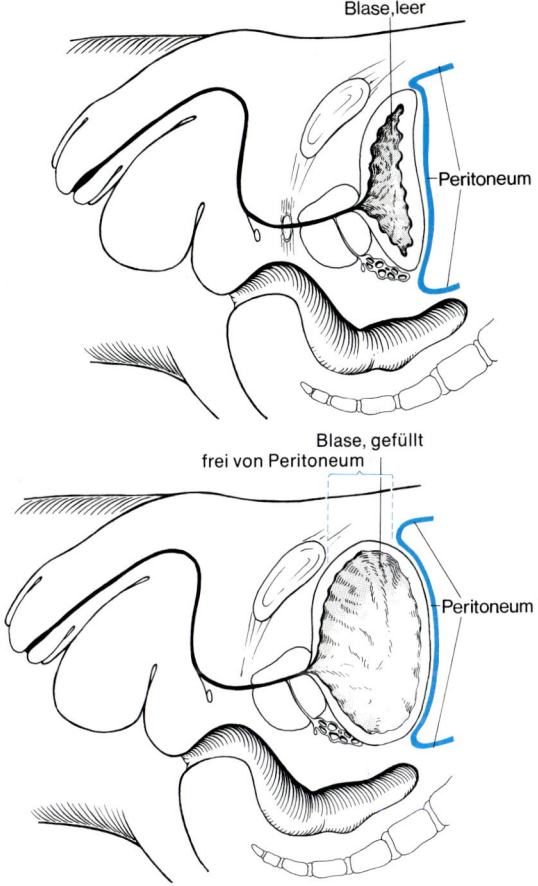

Blase, leer

Peritoneum

Blase, gefüllt
frei von Peritoneum

Peritoneum

Für die Praxis

1. Bei stark gefüllter Blase ist eine Kapillarpunktion ohne Verletzung des Bauchfells möglich. Die Blase muß sicher tastbar sein.

2. Die S-förmige Krümmung der Harnröhre kann durch starke Streckung des Gliedes ausgeglichen werden, so daß eine Katheterisierung erleichtert wird.

3. Die nicht ausgleichbare Krümmung der Harnröhre im Bereich des Beckenbodens mit dem Recessus bulbi kann durch gebogene Katheter (Mercier-, Tiemann-Katheter) leichter überwunden werden.

Die *Kontinenz* wird durch das vegetativ innervierte glattmuskelige System der hinteren Harnröhre garantiert. Die Prostata liegt zwischen der inneren und äußeren glattmuskeligen Harnröhrenmuskelschicht (Abb. 9).

Topographisch unterscheidet man in der Blase den Boden, den rückwärts gelegenen Fundus, den Scheitel und die seitlichen Wände. Der Raum zwischen beiden Harnleitermündungen und innerer Harnröhrenöffnung ist das Trigonum vesicae (Abb. 10 u. 11).

Urogenitales Grenzgebiet

Die anatomische Region zwischen innerem und äußerem Blasenschließmuskel, die hintere Harnröhre mit dem Colliculus seminalis und den Ausmündungen der prostatischen Drüsen und Samenblasen bezeichnet man als *urogenitales Grenzgebiet* (Abb. 11) (Vesicula seminalis wäre lt. Feneis' Nomenklatur richtiger: Bläschendrüse).

Für alle Erkrankungen der Blase, Harnröhre und Genitalorgane ist es von ähnlicher Bedeutung wie das pyelorenale Grenzgebiet für die Erkrankung der Nieren und oberen Harnwege. Im Bereich der hinteren Harnröhre münden das Hohlsystem des uropoetischen Apparates und der männlichen Sexualorgane in einen gemeinsamen Kanal, der wechselnd dem Transport von Stoffwechselendprodukten, dem Harn, und dem hochwertigen Fortpflanzungssekret, dem Sperma, dient. Durch diese physiologische Bivalenz und die zahlreichen gemeinsamen Blut- und Lymphverbindungen wird die häufige Überschneidung krankhafter Veränderungen der unteren Harnwege und der Geschlechtsorgane verständlich. Nebenhodenentzündungen gehen meistens von der hinteren Harnröhre aus. Erkrankungen der Prostata und Samenblasen beeinflussen sekundär das Harnsystem. Im Präsenium des Mannes entwickelt sich im Gewebemantel der prostatischen Harnröhre eine gutartige Geschwulst, eines der häufigsten urologischen Krankheitsbilder, die Prostatahyperplasie.

Merke:

● **Vor dem Sphincter externus liegt der sog. Bulbus urethrae, in dem sich beim Katheterismus Sonden leicht verfangen können (cave: Via falsa).**

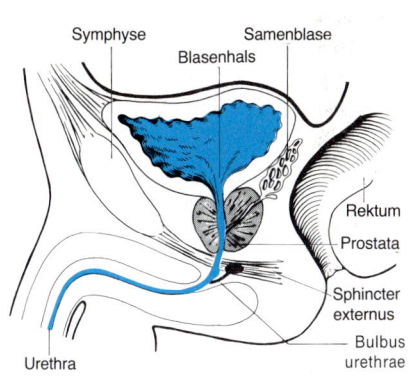

Abb. 9   Topographie der Prostata

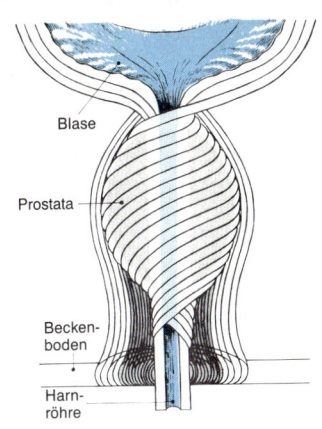

Abb. 10   Hintere Urethra, Prostata und Blasenboden (nach Hauri)

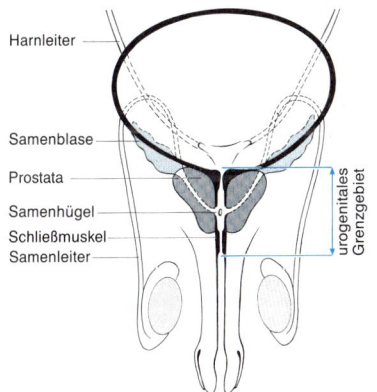

Abb. 11   Urogenitales Grenzgebiet

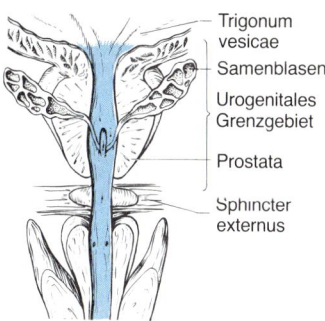

Druckwerte in der Blase

Die Blase bildet ein Reservoir, in dem der Harn fast drucklos bis zu einer gewissen Kapazität aufgefangen wird. Die Kapazität der Blase unterliegt großen individuellen Schwankungen (z. B. Sextanerblase). Als maximale Blasenkapazität bezeichnet man das Füllungsvolumen, bei dem der Patient einen starken Harndrang verspürt. Bei der Miktion werden Blasendruckwerte zwischen 80 und 100 mmHg erreicht. Bei speziellen Erkrankungen (z. B. bei der Blasenlähmung) ist die Blasendruckmessung (Zystometrie), die Messung des Harnröhrendruckprofils sowie die Harnflußmessung (Uroflowmetrie) ein übliches Untersuchungsverfahren.

Harnblasenentleerung

Die Harnblase hat eine Reservoir- und Entleerungsfunktion. Sie bildet eine funktionelle Einheit. Die Kontrolle über die Blasenfunktion wird durch einen Reflexmechanismus zwischen Blase und Sakralmark gewährleistet. Die gesunde Blase ist in der Lage, sich allmählich bis zu ihrer normalen Kapazität auszudehnen, ohne daß der Blaseninnendruck merklich zunimmt. Ist die Blase gefüllt, wird das Völlegefühl zum Rückenmark geleitet und entsprechend Impulse über den motorischen Schenkel des Reflexbogens ausgelöst. Der normale Miktionsakt wird durch die willkürliche Unterdrückung der zerebralen Hemmung eingeleitet. Beckenboden und Sphincter externus erschlaffen, der Blasenboden senkt sich ab. Die Muskelfasern der Blasenwand werden tonisiert, der Blaseninnendruck steigt an. Da Anteile der Blasenmuskulatur in die Harnröhre einstrahlen, öffnet sich bei der Kontraktion des Blasenmuskels der Blasenhals. Durch Kontraktion des Detrusors steigt der Blaseninnendruck auf 80 mmHg an. Die Miktion beginnt. Eine Unterbrechung des Harnstrahls kann durch den Sphincter externus erfolgen, der willkürlich kontrolliert wird.

Nach Entleerung der Blase schließt sich der Sphincter externus, die Blase kehrt in ihre Normalposition zurück.

Nervöse Versorgung der Harnblase

Die motorischen Neuronen der Blase werden im Hirnstamm über Bahnungs- und Hemmungsreflexe kontrolliert. Vom Gehirn gelangen Impulse in das sakral liegende Miktionszentrum. Vom Miktionszentrum im sakralen Rückenmark (Sakralsegmente 2, 3, 4) wird über das autonome Nervensystem die Blasenentleerung gesteuert. Die Erregung der cholinergen Fasern erfolgt vom Sakralmark über den N. pelvicus. Sympathische Fasern dienen der Regulation des Harnröhrenwiderstandes, adrenerge Fasern kommen aus dem thorakolumbalen Bereich über den Plexus hypogastricus zur Blase (Abb. 12).

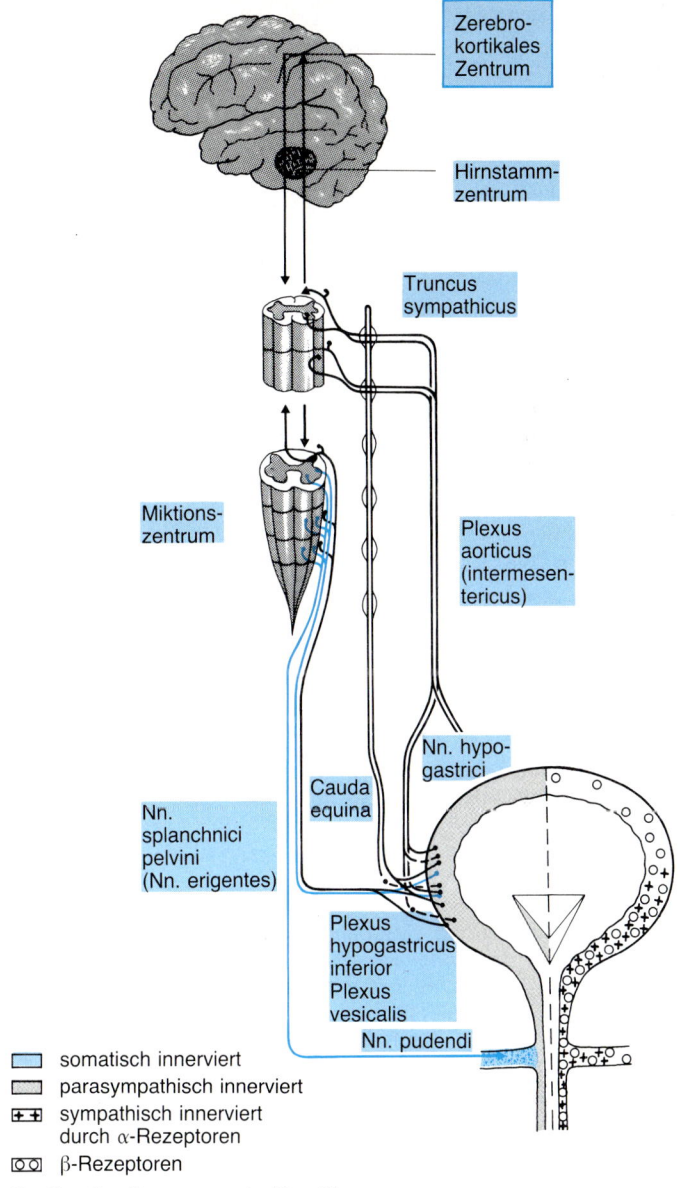

Zerebro-
kortikales
Zentrum

Hirnstamm-
zentrum

Truncus
sympathicus

Miktions-
zentrum

Plexus
aorticus
(intermesen-
tericus)

Nn. hypo-
gastrici

Cauda
equina

Nn.
splanchnici
pelvini
(Nn. erigentes)

Plexus
hypogastricus
inferior
Plexus
vesicalis

Nn. pudendi

☐ somatisch innerviert
▨ parasympathisch innerviert
➕➕ sympathisch innerviert
durch α-Rezeptoren
◎◎ β-Rezeptoren

Abb. 12 **Nervöse Versorgung der Harnblase**

Harnröhre

Die Harnröhre beginnt am Blasenausgang und hat beim Mann eine Länge von etwa 25 cm, eine durchschnittliche Weite von 7–8 mm. Das Ostium externum stellt physiologisch die engste Stelle dar, nach deren Passage die normale Harnröhre für jedes Instrument durchgängig ist. Wir unterscheiden die Pars prostatica, Pars membranacea und Pars cavernosa (Abb. 13).

Die weibliche Harnröhre ist bedeutend kürzer als die männliche; sie hat im allgemeinen eine Länge von 3–4 cm und einen Durchmesser von 8 mm. Sie verläuft leicht bogenförmig vor der Scheide bzw. unter der Symphyse.

Die *Pars prostatica* zwischen dem sog. Sphincter internus und Sphincter externus wird klinisch hintere Harnröhre genannt. Hier befindet sich der Samenhügel mit den Ausführungsgängen der Samenblasen und der prostatischen Drüsen.

Die *Pars membranacea*. In ihrem Bereich liegt der willkürlich innervierte Sphincter externus.

Die *Pars cavernosa* wird in ihrem beweglichen Teil als Pars libera oder pendulans bezeichnet.

Prostata und Samenblasen

Sie bilden das innere Genitale und werden analog zur Nomenklatur bei der Frau als *männliche Adnexe* bezeichnet. In unmittelbarer Nachbarschaft von Darm, Blase und Harnröhre kanalikulär mit der letzteren verbunden, stark vaskularisiert und regelmäßigen physiologischen Kongestionen unterworfen, sind sie häufiger Sitz primärer und sekundärer Infektionen. Die normale Prostata, vom Darm aus tastbar, hat etwa die Form und Größe einer dicken Edelkastanie mit einer medianen Eindellung, dem Sulkus, und zwei gleich große Seitenlappen. Die Samenblasen liegen oberhalb der Prostata dem Blasenboden seitlich an (Abb. 13).

Hoden und Nebenhoden

Normale und pathologische Anatomie der Hodenhüllen usw. sind in den Kap. Hernie und Hydrozele der chirurgischen Lehrbücher nachzulesen. Der glatte, ovale Hodenkörper ist von der derben Tunica albuginea umschlossen und hat eine prall-elastische Konsistenz. Der an seinem hinteren Rand anliegende Nebenhoden ist durch eine tastbare Furche vom Hodenkörper getrennt. Am Nebenhoden unterscheidet man den etwas verdickten oberen Kopfteil und den dünneren Schwanzteil, der in einem bogenförmigen Verlauf in den Samenstrang übergeht (Abb. 13). Am oberen Hodenpol findet sich als kleines rötliches Läppchen ein Rudiment des Müllerschen Ganges, die Appendix testis (Morgagnische Hydatide): Torsionsneigung!

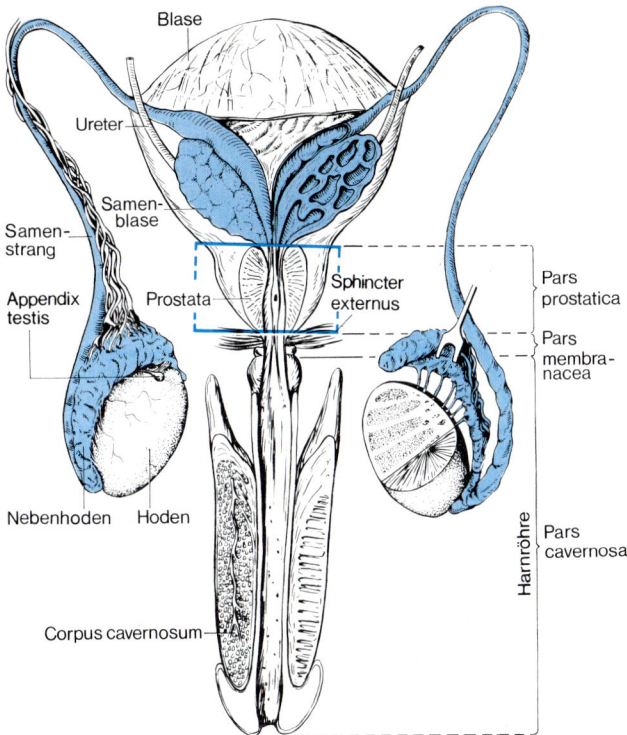

Abb. 13 **Schnittbild der männlichen Genitalorgane und unteren Harnwege**

Merke:

● Das urogenitale Grenzgebiet ist als Verkehrsknotenpunkt zwischen Harnwegen und Samenwegen besonders störanfällig.

● Hoden und Nebenhoden bilden eine funktionelle Einheit, so daß bei Erkrankungen oft beide gemeinsam betroffen sind.

Sexualfunktion

Die männliche Geschlechtsreife tritt normalerweise mit 14–15 Jahren ein. Zu diesem Zeitpunkt sind die inneren und äußeren Genitalorgane voll entwickelt. Zeichen der Pubertät sind der Stimmbruch, die einsetzende männliche Behaarung sowie beginnende Erektionen und Pollutionen. Die Entwicklung und Funktion der Genitalorgane ist hormonell gesteuert. Hypothalamus, Hypophyse, Nebennierenrinde und Keimdrüse bilden das *hormonelle Geschlechtssystem* im engeren Sinne, wobei das Hormon des übergeordneten Organs die endokrine Funktion des nachgeordneten ermöglicht und reguliert.

Die Releasing-(Freisetzungs-)Hormone (Gn-RH) veranlassen die Ausschüttung von LH und FSH. LH wirkt am Hoden auf Leydig-Zellen und stimuliert die Bildung von Testosteron. Das *follikelstimulierende Hormon (FSH)* bewirkt beim Mann die Anregung des generativen Hodengewebes und damit der Samenbildung. FSH greift an den Sertoli-Zellen an und fördert die Bildung des (hypothetischen) Inhibins. Beide testikulären Hormone bremsen an der Hypophyse die Freisetzung von LH und FSH. Testosteron blockiert am Hypothalamus die Produktion von Gn-RH (Rückkopplungseffekt – Feedback).

Die zwei bei beiden Geschlechtern gleich wirksamen, also bivalenten Hormone (LH und FSH) werden im *Hypophysenvorderlappen* gebildet, das spezifisch männliche Sexualhormon, das Androgen, hauptsächlich *im Hoden* sowie in geringer Menge in der *Nebennierenrinde* (Abb. 14).

Innerhalb des Hormonsystems, das physiologisch mit Impuls oder Antriebsreaktion von oben nach unten arbeitet, kann auch vom Endorgan aus rückläufig eine Brems- oder Antriebsreaktion ausgelöst werden. Bei künstlicher Zufuhr von Androgenen, die also einer Überproduktion der Hoden entspricht, nimmt z. B. die Bildung des gonadotropen Hormons in der Hypophyse ab (Rückschlagphänomen – Rebound-Effekt).

Bei der **operativen Kastration** werden beide Hoden durch einen chirurgischen Eingriff entfernt. Kulturhistorisch ist dieser Eingriff bekannt bei den Eunuchen und bei den Kastratenchören des Mittelalters; therapeutisch wird die Operation zur Behandlung des Prostatakarzinoms durchgeführt.

Zur **Sterilisation** werden lediglich die Samenleiter durchtrennt. Da das hormonelle System intakt bleibt, sind Libido und Potenz erhalten. Der Beischlaf kann ungestört ausgeübt werden, nur die Fortpflanzungsmöglichkeit ist ausgeschaltet.

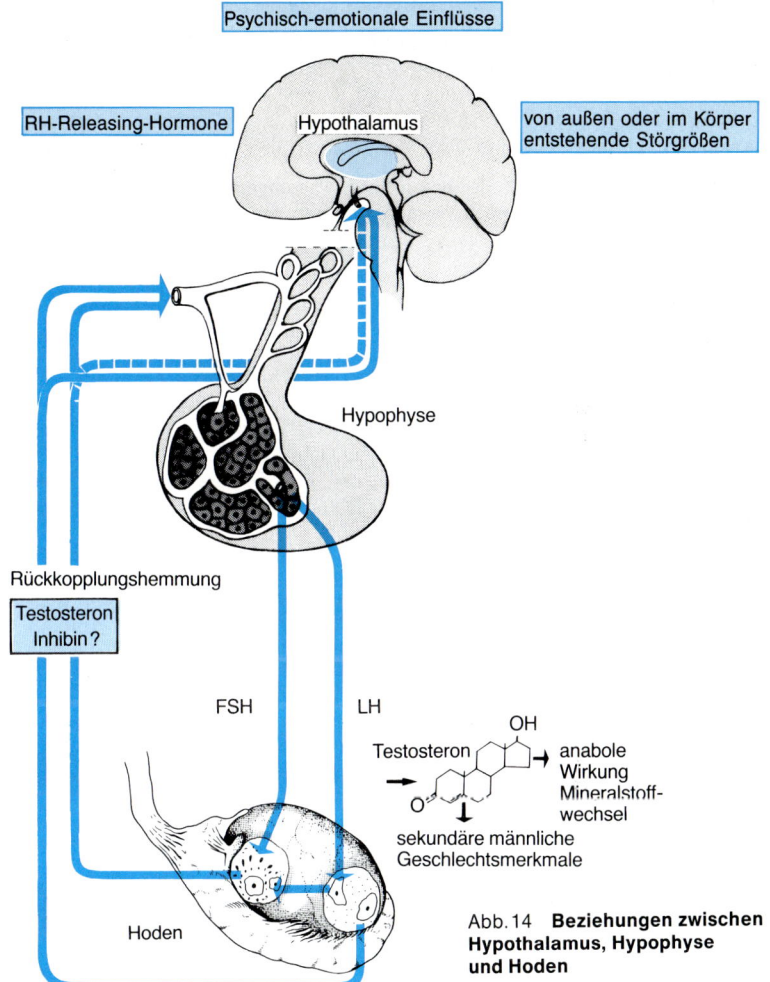

Psychisch-emotionale Einflüsse

RH-Releasing-Hormone

Hypothalamus

von außen oder im Körper
entstehende Störgrößen

Hypophyse

Rückkopplungshemmung

Testosteron
Inhibin?

FSH   LH

Testosteron ──── OH ──→ anabole
                          Wirkung
                          Mineralstoff-
O   wechsel
  ↓
sekundäre männliche
Geschlechtsmerkmale

Hoden

Abb. 14   **Beziehungen zwischen
Hypothalamus, Hypophyse
und Hoden**

Merke:

● **Die Releasing-Hormone (RH) stimulieren in der Hypophyse die Bildung von LH und FSH. LH stimuliert die Bildung von Testosteron in
den Leydig-Zellen des Hodens, FSH wirkt auf das generative Hodengewebe und damit auf die Samenbildung. Über einen Rückkopplungs-
mechanismus sind die Funktionen hemmbar.**

Sperma

Die Bildung der männlichen Samenzellen – die Spermiogenese – erfolgt im Keimgewebe des Hodens. Aus den Urkeimzellen entwickeln sich die Spermatogonien, die Vermehrungs- und Wachstumsphasen durchmachen. Durch Reifungsteilungen entstehen die Spermatozyten, aus denen sich wiederum die Spermatiden, eine Vorstufe der Spermien, entwickeln (Abb. 15).

Der normal entwickelte Samenfaden hat eine Länge von 50 µm und besteht aus Kopf-, Mittelstück- und Schwanzteil (Abb. 16). Der Kopf entspricht im wesentlichen dem Zellkern. Das Plasma ist auf minimale Reste reduziert, die sich hauptsächlich im Mittelstück befinden.

Der Mitochondrienapparat des Samenfadens beginnt im Mittelstück. Die Anordnung der Mitochondrien und die Einlagerung der Zentriolen kennzeichnen das Mittelstück funktionell als energielieferndes Zentrum.

Die außerordentlich geringe Größe der Spermie hat eine Aufklärung der Feinstruktur durch das Lichtmikroskop erschwert. Die elektronenmikroskopische Untersuchung der Spermien führte zu einer erheblichen Verfeinerung und Erweiterung des Bildes. Bisher ist es jedoch noch nicht gelungen, alle licht- und elektronenoptischen Befunde eindeutig zu koordinieren und zu deuten.

Der Schwanz der Spermien besteht aus Achsenfaden mit Zentralfibrille und plasmatischer Schwanzhülle. Der Schwanz bewirkt die im Mikroskop sichtbare lebhafte Eigenbewegung, eine der wichtigsten Voraussetzungen für die Befruchtungsfähigkeit.

Über den Nebenhoden und Samenleiter gelangt der Samenfaden in die sog. Ampulle, den erweiterten Endpol des Samenleiters, in die auch die Samenblase (Bläschendrüse) mündet. Die Samenblasen produzieren zusätzlich ein Begleitsekret und synthetisieren Fruktose. Beim Orgasmus wird der Samen in die hintere Harnröhre transportiert. Hier wird er mit dem Sekret der Prostata und der periurethralen Drüsen vermischt. Das eigentliche *Ejakulat* besteht also aus den Begleitsekreten der Samenblasen, der Prostata und der periurethralen Drüsen, in denen die Samenfäden suspendiert sind. Die Samenentleerung, die Ejakulation aus der hinteren Harnröhre, erfolgt durch eine kräftige Kontraktion des M. bulbospongiosus (Abb. 17).

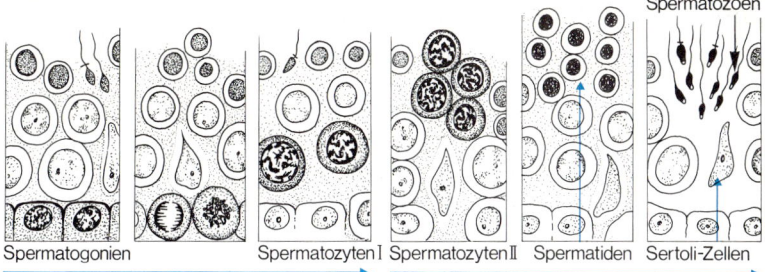

Spermatozoen

Spermatogonien · Spermatozyten I · Spermatozyten II · Spermatiden · Sertoli-Zellen

Abb. 15 **Ablauf der Spermatogenese**

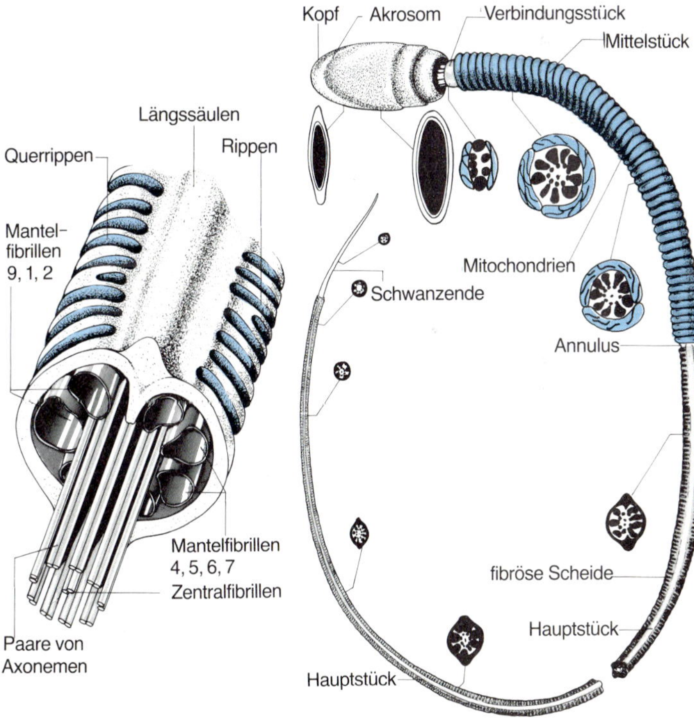

Kopf · Akrosom · Verbindungsstück

Mittelstück

Längssäulen

Querrippen

Rippen

Mantel-
fibrillen
9, 1, 2

Mitochondrien

Schwanzende

Annulus

Mantelfibrillen
4, 5, 6, 7

Zentralfibrillen

Paare von
Axonemen

fibröse Scheide

Hauptstück

Hauptstück

Abb. 16 **Spermatozoen mit Kopf, Hals, Mittelstück und Schwanz**

Physiologie der Erektion und Ejakulation

Der komplexe Vorgang der **Erektion** wird von verschiedenen Reizen aus unterschiedlichen Zentren, z. B. Sehen, Hören, Riechen, taktilen Reizen sowie von Erinnerung und Phantasie stimuliert.

Diese Reize werden im Hypothalamus gesammelt und den psychogenen Erektionszentren zugeführt. Taktile Reize aus der Genitalregion werden über den N. dorsalis penis und den N. pudendus den sakralen Erektionszentren zugeführt. Beide Erektionszentren wirken synergistisch und bilden die nervösen Voraussetzungen für eine normale Erektion.

Die Übertragung der nervösen Impulse auf das vaskuläre System, die Erschlaffung der Intimapolster der Rankenarterien und Vasodilatation sowie die Drosselung des arteriovenösen Umgehungskreislaufes führen zur Erektion. Hinzu kommen aktive Vorgänge in den Corpora cavernosa selbst: Kontraktion der Trabekel mit Sogwirkung im kavernösen System.

Die **Ejakulation** läuft in 2 Phasen ab:

1. Kontraktion der glatten Prostatamuskulatur, der Samenblasen, des Ductus deferens und teilweiser Verschluß des Blasenhalses: Emission – Bereitstellung der Samenflüssigkeit in der hinteren Harnröhre (Emissionsverlust bei Ausräumung der retroperitonealen Lymphknoten, z. B. beim Hodentumor!).

2. Kontraktion der quergestreiften Muskulatur des Dammes, des M. bulbospongiosus, kompletter Blasenhalsverschluß: Ejakulation – Ausstoßung des Ejakulats durch die Harnröhrenöffnung.

Die Menge eines normalen Ejakulats beträgt durchschnittlich 2–6 ml. Die Reaktion ist schwach alkalisch. 1 ml enthält etwa 80–120 Mill. Spermien, so daß bei einer normalen Ejakulation ungefähr 300 Mill. Spermien vorhanden sind. Das Sperma enthält eine Reihe biologisch hochaktiver Fermente und Wirkstoffe, deren Anwesenheit für die Befruchtung erforderlich ist, zum Beispiel die Fruktose als Energielieferant für die Beweglichkeit der Spermien.

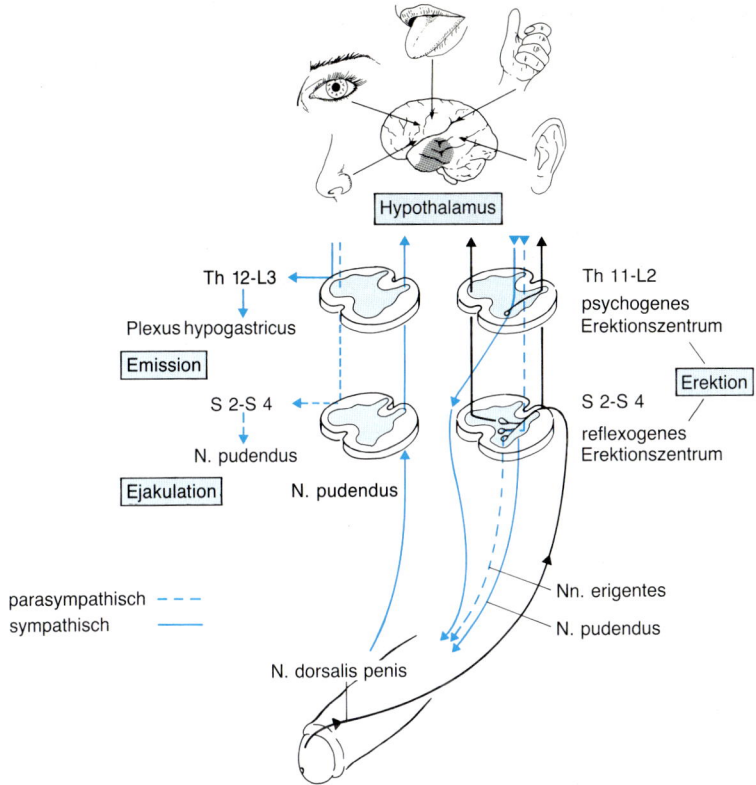

Abb. 17   **Die nervösen Voraussetzungen für eine Erektion:** die zwei spinalen Erektionszentren und ihre entsprechenden Afferenzen und Efferenzen (nach Hauri)

Pathophysiologie des Urogenitaltraktes

Nierenversagen

Akutes Nierenversagen

Der plötzliche Zusammenbruch der Nierenfunktion – die Anurie und Oligurie – sind Notsituationen, die zum sofortigen Eingriff zwingen.

Wir unterscheiden 3 Formen von Anurie und Oligurie (Abb. 18):

1. die prärenale, 2. die renale, 3. die postrenale.

Prärenales Nierenversagen

Beim prärenalen Nierenversagen ist das Nierenparenchym normal. Es erhält jedoch kein ausreichendes Flüssigkeitsangebot infolge Hypovolämie (z.B. bei Schock), Exsikkose (z.B. durch Wasserverlust nach Erbrechen oder Durchfällen, Ileus sowie komatösen Zuständen) und Nierengefäßverschluß (Embolie, Thrombose).

Renales Nierenversagen

Das renale Nierenversagen ist durch Erkrankungen des Nierenparenchyms selbst bedingt (echtes Versagen der Nieren). Es kann hervorgerufen werden durch entzündliche, toxisch allergische Nierenparenchymschäden sowie Parenchymveränderungen infolge Vergiftung.

Postrenales Nierenversagen

Es handelt sich um Störungen des Harntransportes durch doppelseitigen Steinverschluß, doppelseitige Harnleiterkompression (Tumor, Metastasen) sowie subvesikale Abflußstörungen (Prostatahyperplasie, Prostatakarzinom, Sphinktersklerose, Harnröhrenstriktur).

Chronisches Nierenversagen

Verschiedene Erkrankungen können zu einer chronischen Funktionsstörung der Nieren führen. Die chronische Glomerulonephritis sowie die nephrotischen Verlaufsformen, die Pyelonephritis, erfordern z.B. einen unterschiedlichen Behandlungsplan. Auch Harnabflußstörungen können sekundär zu einer Schädigung der Niere führen.

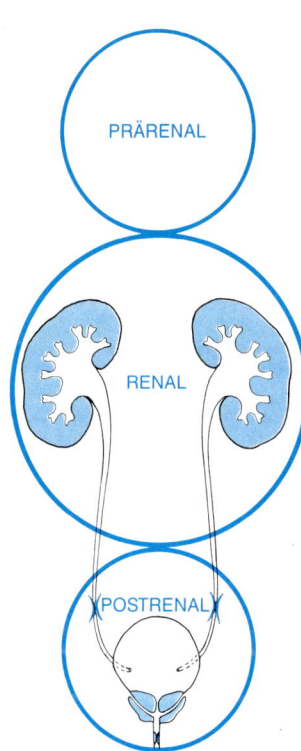

Exsikkose durch Wasser- und Elektrolytverlust bei anhaltendem Erbrechen, Durchfällen, Dünndarm- und Gallenfisteln,
Salzmangelsyndrom nach Diuretikagaben, Hitzschlag

Hypovolämie
a) durch Schock (Unfälle, Verbrennungen, Starkstromverletzungen)
b) durch große Blutverluste
c) durch anaphylaktischen Schock (Bluttransfusionen,
   Medikamente)

Hämoglobin- und Myoglobinämie nach ausgedehnten
Gewebsquetschungen und Zertrümmerungen

Nierengefäßverschluß
a) Embolie
b) Thrombose
c) Tumor

Ursachen der renalen Anurie

Vergiftungen (Quecksilber, Tetrachlorkohlenstoff, Chloroform, Toluol, Arsen, Kohlenmonoxid, Methylalkohol, Lysol
[kriminelle Aborte], Kantharidin, Laugen, Pilze, Schlangengifte und viele andere)

Entzündliche Nierenparenchymschäden (interstitielle
Nephritis, Glomerulonephritis)

Infektionen: akute Pyelonephritis (Papillennekrose), Sepsis,
Pneumonie, Hepatitis und Cholangitis (hepatorenales Syndrom)

Schwangerschaftstoxikosen

Elektroresektion der Prostata bei Verwendung hämolysierender Spülflüssigkeit

Ursachen der postrenalen Anurie

doppels. Steinverschluß
doppels. Kompression: Tumor, Metastase
Prostatahyperplasie
Harnröhrenstriktur

Abb. 18 **Anurie:** schematische Darstellung der drei Formenkreise

Merke:

● **Eine 24-Std.-Harnmenge unter 100 ml wird als Anurie, eine Harnmenge unter 500 ml als Oligurie bezeichnet.**

Dialyseverfahren

Jede Form der Anurie, prärenal, renal oder postrenal, kann zur Urämie führen mit:

1. Retention harnpflichtiger Substanzen,
2. Störungen des Elektrolyt-Säure-Basen-Haushaltes,
3. Störungen des Wasserhaushaltes.

In wenigen Tagen kann sich ein lebensbedrohlicher Zustand entwickeln. Der Einsatz der Dialyse vermag dann die wichtigste Voraussetzung für die folgende Kausaltherapie zur Wiederherstellung der Nierenfunktion zu schaffen, indem der Kranke zunächst am Leben erhalten wird.

Als Dialyseverfahren stehen uns derzeit zur Verfügung:

Hämodialyse, Hämofiltration, arteriovenöse spontane Ultrafiltration, Hämoperfusion, intermittierende Peritonealdialyse und Dauer-Peritonealdialyse.

Das gemeinsame Prinzip dieser Behandlungsmöglichkeiten ist der Stoff- und Flüssigkeitstransport aus dem Organismus über natürliche oder künstliche Membranen in extrakorporale Bereiche.

Bei der Dialyse werden

1. dem Blut und damit auch dem Gesamtorganismus die dialysablen harnpflichtigen Substanzen entzogen;
2. Störungen des Elektrolyt-Säure-Basen-Haushaltes korrigiert;
3. bei gegebener Indikation Flüssigkeitsmengen dem Körper entnommen.

Merke: Dialysebehandlungen sind grundsätzlich angezeigt bei:

- **akuten Urämien, wenn die krankheitsauslösende Ursache völlig oder teilweise rückbildungsfähig ist, z. B. beim akuten Nierenversagen;**
- **akuten Verschlechterungen chronischer Nierenleiden durch zusätzliche reversible Schädigungen, wenn durch die Dialyse der Ausgangszustand wieder hergestellt werden soll;**
- **chronischen Urämien zur Lebensverlängerung.**

Bei allen Indikationen soll das Dialysezentrum so frühzeitig eingeschaltet werden, daß der Patient sich in gutem Allgemeinzustand ohne schwerere urämische Symptome befindet. Der Zeitpunkt der Behandlung kann also nicht allein von Grenzwerten der Laborbefunde abhängig gemacht werden.

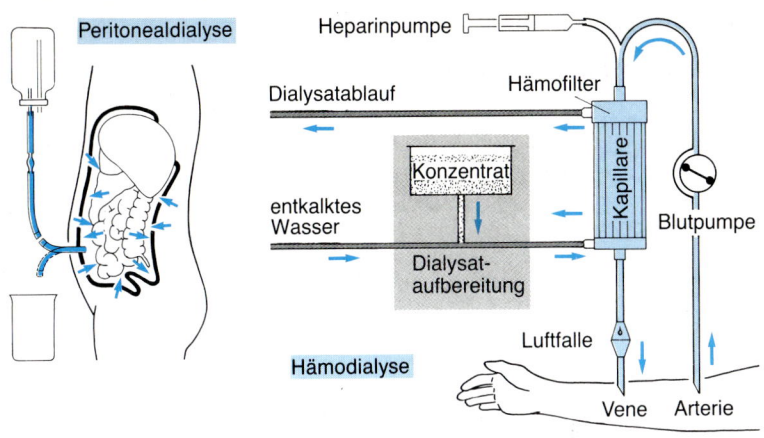

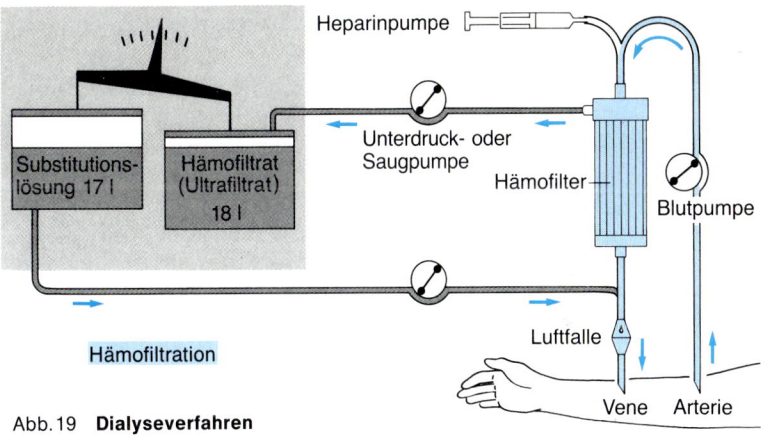

Abb. 19 **Dialyseverfahren**

Merke:

● **Bei akut eintretender Anurie soll in jedem Fall vor einer Dialysebehandlung durch eine urologische Untersuchung geklärt werden, ob sie durch prärenale, renale oder postrenale Störungen verursacht wird.**

Nierentransplantation

Nach Tierversuchen um die Jahrhundertwende und den ersten geglückten Transplantationen 1950 (Boston, Paris) werden auf der ganzen Welt zunehmend Nierentransplantationen durchgeführt. Bei Beachtung der Histokompatibilitätsfaktoren beträgt die Rate der noch funktionsfähigen Transplantate nach 1 Jahr etwa 85%, nach 2 Jahren 70–75%. Nach dieser kritischen Zeitspanne verringert sich die Abstoßungsquote und die Prognose wird günstiger. Voraussetzung für eine Nierentransplantation ist das Vorliegen einer irreversiblen Niereninsuffizienz im terminalen Stadium. Auch die unaufhaltbare progrediente Niereninsuffizienz kann in die Indikation einbezogen werden, wobei die sekundären Folgen der Nierenkrankheit und der Urämie noch nicht irreversibel sein dürfen. Eine Systemerkrankung (Amyloidose, multiples Myelom, Lupus erythematodes, generalisierte Gefäßschäden, maligner Hochdruck, Periarteriitis nodosa, aktive Tuberkulose sowie manifeste Harninfektionen) muß ausgeschlossen werden. Bei Infektionen besteht unter einer immunsuppressiven Therapie die Gefahr einer generalisierten Sepsis mit letalem Ausgang. Wichtig ist auch der Nachweis von Magen- und Darmulzera, da postoperativ durch die notwendige Kortikosteroid-Behandlung eine entsprechende Gefährdung der Patienten entstehen kann.

Am häufigsten ist die **Indikation zur Transplantation** gegeben im Endstadium der Glomerulonephritis (59%), bei Pyelonephritis (15%). Es folgen kongenitale Mißbildungen der Niere, z.B. polyzystische Degeneration (5%). Die Altersgrenze wird durch das biologische Alter mitbestimmt.

Die Nierentransplantation ist eine Alternative zur Dialyse (Tab. 1). In Westeuropa, z.B. im Eurotransplant-Zentrum in Leiden, Niederlande, werden alle potentiellen Nierenempfänger registriert und ihre Transplantationsantigene dokumentiert. Fällt eine Spenderniere an, so erfolgt die Zuordnung zu dem passenden Empfänger durch einen Computer.

Nach operativer Entfernung der kranken Niere wird in der gleichen Sitzung oder später die gesunde Niere eines Spenders mit den Blutgefäßen des Empfängers verbunden und der Ureter in die Blase implantiert. Der Anschluß der Spenderniere erfolgt an die Iliakalgefäße im Bereich der Fossa iliaca (Abb. 20). Als Spender kommen vorwiegend Leichennieren (Unfalltote), selten Lebende (Anverwandte) in Frage.

Die technischen Schwierigkeiten der Nierenübertragung sind praktisch gelöst, die Mißerfolge sind überwiegend auf immunbiologische Störungen zurückzuführen. Zusammen mit der Niere des Spenders werden auch Gewebsantigene auf den Empfänger übertragen, die nach einiger Zeit eine Antigen-Antikörper-Reaktion auslösen und zur Zerstörung des Transplantats führen können. Durch Kortison, Zytostatika und andere Medikamente versucht man, die Abwehrreaktion zu verhindern bzw. abzuschwächen.

Tabelle 1   **Nachteile und Komplikationen der Dialyse**

	Geschätzte Häufigkeit (%)
Anreisezeit zum Dialysezentrum	100
Schmerzen durch die Punktion	100
Anämie	95
Schwäche nach der Dialyse	50
Muskelkrämpfe oder Übelkeit während der Dialyse	30
Symptomatische renale Osteodystrophie	25
Unbeeinflußbare Hypertonie	10
Perikarditis	10
Krankenhausaufenthalt	1 pro Jahr

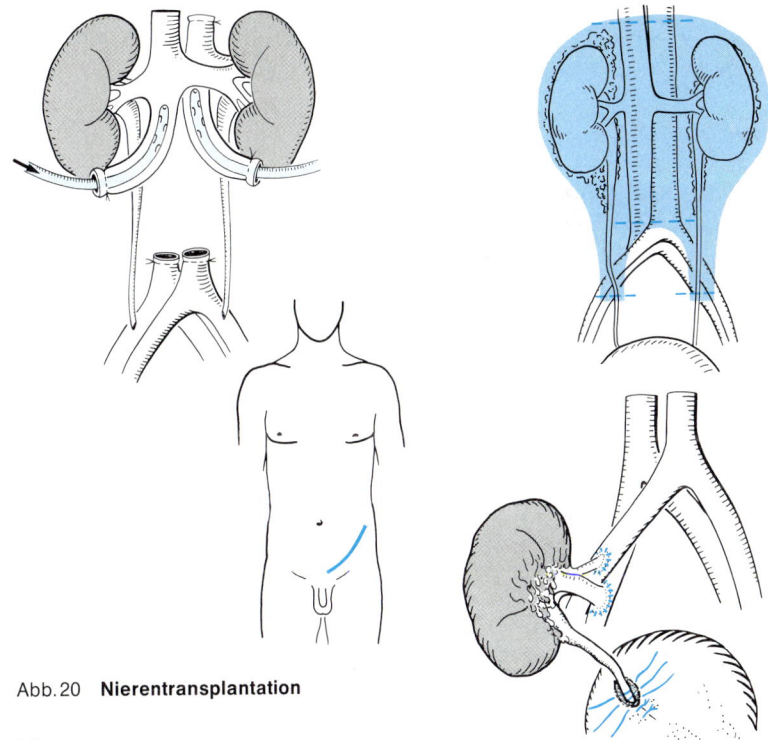

Abb. 20   **Nierentransplantation**

Merke:

● **Indikationen zur Nierentransplantation: irreversible oder progrediente Niereninsuffizienz, kongenitale Mißbildungen mit Insuffizienz, Zustand nach Nierentraumen, irreversible Schäden einer Einzelniere.**

● **Kontraindikationen zur Nierentransplantation: Systemerkrankung als Ursache der Niereninsuffizienz, irreversible Schädigung anderer Organe, Malignome, Überschreiten der biologischen Altersgrenze.**

● **Das Grundleiden muß sich auf die Nieren beschränken.**

Störungen des Harntransportes

Eine Harnstauung führt zu einem erhöhten Druck im übergeordneten System und hat negative Rückwirkungen auf die Nierenfunktion.

Die Sammelröhren werden bereits zu einem frühen Zeitpunkt betroffen; es treten Defekte in der Harnkonzentrierung auf. Einseitige Obstruktion kann gelegentlich einen Hochdruck verursachen. Hält die Harnstauung an, kommt es zum Erliegen der Nierenfunktion, bei beidseitiger Obstruktion zur Anurie und Urämie.

Die Harnstauung ist ein prädisponierender Faktor für Infektion und Steinbildung.

Harntransport

Der über die Nierenpapille austretende Harn sammelt sich im Nierenkelch. Bei einer bestimmten Füllung wird der Kelchinhalt in das Nierenbecken mit einem durchschnittlichen Fassungsvermögen von 3–8 ml entleert. Zu diesem Zeitpunkt ist der Beckenausgang geschlossen. Synchron mit der Kontraktion des Beckens öffnet sich sein Auslaß zum Harnleiter und schließt sich der Kelchhals, um einen Rückfluß des Harns in die Niere zu vermeiden.

Die einzelnen Harnportionen werden als Flüssigkeitsspindel in einer durchlaufenden peristaltischen Welle des Harnleiters blasenwärts transportiert und aktiv in die Blase ejakuliert. Der Harnleiter ist kein starres Rohr, sondern ändert sein Kaliber wie in Systole und Diastole.

Das feine, mechanische Zusammenspiel in der Peristaltik der oberen Harnwege wird von der angebotenen Harnmenge gesteuert. Ähnlich wie bei anderen Hohlorganen des Organismus kann es zu Transportstörungen und krampfartigen Schmerzen kommen.

Mechanische Abflußstörungen werden verursacht:

– bei Verschluß des Lumens durch Steine, Gewebebröckel oder Blutkoagel,

– bei Wandveränderungen im Sinne einer Stenose,

– durch Knickung,

– durch Kompression von außen.

Klinisches Symptom ist die Kolik.

Bei doppelseitigem komplettem Verschluß kommt es zur *Anurie*.

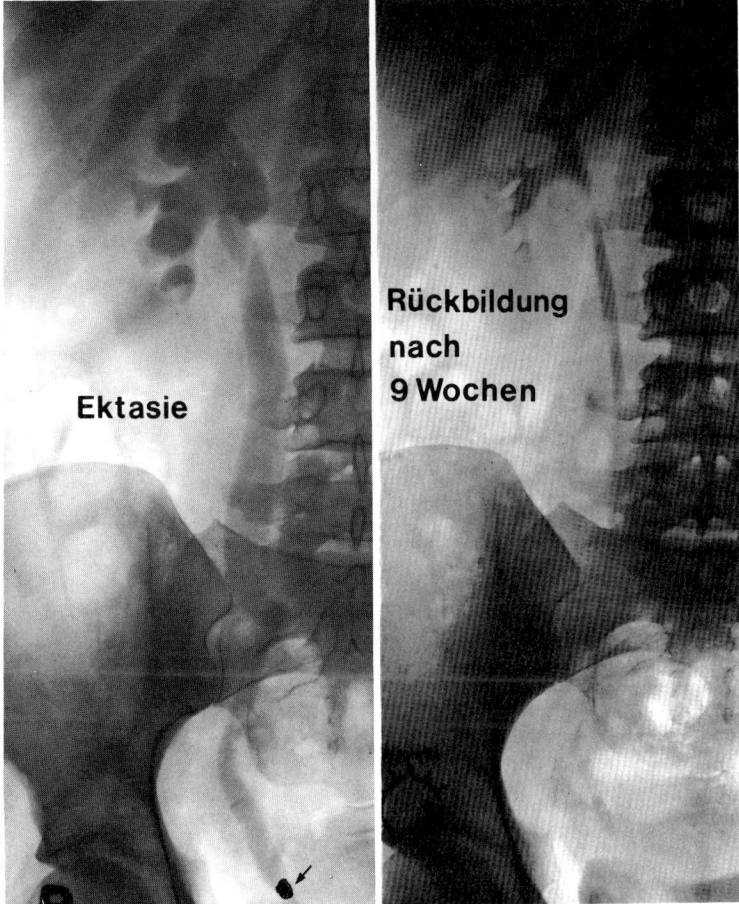

Abb. 21 Links: **Ektasie des rechten Harnleiters und Nierenbeckens durch präve-sikalen Steinverschluß.** Rechts: **Rückbildung der Ektasie nach Entfernung des Steines**

Merke:

- **Rückbildungsfähige funktionelle Erweiterungen werden als Ektasie bezeichnet,**
- **irreversible Endzustände von Harnstauungen als Hydronephrose.**

Ektasie der Harnwege und Hydronephrose

Hohlorgane mit glatter Muskulatur und elastischem Bindegewebe, Magen, Darm, Gallen- und Harnwege, reagieren auf eine Störung ihrer normalen Transportfunktion mit einer bestimmten Gesetzmäßigkeit. Sie haben die Aufgabe, Speisen, Galle, Harn usw. in superior-inferiorer Richtung zu befördern. Tritt innerhalb des Transportweges ein Hindernis auf, versucht das Hohlorgan durch Mehrarbeit, vermehrte Peristaltik und Muskelhypertrophie seine physiologische Aufgabe weiter zu erfüllen. Die elastischen Bindegewebselemente passen sich der Situation an und geben dem Rückstauungsdruck nach. Es kommt zur Erweiterung, zur *Ektasie*. Die Ektasie der Harnwege ist klinisch von besonderer Bedeutung, da früher oder später ihr Dach- und Produktionsorgan, die Niere, sekundär in Mitleidenschaft gezogen wird.

Bei einer Transportstörung im Bereich der Harnwege wird die Funktion zunächst durch Mehrarbeit erhalten und das wertvolle Nierenparenchym durch Weitstellung vor Druckatrophie geschützt; *Zustand der Kompensation*. Zu diesem Zeitpunkt ist die pathophysiologische Ektasie noch völlig reversibel, d. h. nach Beseitigung der Abflußstörung stellen sich in relativ kurzer Zeit die normalen anatomischen Raumverhältnisse wieder her (Abb. 21). Bleibt dagegen die Abflußstörung länger bestehen, wird der Zustand chronisch, so ermüdet das Hohlorgan. Wenn seine Kompensations-Reserven erschöpft sind, kommt es zur Dekompensation (ähnlich wie beim Herzmuskel). Es bildet sich eine pathologisch-anatomisch fixierte Ektasie mit fortschreitender Schädigung des Nierenparenchyms. Dieser Zustand ist nicht mehr reversibel, man bezeichnet ihn als Hydronephrose (Abb. 22 und 23).

Die **erworbene Hydronephrose** ist ein Endzustand einer Nierenbecken- und Kelchektasie bei dynamischen oder mechanischen Abflußstörungen. Wenn der extrarenale Teil des Hohlsystems den Rückstauungsdruck nicht mehr auffangen kann, geht die Erweiterung des intrarenalen Beckenanteils und der Kelche auf Kosten des Parenchyms (Abb. 22). Die Niere wird gleichsam von innen ausgehöhlt, das Parenchym atrophiert, degeneriert und bildet im Endstadium zusammen mit seinem Hohlsystem nur noch einen dünnen, funktionslosen, mit Flüssigkeit gefüllten Sack. Daher die Bezeichnung Wassersackniere.

Wenn die Abflußstörung nur einen einzelnen Hauptkelch betrifft, kommt es lediglich zur Ektasie der entsprechenden Kelche mit denselben Auswirkungen auf einen begrenzten Teil des Parenchyms. Es entsteht eine Teilhydronephrose.

Die **angeborene Hydronephrose** und der Megaureter (s. auch Megakolon) sind auf bisher noch ungeklärte fetale Entwicklungsstörungen zurückzuführen.

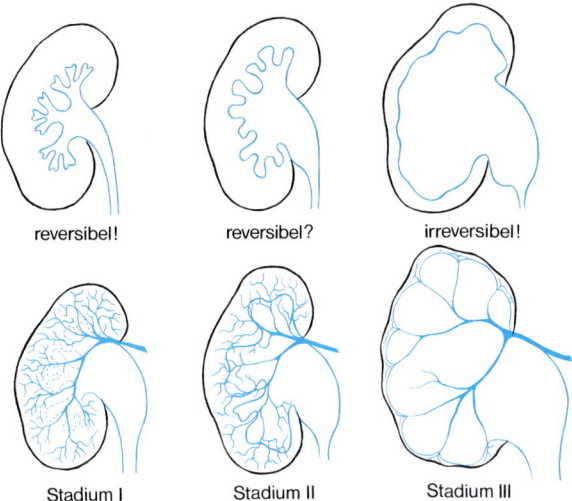

| reversibel! | reversibel? | irreversibel! |
| Stadium I | Stadium II | Stadium III |

Abb. 22 **Schematische Abbildung der Entwicklung einer Hydronephrose.** Die obere Reihe zeigt die Veränderungen des Hohlsystems unter zunehmender Stauung, die untere die der Arterien (nach Laubenberger)

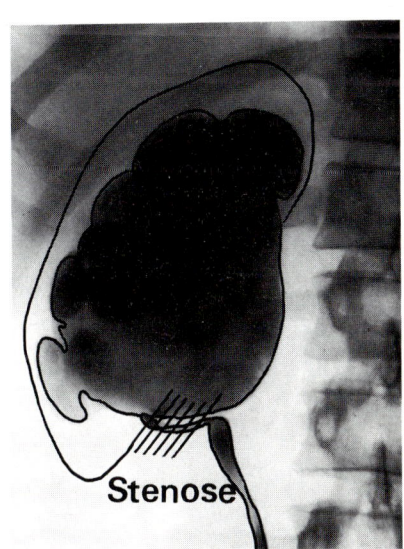

Abb. 23 **Echte Hydronephrose durch angeborene, subpelvine Harnleiterstenose:** irreparabler Endzustand

Harnblasenentleerungsstörungen

Bei der Blasenentleerung wird durch die Kontraktion des Blasendetrusors der Blasenausgang geöffnet, der Schließmuskel erschlafft; es kommt zur Miktion, die beim Gesunden etwa in einer viertel Minute abgeschlossen ist.

Der Harnstrahl läßt sich physikalisch mit der sog. *Uroflowmetrie,* der Harnflußmessung, erfassen (Abb. 24).

Die Blase ist gleichzeitig Reservoir und in Verbindung mit der Harnröhre Entleerungsorgan. Die Harnentleerung bezeichnet man als *Miktion.* Entsprechend der durchschnittlichen Harnsekretion von 1500 ml und der Blasenkapazität von 300–400 ml erfolgt die Miktion etwa 3–4mal in 24 Std.

Bei gehäufter Miktion spricht man von *Pollakisurie,* bei schmerzhaftem Wasserlassen von *Algurie.* Ist die Miktion durch ein Hindernis am Blasenausgang oder in der Harnröhre erschwert, besteht eine *Dysurie.* Erfolgt die Blasenentleerung nicht restlos, bezeichnet man die zurückbleibende Menge als *Restharn.* Das völlige Unvermögen der Harnentleerung bezeichnet man als komplette *Harnverhaltung.* Ist bei der kompletten Harnverhaltung die Blasenwand bis zur Grenze ihres Fassungsvermögens überdehnt, kommt es zu teilweisem Versagen des Schließmuskels, es entsteht die *Überlaufblase.*

Diese Form des unwillkürlichen Harnabgangs ist nicht zu verwechseln mit der *Inkontinenz* bei völligem Versagen des Schließmuskelapparates. In dem einen Fall ist die Blase maximal gefüllt, in dem anderen ist sie leer. Bei der Miktion sind die Uretermündungen geschlossen, um einen Rückfluß des Harns von der Blase zur Niere zu verhindern. Wenn dieser Mechanismus versagt, kommt es zum *vesikorenalen Reflux.*

Reichweite und Qualität des Harnstrahls sind nach einfachen physikalischen Gesetzen abhängig vom Blasendruck, der Sphinkterfunktion und dem Kaliber der Harnröhre. Der normale Miktionsdruck beträgt etwa 80 mmHg. Bei Druckminderung, Sphinkterstörung oder Veränderungen des Harnröhrenvolumens nimmt die Projektion des Strahls ab, er wird tröpfelnd, dünn, gedreht oder gespalten (Abb. 25).

Die Funktionswerte der Blase mit Hilfe urodynamischer Untersuchungen – Blasendruckmessung, Bestimmung des Harnröhrendruckprofils, der Elektromyographie usw. s. S. 90 f.

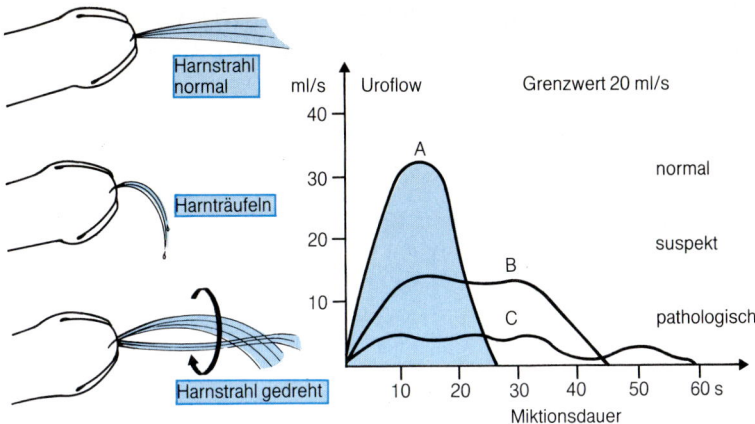

Abb. 24 **Harnstrahlveränderungen und Harnstrahlmessung: Uroflowmetrie**

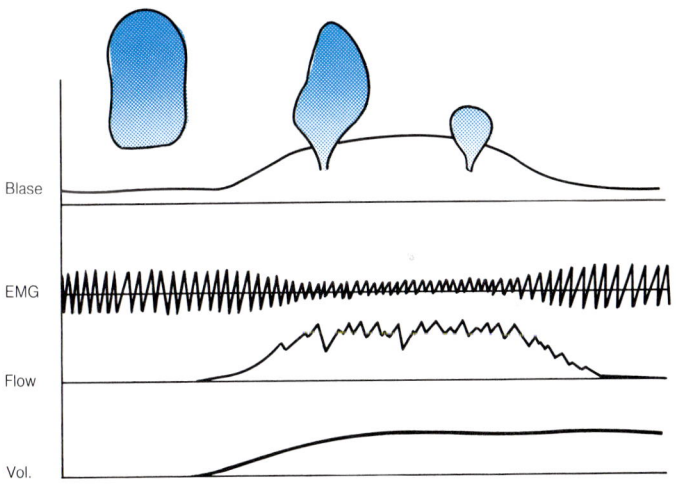

Abb. 25 **Normale Miktion:** Willkürliche Detrusorkontraktion und gleichzeitige, synerge Sphinkterrelaxation sind für eine restharnfreie Miktion bei kräftigem Harnstrahl verantwortlich (nach Jonas, Heidler, Thüroff)

Merke:

● **Alle Blasenentleerungsstörungen ohne eindeutige mechanische Ursache – ungeklärte Reizzustände, Inkontinenz, neurologische Erkrankungen usw. – müssen urodynamisch geklärt werden.**

Störungen im Wasser- und Elektrolythaushalt – Veränderungen des Säure-Basen-Haushaltes

Die Entwicklung und Anpassung des Nephrons an die Umwelt im Verlauf der Evolution vom Einzeller zum Säugetier beschreibt Homer W. Smith in seinem Buch „Vom Fisch zum Philosophen", in dem er die Evolution des Salz-Wasser-Haushaltes verfolgt (Abb. 26).

Einzeller des Meeres haben kaum Regulationsprobleme. Verbrauchte Nahrungsstoffe werden durch Diffusion aus dem unerschöpflichen Reservoir des Meeres ergänzt. Umgekehrt diffundieren Stoffwechselprodukte wieder aus der Zelle hinaus.

Auf der Flucht vor Feinden oder durch Wanderlust getrieben, gelangten einige Tierspezies im Laufe der Evolution ins Süßwasser. Zum Schutz gegen das hypotone Milieu legten sie sich einen Panzer zu, der das Eindringen von Wasser verhinderte, oder sie entwickelten Filter, über die sie das überschüssig eingedrungene Wasser wieder eliminierten. Bei der glomerulären Filtration wurden jedoch auch lebenswichtige Salze eliminiert, so daß dem Filter ein proximales Tubuluskonvolut nachgeschaltet werden mußte, um lebenswichtige Salze wieder zurückzuresorbieren. Ein distales Konvolut ermöglichte die Feineinstellung der Harnbildung.

Beim Übergang zum Landleben änderte sich das Problem grundlegend. Während im hypotonen Süßwasser die Elimination des überschüssigen Wassers im Vordergrund stand, wurde jetzt die Flüssigkeitskonservierung entscheidend. Wichtigste Neuerwerbung der Säugetiere liegt in der Ausbildung eines Konzentrationsapparates, mit dessen Hilfe erst die Adaptation an das Landleben möglich ist. Mit der Biosynthese des permeabilitätsregulierenden Hormons ADH wurden längere Aufenthaltszeiten an Land erst möglich.

Die Analyse der einzelnen Evolutionsschritte macht die Vielfalt der Nephronfunktionen besser verständlich.

Bei ätiologisch völlig unterschiedlichen Erkrankungen können Abweichungen im Wasser- und Elektrolythaushalt auftreten. Wasser- und Salzgehalt des Körpers sind eng miteinander verknüpft. Die konstante Zusammensetzung des Wasser- und Elektrolythaushaltes in den 3 Flüssigkeitsräumen, dem intravasalen Raum, dem interstitiellen Raum und dem intrazellulären Raum, wird durch zahlreiche Regelmechanismen garantiert (Abb. 27).

Das wichtigste Regulationsorgan ist die Niere, die den Wasser- und Elektrolythaushalt sowie den Säure-Basen-Haushalt kontrolliert. Wasser- und Elektrolytabgaben sind zusätzlich über die Haut (Temperaturregulation – Schweiß), über die Lungen und den Stuhl möglich. Die Lunge reguliert außerdem über die Ausscheidung von CO_2 den Säure-Basen-Haushalt.

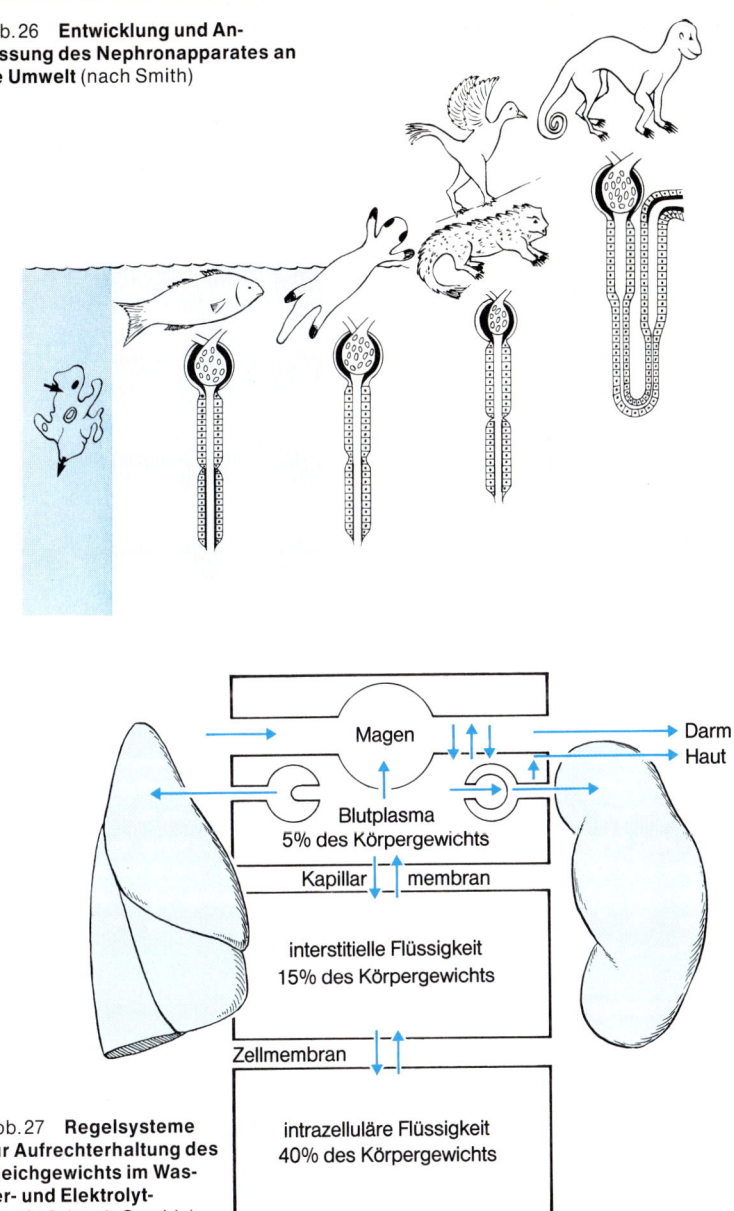

Abb. 26 **Entwicklung und Anpassung des Nephronapparates an
die Umwelt** (nach Smith)

Magen

Darm
Haut

Blutplasma
5% des Körpergewichts

Kapillar membran

interstitielle Flüssigkeit
15% des Körpergewichts

Zellmembran

intrazelluläre Flüssigkeit
40% des Körpergewichts

Abb. 27 **Regelsysteme
zur Aufrechterhaltung des
Gleichgewichts im Was-
ser- und Elektrolyt-
haushalt** (nach Gamble)

Hydrationszustände

Eine Verminderung des Wasserbestandes führt zu einer Erhöhung der Salzkonzentration; umgekehrt kann eine Verminderung der Salzkonzentration zu einer Wasserverschiebung führen. Störungen in diesem Bereich können den Extrazellularraum und den Intrazellularraum betreffen. Wir unterscheiden den Wassermangel (hypertone Dehydration), den Natriummangel (hypotone Dehydration), den Natriumüberschuß (hypertone Hyperhydration), die Wasservergiftung (hypotone Hyperhydration) sowie die isotone Dehydration und die isotone Hyperhydration (Abb. 28).

Bei Abweichungen von Wasser- und Elektrolythaushalt erfolgt normalerweise eine „Rückmeldung" an das Gehirn durch das im Organismus vorhandene Kontrollsystem. Im allgemeinen entsteht hierdurch das Symptom „Durst", das eine qualitativ ausreichende Wasseraufnahme veranlaßt.

Die Nierenfunktion wird ebenfalls zentral gesteuert, d. h., die Ausscheidung geht bei einem Wassermangel zurück, bei einem Überschuß kommt es zur erhöhten Abgabe.

Die wesentlichsten Störungen im Wasser- und Elektrolythaushalt bestehen im Wassermangel (hypertone Dehydration), aus einem Mangel an Natrium und Wasser (isotone Dehydration) sowie aus einem Natriummangel (hypotone Dehydration).

Störungen des Mineralhaushaltes

Kaliumhaushalt

Das Kalium ist vorwiegend in der Zelle vorhanden und übertrifft den außerhalb der Zelle vorliegenden Kalibestand um das 25- bis 30fache (Abb. 29). Die Funktion des Kaliums ist die Steuerung der elektrischen Vorgänge an Nerv und Muskel. Ein Kaliumabfall führt zu einer Störung der Erregungsleitung und der Kontraktionsfähigkeit der Muskeln; ein Kaliumanstieg behindert die sog. Repolarisation. Besondere Bedeutung haben die Veränderungen des Kaliumhaushaltes durch die Beeinflussung der Herzfunktion, sichtbar im EKG.

Kaliummangel

Bei erniedrigten Kaliumwerten liegt ein zellulärer Kaliumverlust vor, der durch extrarenale oder renale Verluste sowie durch verminderte Zufuhr bedingt sein kann.

Hyperkaliämie

Ein Anstieg der extrazellulären Kaliumkonzentration kann im Gegensatz zum schleichenden Kaliummangel einen dramatischen Verlauf nehmen. Bei

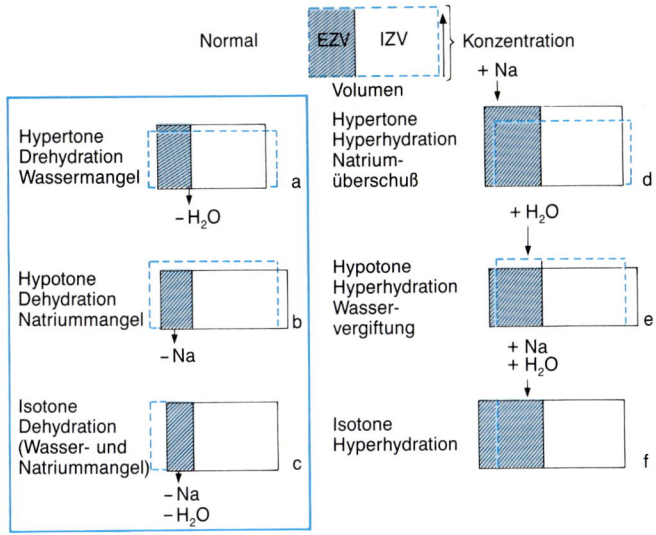

Abb. 28 **Veränderungen im Wasser- und Elektrolythaushalt** (nach Darrow u. Yannet)

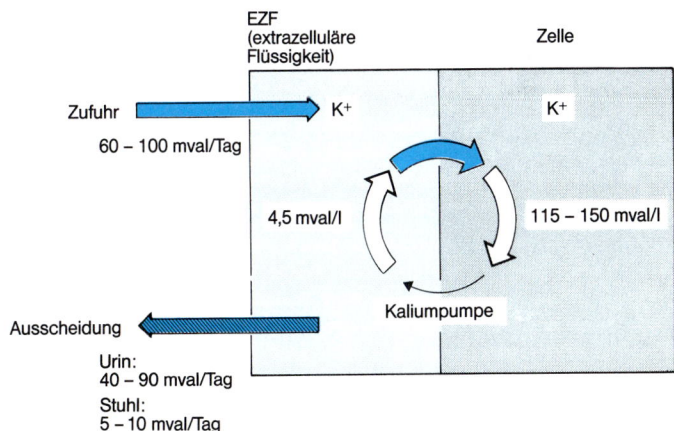

Abb. 29 **Zufuhr, Ausscheidung und Verteilung von Kalium im Organismus** (nach Krück)

der chronischen Niereninsuffizienz tritt die Ausscheidungsverminderung von Kalium oft erst im Endstadium ein. Bei akutem Nierenversagen kann es jedoch schnell zum Anstieg der Serumkaliumkonzentration kommen. Dabei entsteht gleichzeitig eine metabolische Azidose, die die zelluläre Kaliumabgabe weiter stimuliert. Herzrhythmusstörungen bis zum Kammerflimmern können die Folge sein.

Kalziumhaushalt

Eine Erhöhung des Serumkalziums ist relativ selten (Hyperparathyreoidismus). Dagegen gibt es gerade bei Steinbildnern relativ häufig (30%) eine Hyperkalzurie verschiedener Genese.

Natriumhaushalt

Der Natriumhaushalt ist im urologischen Bereich relativ wenig gestört (z. B. Hyponatriämie bei TUR-Syndrom). Feinregulation wird von dem Mineralokortikoid Aldosteron über das Renin-Angiotensin-Erregersystem gesteuert. Konzentrierung und Verdünnung ist jedoch abhängig vom Hypophysenhinterlappenhormon Adiuretin.

Phosphatstoffwechsel

Das Serumphosphat ist im Regelfall normal. Gelegentlich beim Hyperparathyreoidismus findet sich ein niedriger Serumspiegel. Die Veränderungen des Phosphor- und Kalziumstoffwechsels sind bei chronischer Niereninsuffizienz von erheblicher klinischer Bedeutung (sekundärer Hyperparathyreoidismus).

Transurethrales Resektionssyndrom (TUR-Syndrom)

In der Urologie muß die Wassereinschwemmung bei transurethralen Resektionen der Prostata nach Eröffnung größerer Venen erwähnt werden: das TUR-Syndrom (Transurethrales Resektionssyndrom), bei dem eine Wasservergiftung (hypotone Hyperhydration) entsteht.

Die Symptomatik ist gekennzeichnet durch eine akute Hirnschwellung mit Übelkeit, Erbrechen und Schläfrigkeit. Dabei kann es zu Muskelkrämpfen, Durchfällen, Tränen- und Speichelfluß kommen. Die Laborwerte lassen eine Abnahme der Natriumkonzentration im Plasma sowie eine Abnahme der Erythrozytenzahlen und des Hb- und Hämatokritwertes erkennen (Abb. 30).

Therapeutisch kommen Gaben von Diuretika, von hochprozentigen Kochsalzlösungen sowie hochprozentiger Glukose in Betracht.

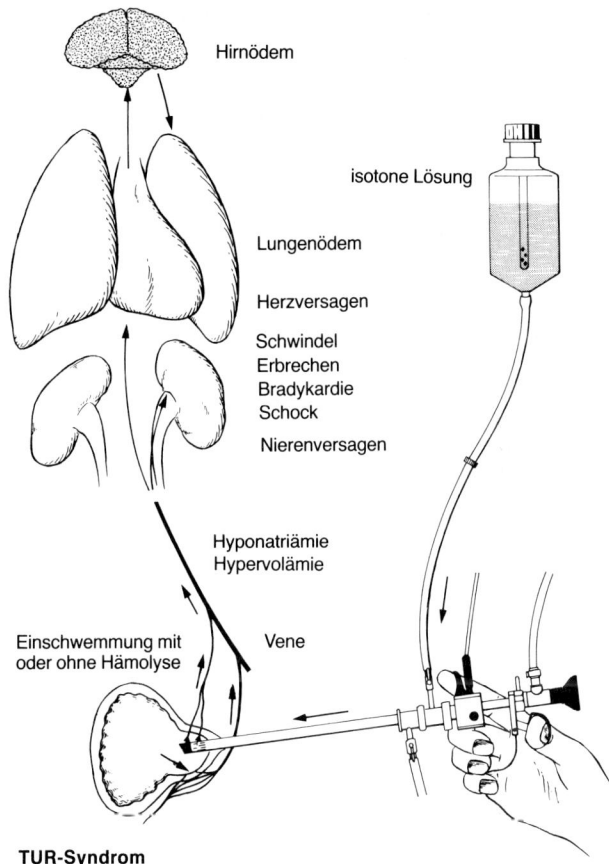

Hirnödem

isotone Lösung

Lungenödem

Herzversagen

Schwindel
Erbrechen
Bradykardie
Schock

Nierenversagen

Hyponatriämie
Hypervolämie

Einschwemmung mit
oder ohne Hämolyse

Vene

Abb. 30 **TUR-Syndrom**

Durch Begrenzung der Resektionszeit, Verbesserung der Instrumente –
Rundspülresektoskope – und durch Vervollkommnung der Technik ist
heute das TUR-Syndrom ausgesprochen selten.

Diagnose: Nausea, Blässe, Bradykardie, initialer Blutdruckanstieg, später
Lungenödem, Schock, evtl. Hämolyse.

Therapie: Diuretika, hochprozentiges Natriumchlorid, Nachbeatmung.

Merke:
● **Bei Nierenversagen immer Serumkaliumspiegel kontrollieren.**

Störungen im Säure-Basen-Haushalt

Der Säure-Basen-Haushalt wird vom Körper konstant im Gleichgewicht gehalten, komplizierte Regulierungssysteme sorgen für den Ausgleich von Veränderungen. Abweichungen können durch Stoffwechselentgleisungen, durch Lungenfunktionsstörungen oder beim Nierenversagen entstehen.

Die Stoffwechselentgleisungen nennt man **metabolische Störungen** (metabolische Azidose oder metabolische Alkalose); durch Beeinträchtigung der Lungenfunktion kann es zu atmungsbedingten, **respiratorischen Störungen** (respiratorische Azidose oder respiratorische Alkalose) kommen.

Prüfung und Verlaufsüberwachung des Säure-Basen-Haushaltes ist für Patienten mit urologischen Grundleiden von besonderer Bedeutung. Bei Oligoanurien, bei chronischem Nierenversagen und bei Risikoeingriffen oder nach Operationen an Einzelnieren sind die Patienten durch Störungen des Säure-Basen-Haushaltes erheblich gefährdet. Die Aufrechterhaltung einer konstanten Wasserstoffionenkonzentration stellt den Körper vor eine schwierige Aufgabe, denn bereits unter normalen Bedingungen ist der Säure-Basen-Haushalt ständig von der sauren Seite her bedroht. Bei gemischter Kost überschreiten die aus der Oxidation freigesetzten Säuren die verfügbaren Basen um 40–80 mval.

Zur Regulation eines ausgeglichenen Säure-Basen-Haushaltes stehen dem Körper 3 Mechanismen zur Verfügung:

1. Die Pufferung, d.h. die Kompensation anfallender saurer oder basischer Valenzen durch chemische Puffer (schwache Säuren mit ihren konjugierten Basen);

2. die Ausscheidung von Kohlensäure als CO_2 durch die Lunge;

3. die Ausscheidung von Säuren (H^+-Ionen) oder Basen (HCO_3^--Ionen) durch die Nieren; darüber hinaus können die Nieren alkalische Valenzen in Form von Bikarbonat rückresorbieren.

Der pH-Wert wird unter physiologischen Bedingungen durch ein Verhältnis von $20:1$ in den molaren Konzentrationen von Bikarbonat und Kohlensäure aufrechterhalten (Abb. 31).

Ob das menschliche Serum sauer oder alkalisch (basisch) reagiert, hängt vorwiegend von der Konzentration an sauren Bestandteilen (H^+-Ionen) ab. Der Säurewert wird als pH-Wert angegeben. Das menschliche Blut hat einen pH-Wert von 7,4.

Die verschiedenen Kompensationsmechanismen versuchen Störungen im Säure-Basen-Haushalt auszugleichen.

In der Urologie sieht man fast ausschließlich metabolische Azidosen infolge Niereninsuffizienz, so daß nur diese hier behandelt werden.

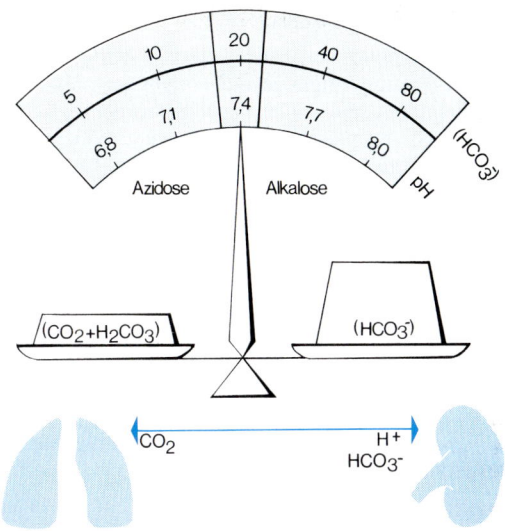

Abb. 31 **Regulation des Säure-Basen-Haushaltes.** Der Blut-pH-Wert liegt bei 7,4; durch die Ausscheidung von Säuren (H⁺-Ionen) oder Basen (HCO₃-Ionen) durch die Nieren, durch die Ausscheidung von CO_2 durch die Lunge sowie die Pufferung wird der pH-Wert konstant gehalten. Als Azidose bezeichnet man eine krankhafte Störung des Organismus durch saure Substanzen, bei der Alkalose überwiegen die basischen Substanzen

Merke:

● **Respiratorische Störungen werden metabolisch kompensiert, metabolische Störungen werden respiratorisch ausgeglichen.**

Für die Praxis

Wasser-, Elektrolyt- und Säure-Basen-Haushalt gehören einschließlich der Nierenfunktion neben Atmung und Herz-Kreislauf-System zu den vitalen Funktionen. Während Störungen im Bereich der Atmung und des Kreislaufes sofort auffällig sind, entstehen Störungen im Wasser-, Elektrolyt- und Säure-Basen-Haushalt häufiger als Zweitkrankheit und sind öfter chronisch; z. B. kann es bei einer fieberhaften Erkrankung zu einem vermehrten Verlust von Wasser und Elektrolyten kommen. Wird in der Behandlung der Flüssigkeitshaushalt nicht berücksichtigt, kann der Krankheitsverlauf ungünstig beeinflußt werden. Auf eine ausreichende geeignete Flüssigkeitssubstitution ist besonders bei Kleinkindern und alten Menschen (mangelndes Durstgefühl) zu achten.

Metabolische Azidose

Bei Erkrankungen, Operationen und größeren Verletzungen reichen die körpereigenen Regulationsvorgänge nicht mehr aus. Es kommt zu einer Azidose, wenn sich im Körper zuviel saure Stoffwechselprodukte, d. h. zuviel Wasserstoffionen ansammeln (metabolische Azidose). Kompensatorisch besteht in der Regel eine Hyperventilation (pCO_2 niedrig). Wenn die Lunge nicht mehr in der Lage ist, genug Kohlendioxid abzuatmen, entsteht zusätzlich eine respiratorische Azidose.

Die Behandlung der respiratorischen Azidose hat zum Ziel, durch Verbesserung der Atmung (Atemgymnastik, evtl. künstliche Beatmung) den Kohlendioxidstau zu beseitigen.

Bei der metabolischen Azidose müssen dem Körper Puffersubstanzen zur Verfügung gestellt werden, um überschüssige Wasserstoffionen abzufangen.

Hyperchlorämische Azidose

Eine Sonderform der metabolischen Azidose ist die hyperchlorämische Azidose nach Einpflanzung der Ureteren in den Dickdarm (nach Coffey und Modifikationen). Bei der Umleitung von Harn in den Dickdarm werden Ammonium und Kochsalz im Darm resorbiert. Ammoniumchlorid wird in der Leber zu Harnstoff abgebaut. Dadurch wird Salzsäure frei, welche die Alkalireserve verbraucht. Gleichzeitig entsteht überschüssiges Kochsalz (Abb. 32).

Eine orale Alkalisubstitution wird erst bei einer Plasmabikarbonat-Konzentration unter 15 mval/l erforderlich. Alkali kann oral in Form von Natriumbikarbonat oder Natriumsalzen verschiedener organischer Vorstufen des Bikarbonates wie Laktat und Zitrat zugeführt werden. Zur Vermeidung von Nebenwirkungen müssen Körpergewicht und Serumbikarbonat-Konzentrationen häufiger bestimmt werden. Die Gefahr der Natriumüberlastung wird vermieden durch die Zufuhr von Kalziumzitrat, das unter dem Handelsnamen Acetolyt erhältlich ist.

Wenn der Allgemeinzustand des Patienten einen sofortigen Ausgleich der Azidose erfordert, muß die Alkaliverabreichung intravenös erfolgen.

Werden Abweichungen im Wasser-, Elektrolyt- oder Säure-Basen-Haushalt vermutet, kommt der Diagnostik des Labors eine zentrale Bedeutung zu.

Bei der Umleitung von Harn in den Dickdarm werden Ammonium und Kochsalz im Darm resorbiert. Ammoniumchlorid wird in der Leber zu Harnstoff abgebaut. Dadurch wird Salzsäure frei, welche die Alkalireserve verbraucht. Gleichzeitig entsteht überschüssiges Kochsalz.

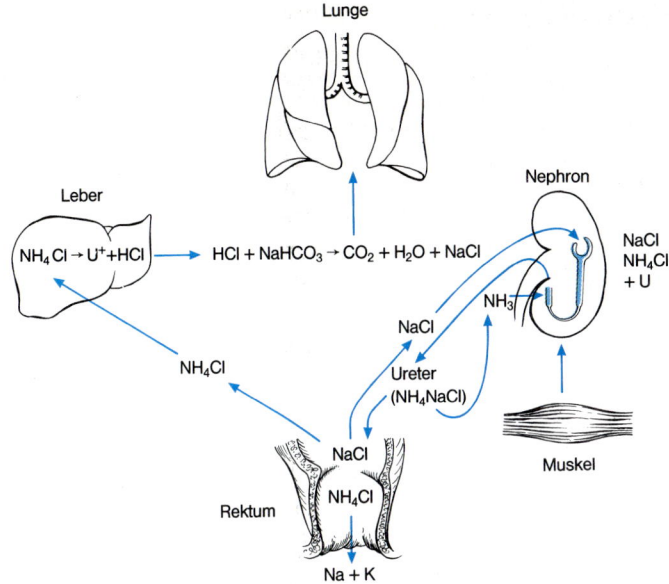

Abb. 32 **Hyperchlorämische Azidose**

Tabelle 2 **Berechnung des Basenbedarfs**

Im allgemeinen wird man den Basenbedarf über den negativen Basenüberschuß (nach der ASTRUP-Methode) berechnen:

Basenbedarf nach mmol (= mval) = negativer Basenüberschuß × kg × 0,3

Beispiel:
Negativer Basenüberschuß bei einem Patienten mit 80 kg = 9

$$\text{Basenbedarf} = \frac{9 \times 80}{3} = 240 \text{ mmol Natriumbikarbonat}$$

Merke:

● Exakt einzuhalten ist die angegebene Infusionsgeschwindigkeit, da sonst unerwünschte Nebenwirkungen beim Patienten und eine ungenügende Verwertung im Organismus zu erwarten sind. Eine optimale Verwertung der zugeführten Nährstoffe erreicht man dadurch, daß Aminosäuren und Energieträger (z. B. Glukose) zusammen infundiert werden.

● Akut eingetretene Störungen müssen schnell, chronische Störungen langsam korrigiert werden.

Hochdruck

Das Hochdruckleiden als Folge doppelseitiger parenchymatöser Nieren-erkrankungen wird in den Lehrbüchern der inneren Medizin ausführlich besprochen. Seine Behandlung ist konservativ, medikamentös, diätetisch.

Der einseitige renale Hochdruck wird durch die Erkrankung einer Niere verursacht (Renin-Angiotensin-System s. Abb. 34) und kann bei rechtzeitiger Diagnose und normaler Funktion der anderen Niere durch Nephrektomie bzw. Gefäßplastik geheilt werden. Aus diesem Grunde soll man besonders bei jüngeren Patienten an diese Möglichkeit denken. Wird das Grundleiden nicht rechtzeitig erkannt, kommt es auf die Dauer durch renorenale Faktoren zur Beteiligung der gesunden Niere, der Hochdruck wird fixiert und ist nicht mehr heilbar. Die häufigsten urologischen Krankheitsbilder mit einseitigem renalen Hochdruck sind (Abb. 33):

1. angeborene Hypoplasie der Niere,

2. einseitige pyelonephritische Schrumpfniere,

3. Nierenarterienstenose,

4. Zystennieren,

5. einzelne Formen der Hydronephrose und Pyonephrose im jugendlichen Alter,

6. Nierentuberkulose,

7. Folgen nach Nierentraumen,

8. Auftreten bei Nierentumoren.

Findet sich ein latenter oder stummer, einseitiger Nierenprozeß, ist eine genaue klinische Beobachtung erforderlich. Die Methode der Wahl ist in diesen Fällen die Arteriographie zur Gefäßdarstellung der Niere. Da die allgemeinen Funktionsproben bei normaler zweiter Niere keinen Aussagewert haben, wird meistens noch eine seitengetrennte Isotopen-Clearance durchgeführt. Urographie, Arteriographie und Clearance ermöglichen eine zuverlässige Diagnose, die im Einzelfall noch durch die Probebiopsie der Niere gesichert werden kann.

Regel:

Bei unklarem Hochdruck ohne Anhaltspunkte für ein internes Grundleiden soll man immer an einen einseitigen renalen Hochdruck denken und eine klinische Untersuchung veranlassen. Das ärztliche Bemühen um eine diagnostische Klärung ist hier besonders dankbar, da durch chirurgische Maßnahmen eine völlige Heilung möglich ist.

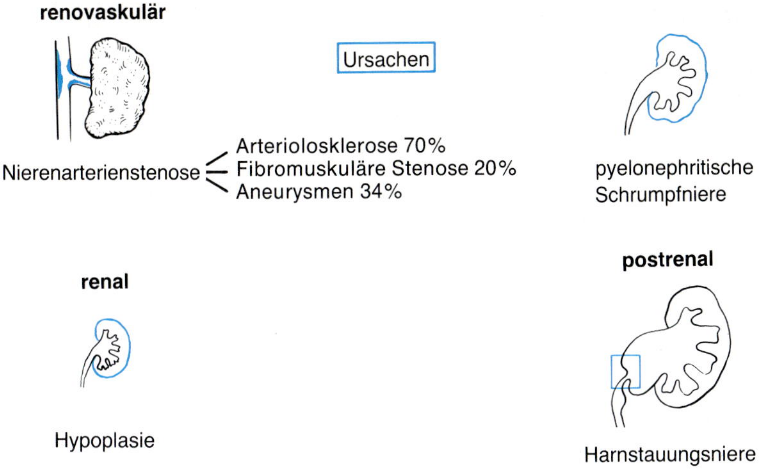

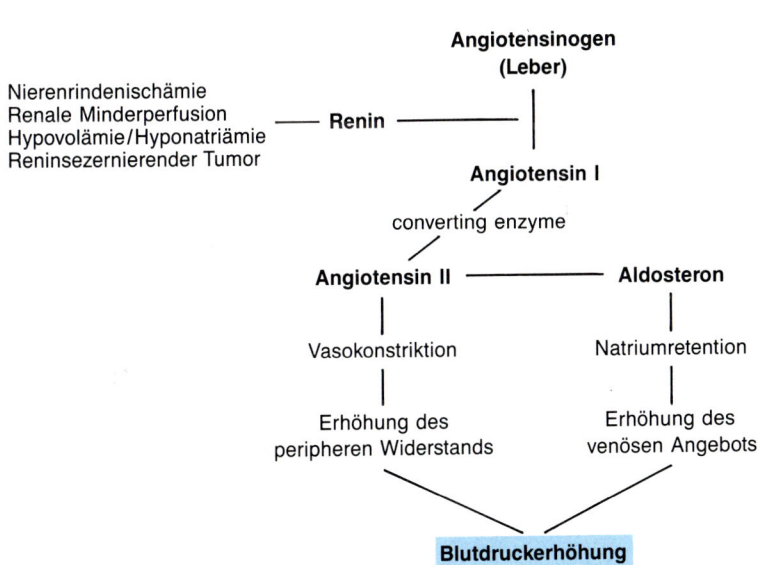

renovaskulär

Ursachen

Nierenarterienstenose — Arteriolosklerose 70%
Fibromuskuläre Stenose 20%
Aneurysmen 34%

pyelonephritische
Schrumpfniere

renal

Hypoplasie

postrenal

Harnstauungsniere

Abb. 33 **Ursachen des nephrogenen Hochdrucks**

**Angiotensinogen
(Leber)**

Nierenrindenischämie
Renale Minderperfusion — **Renin** —
Hypovolämie/Hyponatriämie
Reninsezernierender Tumor

Angiotensin I

converting enzyme

Angiotensin II —————— **Aldosteron**

Vasokonstriktion

Natriumretention

Erhöhung des
peripheren Widerstands

Erhöhung des
venösen Angebots

Blutdruckerhöhung

Abb. 34 **Entstehungsablauf der Hypertonie** (nach Hofstätter u. Eisenberger)

Begleiterscheinungen urologischer Erkrankungen

Zahlreiche urologische Erkrankungen können mit Allgemeinsymptomen einhergehen.

Diese Begleiterscheinungen verdecken bzw. maskieren u. U. ein urologisches Grundleiden.

Die Kolik beim Steinleiden kann einen paralytischen Ileus vortäuschen, ein rechtsseitiger Harnleiterstein kann Beschwerden ähnlich einer Appendizitis verursachen.

Fieber zunächst unklarer Genese ist gelegentlich durch einen Harninfekt bedingt. Bei Kreuzschmerzen oder ischialgiformen Beschwerden muß an ein metastasierendes Prostatakarzinom (Knochenmetastasen) gedacht werden.

Die chronische Niereninsuffizienz entwickelt sich häufig schleichend und kann zunehmenden Durst, Magenbeschwerden und gastrointestinale Beschwerden hervorrufen.

Bei einer Reihe uncharakteristischer Beschwerden muß man im Rahmen einer gezielten Anamnese und Diagnostik daher an ein urologisches Grundleiden denken.

Nierenbeteiligung bei nichtrenalen Nierenerkrankungen (Abb. 35)

Verschiedene Allgemeinerkrankungen können mit einer Nierenbeteiligung einhergehen (z. B. Gefäßerkrankungen).

Bei der *Arteriosklerose* kann es zu einer Arteriolosklerose an den Schlingenkapillaren kommen, wie z. B. auch im Rahmen eines Diabetes: Glomerulosklerose.

Bei der *Eklampsie,* der Schwangerschaftstoxikose, treten Ödeme sowie eine Pseudourämie (Krämpfe) auf. Im Harn findet sich eine Eiweißausscheidung, der Blutdruck ist erhöht.

Bei der *Amyloidose* ist ebenfalls eine Eiweißausscheidung feststellbar, im Blut findet sich eine Hypoproteinämie.

Nach Mißbrauch von Analgetika wird eine sog. *interstitielle Nephritis* (Phenazetinniere) beobachtet, im Spätstadium auch Papillennekrosen.

Beim *hepatorenalen Syndrom* sind extrarenale Veränderungen und Einwirkungen auf die Nierenfunktion bekannt.

Bei Vergiftungen sind ebenfalls Beeinträchtigung der Nierenfunktion bis zum Nierenversagen beschrieben.

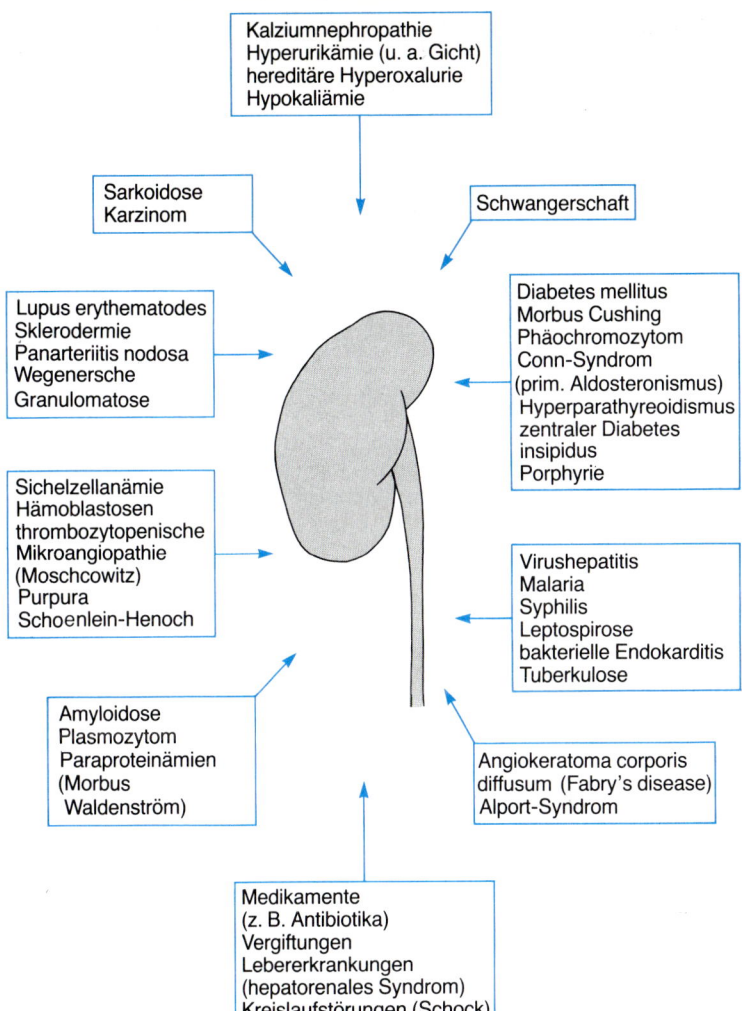

Kalziumnephropathie
Hyperurikämie (u. a. Gicht)
hereditäre Hyperoxalurie
Hypokaliämie

Sarkoidose
Karzinom

Schwangerschaft

Lupus erythematodes
Sklerodermie
Panarteriitis nodosa
Wegenersche
Granulomatose

Diabetes mellitus
Morbus Cushing
Phäochromozytom
Conn-Syndrom
(prim. Aldosteronismus)
Hyperparathyreoidismus
zentraler Diabetes
insipidus
Porphyrie

Sichelzellanämie
Hämoblastosen
thrombozytopenische
Mikroangiopathie
(Moschcowitz)
Purpura
Schoenlein-Henoch

Virushepatitis
Malaria
Syphilis
Leptospirose
bakterielle Endokarditis
Tuberkulose

Amyloidose
Plasmozytom
Paraproteinämien
(Morbus
 Waldenström)

Angiokeratoma corporis
diffusum (Fabry's disease)
Alport-Syndrom

Medikamente
(z. B. Antibiotika)
Vergiftungen
Lebererkrankungen
(hepatorenales Syndrom)
Kreislaufstörungen (Schock)

Abb. 35   **Nierenbeteiligung bei Systemerkrankungen und Erkrankungen mit primär anderer Organmanifestation** (nach Natusch und Zenker)

Urologische Leitsymptome

Harn und veränderte Harnausscheidung

Menge, Farbe, Geruch, Zusammensetzung und Reaktion des Harns hängen von der Flüssigkeitszufuhr, der Ernährung sowie von dem allgemeinen und intermediären Stoffwechsel ab, so daß sie bereits physiologisch und im Bereich des Normalen gewissen Schwankungen unterworfen sind.

Der frisch entleerte, normale, körperwarme Harn ist hell- bis dunkelgelb, durchsichtig, klar. Bei reichlicher Flüssigkeitszufuhr wird er fast wasserhell, nach starker körperlicher Anstrengung, Schwitzen und im Fieber dunkelgelb bis bräunlich. Die in gesättigter Lösung vorhandenen Salze fallen in der Kälte aus, machen den Harn undurchsichtig trüb, z.B. Ziegelmehlsegment.

Die Uroskopie ist eine der ältesten Untersuchungsmethoden der Ärzte: ihre Möglichkeiten und historischen Darstellungen werden in Abb. 36–39 wiedergegeben.

Hyposthenurie, Isosthenurie

Das *spezifische Gewicht* des Harns zeigt das Totalgewicht der gelösten Stoffe (Fehlerquellen: Albuminurie, Glukosurie!) an; die Osmolalität gibt die Anzahl der gelösten Teilchen wieder, gemessen durch Bestimmung der Gefrierpunktserniedrigung. Wegen der Einfachheit wird in Praxis und Klinik die Messung des spezifischen Gewichts vorgezogen.

Das spezifische Gewicht schwankt zwischen 1001 und 1030 und gibt mit dem niedrigsten und höchsten Wert die Konzentrationsbreite der Niere an. Wird bei Funktionsstörungen nur noch ein dünner, schwach konzentrierter Harn ausgeschieden, spricht man von *Hyposthenurie*. Ein ständig gleichbleibendes spezifisches Gewicht, etwa bei 1010, bezeichnet man als *Isosthenurie*.

Die *Reaktion* des frischen Urins ist meist schwach sauer. Im konzentrierten Harn nach starkem Schwitzen, bei erhöhtem Eiweißumsatz im Fieber und nach Fleischnahrung nimmt der Säuregrad zu. Bei vegetarischer Kost verschiebt sich die Reaktion nach der neutralen bis alkalischen Seite. Durch Bakterieneinwirkung in der Blase kommt es zur Harnzersetzung mit alkalischer Reaktion. Charakteristisch ist hier der üble ammoniakalische Geruch, wie er auch in schlecht gepflegten Pissoirs und bei lange stehenden Nachtgeschirren angetroffen wird.

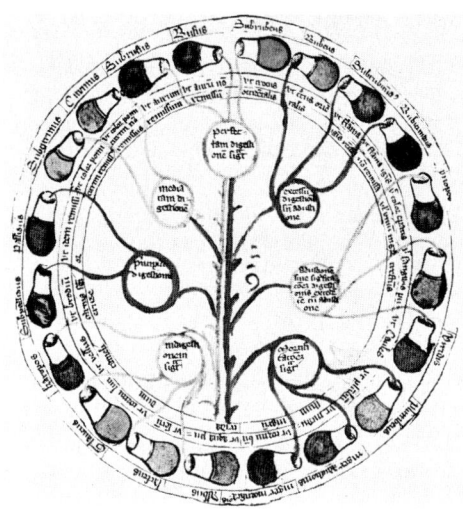

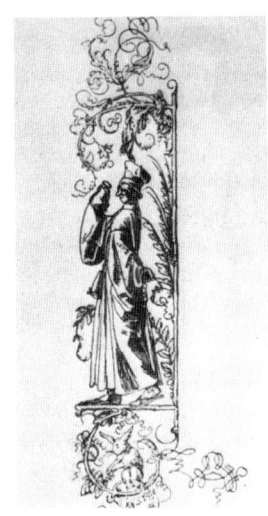

Abb. 36 **Farbtafeln dienten dem „Harn-Vergleich"**

Abb. 38 **Harnschauender Arzt** aus dem Gebetbuch Kaiser Maximilians aus dem Jahre 1515 von Dürer (1471–1528)

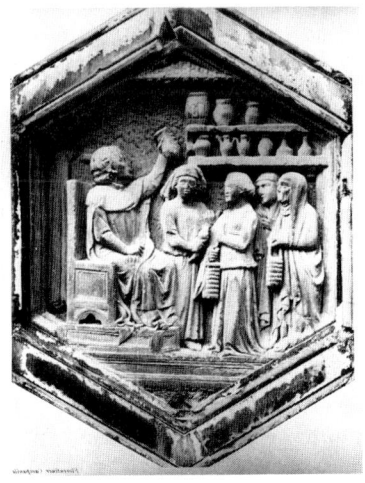

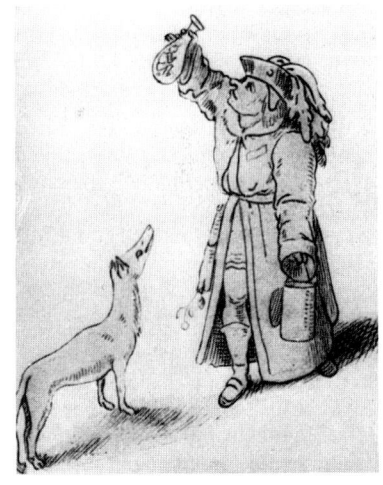

Abb. 37 Relief-Plastik von Andrea Pisano (1295–1349): **Harn-Poliklinik**

Abb. 39 Pieter Bruegel der Ältere (1525–1569) karikierte die **Spezialisierung der Harnschau. In seiner „Uroskopie" sitzt ein Homunkulus im Glase**

Proteinurie

Die Proteinurie verschiedener Formen (Tab. 3) und Grade ist ein Begleitsymptom der meisten urologischen Erkrankungen. Bei reichlichem Leukozyten- und Erythrozytengehalt des Harns besteht eine relative Eiweißausscheidung. Sie entspricht etwa der Menge der Zellelemente und ist meistens quantitativ nicht meßbar.

Für die Praxis wichtig ist der Befund einer isolierten Proteinurie ohne Leukozyturie und Erythrozyturie, der u. a. eine Permeabilitätsstörung der Glomeruli anzeigen kann.

Leukozyturie

Eine überschießende Ausscheidung von Leukozyten spricht durchweg für einen Harnwegsinfekt. Dabei stellen 5000 Leukozyten/ml die Normgrenze (2–3 Leukozyten/Gesichtsfeld) dar.

Eine sog. Pyurie besteht bei einem massiven Harnwegsinfekt, dessen Ursache geklärt werden muß.

Eine sog. sterile Pyurie ist charakteristisch für eine Urogenitaltuberkulose.

Hämaturie

Von *Hämaturie* spricht man, wenn der Harn Erythrozyten in mikroskopisch oder makroskopisch sichtbaren Mengen enthält. Bis zu 3000 Erythrozyten/ml sind normal (Abb. 40).

Bei der *Makrohämaturie* ist die Harnfarbe entsprechend dem Grad der Blutbeimengung schwach rosa bis dunkelrot verfärbt. Je nachdem ob die Blutung zu Beginn oder zum Ende der Miktion auftritt, bezeichnet man sie als *initiale* oder *terminale* Hämaturie. Die initiale Form spricht für eine Blutung im Bereich der Harnröhre, der terminale für einen Herd am Blasenausgang. Von totaler Hämaturie spricht man bei kontinuierlicher Blutung.

Obwohl der Patient durch eine Hämaturie immer beunruhigt wird, ist der eigentliche Blutverlust meistens gering. Die Farbkraft des Blutfarbstoffes ist sehr intensiv (man denke an die Färbung einer Wasserschüssel durch 2–3 Tropfen Blut beim Zahnfleischbluten). Bei längerer Verweildauer in der Blase wird der blutige Harn mehr bräunlichrot. Ist die Blutung so stark, daß der in den Harnwegen vorhandene Urin nicht mehr zur Lösung ausreicht, kommt es zur Gerinnung und *Koagelbildung.* Bei der *Hämoglobinurie* sieht der Harn mehr hellrot, fleischwasserfarben aus. Er enthält keine Erythrozyten. Der Blutfarbstoff wird durch intravitalen Zerfall der roten Blutkörperchen frei.

Merke:

● **Die verschiedenen Entstehungsursachen von Proteinurien lassen sich durch das Molekulargewicht ihrer Bestandteile analysieren. Aus der Proteinurieform kann man Rückschlüsse auf den Nephronabschnitt ziehen, der in seiner Funktion geschädigt ist und damit bestimmte Proteine passieren läßt (Tab. 3).**

Tabelle 3 **Einteilung der Proteinurien**

1. Biologische Proteinurie 20–100 mg/24 Std.
2. Prärenale Proteinurie
3. Renale Proteinurie
   a) glomeruläre Proteinurie
   b) tubuläre Proteinurie
4. Nephrogene Proteinurie
5. Postrenale Proteinurie

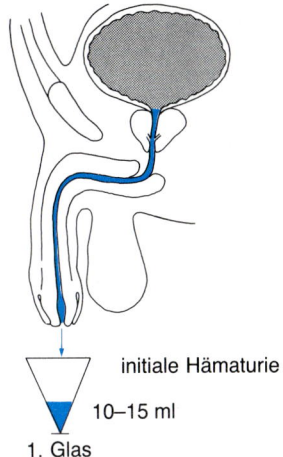

initiale Hämaturie

10–15 ml

1. Glas

Abb. 40 **Hämaturieformen**

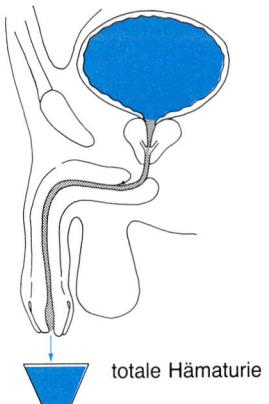

totale Hämaturie

2. Glas

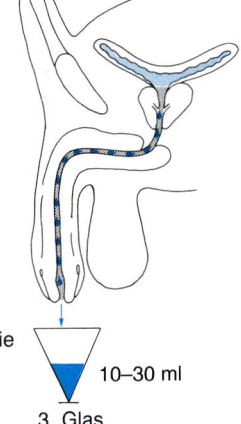

terminale Hämaturie

10–30 ml

3. Glas

Miktionsstörungen

Verschiedene Veränderungen der Miktion können auf urologische Erkrankungen hinweisen (Tab. 4).

Pollakisurie, Algurie, Nykturie, Dysurie

Unter einer Pollakisurie verstehen wir ein häufiges Harnlassen, das auch als Zeichen einer Entzündung und Blasenreizung auftreten kann. Bei schmerzhaftem Wasserlassen spricht man von Algurie. Gehäuftes Wasserlassen, besonders des Nachts – die Nykturie – kann u. a. ein Zeichen einer Blasenentleerungsstörung sein.

Bei einer Dysurie finden wir einen Symptomenkomplex, der mit Schmerzen, Brennen sowie sonstigen Beschwerden beim Wasserlassen einhergeht. Dysurische Beschwerden weisen oft auf einen Harninfekt oder eine Blasenentleerungsstörung hin und müssen durch entsprechende Untersuchungen geklärt werden.

Harnverhalt

Bei unvollständiger Blasenentleerung wird die zurückbleibende Menge als Restharn bezeichnet. Das Unvermögen, die Blase zu entleeren, ist eine komplette Harnverhaltung. Bei der Harnverhaltung wird die Blasenwand bis zur Grenze ihres Fassungsvermögens überdehnt, es kommt zu teilweisem Versagen des Schließmuskels; die Folge ist die Überlaufblase (auch fälschlich Ischuria paradoxa genannt). Diese Form des unwillkürlichen Harnabgangs darf man nicht verwechseln mit der Inkontinenz, dem völligen Versagen des Schließmuskelapparates. In dem einen Fall ist die Blase maximal gefüllt, in dem anderen ist sie leer.

Fieber

Die fieberhaften Reaktionen des Urogenitalsystems weisen einige Besonderheiten auf. Jede einfache instrumentelle Untersuchung der männlichen Harnröhre mit Katheter oder Instrument kann bei mangelnder Asepsis einen Harnwegsinfekt (Katheterfieber) verursachen.

Harnstauung und Infektion potenzieren sich in ihren Auswirkungen und verursachen einen Circulus vitiosus, der zur Urosepsis führen kann.

Ein sog. imperativer Harndrang kann eine Inkontinenz vortäuschen (Urge-Inkontinenz), wenn bei Zystitis, Urethritis oder Prostatitis das Miktionsbedürfnis nicht zu unterdrücken ist.

Tabelle 4   **Urologische Leitsymptome**

Algurie: Schmerzen beim Wasserlassen – Harnwegsinfekte – Steinerkrankungen
Anurie: Kein Harn (unter 100 ml/Tag)
Bakteriurie: Keimausscheidung über 100 000 Keime/ml
Dysurie: Beschwerden beim Wasserlassen
Enuresis: Einnässen
Hämaturie: Mehr als 3000 Erythrozyten/ml (1–2/Gesichtsfeld)
Inkontinenz: Unkontrollierbarer Harnabgang
Imperativer Harndrang: Wasserlassen nicht unterdrückbar
Harnverhalt: Trotz voller Blase keine Miktion möglich
Leukozyturie: Mehr als 5000 Leukozyten/ml (2–3/Gesichtsfeld)
Nykturie: Gehäuftes nächtliches Wasserlassen
Oligurie: Ausscheidung unter 500 ml
Pollakisurie: Häufiges Wasserlassen (Harnwegsinfekt)
Polyurie: Harnausscheidung über 2000 ml/Tag
Proteinurie: Eiweißausscheidung über 100 mg/Tag.
Restharn: Harnrest nach dem Wasserlassen
Strangurie: Krampfartige Schmerzen beim Wasserlassen
Urge-Inkontinenz: Harndrang nicht unterdrückbar

	Viszeral	**Somatisch**
wichtigster Ausgangsort	Abd. Hohlorgane	Peritoneum parietale
Ursache	Dehnung – Spannung Motilitätsstörung	Gewebsschädigung
Schmerztyp	Spasmen – Kolik Brennen	scharf-schneidender Dauerschmerz
Lokalisation	Unbestimmt Mittellinie	Lokalisierbar
Folgen	Motorische Unruhe Erbrechen	Schonhaltung

Abb. 41   **Differentialdiagnose abdominaler Schmerzen** (nach Siewert u. Blum 1981)

Schmerz

Fast alle urologischen Krankheitsbilder verursachen früher oder später primär oder sekundär Beschwerden. Lokalisation, Art, Dauer und Ausstrahlung der Schmerzen sind für viele Erkrankungen so charakteristisch, daß ihre genaue Definition diagnostische Rückschlüsse ermöglicht. Allgemein unterscheiden wir 3 Schmerzformen:

- den gleichbleibenden Organschmerz,

- die wellenförmig verlaufende Kolik,

- den auslösbaren Tast- oder Druckschmerz.

Die Differentialdiagnose abdominaler Schmerzen ist in Abb. 41 dargestellt.

Nierenschmerzen werden meist in der Lumbalgegend unterhalb des Rippenbogens, manchmal auch mehr dorsal oder ventral empfunden. Dieser Organschmerz kann ausgelöst werden infolge Spannung der Capsula fibrosa bei Volumenzunahme des Parenchyms durch Ödem, Entzündungen, Tumoren, Zysten – durch Ektasie der Kelche und des Beckens, ruhende Kelch- oder Beckensteine –, entzündliche Veränderungen der Nierenhüllen und des Nierenlagers. Der Schmerz wird als dumpfes Druck- oder Spannungsgefühl in der Tiefe empfunden. Seine Intensität ist erträglich, gleichbleibend und auf die Nierengegend beschränkt.

Von der Vorstellung ausgehend, daß die Nieren im Rücken liegen, geben die Patienten häufig „Nierenschmerzen" an, die ursächlich in keinem Zusammenhang mit der Niere stehen: statische Beschwerden bei leichter Skoliose oder Kyphose der Wirbelsäule, rheumatische Beschwerden, Muskelspannungen, Bandscheibenkomplex oder altersbedingte, degenerative Veränderungen der Wirbelsäule. Da einzelne urologische Krankheitsbilder, z. B. Lageanomalie der Nieren, Hydronephrose, alte paranephritische Abszesse eine ähnliche Symptomatik aufweisen können, soll man in der Diagnostik systematisch vorgehen und mit Harnuntersuchung, Sonographie, Übersichtsaufnahme und Urogramm eine Nierenerkrankung als Ursache der Rückenschmerzen ausschließen.

Der *lokale Prostataschmerz* wird als Druck-, Spannungs- oder Fremdkörpergefühl in der Dammgegend empfunden. Bei eitriger Entzündung oder Abszeß ist die Defäkation äußerst schmerzhaft, da zwischen Prostata und Darmschleimhaut nur eine dünne Gewebeschicht liegt.

Blasenschmerzen sind am intensivsten bei der akuten Harnverhaltung (man erinnere sich an das persönliche Erlebnis eines starken Harnzwanges ohne Möglichkeit, die Blase zu entleeren).

Steine und Fremdkörper verursachen aufgrund ihrer Lage am Blasenboden Schmerzen, die in die Harnröhre ausstrahlen. Sie sind im Stehen stärker und klingen im Liegen und bei Bewegung ab – Tag- und Nachtdifferenz (Abb. 42).

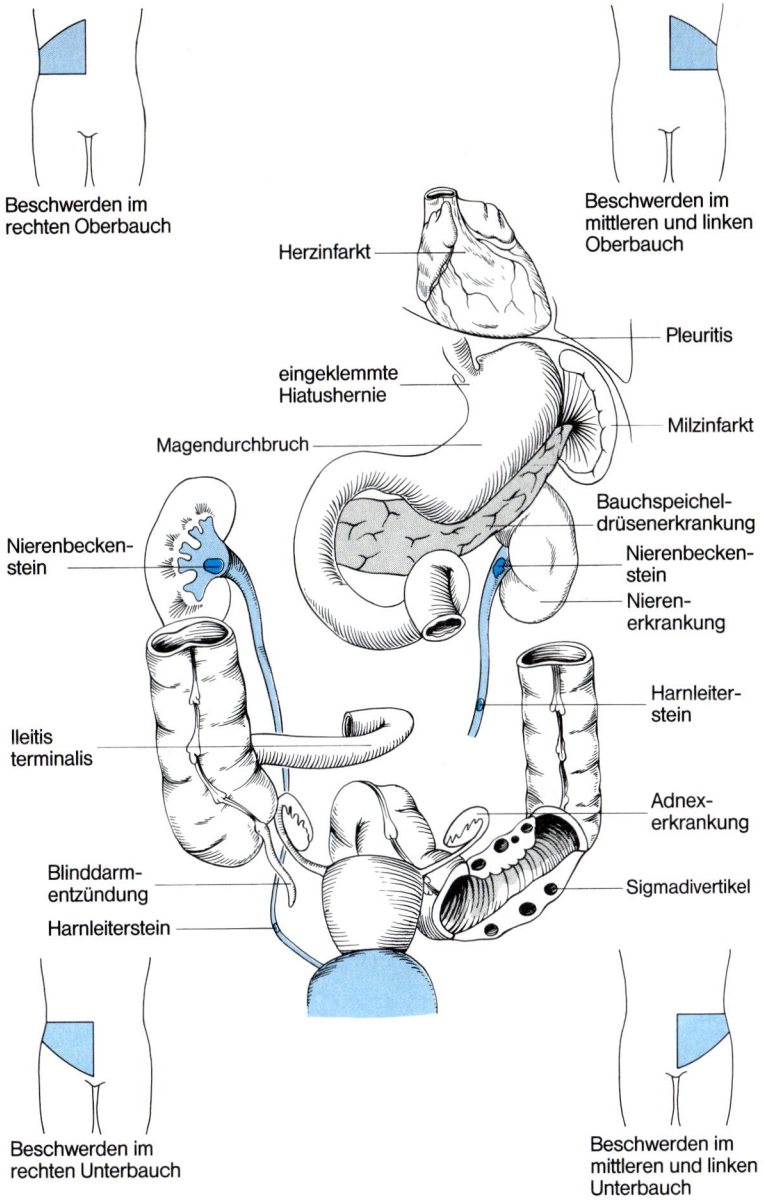

Beschwerden im
rechten Oberbauch

Herzinfarkt

eingeklemmte
Hiatushernie

Magendurchbruch

Nierenbecken-
stein

Ileitis
terminalis

Blinddarm-
entzündung

Harnleiterstein

Beschwerden im
rechten Unterbauch

Beschwerden im
mittleren und linken
Oberbauch

Pleuritis

Milzinfarkt

Bauchspeichel-
drüsenerkrankung

Nierenbecken-
stein

Nieren-
erkrankung

Harnleiter-
stein

Adnex-
erkrankung

Sigmadivertikel

Beschwerden im
mittleren und linken
Unterbauch

Abb. 42 **Differentialdiagnose des akuten Abdomens** (nach Ungeheuer)

Der *Miktionsschmerz* tritt bei allen Formen der Blasenwandentzündung auf, wird jedoch weniger in der Blase selbst, sondern mehr im Blasenausgang, der hinteren Harnröhre und im Penis empfunden.

Penis und Harnröhre sind hochsensibel. Die Einführung von Instrumenten, Sonde, Katheter oder Blasenspiegel ist unangenehm.

Bei Schleimhautentzündungen, Schwellungen und frischen Strikturen verursacht der durchlaufende Harn einen ausgesprochenen *Brennschmerz* (französisch: La chaude pisse).

Von dem gleichbleibenden Organschmerz unterscheidet sich deutlich die Nierenkolik, ein anfallsweise auftretender Schmerz, der sich allmählich steigert, einen oft unerträglichen Höhepunkt seiner Intensität erreicht und dann allmählich oder plötzlich wieder abklingt.

Die Nieren- oder richtiger Harnwegkolik wird durch dynamische oder mechanische Abflußstörungen ausgelöst. Je nach dem Sitz der Störung – Kelchhals, Nierenbeckenausgang, oberes, mittleres oder unteres Harnleiterdrittel – bleibt die Kolik auf die Nierengegend beschränkt oder strahlt im Verlauf des Harnleiters in den Mittel- bzw. Unterbauch aus. Bei tiefen, prävesikalen Harnleiterkoliken projiziert sich der Schmerz in die Blase, die Leiste, Hoden oder Labien und in die Oberschenkelinnenseite. Koliken können nur durch Injektion sehr starker Analgetika in Kombination mit Spasmolytika bekämpft werden. Beim Organschmerz genügen leichte schmerzlindernde Mittel. Differentialdiagnostik s. Abb. 43.

Charakteristische Begleiterscheinungen der Kolik als Zeichen einer *akuten Abflußstörung* sind der Blähbauch mit ileus-ähnlichen Erscheinungen und das ebenfalls reflektorisch bedingte Erbrechen.

Isolierte *Druckempfindlichkeit* der Nieren besteht bei akuten eitrigen Entzündungen und akuten Harnstauungen. Die Schwere der Erkrankung geht etwa der Stärke der Schmerzempfindungen parallel. In der Beurteilung der Schmerzempfindung ist allgemein immer der Vergleich mit der gesunden Seite zu verwerten.

Die Druckempfindlichkeit des gesunden *Hodens* ist bekannt. Bei akuten Entzündungen, auch des Nebenhodens, ist die Schmerzempfindlichkeit erheblich gesteigert.

Schmerztyp   Diagnose

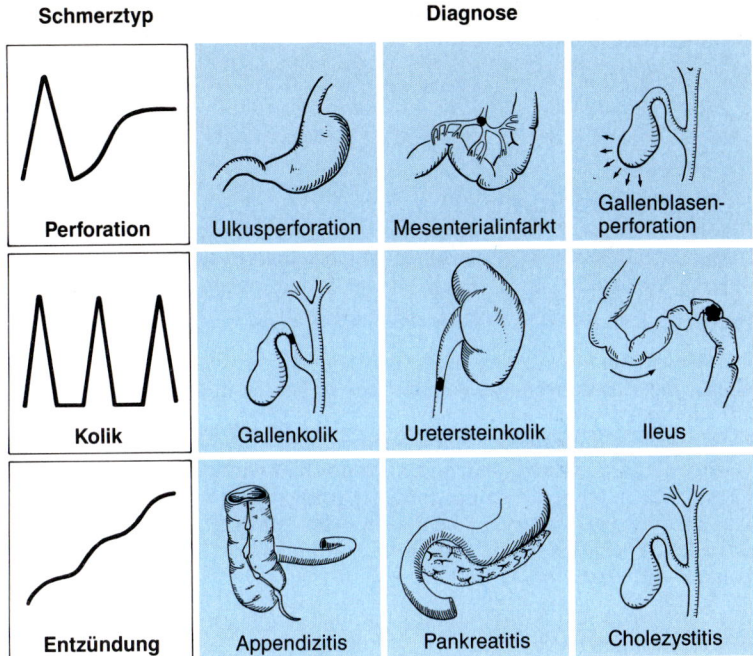

Abb. 43 **Schmerztypen verschiedener akuter abdominaler Erkrankungen** (nach Zühlke u. Mitarb. 1981)

Merke:

● Erkrankungen der Niere, des Nierenbeckens und des Harnleiters können zahlreiche abdominelle Symptome verursachen bzw. abdominelle Erkrankungen vortäuschen.

● Der Schmerztyp der Erkrankung kann wegweisend für die Diagnostik sein.

● Die Fingerpalpation der Organe unter Ultraschallsicht ist oft richtungsweisend – z. B. bei Cholezystitis und Pankreatitis –. Ebenso: ultraschallgesteuerte Punktion von Flüssigkeitsansammlungen.

● Bei einem Übergang vom viszeralen zum somatischen Schmerz hat die Erkrankung die Organgrenzen überschritten und zu einer Mitbeteiligung des Peritoneums geführt. Jetzt kann die Kenntnis der Schmerzlokalisation die Diagnose erleichtern.

Urologische Diagnostik

Harnuntersuchung

Methode und Technik der einzelnen Untersuchungen siehe Lehrbücher der inneren Medizin.

Prinzipiell soll nur frischer Harn verwandt werden.

Zur Gewinnung des Strahlurins wird beim Mann die Vorhaut zurückge-streift, die Harnröhrenmündung mit einem Feindesinfektionsmittel gesäu-bert und der Harn in ein Spitzglas entleert. Auch bei der Frau sollte nach Möglichkeit Mittelstrahlurin gewonnen werden (Tab. 5). Ist eine derartige Harngewinnung nicht möglich, kann der Blasenurin mit einem dünnen, kurzen Plastikkatheter unter sterilen Bedingungen entnommen werden. Auf diese Weise wird vermieden, daß Scheidensekret mit Zellelementen oder Bakterien den Harn verunreinigen und damit, wie es häufig vor-kommt, zu Fehldiagnosen führen (Abb. 44).

Bei Säuglingen und Kleinkindern kann man den Harn durch Plastikklebe-beutel gewinnen (Abb. 45).

In der Praxis kann man auch den Eltern nach sorgfältiger Unterweisung derartige Beutel mitgeben, damit man bei der nächsten Untersuchung Harn sofort zur Verfügung hat. Die Eltern müssen allerdings darauf hingewiesen werden, daß der Harn „möglichst frisch" verarbeitet werden muß.

Die *Blasenpunktion* zur Gewinnung von Harn für Untersuchungszwecke haben wir bewußt nicht in das Routineschema aufgenommen. Sie kann bei geringer Blasenfüllung (S. 88 f.) durch Verletzung von Bauchfell oder Darm zu schweren Komplikationen führen. Die normalen Untersuchungsmetho-den sind bei einiger Sorgfalt völlig ausreichend, um einwandfreien Harn, auch für bakteriologische Untersuchungen, zu gewinnen.

Der aufgefangene Harn wird auf Farbe, Durchsichtigkeit und Beimengun-gen – Flocken oder Fäden – geprüft. Zersetzter ammoniakalisch stinkender Harn läßt auf Gewebenekrose bei zerfallenden Blasentumoren, auf Fremd-körper oder auf Harnstauung schließen. Nach dem Zentrifugieren wird das Überstehende in Reagenzgläsern halbiert und qualitativ untersucht. Bei positivem Eiweißbefund soll in demselben Arbeitsgang der Befund über-prüft werden (quantitativ mit Biuret-Methode).

Tabelle 5 **Methoden der Uringewinnung**

Urin	Vorteile	Nachteile
Spontan	∅	Starke Sekundärverunreinigung
Mittelstrahl	Geringe Sekundärverunreinigung Keine Belästigung des Patienten	Sorgfältige Mitarbeit des Patienten (Sekundärverunreinigung)
Katheter	Geringe Sekundärverunreinigung	Belästigung des Patienten Iatrogenes Infektionsrisiko Verletzungsgefahr
Blasen-punktion	Keine Sekundärverunreinigung Selten Komplikationen	Belästigung des Patienten Aufwendige Vorbereitungen

Handschuhe
Waschen
Labien spreizen
Desinfizieren

Katheter einführen

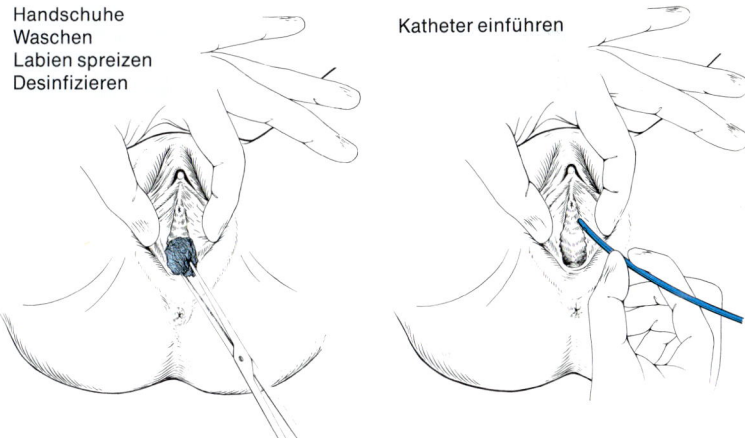

Abb. 44 **Katheterismus der Frau:** Säuberung, Desinfektion und Katheterismus

Plastikeinmalbeutel
ankleben

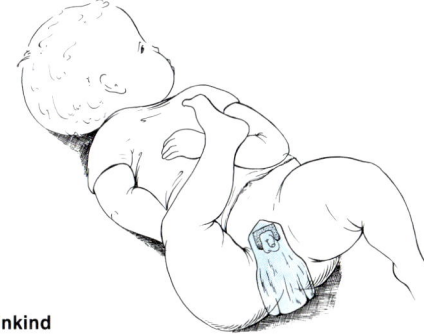

Abb. 45 **Harngewinnung beim Kleinkind**

Die Zuckerprobe kann infolge Anwesenheit anderer reduzierender Substanzen im Harn positiv ausfallen. Ehe man aus dem Befund therapeutische Konsequenzen zieht, soll die Probe unter gleichzeitiger Kontrolle des Blutzuckers am nächsten Tag wiederholt werden.

Der Strahlurin des Mannes stammt aus dem Blasenreservoir und läuft durch die Harnröhre ab. Pathologische Beimengungen können also schon im Blasenurin vorhanden sein oder aus den Adnexen und aus der Harnröhre stammen. Zur Differentialdiagnose dient die *2-Gläser-Probe*. Der Patient entleert den Strahlurin nacheinander in zwei verschiedene Gläser. Stammt ein eitriger oder blutiger Urin aus der Niere oder Blase, sind beide Portionen gleichmäßig gefärbt. Stammen die Beimengungen aus der Harnröhre, ist das erste Glas getrübt. Mit dieser Portion wird die Leitung gespült, die zweite Portion, aus dem reinen Blasenreservoir ablaufend, ist klar (Abb. 46).

Merke:

● **Männer: Nach Zurückziehen des Präputiums und äußerer Reinigung Auffangen von 10–50 ml Urin (nicht die erste Portion).**

Jüngere kooperative Frauen: Gewinnung von Mittelstrahlurin nach mechanischer Reinigung aus dem freien Urinstrahl durch die Patientin selbst.

Ältere oder unkooperative Frauen: Gewinnung von Mittelstrahlurin auf dem gynäkologischen Untersuchungsstuhl oder auf der Bettpfanne mit Hilfe einer Schwester. Bei Mißlingen: Katheterismus!

Männliche Säuglinge: Häufig gelingt das Auffangen von Mittelstrahlurin beim Windeln durch einen Kältereiz. Sonst, wie auch bei weiblichen Säuglingen, Uringewinnung durch einen sterilen Urinkollektor (z. B. Koloplastbeutel), der kurzfristig vor der Vulva bzw. über dem Penis befestigt wird.

Teststreifenuntersuchungen

Bei der Harnuntersuchung sind mehrere Verfahren möglich:

1. die qualitativ-chemischen Verfahren, also die sog. Teststreifenuntersuchungen,

2. die mikroskopische Beurteilung des Urinsedimentes mit der Gesichtsfeldmethode oder zur exakteren Quantifizierung mit der Kammerzählung, z. B. mit dem MD-KOVA-System.

Bei den Teststreifenuntersuchungen sind für die Urologie wichtig: pH-Wert, Glukose, Eiweiß, Keton, Ery/Hb/Nitrit, Leukozyten. In Praxis und Klinik sind die Teststäbchen aufgrund der erheblichen Arbeitsvereinfachung und Arbeitsentlastung mittlerweile zu einem unentbehrlichen Hilfsmittel geworden und haben sich auch bei der Früherkennung krankhafter

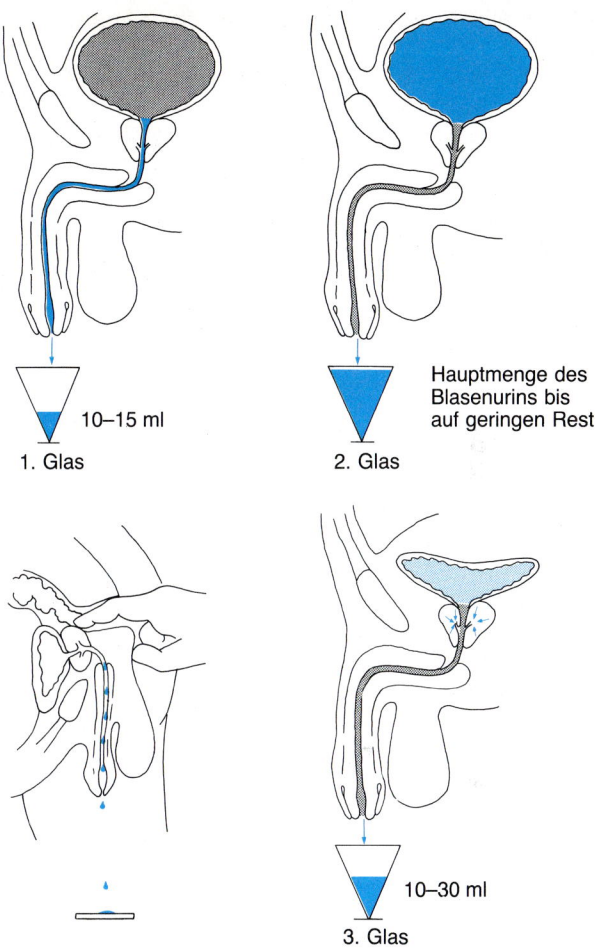

1. Glas 10–15 ml

2. Glas — Hauptmenge des Blasenurins bis auf geringen Rest

3. Glas 10–30 ml

Abb. 46 **Harnuntersuchung: 2-Gläser-Probe/3-Gläser-Probe** (Prostatapalpation und Gewinnung von Exprimat)

Merke:

Die Harngewinnung erfolgt heute in der Regel

● **bei Männern durch den sog. Mittelstrahlurin,**

● **bei Frauen durch Mittelstrahlurin oder Katheterisierung,**

● **bei Kindern durch Einmalplastikklebebeutel.**

Zustände (Diabetes mellitus, Hämaturie) bestens bewährt. Es darf jedoch nicht übersehen werden, daß es sich um halbquantitative Methoden handelt, die nur als Suchtest dienen („Teststreifensieb") Abb. 47.

Zur *mikroskopischen Sedimentuntersuchung* wird ein Objektträger mit einem Tropfen des Sediments beschickt. Das *Nativpräparat* gibt Aufschluß über das Vorhandensein von Zellelementen und organisierten Harnbestandteilen (Abb. 47). Das Verhältnis von Leukozyten, Erythrozyten und Epithelien im Gesichtsfeld soll zahlenmäßig fixiert werden, um bei späteren Kontrolluntersuchungen eine Vergleichsmöglichkeit zu haben (Abb. 48).

Zum Beispiel 30–40 Leukozyten, 10–15 Erythrozyten, vereinzelte Epithelien; oder: massenhaft Erythrozyten, vereinzelte Leukozyten, 3–6 granulierte Zylinder.

Die quantitative Auswertung einer Leukozyturie oder Bakteriurie ist für die Verlaufskontrolle einer chronischen Entzündung sowie für die vergleichende Beurteilung in der allgemeinen Entzündungstherapie besonders wichtig. Man verwendet frischen, unsedimentierten Harn für die Kammerzählung oder benutzt das MD-KOVA-System.

Die Erythrozytenmorphologie unterscheidet nichtglomeruläre und glomeruläre Erythrozyten und stützt die Differentialdiagnose.

Ein zweiter Objektträger wird nach Schnellfixierung in der Flamme mit Methylenblau gefärbt. Das *Blaupräparat* gibt Aufschluß über vorhandene Bakterien und sollte wegen seiner einfachen und schnellen Durchführungsmöglichkeit (Arbeitszeit 2 Min.) auch in der Praxis regelmäßig angelegt werden. Sogar der bakteriologisch wenig erfahrene Untersucher kann feststellen, ob massenhaft oder nur vereinzelt Erreger vorhanden sind.

Ebenso wie auf der Haut oder in der Vagina finden sich in der vorderen männlichen Harnröhre physiologisch apathogene Erreger, sog. Schutzkeime (Staphylococcus albus). Im mikroskopischen Präparat kaum nachweisbar, wachsen sie in der Kultur gut und geben dann ein falsches Bild der tatsächlichen Verhältnisse. Der kulturelle bakteriologische Befund kann nur im Zusammenhang mit dem mikroskopischen Direktpräparat bzw. einer Keimzahlbestimmung beurteilt und ausgewertet werden.

Wenn bei massenhaftem Leukozytenbefund im Blaupräparat keine Bakterien zu finden sind, also scheinbar eine *abakterielle Pyurie* vorliegt, besteht immer Verdacht auf eine Tuberkulose. In diesem Falle wird ein Objektträger (nach Ziehl-Neelsen) gefärbt und auf säurefeste Stäbchen untersucht sowie der konzentrierte Morgenharn zur Kultur auf Tbc-Bakterien gesandt.

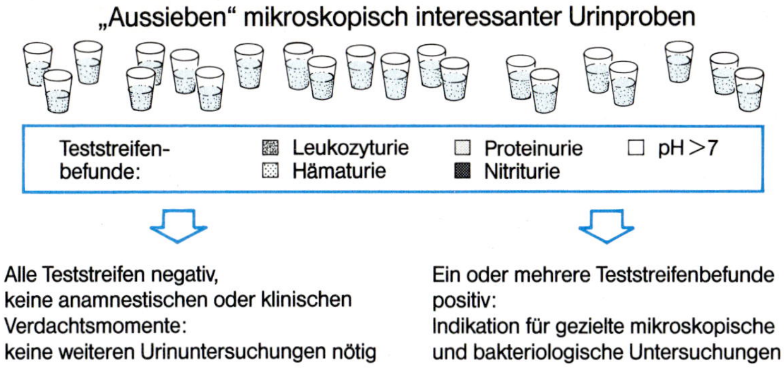

„Aussieben" mikroskopisch interessanter Urinproben

Teststreifen-befunde:	Leukozyturie	☐ Proteinurie	☐ pH > 7
	▨ Hämaturie	■ Nitriturie	

Alle Teststreifen negativ, keine anamnestischen oder klinischen Verdachtsmomente: keine weiteren Urinuntersuchungen nötig

Ein oder mehrere Teststreifenbefunde positiv: Indikation für gezielte mikroskopische und bakteriologische Untersuchungen

Abb. 47   **Prinzip des Teststreifensiebs**

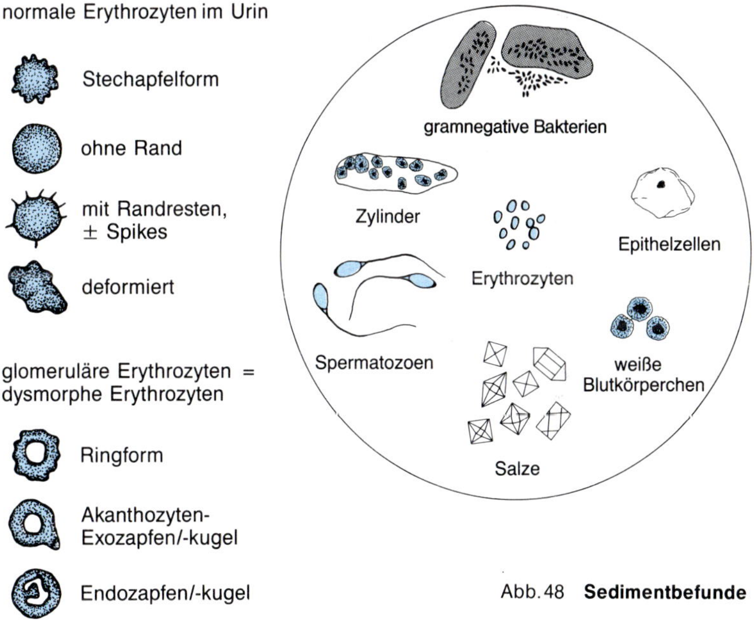

normale Erythrozyten im Urin

Stechapfelform

ohne Rand

mit Randresten, ± Spikes

deformiert

gramnegative Bakterien

Zylinder

Epithelzellen

Erythrozyten

glomeruläre Erythrozyten = dysmorphe Erythrozyten

Spermatozoen

weiße Blutkörperchen

Ringform

Salze

Akanthozyten- Exozapfen/-kugel

Endozapfen/-kugel

Abb. 48   **Sedimentbefunde**

Merke:

- **Mit dem sog. Teststreifensieb werden die wichtigsten Parameter geprüft: Eiweiß, Blut, Leukozyten, Nitrit, pH-Wert.**

- **Jeder von der Norm abweichende Befund in einem Stäbchentest muß mit einer bewährten und geeigneten quantitativen Labormethode überprüft werden.**

Kultur, Resistenzbestimmung, Tierversuch

Sind im Blaupräparat Bakterien vorhanden, kann ein Teil (2–3 ml) des steril aufgefangenen Strahl- oder Katheterurins zur Kultur und Resistenzbestimmung verwandt werden. *Durch die Kultur* wird die *Art der Erreger*, durch die *Resistenzbestimmung* ihre *Empfindlichkeit* gegenüber den Medikamenten, die therapeutisch zur Anwendung kommen sollen, bestimmt.

In der Praxis und Klinik wird zunehmend die Objektträgerkultur angewandt. Ein steril verpackter, beidseitig mit unterschiedlichem Nährboden überzogener Objektträger wird in den frisch gewonnenen Harn getaucht und 24 Std. in einem kleinen Wärmeschrank bebrütet. Keimfreiheit, bakteriologische Verunreinigung oder pathologisches Keimwachstum lassen sich anhand eines Schemas einfach erkennen. Im letzteren Fall wird der Objektträger zur Typen- und Resistenzbestimmung verwandt. Die Methode ist einfach, praktisch und billig.

Da die Harnkultur nur die Art der Erreger angibt, wird klinisch in einzelnen Fällen zum Nachweis einer floriden Entzündung auch die *Keimzahl* bestimmt. Bei einer akuten Pyelonephritis beträgt sie über 100000 Keime/ml. Werte unter dieser Richtzahl lassen auf Kontamination mit apathogenen Keimen oder Verunreinigung schließen (Abb. 49–51).

Bei Verdacht auf *Tuberkulose* soll eine Harnprobe zur Kultur und ggf. zum Tierversuch auf Tuberkelbakterien eingeschickt werden.

Die systematische und genaue Harnuntersuchung ist von ganz besonderer Bedeutung für die Basisdiagnostik und die differentialdiagnostische Arbeitsrichtung bei urologischen Erkrankungen.

Beispiel: Eine Patientin mit unklaren Blasenbeschwerden und starkem Scheidenfluor bringt spontan gelassenen Urin zur Untersuchung mit. Er enthält reichlich Zellelemente und Bakterien. Irrtümlich wird eine Blasenentzündung angenommen, obwohl die Blase gesund ist und der Katheterurin einen normalen Sedimentbefund ergeben hätte.

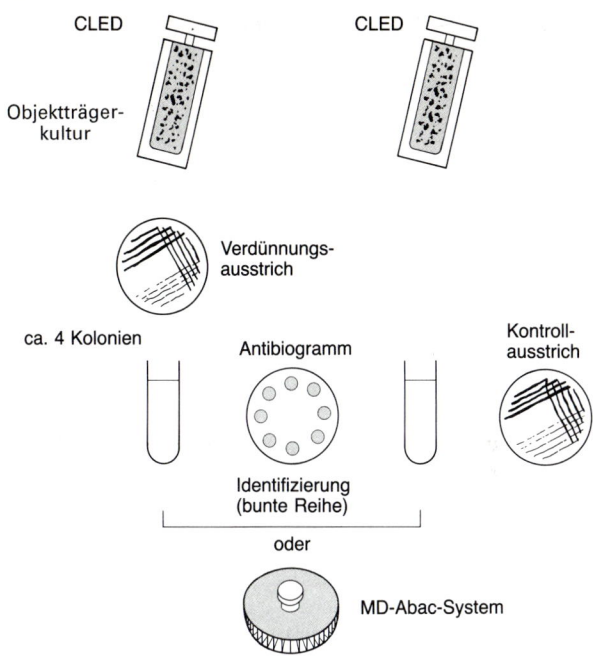

Abb. 49 Objektträgerkultur, Verdünnungsausstrich, Antibiogramm

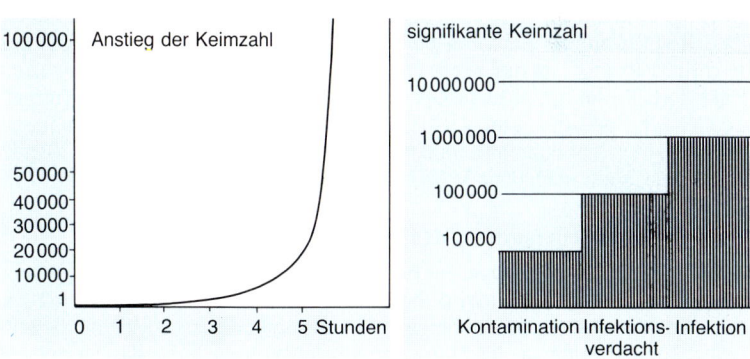

Abb. 50 **Keimvermehrung in der Zeiteinheit**

Abb. 51 **Mit der Keimzahlbestimmung lassen sich Verunreinigungen von echten Infektionen abgrenzen**

Untersuchungen des Ejakulats

Gewinnung und Untersuchung

Die Beurteilung des Spermabefundes erfordert eine große Spezialerfahrung und soll Angelegenheit des Facharztes sein. Der Hausarzt kommt jedoch nicht selten in die Lage, kinderlose Ehepaare zu beraten. Er soll entscheiden, ob die Ursache der Kinderlosigkeit auf seiten der Frau oder des Mannes liegt. Vor weiteren fachärztlichen Untersuchungen ist besonders beim Mann eine grobe Orientierung in der Praxis durchaus möglich.

Zu einer orientierenden Übersichtsuntersuchung soll das Sperma nach fünftägiger sexueller Abstinenz durch Masturbation in der Sprechstunde des Arztes gewonnen werden. Kondomsperma ist unbrauchbar.

Die Normalmenge des Ejakulates beträgt 2–6 ml. Das zunächst gallertartige, weiße Ejakulat verflüssigt sich beim Stehen in 15–20 Min. Nach guter Durchmischung gibt ein einfaches Nativpräparat Auskunft über Zahl, Beweglichkeit und Morphologie der Spermien. Im normalen Präparat finden sich massenhaft Spermien – über 40 Mill. –, von denen über 60% gut beweglich sein sollen. Ohne aus diesem Befund endgültige Schlüsse ziehen zu können, wäre bei Kinderlosigkeit eine gynäkologische Untersuchung der Frau angebracht. Sind wenig oder keine Spermien vorhanden oder ist die Motilität gestört, sollte der männliche Partner sich einer eingehenden Spezialuntersuchung unterziehen (Abb. 52).

Wir unterscheiden die sog. **einfache Fertilitätsuntersuchung** (Tab. 6) von der **erweiterten Fertilitätsuntersuchung.**

Durch eine Störung der Hodenfunktion, durch Erkrankungen der Samenwege und der akzessorischen Geschlechtsdrüsen kann die Fertilität beeinträchtigt sein (Tab. 7). Neben der Untersuchung des Samens muß daher eine Reihe weiterer Faktoren berücksichtigt werden, um die Ursache der Fertilitätsstörung aufzudecken (Bestimmung der Fruktose, Testosteron, FSH, LH, Prolaktin, Hodenbiopsie u. a.). Die Fruktose bildet die Energiequelle der Spermien und wird testosteronabhängig in den Samenblasen gebildet. Der Normalgehalt im Ejakulat beträgt 1200–4500 μ/ml, der Fruktosespiegel sinkt nach dem 3. Lebensjahrzehnt kontinuierlich ab.

Gewinnung und Untersuchung des Prostatasekrets

Durch eine leichte Massage der beiden Prostatalappen mit den Fingerspitzen von oben nach unten wird das Sekret der Prostatadrüse in die hintere Harnröhre massiert und erscheint beim Ausmelken der Harnröhre als milchig-trüber Tropfen in der Harnröhrenöffnung. Man kann das Sekret auf einem Objektträger auffangen oder nach Eintropfen in sterile Kochsalzlösung sedimentieren und mikroskopisch untersuchen.

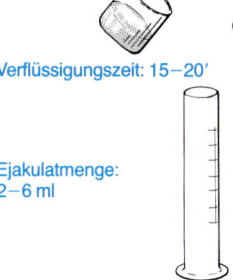

Verflüssigungszeit: 15–20′

Ejakulatmenge:
2–6 ml

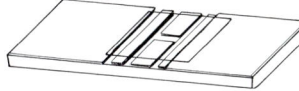

Spermienzahl: über 40 Mill./ml

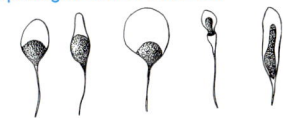

Beweglichkeit:
über 60% beweglich

Morphologie: über 60% normal

Abb. 52   **Spermauntersuchung**

Tabelle 6   **Fertilitätsuntersuchungen**

I.   Einfache Fertilitätsuntersuchung
   A.   Anamnese
   B.   Körperliche Untersuchung
   C.   Ejakulatuntersuchung
      1.   Makroskopische Ejakulatunter-
         suchung
         a)   Aussehen und Geruch
         b)   Koagulation, Verflüssigung
            und Viskosität
         c)   Volumen
         d)   pH-Wert
      2.   Mikroskopische Ejakulatunter-
         suchung
         a)   Nativuntersuchung
         b)   Spermiendichte
         c)   Motilität
         d)   Vitalitätstest
         e)   Morphologie

II. Erweiterte Fertilitätsuntersuchung
   A.   Fruktosebestimmung
      1.   Initialfruktose
      2.   Fruktosetest
      3.   Fruktolysetest
   B.   Zitronensäurebestimmung
   C.   Hormonuntersuchungen
      1.   Gonadotropine
      2.   Androgene
      3.   Östrogene
      4.   Schilddrüsenhormone
      5.   Choriongonadotropintest
   D.   Chromosomale Geschlechtsdiagnose
   E.   Immunbiologische Untersuchungen
   F.   Bestimmung des DNA-Gehaltes der
      Spermien
   G.   Messung der Fortbewegungs-
      geschwindigkeit der Spermien
   H.   Bestimmung der Bewegungsdauer
      der Spermien
   I.   Hodenbiopsie
   J.   Durchgängigkeitsprüfung

Tabelle 7   **Nomenklatur** (nach Schirren)

Nomenklatur	Spermienzahl (Mill/ml)	Morphologie (% normal)	Motilität (% normal)
Normozoo-spermie	über 40 Mill Spermien	über 60% normal	über 60% beweglich
Asthenozoo-spermie	über 40 Mill Spermien	über 60% normal	unter 60% beweglich
Oligozoospermie	unter 40 Mill Spermien	unter 60% normal	unter 60% beweglich
Teratozoo-spermie	über 40 Mill Spermien	unter 60% normal	unter 60% beweglich
Nekrozoo-spermie	Spermienzahlen unterschiedlich	bei 60% normal	alle Spermien tot
Azoospermie	keine Spermien		
Aspermie	kein Ejakulat		

Prüfung der Nierenfunktion

Die Prüfung der Nierenfunktion ist für die organerhaltende Urochirurgie besonders wichtig, vor allem die seitengetrennten Funktionsmethoden.

Wasserversuch nach Volhard

Von dem Wasserversuch nach Volhard wird heute in der Regel nur noch der Konzentrationsversuch verwandt.

Konzentrationsprobe: Die Flüssigkeitszufuhr wird abends in jeder Form eingestellt. Normalerweise steigt das spezifische Gewicht über Nacht auf 1025–1030.

Farbstoffproben – Indigokarmin- (Blau-), Phenolrotprobe – sind durch die Sonographie bzw. Isotopen-Clearance-Verfahren abgelöst.

Isotopendiagnostik

Radioaktiv markierte Substanzen, die harnpflichtig die Niere passieren, werden durch externe γ-Strahlenmessung registriert. Die Isotopendiagnostik gibt Aufschluß über Morphologie und Funktion der Niere.

Nierenszintigraphie

Bei der Szintigraphie werden radioaktiv markierte Substanzen verschiedener Art wie Jod-Hippursäure oder ^{99m}Tc zur statischen Szintigraphie, ^{131}Jod-Hippuran zur Sequenzszintigraphie verwandt. Mit einer γ-Kamera wird die Verteilung des radioaktiven Stoffes aufgenommen. Gleichzeitig wird die Aktivität aufgezeichnet.

Isotopennephrographie

Für die Isotopennephrographie wird heute vornehmlich ^{131}J-Hippuran verwendet.

Isotopen-Clearance-Verfahren

Die indirekten Isotopen-Clearance-Verfahren ersetzen wegen ihrer Unabhängigkeit von Urinsammelperioden und wegen ihrer geringen Belastung für den Patienten die direkten klassischen Clearance-Methoden (Abb. 54).

Die ^{51}Cr-EDTA-Clearance (Äthylendiamintetraazetat) eignet sich zur indirekten Bestimmung der glomerulären Filtrationsrate.

Die ^{131}J-Hippursäure-Clearance ist ein indirektes quantitatives Maß für die tubuläre Sekretionsrate.

Die normale Isotopennephrographie besteht aus 3 Phasen, die als Durchblutungs-, Sekretions- und Entleerungsphase bezeichnet werden (Abb. 53).

Nephrogramm
— r. Niere
--- l. Niere

Abb. 53 **Isotopennephrographie**

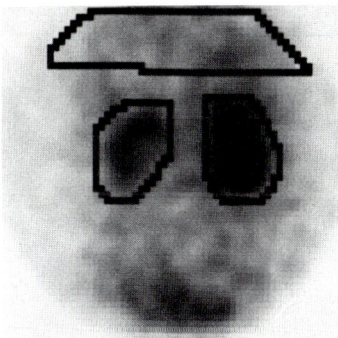

Stauungs-
typ

Isosthenurie-
typ

Nephrektomietyp

Abb. 54 **Sequenz-Szintigraphie,
Isotopennephrogramm**
Ø = rechte Niere,
1 = linke Niere,
2 = Ganzkörperkurve

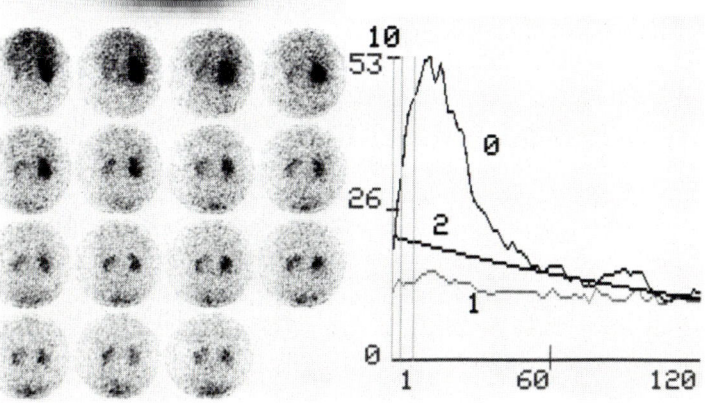

Serumuntersuchungen bei urologischen Erkrankungen

Kreatinin und Harnstoff dienen zur Prüfung der Nierenfunktion. Sie sind erhöht beim Nierenversagen mit Präurämie und Urämie.

Die aus dem Stoffwechsel anfallende Menge Kreatinin wird mit dem Harn ausgeschieden, so daß bei normaler Nierenfunktion der Serumkreatininspiegel etwa gleich hoch bleibt.

Die Aussagekraft der Serumkreatininkonzentration im Hinblick auf die Nierenfunktion ist bei kleinem Nierenfunktionsausfall gering, da dann das Serumkreatinin nicht oder kaum ansteigt. Clearance-Werte können in diesem Stadium schon Störungen der Nierenfunktion anzeigen. Fallen mehr als 50% des Nierenparenchyms aus, steigen die Serumkreatininwerte merklich an. Daraus ergibt sich, daß geringe Nierenfunktionsstörungen ohne Retention harnpflichtiger Substanzen nur durch Clearance-Untersuchungen objektivierbar sind.

Der Einfluß der Nahrungsaufnahme ist ohne Bedeutung bei der Bestimmung von Kreatinin, Gesamteiweiß, Bilirubin, Elektrolyten, Amylase, alkalischer Phosphatase und Transaminasen. Konzentrationserhöhungen finden sich abhängig von der Mahlzeit für Harnstoff, Glukose, Blutfette, Harnsäure und Eisen. Die Beziehungen zwischen Eiweißzufuhr und Harnstoffkonzentration im Serum gehen aus der Tab. 8 hervor.

Harnsäure, Kalzium, Phosphor Zitrat und Oxalat sowie Parathormon und Kalzitonin sind von diagnostischer Bedeutung für die Erfassung von Stoffwechselstörungen bei den verschiedenen Formen der Nephrolithiasis. Die Phosphatasen, insbesondere das **P**rostata**s**pezifische **A**ntigen (PSA), geben Aufschluß über die Metastasierung beim Prostatakarzinom und dienen zur Kontrolle der hormonellen Langzeittherapie. Bei Hodentumoren ist die Bestimmung der Tumormarker α-Fetoprotein, β-HCG (LH, FSH, Testosteron) insbesondere für die Verlaufskontrollen wichtig.

Bei hormonellen Störungen ist unter Umständen die Bestimmung von LH, FSH, Prolaktin, Testosteron, Östradiol, ACTH, Kathecholamine, Aldosteron, Renin, Angiotensin etc. von Bedeutung.

Tabelle 8   **Abhängigkeit des Harnstoffs im Serum von der Eiweißzufuhr** (nach Sudermann)

Proteinaufnahme pro kg KG	Harnstoff im Serum
0,5 g	18,3 mgdl – 3,05 mmol/l
1,5 g	38,6 mgdl – 6,43 mmol/l
2,5 g	45,5 mgdl – 7,58 mmol/l

Tabelle 9 **Urologische Laborparameter** (nach Altwein/Rübben)

Bereich	Parameter	Bedeutung
Nierenfunktions-störungen	Kreatinin Harnstoff Kreatinin-Clearance Elektrolyte	Allgemeine Nierenfunktion
Renale Hyper-tonie	Renin im selektiv gewonne-nen Nierenvenenblut Captopril-Test	Diagnostik und Operations-indikation
Entzündungen	BSG, Differentialblutbild, Hämoglobin, Leukozyten Gerinnungsstatus, evtl. Thrombozyten	Allgemeine Entzündungspa-rameter (cave: Sepsis!)
Neoplasien	BSG, Elektrophorese, Blutbild, Immunoglobuline, Alkalische Phosphatase	Allgemeine Parameter Ossäre Metastasierung
Nierenzell-karzinom	Gerinnung: PTT, TPZ Elektrophorese, Kalzium, Thrombozyten, Fibrinogen	Unspezifische Veränderung paraneoplastisch
Prostatakarzinom	Saure und alkalische Phosphatase Prostataspezifisches Antigen (PSA) Testosteron, Gerinnungs-status	Tumormarker zur Verlaufs-kontrolle Beurteilung der Androgen-deprivation
Hodentumor	α-Fetoprotein β-HCG Plazentare alkalische Phosphatase (PLAP) LH, FSH, Testosteron	Schließt reines Seminom aus; häufig Chorion-karzinomanteile; Bedeutung beim Seminom falsch, positiv bei Rauchern Tumor mit hormoneller Akti-vität
Harnsteinleiden	BSG, Blutbild, Elektrolyte, Kalzium, Phosphat, Harn-säure Parathormon	Stoffwechselstörung

Untersuchung von Prostata und Samenblasen

Die Blase ist vorher zu entleeren. Die rektale Untersuchung ist für den Patienten unangenehm und wird bei straffem Analsphinkter als schmerzhaft empfunden, besonders wenn der wenig eingefettete Gummifinger Haare mitzieht oder wenn Hämorrhoiden vorliegen. Die reaktive Abwehrspannung erschwert die Beurteilung des Tastbefundes, da gleichzeitig auch die Muskulatur des Beckenbodens angespannt wird. Die günstigste Position ist die Knie-Ellenbogen-Lage (Abb. 55).

Die Analöffnung und der untersuchende Finger müssen ausgiebig eingefettet werden. Der Untersucher steht links vom Patienten. Mit Zeigefinger und Daumenkuppe der linken Hand wird die Analfalte gespreizt. Die Kuppe des untersuchenden rechten Zeigefingers legt sich vertikal auf die Analöffnung, wird dann nach unten gesenkt und überwindet mit leichtem Druck den normalen Sphinktertonus. Dann erst geht der Finger in Horizontalstellung und gleitet vorsichtig in die Tiefe (Abb. 55).

Gute Position des Patienten, ausgiebiger Gebrauch von Gleitmittel und leichte, lockere Fingerführung sind die Voraussetzungen jeder rektalen Untersuchung. Die Beurteilung des rektalen Tastbefundes ist für den Ungeübten sehr schwer und kann nur im Vergleich mit normalen Befunden erfolgen.

Man kann vom Rektum her nur die Hinterfläche der normal gut kastaniengroßen Prostata betasten. Genau median zwischen den beiden Seitenlappen liegt der flache Sulkus, der bei Ödem oder Hyperplasie verstrichen ist. Etwas tiefergehend stellt man zunächst den oberen Rand der Drüse fest, dann mit einer leichten Drehung des Fingers die seitlichen Begrenzungen und beurteilt *Form und Gesamtgröße*. Bei Entzündungen sind die Ränder unscharf oder verstrichen. Bei malignen Tumoren geht die Geschwulst ein- oder beidseitig ohne Abgrenzung auf das Beckenbindegewebe über.

Die **normale Konsistenz der Prostata** entspricht etwa dem Gewebetonus in der Mitte der gestreckten Hohlhand. Konsistenzveränderungen sind: prall elastisch – tennisballartig – gleichmäßig derb – isolierte Verhärtung oder Knotenbildung – insgesamt höckrig – stein- oder holzartig – ödematös-teigig – weich-elastisch – fluktuierend.

Normalerweise ist die Betastung der Prostata unangenehm, aber nicht schmerzhaft und löst meist ein Gefühl des Harndrangs aus. *Druckempfindlichkeit* verschiedenen Grades besteht bei allen Formen der Entzündung und ist am stärksten beim Prostataabszeß.

Die *Samenblasen* liegen etwas höher, jeweils lateral von der Prostata. In normalem Zustand sind sie als weiche, nachgiebige Schläuche nicht zu tasten. Eine tastbare Samenblase ist pathologisch verändert.

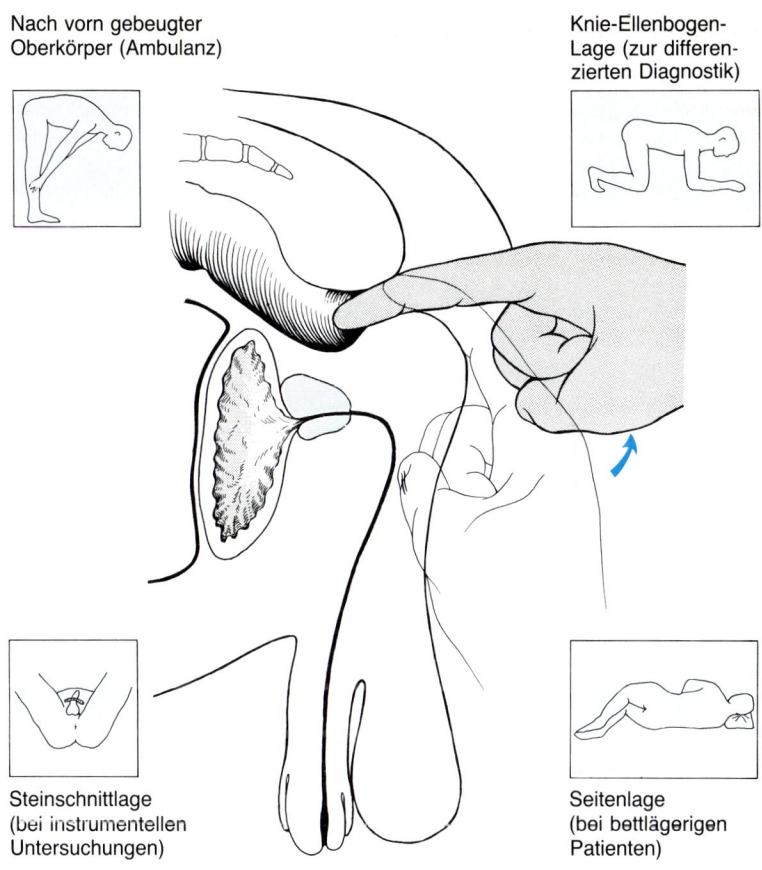

Nach vorn gebeugter
Oberkörper (Ambulanz)

Knie-Ellenbogen-
Lage (zur differen-
zierten Diagnostik)

Steinschnittlage
(bei instrumentellen
Untersuchungen)

Seitenlage
(bei bettlägerigen
Patienten)

Abb. 55 **Untersuchung von Prostata, Samenblasen und Rektum**

Bei der rektalen Untersuchung wird der handschuhgeschützte Zeigefinger mit einem Gleitmittel gut eingefettet. Mit der anderen Hand werden
die Nates gespreizt und der äußere Analring inspiziert (Hämorrhoiden,
Fissuren usw.). Anschließend wird die Fingerkuppe vertikal auf den
Anus gelegt und passiert mit einer leichten Senkung den Sphinkter. Die
Prostata wird ausgetastet (Größe, Konsistenz). Anschließend das Rektum nach allen Seiten palpiert. Nach Entfernung des Handschuhs: Kontrolle der Handschuhkuppe (Blutspuren?).

Instrumentelle Untersuchung

Der Außendurchmesser urologischer Instrumente, Sonden, Katheter, Zystoskope, wird in Charrière gemessen (1 Charr. = ⅓ mm). Ein Katheter von 24 Charr. hat demnach einen Außendurchmesser von 8 mm. Diese Größenbezeichnung hat sich auch für die Bestimmung der lichten Weite von Hohlwegen eingebürgert. Man sagt z. B., das Ostium oder die Stenose sind für Charr. 15 durchgängig.

Katheter bestehen aus Latex, Silikon oder Kunststoff (Plastik). Der kurze Plastikkatheter von 8 cm Länge wird nur bei der Frau benutzt, doch kann hier auch jede andere Katheterart verwandt werden. Für die Katheterung beim Mann sind die weichen Latex-, Silikon- oder Plastikkatheter am zweckmäßigsten. Die gebräuchlichsten Typen s. Abb. 56.

Starre Katheter oder Metallkatheter führen leicht zur Perforation der hinteren Harnröhre (Via falsa) und gehören nur in die Hand des Spezialisten. Die Katheter der Praxis sind die Modelle von Tiemann und Mercier, Charr. 14–18, die sich mit ihrer leicht geschwungenen, endständigen Krümmung am besten den anatomischen Gegebenheiten der hinteren Harnröhre anpassen. An der Ausflußöffnung sind sie mit einer Nase versehen, die in der Ebene der Spitzenkrümmung liegt. Auch bei eingeführtem Katheter kann man sich daran über die richtige Lage der Spitze orientieren.

Wird bei chronischen Entleerungsstörungen der Blase ein Dauer- oder Verweilkatheter erforderlich, ist das Tiemann-Modell nicht geeignet, da seine halbstarre Spitze in der ständig leergehaltenen Blase Läsionen und Nekrosen der Blasenwand verursachen kann. Als Verweilkatheter dient das Nélaton-Modell in seinen verschiedenen Ausführungen, meist als Ballonkatheter (s. Farbtafel III).

Der sog. „Einmalkatheter" aus Plastik wird heute in steriler Packung geliefert und nach einmaligem Gebrauch weggeworfen. Wesentlich ist vor allem die Vermeidung der Infektionsgefahr.

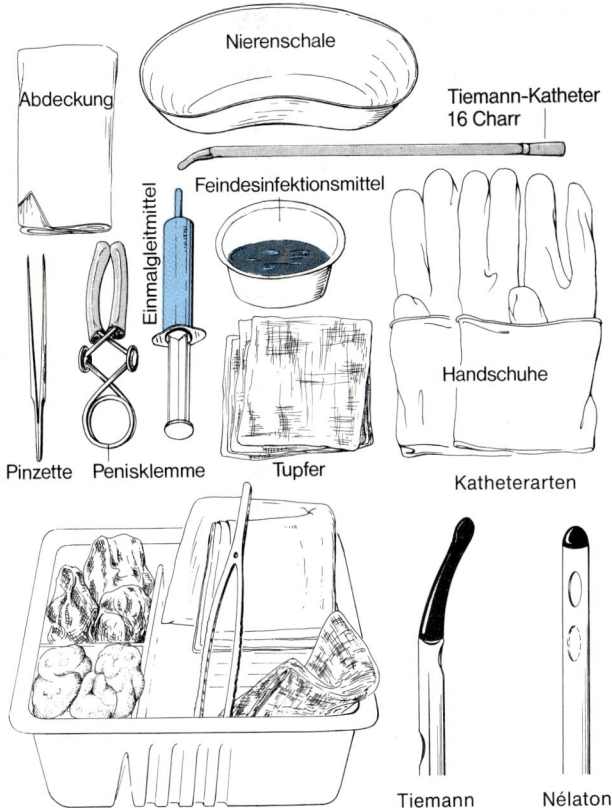

Abb. 56 **Vorbereitung zum Katheterismus** – Bereitstellung des Sets: 1 Paar sterile Handschuhe, 1 steriles Katheterset, Feindesinfektionsmittel, steriles Gleitmittel (z. B. 10 ml Instillagel), 1 steriles Lochtuch, 1 sterile Penisklemme, 1 Katheter

Merke:

● Ein Katheterismus muß ebenso wie eine Endoskopie, eine Venenpunktion oder eine Venae sectio absolut steril durchgeführt werden.

● Grundregel des Katheterismus ist strenge Asepsis.

● Besonders wichtig für den Katheterismus ist die vorherige sorgfältige Reinigung, die Versorgung der Harnröhre mit Gleitmittel (z. B. Instillagel), die sterile Abdeckung, die Auswahl des richtigen Katheters.

● In der Praxis sollten nur noch Einmalkatheter und Einmalgleitmittel verwandt werden.

Katheterismus

Durch eine „doppelte Schließmuskelanlage" ist das physiologisch sterile Harnsystem zuverlässig nach außen geschlossen. Die Stromrichtung des kräftigen Harnstrahls und apathogene Schutzkeime der vorderen Harnröhre bilden eine zweite Sicherung gegen aufsteigende Infektion. Demgegenüber besteht bei jedem Katheterismus die Gefahr der retrograden pathogenen Keimverschleppung, die besonders bei Restharn zu schweren entzündlichen Komplikationen führen kann.

Der hochgradig innervierte und vaskularisierte Penis ist mit das empfindlichste Organ des Mannes. Eine Sondierung der Harnröhre ist aus diesem Grunde immer unangenehm, darf aber, Lege artis ausgeführt, nicht schmerzhaft sein. Der Eingriff soll mit *leichter Hand schonend und vorsichtig* ausgeführt werden. Der Katheter ist kein Tiefbohrer. Man versetze sich am besten selbst in die Lage des Patienten.

Vorbereitung

Der Patient liegt auf einer festen geraden Unterlage, das Gesäß kann durch ein Lagerungskissen etwas erhöht werden. Die zum Katheterismus erforderlichen Geräte werden in einem bestimmten Set oder auf einer Ablage bereitgestellt (Abb. 56).

Vor dem Eingriff werden die Hände gewaschen, nach Vorbereitung des Sets sterile Handschuhe angezogen.

Nach Zurückstreifen der Vorhaut werden Glans und Orifizium mit einem Feindesinfektionsmittel gereinigt. Hierzu verwendet man sterile Wattebäusche oder Tupfer. Zuletzt wird noch einmal mit einem frischen Tupfer über die Harnröhrenmündung gewischt, hierbei muß die wischende Seite steril sein.

Abdeckung des Gliedes mit einem sterilen Lochtuch; zwischen die Oberschenkel wird eine sterile Nierenschale gelegt.

Das in Weithalsflaschen oder Tuben vorhandene Gleitmittel bleibt nicht steril. Außerdem besteht beim Eintauchen des Katheters die Gefahr der Verunreinigung. Die Verwendung eines Einmalgleitmittels ist heute obligat und für den Patienten wesentlich angenehmer. Gleitmittel und Schleimhautanästhetikum, in einer Einmalspritze kombiniert, werden in die Harnröhre instilliert (z. B. Instillagel) (Abb. 57). Zuerst werden einige Tropfen der Gleitmittellösung auf das Orifizium geträufelt, denn dieses ist besonders empfindlich. Nach Aufsetzen des Konus der Gleitmittelspritze auf das Orifizium Streckung der Harnröhre und Instillation ohne jegliche Druckanwendung. Damit erhält die gesamte Harnröhre einen Gleitfilm, der die Reibung zwischen Fremdkörper (Katheter) und Schleimhaut verringert und den Katheter schmerzlos in die Blase gleiten läßt. Wer gut schmiert, der gut fährt.

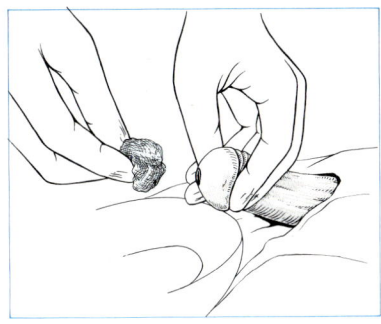

Reinigung und Desinfektion der Glans penis und des Meatus urethrae externus

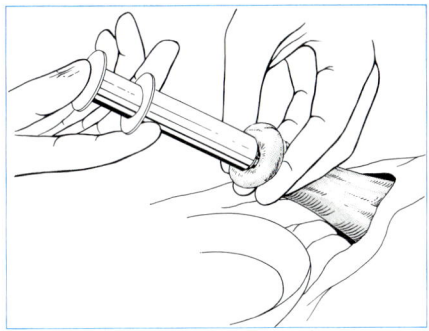

Instillation des Gleitmittels kombiniert mit Schleimhautanästhesie mittels einer sterilen Einmalspritze (z. B. Instillagel)

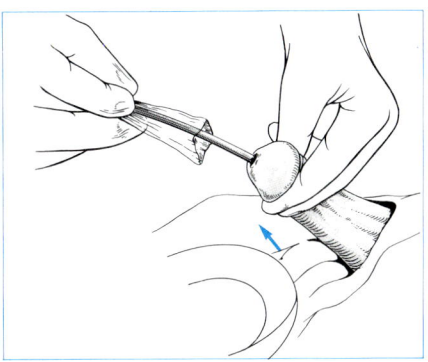

Einführen des Einmalkatheters mit steriler Hülle

Abb. 57   **Sterile Ausführung des Katheterismus**

Ausführung

Nach Instillation kann eine sterile Penisklemme aufgesetzt werden, damit das Gleitmittel und Anästhetikum nicht zurückfließen und das Schleimhautanästhetikum einwirken kann. In eiligeren Fällen reicht eine kurzzeitige manuelle Kompression des Meatus ebenfalls aus.

Nach Entfernung der Penisklemme wird der Penis wiederum mit der linken Hand seitlich der Sulkus-Kranzfurche erfaßt. Die Harnröhre läßt sich nach vorn strecken, der Meatus öffnen. Der Katheter wird 5 cm unterhalb der Spitze mit der Pinzette gefaßt, sein freies Ende über den Handrücken hinweg zwischen Ring- und Kleinfinger eingeklemmt, so daß er nicht frei herumpendelt und so unsteril werden kann. Bei einer sterilen Umhüllung kann der Katheter direkt eingeführt werden (Tab. 10).

Durch einen leichten Zug wird die Harnröhre gestreckt, die Katheterspitze zunächst 5 cm tief eingeführt und dann durch wiederholtes kurzes Nachfassen in gleitenden Zügen vorgeschoben (Abb. 58). Bei einem Tiemann- oder Mercier-Katheter muß die Spitze nach oben zeigen. Jede Katheterung hat ohne Gewaltanwendung zu erfolgen. Meistens entsteht am Sphincter externus ein leichter Widerstand, der unter gleichmäßigem sanften Druck überwunden wird. Bei etwa 25 cm läuft der Urin ab. Das Katheterauge findet sich jetzt unmittelbar jenseits des sog. inneren Schließmuskels, beim weiteren Vorschieben um 2 cm liegt die Katheterspitze dann ausreichend tief in der Blase, so daß auch durch Bewegen des Gliedes das Katheterauge nicht mehr verschoben werden kann. Dieser Kunstgriff ist besonders wichtig beim Anlegen des Dauerkatheters. Beim Auftreten eines Widerstandes genügt manchmal eine kleine Drehung der Katheterspitze, um aus einer Schleimhautfalte wieder in die Harnröhre zu kommen. Bei Auftreten von Hindernissen darf die Harnröhrenpassage nicht erzwungen werden. Zunächst ist ein erneuter Versuch mit einem dünneren Katheter empfehlenswert. Gelingt auch hier nicht die Sondierung, ist gegebenenfalls eine Einführung unter Sicht mit Hilfe der sog. prograden Urethrozystoskopie durch den Urologen angezeigt.

Bestimmung des Restharns

Der Patient wird aufgefordert, die Blase möglichst bis auf den letzten Tropfen zu entleeren. Unmittelbar anschließend wird der Katheter eingeführt. Die in der Blase zurückgebliebene, jetzt ablaufende Menge ist der *Restharn*, der für spätere Vergleiche in ml gemessen werden soll. Ein Rückstand von 10–30 ml liegt im Bereich des Normalen. Im Regelfall wird der Restharn heute sonographisch bestimmt.

Merke:

● **Durch maximale Streckung des Gliedes beim Katheterismus wird die vordere Harnröhrenkrümmung ausgeglichen und die Sondierung erleichtert.**

Tabelle 10 **Anleitung zum sterilen Katheterismus**

A. Unsterile Vorbereitung
   1. Katheterset öffnen
   2. Gleitmittelverpackung aufschneiden und auf die Unterlage des Kathetersets legen
   3. Katheterverpackung aufschneiden und ebenfalls auf die Unterlage legen
   4. Desinfektionsmittel in die Schale schütten
   5. Lochtuch auf die Unterlage legen
   6. Penisklemme auspacken

B. Sterile Ausführung

Linke Hand wird unsteril	Rechte Hand bleibt steril
	1. Handschuhe anziehen
	2. Katheterspitze aus der Innenverpackung hervorziehen
3. Penis fassen	
	4. Penis desinfizieren, 2mal
	5. Harnröhrenanästhesie
	6. Penisklemme aufsetzen (1 Min. warten)
	7. Lochtuch fassen
8. Penisklemme öffnen und Penis durch das Lochtuch legen	
	9. Schale auf das Lochtuch stellen
10. Penis erneut fassen	
	11. Penis nochmals desinfizieren
	12. Katheter fassen
13. Penis strecken	
	14. Katheter einführen

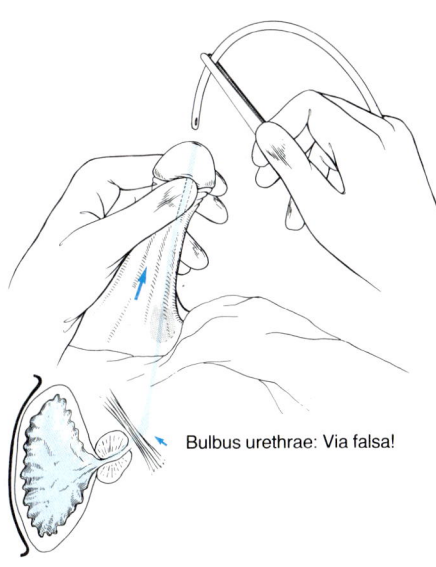

Bulbus urethrae: Via falsa!

Abb. 58 **Einführung des Katheters mit Pinzette**

Dauer- oder Verweilkatheter

Bei chronischer Harnverhaltung muß für eine ständige künstliche Entleerung der Blase gesorgt werden. Ein Nélaton-Katheter Charr. 18–20 wird in der üblichen Weise eingeführt bis Urin abläuft und dann, wie bereits erwähnt, 2 cm tiefer geschoben. Diese Vorsichtsmaßregel ist notwendig, da der am Glied fixierte Katheter sich bei Erektionen, Stuhlgang usw. verschieben kann, wobei Abflußstörungen mit Stauungen oder schmerzhaften Blasenkrämpfen auftreten können. Die Fixierung des Katheters am Glied muß zuverlässig sein, darf aber nicht scheuern oder strangulieren und soll den Sekretabfluß der Schleimhaut am Katheter vorbei ermöglichen (Abb. 59).

Diese Form des Dauerkatheters ist durch den Ballonkatheter überholt. Wir haben sie trotzdem beschrieben, da der Arzt jederzeit in die Lage kommen kann, sich mit einfachen Mitteln behelfen zu müssen.

Der **Ballonkatheter** ist in Praxis und Klinik für Arzt und Pflegepersonal einfach zu handhaben und für den Patienten angenehmer, da er nicht am Glied befestigt werden muß. Kurz hinter dem Auge des Katheters hat seine Wand eine dünne Gummimembran mit eigener Zuleitung innerhalb des Katheters. Durch Aufblähen der Membran mit Wasser oder Luft bildet sich am eingeführten Katheter ein kleiner Ballon von 3 cm Durchmesser (Abb. 59). Er wird dadurch schonend und reizlos in der Blase festgehalten. Im schlaffen Zustand angelegt, kann er sich auch dem erigierten Glied anpassen. Die Ballonmodelle werden wie jeder andere Katheter eingeführt und sind ebenfalls in steriler Einmalpackung im Handel. Bei gegebener Indikation kommen sie auch bei der Frau zur Anwendung.

Ein gut gepflegter Ballonkatheter kann 2–4 Wochen liegen bleiben. Bei infiziertem, trübem Harn und bei der Neigung zur Inkrustation mit Harnsalzen muß er öfter gewechselt werden. Vor dem Wechsel muß der Inhalt des gefüllten Ballons abgelassen werden.

Ein sachgemäß angelegter und gut liegender Dauerkatheter soll keine Beschwerden verursachen. Jeder Fremdkörper in Harnröhre und Blase wird natürlich, besonders von sensiblen Patienten oder bei zusätzlicher Entzündung, als unangenehmer Reiz empfunden. Es empfiehlt sich daher, in den ersten Tagen analgetische Suppositorien zu verordnen, bis eine Gewöhnung eingetreten ist. In der weiteren Versorgung muß vor allem darauf geachtet werden, daß keine Abflußstörung des Katheters entsteht. Bei einer durchschnittlichen Flüssigkeitsaufnahme von 2000 ml pro Tag ist eine gewisse Selbstspülung des Katheters garantiert. Bei Blutungen, stark infiziertem, trübem, eingedicktem Urin muß selbstverständlich die Blase sorgfältig gespült werden, bis der Blaseninhalt klar abläuft. Zweckmäßig sind kleine, mehrfach wiederholte Spülstöße mit 5–10 ml. Als Spülflüssigkeit benutzt man körperwarme physiologische Kochsalzlösung. Antibiotikazusätze sind sinnlos; Fertiglösungen werden angeboten.

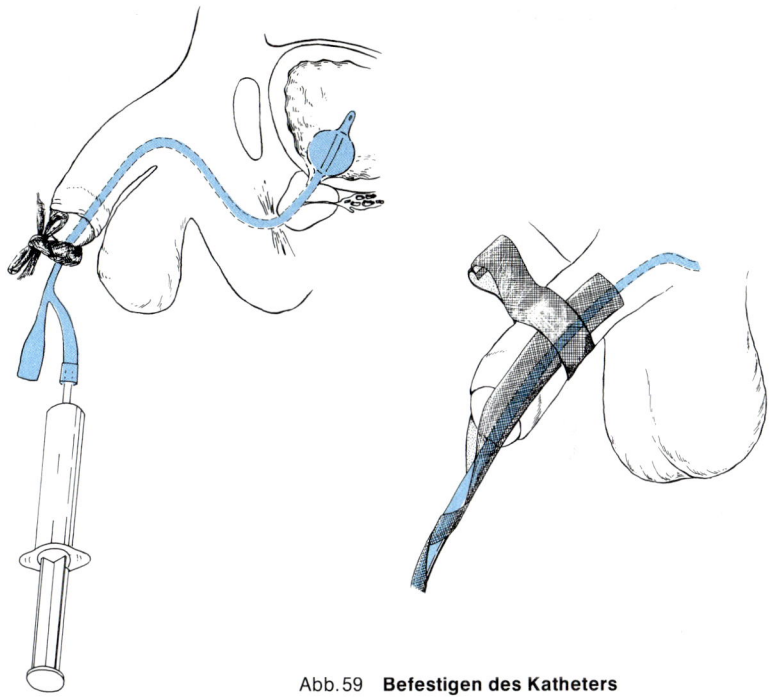

Abb. 59   **Befestigen des Katheters**

Als Dauerkatheter wird im Regelfall ein Ballonkatheter eingeführt. Ist die Einführung eines Ballonkatheters nicht möglich, muß der Einmalkatheter belassen werden. Die Befestigung des Katheters erfolgt mit einem Pflasterstreifen.

Aufklärung: Nach vorherigen Erkrankungen oder Eingriffen an der Harnröhre ist zu fragen. Blutungsneigungen sollten ausgeschlossen werden.

Verletzungen der Harnröhre – Via falsa – sind möglich. Auf Blutungen und Harnwegsinfektionen ist hinzuweisen. Brennen beim ersten Wasserlassen nach dem Eingriff. Nebenhodenentzündungen können Folge sein.

Suprapubische Blasenpunktion – „Der Blasenstich"

Die suprapubische Punktion der Blase ist eine verbreitete Methode, um vorübergehend oder dauernd die Harnableitung zu sichern.

Wenn bei einer akuten Harnverhaltung ein Katheterismus aus technischen Gründen – Harnröhrenstriktur, Via falsa – nicht möglich ist oder eine Katheterbehandlung vermieden werden soll, kann die Blase steril punktiert und die Harnableitung gesichert werden (handelsübliche Sets).

Die maximal oder gut gefüllte Blase ist oberhalb der Symphyse frei vom Peritoneum (s. Abb. 8). Die Lagerung des Patienten erfolgt wie beim Katheterismus.

Mit Palpation oder Sonographie wird der Stand der Blase ermittelt. Nach Anlegen einer subkutanen Novocain-Quaddel wird eine etwa 12 cm lange, dünne Injektionsnadel genau in der Mitte 1–2 cm vom oberen Rand der Symphyse senkrecht zur Bauchdecke eingestochen und auch der Stichkanal anästhesiert. Bei einer Tiefe von etwa 4–5 cm – je nach Dicke der Bauchdecke – kann Harn aspiriert werden. Mit der dünnen Kanüle ist damit die Tiefe, aber auch die Richtung der anschließenden Punktion bekannt.

Nach Entfernen der Nadel wird eine kleine Hautinzision durchgeführt und eine Spaltkanüle (z. B. Cystofix) bis zur Blase gelegt. Ist die Blase erreicht, wird der in der Kanüle liegende suprapubische Fistelkatheter – Einmalkatheter oder Ballonkatheter – in die Blase vorgeschoben, die Kanüle zurückgezogen und entfernt. Nach Befestigung des Katheters durch Naht oder Klebeverband kann ein Urinbeutel zur Harnableitung angeschlossen werden.

Nach Entfernen des suprapubischen Katheters schließt sich die Punktionsstelle in der Blase spontan und ohne Gefahr einer Urinfistel.

Bougie à boule

Eine Weiteprüfung der Harnröhre, insbesondere bei der Harnröhre der Frau, ist mit speziell geformten Bougies – Bougie à boule – möglich. Elastische Widerstände, z. B. eine Meatusstenose, die beim Einführen glatter Instrumente leicht überwunden werden, spannen sich beim Herausziehen des Bougie an.

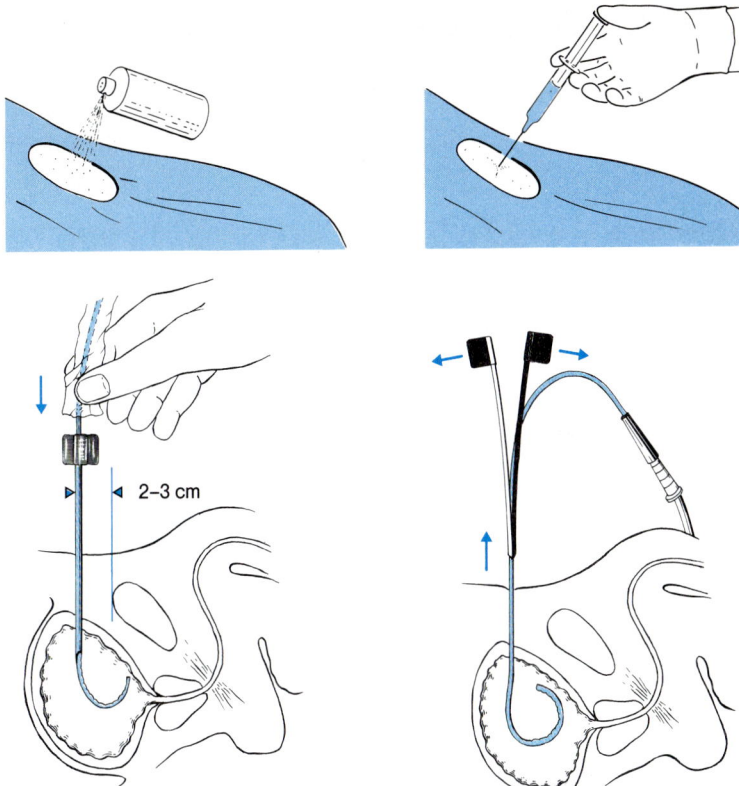

Abb.60 **Suprapubische Blasenpunktion**

Merke:

● **Unbedingte Voraussetzung für die Blasenpunktion ist eine volle Blase: Die Blase muß palpabel sein! In Zweifelsfällen sonographische Kontrolle.**

Aufklärung: Kontraindikationen sind Blutungsneigung, laufende Antikoagulantientherapie sowie Blasentumoren. Komplikationen können Verletzungen von Nachbarorganen (Darm, Prostata) sowie Blutungen sein.

Urodynamische Untersuchungen

Unter urodynamischen Untersuchungen verstehen wir Funktionsuntersuchungen im Bereich der ableitenden Harnwege (Harnflußmessung – die Uroflowmetrie/Messung des Harnröhrendruckprofils – Sphinkterometrie/ Blasendruckmessung – Zystometrie/elektromyographische Aufzeichnungen).

Uroflowmetrie

Die Angaben von Patienten über die gestörte Miktion sind oft subjektiv. Der Harnstrahl sei schwach, verzögert, träufelnd usw. Der tatsächliche Grad der Störung läßt sich aus diesen vagen Angaben nicht bestimmen. Mit der Harnflußmessung – Uroflowmetrie – läßt sich die Miktion objektivieren (Abb. 61).

Bei allen Störungen der Harnentleerung kommt es zu einer Minderung des Harnstrahl-Sekundenvolumens. Mißt man die Miktionszeit in Sekunden und bestimmt dabei die entleerte Urinmenge, so kann man das durchschnittliche Harnstrahl-Sekundenvolumen berechnen.

Zystometrie

Die Blasendruckmessung – Zystometrie – zeichnet die Druckwerte in der Blase unter verschiedenen Füllungszuständen kontinuierlich auf. Im Regelfall wird dazu ein doppelläufiger Katheter benutzt, bei dem die Blase mit physiologischer, warmer Kochsalzlösung aufgefüllt wird und der Druck gemessen werden kann. Gleichzeitig wird zur Feststellung von abdominellen Druckanstiegen der Druck im Rektum, der dem intraperitonealen Druck entspricht, gemessen. Unphysiologische Druckanstiege, Druckverluste sowie der Druck unter der Miktion können bestimmt werden (Abb. 62).

Sphinkterometrie

Bei der Bestimmung des Harnröhrendruckprofils werden die Druckwerte in der Harnröhre gemessen, die beim kontinuierlichen Herausziehen des Katheters erhoben werden. Diese Werte sind im Vergleich zum Blasendruck, zur Uroflowmetrie, aber auch zur Elektromyographie zu bewerten.

Elektromyographie

Die Untersuchung der elektromyographischen Aktivitäten des Beckenbodens dienen ebenfalls der Differentialdiagnose nervengestörter Blasen. Im wesentlichen reicht es hierbei aus, die Aktivitäten der Muskulatur gegenüber Ruhephasen zu unterstreichen.

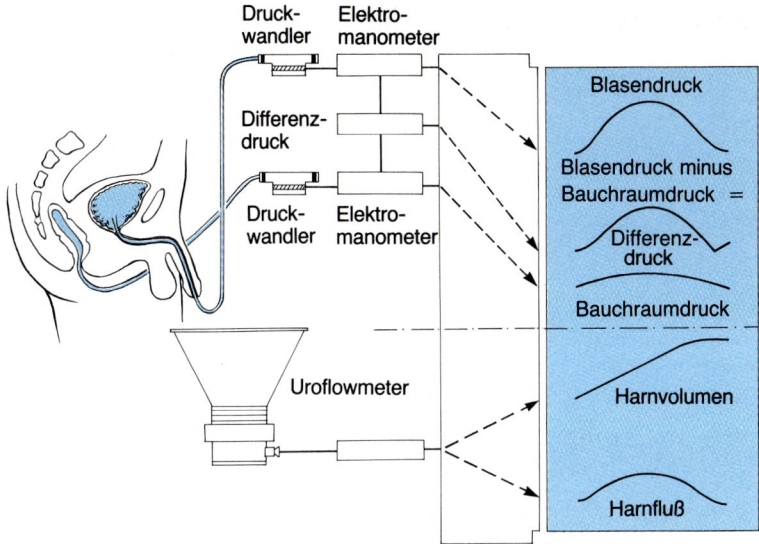

Abb. 61 **Urodynamische Messungen:** Ein Katheter wird in die Blase eingelegt, über den der Blasendruck bestimmt werden kann. Gleichzeitig wird der Druck im Abdominalraum über einen Ballonkatheter im After gemessen. Aus diesen beiden Druckwerten ergibt sich über die Druckdifferenz der echte Blasendruck, d. h. der Druck, der durch die Blasenmuskulatur allein ohne die Bauchpresse erreicht wird.

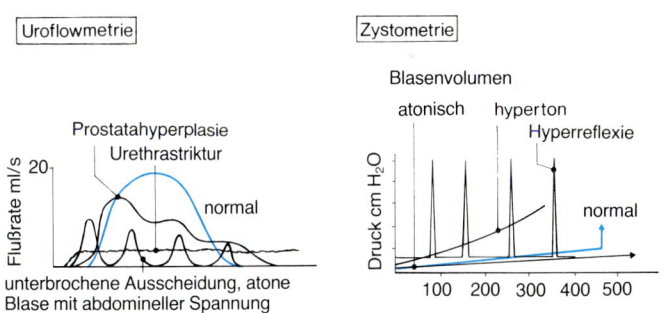

Abb. 62 **Urodynamische Messungen**

Merke:

- **Urodynamische Untersuchungen dienen der Feststellung und Differenzierung von nervengestörten Blasen, wie auch der genaueren Klassifizierung von Inkontinenzen. Sie bilden die Grundlage einer differenzierten Therapie.**

Ultraschalldiagnostik in der Urologie

Ultraschallwellen sind akustische Wellen oberhalb des für den Menschen wahrnehmbaren Hörbereiches. Die Erzeugung dieser Schallwellen beruht auf dem sog. piezoelektrischen Effekt (Abb. 63).

Die Gebrüder Curie entdeckten 1880, daß bei Kompression eines Quarzkristalles an seiner Oberfläche elektrische Ladungen auftreten. Wird umgekehrt an piezoelektrische Substanzen eine Wechselspannung angelegt, kommt es im Rhythmus der Spannungsänderung zu einer Verformung des Kristalls, der in seiner Eigenfrequenz schwingt und Schallwellen aussendet.

Die Anwendung von Ultraschall in der Medizin ist nicht neu. Der Neurologe Dussik hatte erstmals den Gedanken, Ultraschallwellen für die medizinische Diagnostik zu nutzen. Bereits 1942 publizierte er in der Zeitschrift „Neurologische Psychiatrie" eine sonographische Methode zum Nachweis pathologischer Veränderungen der geschlossenen Schädelkapsel.

Die Entwicklung des Compound-Schalls, die Integration einer Vorlaufstrecke sowie die Anwendung der B-Scan-Sonographie bahnten den Weg für die modernen Ultraschallgeräte (Abb. 64). Seither hat die Sonographie zur Erlangung von Informationen im medizinischen Bereich in den letzten Jahren eine sprunghafte Entwicklung erlebt. In der Geburtshilfe, der inneren Medizin, der Neurochirurgie, der Urologie und Pädiatrie hat die Ultraschalldiagnostik u. a. bereits einen festen Platz. Durch die Weiterentwicklung der Geräte, insbesondere durch kleinere Einheiten, die Schaffung größerer Eindringtiefen und besseres Auflösungsvermögen, ist die Sonographie sozusagen zur „Computertomographie" der Praxis geworden.

Nicht nur die Diagnostik der Nieren, der Blase, der Prostata und der Hoden, sondern auch mit gewissen Einschränkungen die des Harnleiters und des Retroperitoneums wird damit verbessert.

Die Sonographie belastet den Patienten nicht und ist ohne jedes Risiko. Ein weiterer Vorteil sind die Verbesserungen im operativen Bereich: Die perkutanen Operationsverfahren wären ohne die Weiterentwicklung der Ultraschallgeräte kaum möglich.

Allerdings ist ein hohes Maß an Selbstkritik notwendig, um die Befunde sicher zu deuten, die weitere Diagnostik sinnvoll zu gestalten und letztlich auch die richtige Therapie anzuwenden. Eine gute Kenntnis der Fehlermöglichkeiten, der technisch-physikalischen Geräteeigenschaften ist unabdingbar, um Fehlschlüsse zu vermeiden.

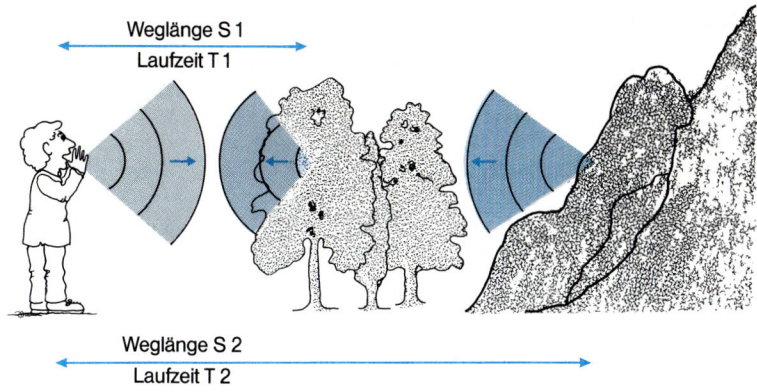

Abb. 63 **Echoprinzip der Schallwellen**

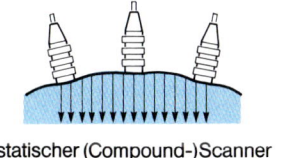

statischer (Compound-)Scanner

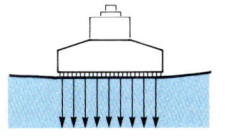

dynamischer Linear-Scanner

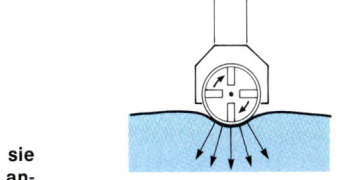

dynamischer Sektor-Scanner

Abb. 64 **Verschiedene Schallköpfe, wie sie bei der transabdominalen Sonographie angewandt werden**

In der Urologie gehört die gesamte Sonographie als integrierter Baustein zur urologischen Diagnostik. Nach der körperlichen Untersuchung ist die Ultraschalldiagnostik sozusagen der „verlängerte Finger" des Urologen.

Ultraschalldiagnostik der Nieren

Schnell, sicher und problemlos und besonders ohne Belästigung des Patienten hat sich die Ultraschalldiagnostik der Nieren bewährt. Beide Nieren lassen sich in der Regel ohne besondere Umlagerung des Patienten (in Rückenlage) von der Flanke her darstellen. Zur Dokumentation empfiehlt sich ein Longitudinal- und/oder ein Transversalschnitt, nachdem man im Untersuchungsgang durch Abwinkeln des Schallkopfes das gesamte Nierenvolumen von lateral nach medial und von kranial nach kaudal erfaßt hat. Bei vorgelagerten Darmschlingen ist die Darstellung auch in Bauchlage möglich. Hier kann eine kräftig ausgebildete Rückenmuskulatur einen schallabschwächenden Effekt haben. Die Niere zeigt als gesundes Organ typische Echomuster, die sich scharf gegen die Umgebung absetzen. Ihre Größe, Lage, Form, Parenchymdicke, Nierenbeckenkonfiguration können bestimmt werden. Die Niere weist auch sonographisch eine regelmäßige Architektur aus.

Der laterale Längs- oder Querschnitt ist der kürzeste Weg zur Niere (vgl. Op-Schnittführung, Abb. 89). Kleinere Schallköpfe gestatten eine bessere Nierendarstellung, insbesondere auch durch das „Rippenfenster" (Abb. 65 und 66).

Bei der Darstellung in Bauchlage wird zur Aufhebung der Lendenlordose eine Schaumgummirolle unter den Bauch gelegt. Während der Untersuchung bewährt es sich, den Patienten gezielt ein- und ausatmen zu lassen, bis die Niere in allen Ebenen dargestellt ist (Tab. 11).

Tabelle 11 **Folgende Fragestellungen kann die Sonographie beantworten helfen** (nach Bartels)

1. Liegen morphologisch normale Nierenanlagen vor oder nicht?
2. Finden sich Formvarianten oder Anomalien der Nieren?
3. Aufdeckung der röntgenologisch stummen Niere
4. Feststellung von Harnstauungsnieren
5. Untersuchung der Schwangerenniere
6. Veränderungen der Transplantationsniere
7. Differentialdiagnose von Nierenbeckenkelchveränderungen
8. Bedeutung von Raumforderungen: Tumoren, Zysten etc.
9. Verlaufskontrollen bei Traumen
10. Restharnprüfung
11. Prostataveränderungen
12. Steinerkrankungen der ableitenden Harnwege

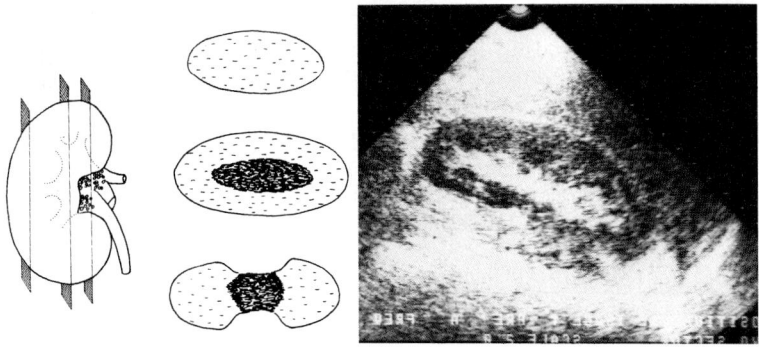

Abb. 65 **Längsschnitte der Nieren, wobei unterschiedliche Anteile des Nieren-parenchyms im Schnittbild erscheinen** (nach Heckemann)

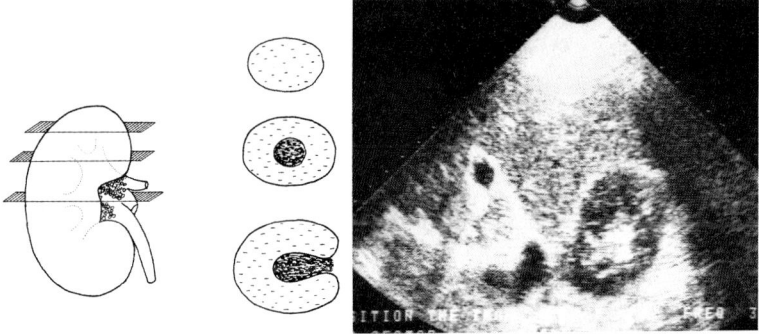

Abb. 66 **Querschnitte der Nieren, wobei unterschiedliche Anteile des Nieren-parenchyms im Schnittbild erscheinen** (nach Heckemann)

Merke:

● **Immer während der Untersuchung ein- und ausatmen lassen: Durch die Interkostalfenster ist eine vollständige Nierenabbildung möglich.**

Nierenzysten

Die Ultraschalldiagnostik der Nieren hat sich besonders in der Diagnostik raumfordernder Prozesse bewährt. Die Sonographie und die Röntgenverfahren ergänzen sich. Die Darstellung einer Zyste gelingt bei einem Durchmesser ab etwa 1,5 cm. Der flüssigkeitsgefüllte Hohlraum zeigt sich als rundliches, scharf begrenztes reflexfreies Areal. Typisches Kriterium ist weiter die sog. dorsale Schallverstärkung (Tab. 12).

Tabelle 12   **Kriterien der Nierenzyste**

1. Echofreier Binnenraum	4. Runde Form
2. Dorsale Schallverstärkung	5. Kompressionseffekt auf Nachbarorgane
3. Scharfe Begrenzung	6. Konturveränderung (periphere Zysten)

Allein aus dem Echobild läßt sich bei renalen Zysten eine richtige Diagnose in etwa 90 % der Fälle stellen (Abb. 67). Die diagnostische Restunsicherheit läßt sich mit der Computertomographie oder der Feinnadelbiopsie ausräumen.

Die isolierte Nierenzyste ist in der Regel einseitig und nicht hereditär. Bei etwa 50 % der über 50jährigen lassen sich bei sorgfältiger sonographischer Diagnostik Nierenzysten finden. Die kortikale renale Zyste ist sehr häufig und an ein höheres Lebensalter gebunden. Die Ätiologie ist unklar. Prinzipiell harmlos können Zysten in Extremfällen Kindskopfgröße erreichen und verursachen dann unbestimmte Beschwerden und Verdrängungserscheinungen. Sonographisch bieten die Zysten gelegentlich das gleiche Bild wie bösartige Nierengeschwülste. Daher ist die differentialdiagnostische Abgrenzung durch die Ultraschalldiagnostik, ggf. durch die Computertomographie oder durch die Feinnadelbiopsie, notwendig. Bei Beschwerden kann man die Zysten entweder punktieren oder sie in Einzelfällen unter Erhaltung der Niere ausschälen und resezieren.

Zystennieren

Die polyzystische Nierendegeneration zeigt eine Vergrößerung der Nieren. Die normale Zweiteilung in ein zentrales Reflexband und in den Nierenparenchymsaum ist aufgehoben. Es erscheint ein komplexes Echomuster als Ausdruck der vielen kleineren und größeren Zysten (Tab. 13, Abb. 68).

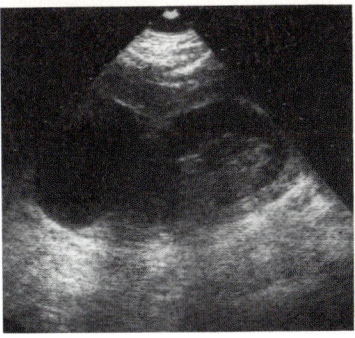

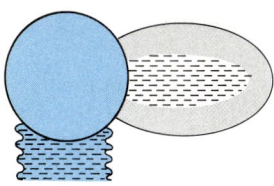

Echomorphologie: klassische Eigenschaften sind

– echofreier Binnenraum
– schallkopfdistale Pseudowandverstärkung
– scharfe Begrenzung
– runde Form
– Kompressionseffekt auf Nachbarorgane möglich

Abb. 67   **Nierenzyste** (nach Eickenberg)

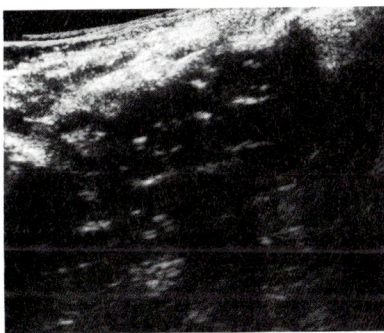

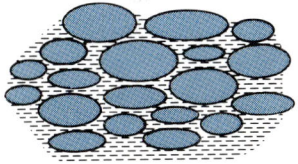

Großzystisch mit wenig soliden Anteilen

Abb. 68   **Erscheinungsform der polyzystischen Nierenerkrankung** (nach Eickenberg)

Tabelle 13   **Kriterien der polyzystischen Nierenerkrankung**

1. Vergrößerung beider Nieren
2. Multiple, scharf begrenzte zystische Raumforderungen (echofrei, mit distaler Wandverstärkung zunehmender Größe)
3. Fehlendes Mittelecho
4. Unregelmäßige Organbegrenzung

Nierentumoren

Nierentumoren können sicher diagnostiziert werden, wenn sie die Größe von 3 cm überschreiten. Beim Nierentumor geht die typische im Längsschnitt ovaläre Form der Echostruktur verloren. Die äußere Nierenkontur wölbt sich vor. Das Tumorareal selbst zeigt feine bis verwaschene, unregelmäßig angeordnete Binnenechos. Größere Tumornekrosen können allerdings zentral eine Echofreiheit vortäuschen. Am Rande finden sich jedoch immer Strukturechos. Prozesse, die das Hohlraumsystem imprimieren, zeigen einen Pelotteneffekt des zentralen Reflexbandes (Abb. 69). Die Treffsicherheit der Nierentumoren im sonographischen Bild liegt um 90 % (Tab. 14).

Tabelle 14   **Tumorzeichen im Ultraschallbild**

1. Unregelmäßige Konturüberschreitung
2. Keine dorsale Echoverstärkung
3. Deformierung oder Auslöschung des Mittelechos
4. Innenreflexe echoreich, echoarm oder unregelmäßig
5. Atemverschieblichkeit bei Einbruch in die Nachbarorgane reduziert oder aufgehoben

Differentialdiagnostisch kommen Zysten in Frage, insbesondere wenn diese eitrig infiziert oder multipel septiert sind. Darüber hinaus können eine fetale Lappung sowie entzündliche Pseudotumoren Nierenkarzinome vortäuschen.

Es gibt jedoch auch Tumoren, die gegenüber dem normalen Nierengewebe keinen Dichteunterschied zeigen und sonographisch dann nicht faßbar sind, wenn keine Konturüberschreitungen vorliegen.

Auch die granulomatöse Pyelonephritis ist von Nierentumoren schwer abgrenzbar.

Differentialdiagnose von Füllungsdefekten im Nierenbecken (Abb. 70)

Angaben der Treffsicherheit der Ultraschalldiagnostik bei Nierensteinen schwanken. Die Differentialdiagnose: nichtschattengebendes Konkrement oder Nierenbeckentumor ist jedoch möglich.

Beim Nierenbeckenstein findet sich ein Steinreflex am zentralen Reflexband sowie ein Schallschatten unterhalb des Konkrementes. Beim Nierenbeckentumor ist eine zirkuläre Aufspreizung des zentralen Reflexbandes zu erkennen, die dorsale Schallverminderung fehlt. Verwaschene kleine Binnenechos können nachweisbar sein.

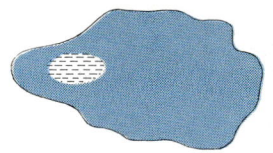

Nierentumor, solide

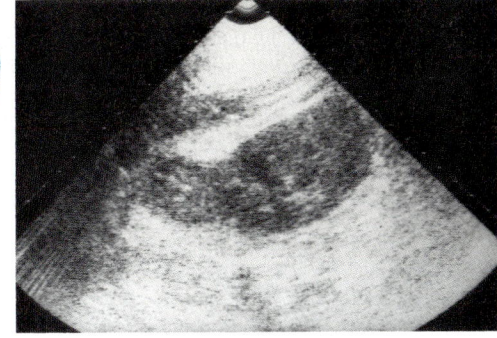

Abb. 69   **Nierentumor**
(nach Eickenberg)

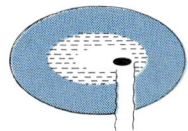

Konkrement im Nierenbecken

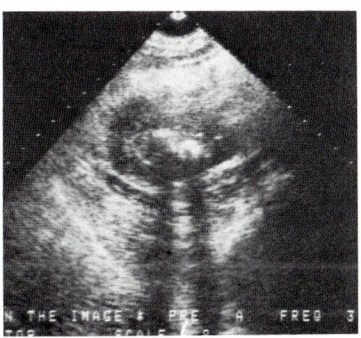

Abb. 70   **Nephrolithiasis: typische
Schallschatten bei Steinbildung**
(im Originalbild: zwei Steine)

Merke:

● **Tumoren, die die Nierenkontur nicht verändern und im Echobild keine
Dichteunterschiede zeigen, sind sonographisch schwer faßbar.**

Harnstauungsnieren

Mit der Sonographie ist eine schnelle Abklärung von Harnstauungsnieren möglich (Abb. 71). Eine Abflußstörung zeigt ein gespreiztes zentrales Reflexband mit einem dazwischenliegenden echofreien Raum, der das harngefüllte Hohlsystem repräsentiert. Bei einer leichten Harnstauung ist das Reflexband lediglich gespreizt. Auch die Dicke des Parenchymsaumes ist sonographisch – z. B. bei einer Hydronephrose – gut zu beurteilen. In ausgeprägten Fällen läßt sich auch der proximale Ureter darstellen.

Bei ausgeprägter Ureterektasie läßt sich ebenfalls der proximale Ureter darstellen.

Bei Hydronephrosen größeren Ausmaßes sind klassische Zystenkriterien festzustellen.

Bei postoperativen Verlaufskontrollen hat sich auch in der akuten Diagnostik die Ultraschalldiagnostik zur Feststellung von Harnstauungsnieren bewährt. Dabei ist eine persistierend oder auch intermittierend auftretende Rückstauung – wie z. B. beim Reflux – sonographisch gut zu erfassen (Tab. 15).

Nebennierendarstellungen

Die Darstellung der Nebennieren durch Ultraschall ist insbesondere bei adipösen Patienten schwierig. In der Vorfelddiagnostik hat die Sonographie bei schlanken Patienten und Kindern eine gewisse Bedeutung. Nebennierenveränderungen von einer Größe ab 1,5 cm lassen sich sonographisch fassen. Zur Sicherung der Diagnose sollte immer ein Computertomogramm durchgeführt werden. Die Angiographie und die Nebennierenphlebographie haben ihre ursprüngliche Bedeutung eingebüßt.

Punktionsverfahren unter Ultraschall

Mit Hilfe der sonographisch gesteuerten Punktion lassen sich Nierenzysten bzw. erweiterte Nierenbeckenkelchsysteme gezielt punktieren. Die Lokalisation des geeigneten Punktionsortes ist auf dem kürzesten Wege möglich. Die Punktionstiefe läßt sich ermitteln. Die ultraschallgeführte Zystenpunktion sowie die Punktion von Harnstauungsnieren lassen sich sonographisch gesteuert durchführen.

Perirenale Raumforderungen, z. B. ein perirenaler Abszeß, sind im Ultraschallbild gut zu erkennen. Dagegen ist die Darstellung des Retroperitonealraumes mehr eine Domäne der Computertomographie.

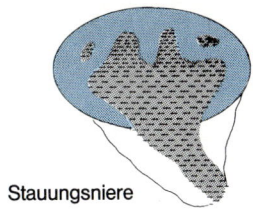

Stauungsniere

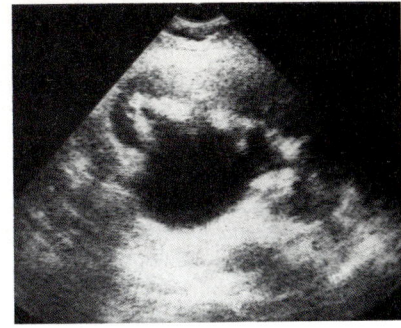

Abb. 71 **Harnstauungsniere rechts**

Tabelle 15 **Kriterien der Harnstauungsniere**

1. Spaltung des Mittelechos in der Frühphase
2. Schmaler, zentraler, echofreier Raum (im Längsschnitt ovalär, im Querschnitt rund)
3. Die aufgestauten Kelchgruppen kommunizieren mit dem gestauten Nierenbecken
4. Bei Harnleiterstauungen ist auch der proximale Harnleiter darstellbar
5. Eine Hydronephrose zeigt einen schmalen Parenchymsaum mit vollständiger Auflösung des Mittelechos

Ultraschalldiagnostik der Harnblase

Bei der Harnblase ist die Erfassung der Harnblasenkontur, die Darstellung von Harnblasendivertikeln, aber auch von Harnblasentumoren möglich. Wird eine Ultraschallsonde transurethral in die Harnblase eingeführt, sind Aussagen über den Grad der Wandinfiltration sowie der Tumorausbreitung in den Wandschichten möglich.

Die sonographische Restharnbestimmung ist einfach und schnell (Abb. 72). Nach Bestimmung der maximalen Breite, maximalen Tiefe und maximalen Länge erfolgt die Volumenbestimmung mittels folgender Formel:

$$\text{Blasenvolumen (ml)} = \frac{\text{Länge} \times \text{Breite} \times \text{Tiefe}}{0,5}$$

Schwierigkeiten entstehen allerdings beim Abschätzen von neurogenen Blasen sowie bei stark endovesikal entwickelten Prostataadenomen.

Sonographiedarstellung der Prostata

Die normale Prostata ist echoarm und glatt begrenzt. Sonographisch läßt sich die Größenbestimmung einfach durchführen, auch die Samenblasen lassen sich darstellen (Abb. 73). Die Prostata wird bei gefüllter Blase untersucht. Als pathologische Veränderungen kann man Größenvariationen sowie Abszesse sehen.

Beim Prostatakarzinom sind Organüberschreitungen zu verifizieren.

Eindeutige differentialdiagnostische Kriterien für die Hyperplasie – Prostatakarzinom – konnten noch nicht erarbeitet werden. Bei transrektalen Sonden ist noch eine differenziertere Darstellung der Vorsteherdrüse möglich (Abb. 74).

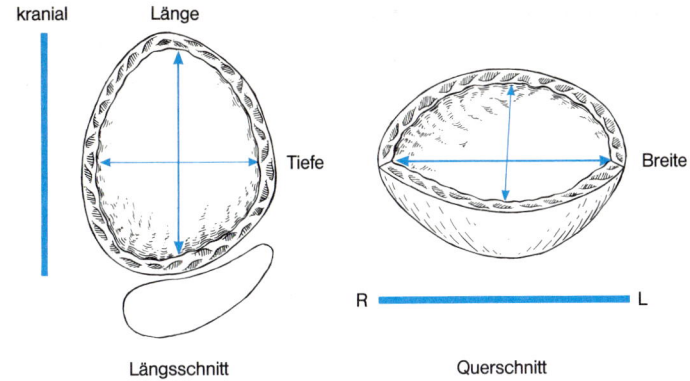

kranial   Länge
Tiefe
Breite
R ——————— L
Längsschnitt   Querschnitt

Abb. 72   **Sonographische Restharnbestimmung**

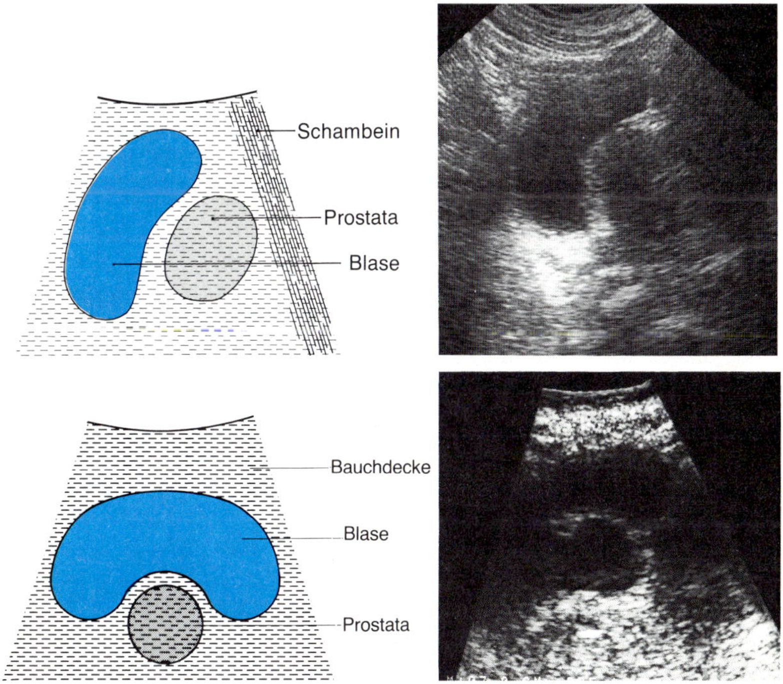

Schambein
Prostata
Blase

Bauchdecke
Blase
Prostata

Abb. 73   **Ultraschalluntersuchung von Blase und Prostata**

Ultraschall-Doppler-Verfahren

Eine Sonderstellung der einzelnen Ultraschallechoverfahren nimmt die Doppler-Technik ein, da hierbei Flußmessungen ermöglicht werden. Dieses Verfahren wird z. B. für Blutflußmessungen im Bereich des Hodens zur Klärung der Frage Hodentorsion – akute Epididymitis herangezogen. Da bei der Hodentorsion infolge des Durchblutungsstopps innerhalb der Vasa spermatica keine Doppler-Signale ableitbar sind, kann man dieses akut verlaufende Krankheitsbild relativ gut von einer entzündlichen Veränderung des Hodens und Nebenhodens abgrenzen (cave: Zeitverlust). Darüber hinaus läßt sich eine Varikozele besser diagnostizieren.

Für die Praxis

Die Sonographie hat das Spektrum der urologischen Untersuchungsmethoden im letzten Jahrzehnt wesentlich erweitert. Die Feststellung kongenitaler Mißbildungen wie Nierenaplasie und Hypoplasie, Hufeisennieren, dystope Nieren, Zystennieren ist relativ rasch und für den Patienten wenig belastend möglich.

Ebenso kann man mit diesem Verfahren sowohl eine urographisch stumme Niere, Harnstauungen als auch die Ansammlung perirenaler Flüssigkeit – Hämatom, Abszeß – echographisch erfassen. Bei der Nierentransplantation lassen sich Abstoßungserscheinungen schneller feststellen. Beim Harnsteinleiden sind röntgenologische Untersuchungsmethoden dem Echoverfahren, z. B. bei Harnleitersteinen, gegenwärtig noch überlegen.

Wie bei jeder anderen diagnostischen Methode sind auch bei der Ultraschalldiagnostik Fehlbeurteilungen möglich. Insbesondere kann die isolierte Betrachtungsweise sonographischer Schnittbilder zu Fehldiagnosen führen.

Die Sonographie ist ein Mosaikbaustein im urologischen Gesamtuntersuchungsgang. Sie ergänzt die morphologisch-radiologische Diagnose und kann damit eingreifende Folgeuntersuchungen einsparen helfen (Abb. 75).

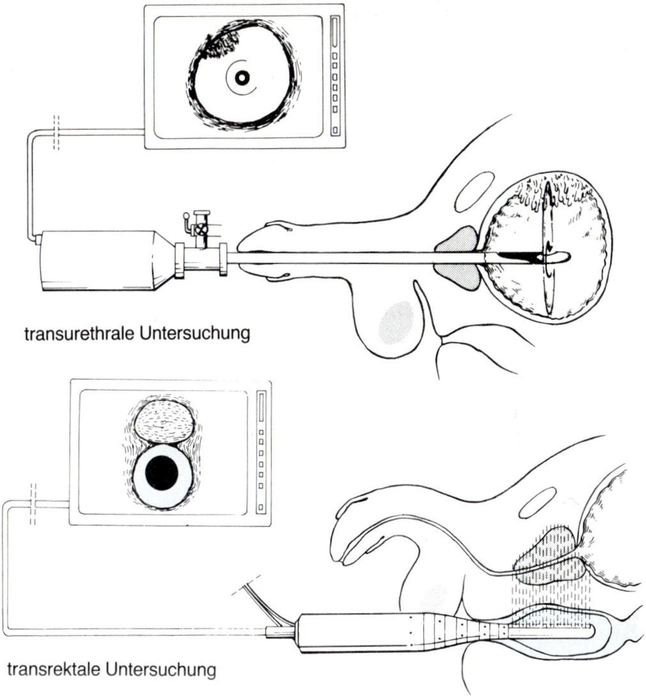

transurethrale Untersuchung

transrektale Untersuchung

Abb. 74 Untersuchung von Blase und Prostata mit Ultraschallspezialsonden

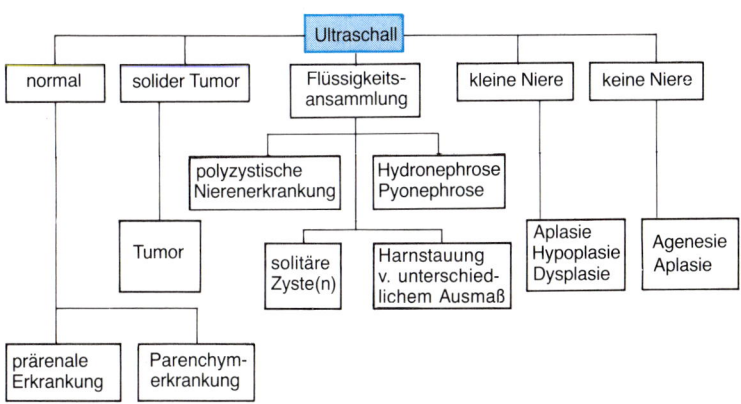

Abb. 75 Möglichkeiten der Sonographie bei stummer Niere im Ausscheidungs-urogramm (nach Eickenberg)

Urologische Röntgenuntersuchung

Die urologische Röntgenuntersuchung gestattet eine genaue morphologische Darstellung des Urogenitalsystems von der Niere bis zur Harnröhre und kann daher als Basisdiagnostik der Urologie bezeichnet werden.

Die Standarduntersuchungen sind die Abdomenübersichtsaufnahme sowie die intravenöse Kontrastmittelfüllung der Harnwege – das Urogramm –, mit dem sich die Nieren und die ableitenden Harnwege exakt darstellen lassen.

Abdomenübersichtsaufnahme

Zur Übersicht wird als erstes eine sog. Abdomenübersichtsaufnahme (30 × 40 cm) angefertigt (Abb. 76).

Der übliche Ausdruck „Leeraufnahme" besagt dem Sinn nach, daß es sich um eine Aufnahme ohne Kontrastmittel handelt. Da auf der Aufnahme aber entscheidende Aussagen über Veränderungen im Bauchraum und Retroperitonealraum gemacht werden können, sollte man statt „Leeraufnahme" lieber den Ausdruck „Abdomenübersichtsaufnahme" gebrauchen.

Sind z. B. stärkere Gaseinlagerungen im Darm vorhanden, muß man auf das folgende Ausscheidungsurogramm verzichten und den Patienten erneut vorbereiten. In Einzelfällen kann man durch Schichtaufnahmen (Zonographie) auch in diesen Fällen noch eine gute Darstellung der ableitenden Harnwege erreichen.

Auf der Abdomenübersichtsaufnahme (Leeraufnahme) sind die Konturen der Niere, des M. psoas und der gefüllten Blase zu erkennen.

Weichteilverschattungen sind verdächtig auf raumverdrängende Prozesse (Tumoren, Zysten, Abszesse) und müssen mit Hilfe der Folgediagnostik geklärt werden. Skelettveränderungen, wie z. B. arthrotische Prozesse, aber auch Knochenmetastasen, lassen sich beurteilen. Konkremente und Fremdkörper im Harnsystem können nachgewiesen werden.

Vor der Übersichtsaufnahme sollte die Blase entleert werden. Bei guter Technik lassen sich auch auf der Übersichtsaufnahme größere Restharnmengen nachweisen.

Bei der Übersichtsaufnahme können Form, Größe und Lage der Nieren beurteilt werden. Die Schatten des Psoas lassen sich erkennen, zum Teil werden auch Skelettveränderungen erfaßt. Außerdem sind steinverdächtige Schatten sowie Lymphknotenverkalkungen oder gelegentlich Gefäßverkalkungen erkennbar.

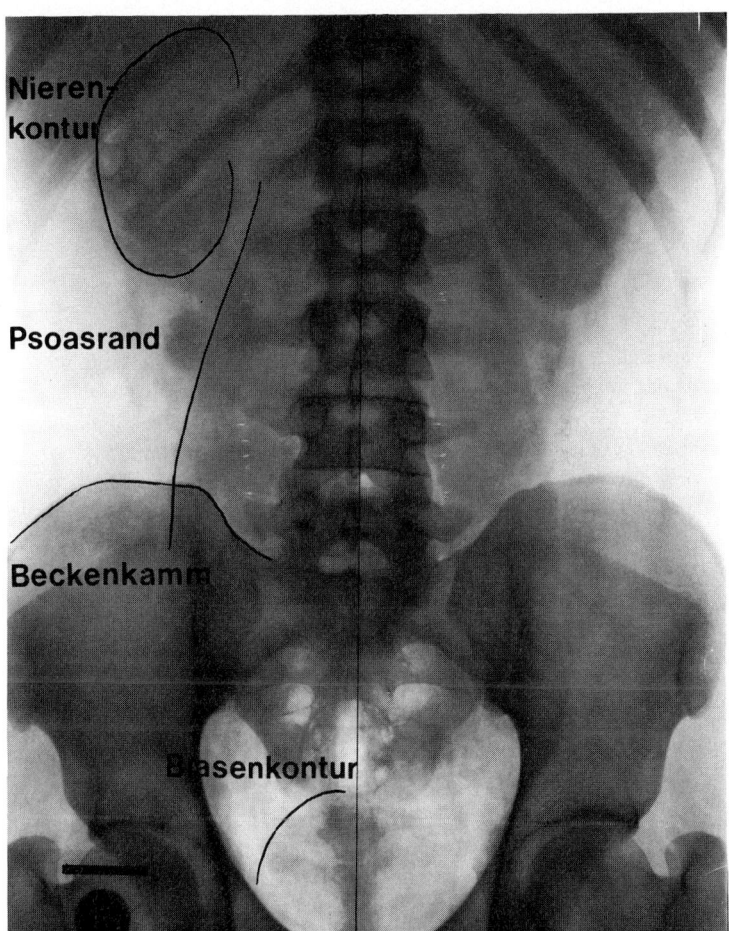

Abb. 76 **Abdomenübersicht**

Merke:

● **Eine Übersichtsaufnahme hat prinzipiell vor der Gabe von Kontrastmittel zu erfolgen.**

Urogramm

Beim intravenösen Urogramm – auch fälschlich als Pyelogramm bezeichnet, da nicht nur das Nierenbecken dargestellt wird – werden 20–30 ml eines jodhaltigen Kontrastmittels intravenös injiziert, das von den Nieren ausgeschieden wird (Abb. 77).

Intravenös injizierte Kontrastmittel sind komplexe Jodverbindungen, die sowohl glomerulär filtriert als auch tubulär sezerniert werden. Die sog. **nichtionischen Kontrastmittel** sind besser verträglich.

Um eine möglichst starke Konzentration zu erreichen, soll der Patient 12 Std. vorher nicht mehr trinken und bei der Aufnahme nüchtern sein. Nach der Gabe des Kontrastmittels werden nach 7 und 15 Min. Aufnahmen (30 × 40 cm) angefertigt, auf denen sich die Nierenbeckenkelchsysteme, der Harnleiter und die Blase darstellen.

Kommt es zu einer unzureichenden Füllung des Nierenbeckenhohlsystems, z. B. bei zu schnellem Abfluß des Kontrastmittels, läßt sich mit einer *Harnleiterkompression* das Nierenbeckenkelchsystem genauer darstellen.

Bei verzögerter Kontrastmittelausscheidung und Ausschüttung, z. B. infolge eines Abflußhindernisses (Stein), kann man mit *Spätaufnahmen* nach ½, 1, 3, 6 und 12 Std. die Harnwege oberhalb des Hindernisses noch darstellen.

Das *Infusionsurogramm* – eine Infusion größerer Kontrastmittelmengen – bringt auch leistungsschwächere Nieren noch zur Darstellung.

Das *Belastungsurogramm* – ein intravenöses Urogramm unter Flüssigkeitsbelastung – deckt verborgene oder zeitweise unter Belastung auftretende Entleerungsstörungen auf. *Schichtaufnahmen* sind bei starker Gasüberlagerung anzuwenden.

Kontraindikationen für das Urogramm bestehen bei schweren Schädigungen der Leber sowie bei Kontrastmittelallergie; bei Niereninsuffizienz ist Vorsicht geboten. Verwertbare Ausscheidungsbilder sind bis zu einem Serumkreatinin von 2 mg/dl zu erwarten.

Es ist bekannt, daß es Überempfindlichkeitsreaktionen gegenüber dem jodhaltigen Kontrastmittel geben kann. In der urologischen Röntgenabteilung müssen jedoch alle Präparate und Geräte vorhanden sein, um eine schwere Überempfindlichkeitsreaktion nach Kontrastmittelinjektion sofort bekämpfen zu können. Der Patient muß darauf aufmerksam gemacht werden, Beschwerden sofort anzugeben.

Das Urogramm in den verschiedenen Modifikationen ist die Basisuntersuchung in der Urologie. Die Methode gestattet eine genaue morphologische Darstellung des Urogenitalsystems.

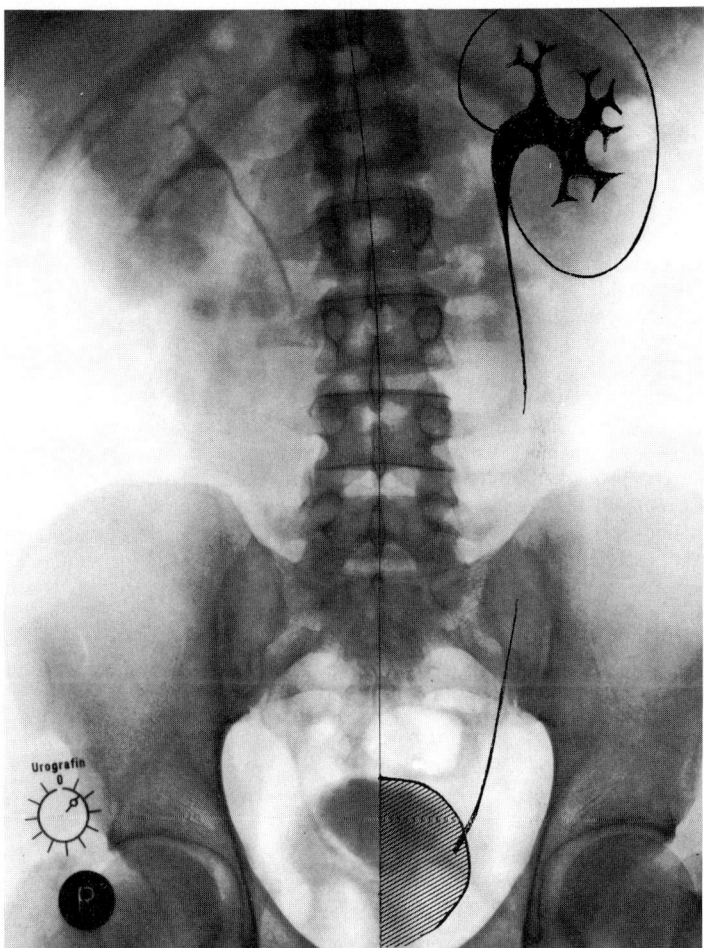

Abb. 77 **Urogramm**

Für die Praxis

Abdomenübersichtsaufnahme und Urogramm lassen sich ambulant durchführen. Ihre Indikation liegt zum Teil im Arbeitsbereich des praktischen Arztes, der diese aufschlußreichen röntgenologischen Untersuchungsmethoden im Bedarfsfall genauso häufig anordnen soll wie die üblichen ambulanten Herz-, Lungen- oder Magen-Darm-Durchleuchtungen und Aufnahmen.

Röntgenspezialuntersuchungen

Computertomographie

Seit ihrer klinischen Einführung durch Hounsfield hat sich die Computertomographie (CT) einen sicheren Platz in der Röntgendiagnostik erobert. Die Computertomographie ist in der Urologie besonders geeignet für die Untersuchung von Organen wie Nebenniere und Niere, aber auch von Prozessen im retroperitonealen Raum; die Harnblase sowie die Prostata sind zuverlässig erfaßbar. Ein Vorteil der Computertomographie ist der gleichzeitige Überblick über den gesamten Körperquerschnitt, so daß man stets den Zusammenhang mit den benachbarten Organen erhält. Unter Ausnutzung von Unterschieden der Röntgenstrahlenabsorption lassen sich Dichteunterschiede feststellen. Eine exakte Größenbestimmung sowie die Beziehung zu Strukturen angrenzender Bezirke ist computertomographisch so gut festzustellen, daß bisherige diagnostische Verfahren (z.B. Angiographie, Lymphographie) entfallen oder viel gezielter angewandt werden können. Bislang außerordentlich aufwendige Programme zur Diagnostik von Nebennierenprozessen mit arterieller und venöser Darstellung der organversorgenden Gefäße läßt sich in vielen Fällen auf eine CT-Untersuchung reduzieren, da die normale Nebenniere über 90% korrekt beurteilbar ist. Raumforderungen ab 0,5−2 cm Durchmesser sind zu erkennen. Bei Tumorverdacht zur Stadieneinteilung von Tumoren sowie zur Abgrenzung von Nachbarschaftsprozessen hat sich die Computertomographie in kurzer Zeit einen festen Platz in der Diagnostik erobert. In den USA ergab sich durch die Computertomographie eine Reduzierung von Untersuchungen im abdominellen Bereich um etwa 15%. Diese Zahlen machen den Trend deutlich.

Die Computertomographie kann mit und ohne Kontrastmittel durchgeführt werden (Abb. 78).

Kernspintomographie (NMR-Tomographie)

Seit Entdeckung der magnetischen Kernresonanz im Jahre 1946 durch Purcel, Torrey und Pound an der Harvard-Universität, unabhängig davon durch Bloch, Hansen und Packard an der Stanford-Universität, hat sich diese Methode – die 1952 mit dem Nobel-Preis für Physik gewürdigt wurde – seit 1980 auch in der Medizin durchgesetzt.

Die Kernspintomographie (NMR) gibt Informationen über den Bindezustand der Atome und läßt erwarten, daß zunehmend Stoffwechselvorgänge mit dieser Methode untersucht werden können (Abb. 78). Die klinischen Erfahrungen belegen eine gute Empfindlichkeit der Kernspintomographie bei urologischen Erkrankungen. Bei Tumoren der Urogenitalorgane, dem Metastasennachweis u. a. hat die NMR bereits einen festen Platz.

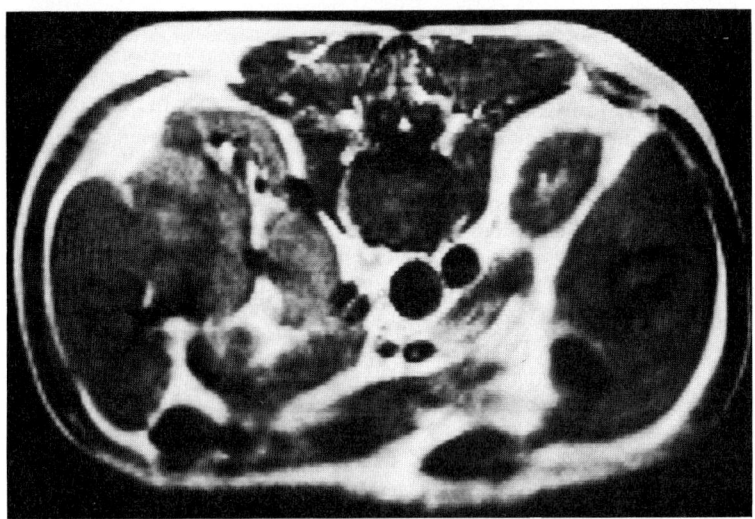

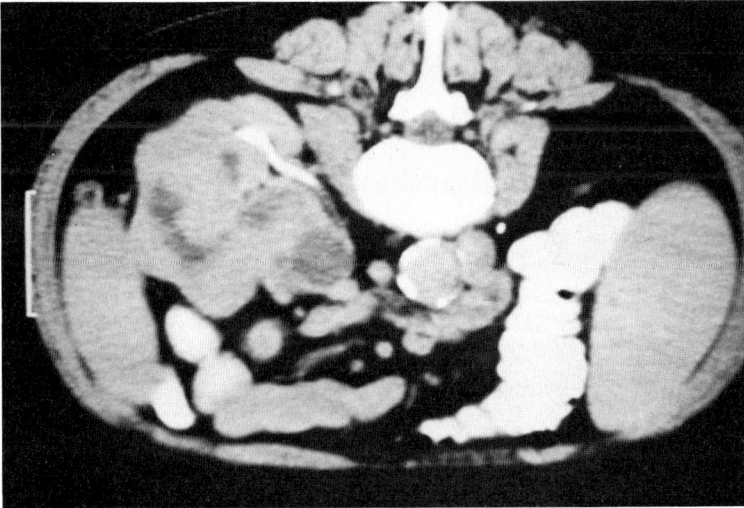

Abb. 78   **Vergleich CT – NMR bei axialer Oberbauchtomographie** (nach Beer u. Mitarb.)

Angiographie

Weitere Spezialuntersuchungen der Urogenitalorgane sind die Nierengefäßdarstellungen – Angiographie –, die die Beurteilung des Gefäßsystems der Niere erlauben und bei Nierenkarzinom, Verdacht auf Nierenarterienstenosen, unklaren Nierenblutungen und Nierentraumen angezeigt sind (Abb. 79).

Bei der Angiographie der Nieren wird nach der sog. Seldinger-Technik die Arteria femoralis punktiert und ein Spezialkatheter in die Aorta in Höhe der Nierengefäße eingelegt. Eine Übersichtsarteriographie sowie – nach Sondierung einer Nierenarterie – die selektive Darstellung einer Seite sind je nach Indikation möglich. Auch eine Embolisation – ein Verschluß einer Nierenarterie – bei Tumoren läßt sich durchführen.

Die digitale Angiographie ermöglicht Gefäßdarstellungen ohne invasive Technik und wird sich schrittweise auch in der Nierendiagnostik durchsetzen.

Eine Kavographie ist zur Darstellung von Tumorbefall der V. renalis bzw. der V. cava möglich.

Lymphographie

Die Lymphographie, d. h. die Lymphknoten- und Lymphgefäßdarstellung im Retroperitonealraum, war für die Urologie besonders wichtig, um Metastasen vom Blasen-, Prostata- und Hodenkarzinom zu erfassen (Abb. 80). Dieses Verfahren wird heute weitgehend durch die Ausweitung der Computertomographie, u. U. auch durch die Kernspintomographie ersetzt.

Bei der Lymphographie werden zunächst mit einem öligen Farbstoff, der in die Interdigitalfalte injiziert wird, die Lymphbahnen des Fußrückens dargestellt. Anschließend wird in Lokalanästhesie ein kleines Lymphgefäß mit einer Spezialkanüle kanalisiert und ein öliges Kontrastmittel mit einer Druckpumpe eingegeben. Anschließend stellen sich die Lymphbahnen in der Füllungsphase dar; 24 Std. später werden in der Speicherpause die Lymphknoten dargestellt.

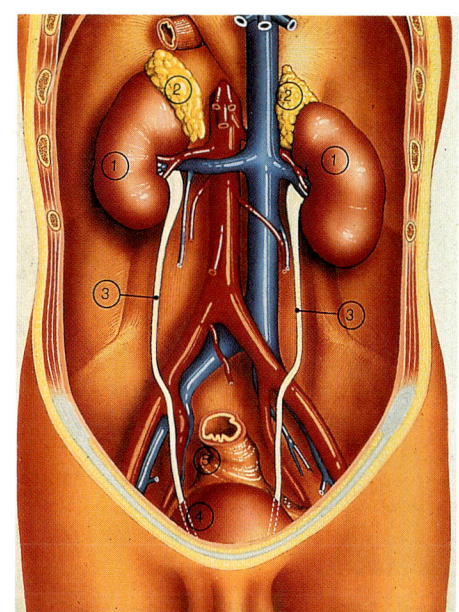

Abb. 1 **Anatomie von Niere, Harnleiter und Blase** (ventrale Ansicht) (aus Sökeland, J.: Katheterismus. Perimed, Erlangen 1989).
1 **Niere**
2 **Nebenniere**
3 **Harnleiter**
4 **Harnblase**
5 **Dickdarm**

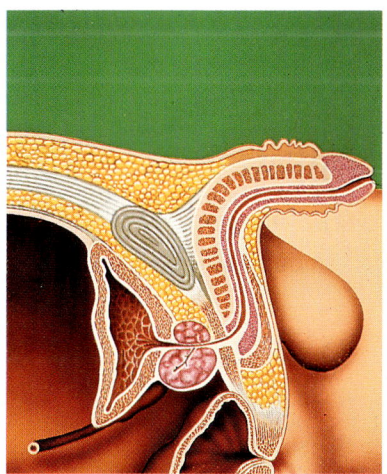
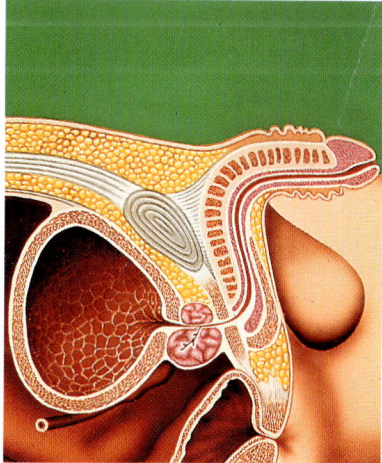

Abb. 2a **Anatomie der leeren Blase des Mannes** (Sagittalschnitt) (aus Sökeland, J.: Katheterismus. Perimed, Erlangen 1989).

Abb. 2b **Anatomie der vollen Blase des Mannes** (Sagittalschnitt) (aus Sökeland, J.: Katheterismus. Perimed, Erlangen 1989).

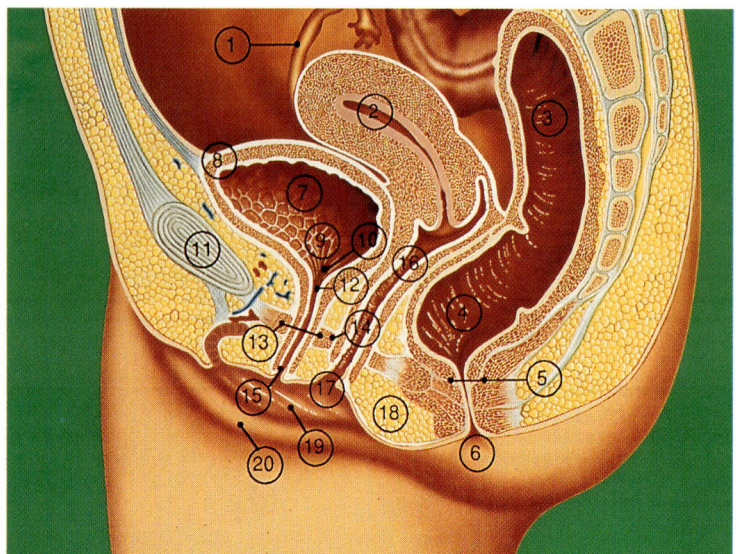

Abb.3 Urogenitalorgane der Frau
(Sagittalschnitt)

① = Eileiter
(Tuba uterina)

② = Gebärmutter
(Uterus)

③ = Dickdarm
(Colon)

④ = Mastdarm
(Rectum)

⑤ = Schließmuskel
des Afters
(M. sphincter ani)

⑥ = After
(Anus)

⑦ = Harnblase
(Vesica urinaria)

⑧ = Blasenscheitel
(Apex vesicae)

⑨ = Blasengrund
(Fundus vesicae)

⑩ = Innere Harnröhrenöff-
nung
(Ostium urethrae inter-
num)

⑪ = Schambeinfuge
(Symphysis pubica)

⑫ = Harnröhre
(Urethra)

⑬ = Schließmuskel der
Harnröhre
(M. sphincter urethrae)

⑭ = Muskel, der den Damm
nach hinten zieht
(M. transversus perinei
profundus)

⑮ = Äußere Harnröhrenöff-
nung
(Ostium urethrae exter-
num)

⑯ = Scheide
(Vagina)

⑰ = Scheidenöffnung
(Vestibulum vaginae)

⑱ = Damm
(Perineum)

⑲ = Kleine Schamlippe
(Labium minus pudendi)

⑳ = Große Schamlippe
(Labium majus pudendi)

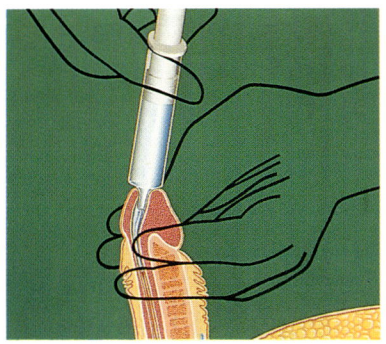

Abb. 4 **Harnröhrenanästhesie**

Abb. 4, 5, 6, 7 **Katheterismus**
(aus Sökeland, J.: Katheterismus. Perimed, Erlangen 1989)

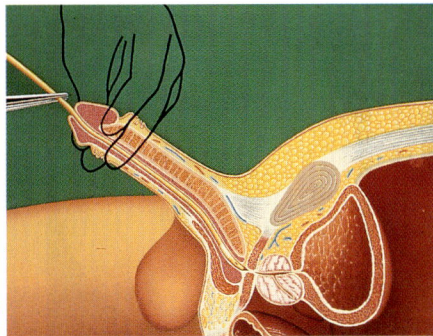

Abb. 5 **Einführen des Katheters**

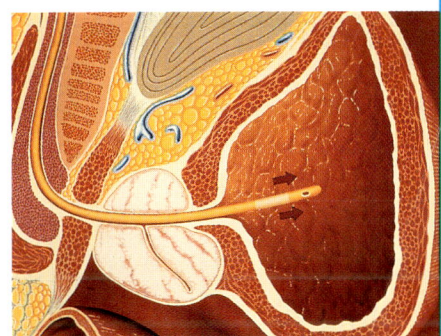

Abb. 6 **Erreichen der Blase**

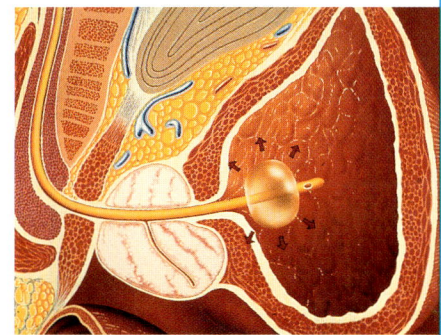

Abb. 7 **Aufblasen des Ballonkatheters**

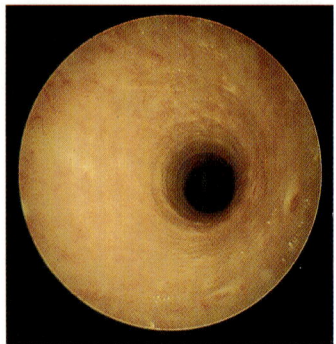

Abb. 8   **Normale Harnröhre**

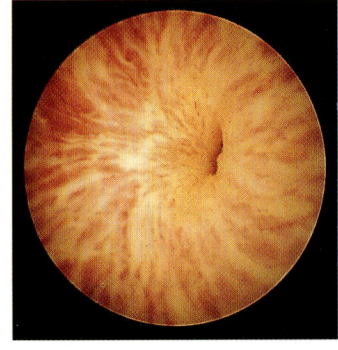

Abb. 9   **Sphincter externus**

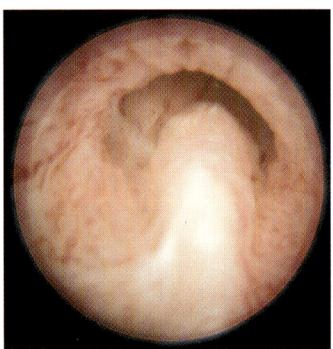

Abb. 10   **Colliculus seminalis**

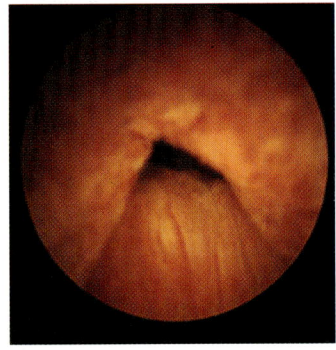

Abb. 11   **Blasenhals**

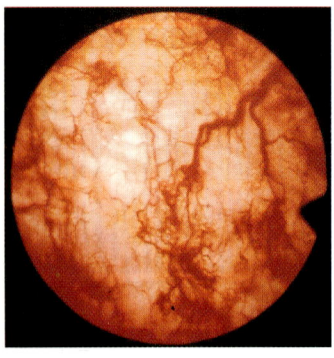

Abb. 12   **Hämorrhagische Zystitis**

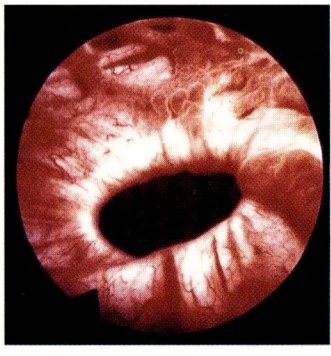

Abb. 14   **Blasendivertikel**

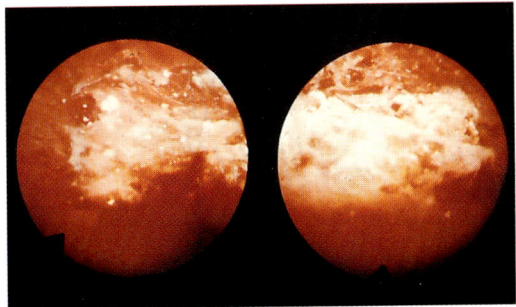

Abb. 13 **Fibrinöse Zystitis**

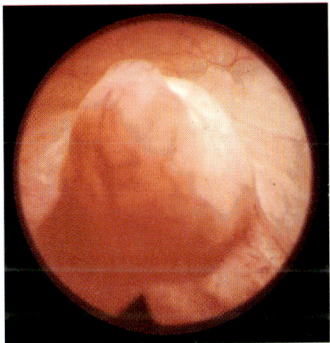

Abb. 15 **Urethrozele**

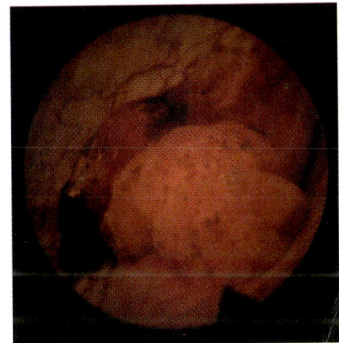

Abb. 17 **Blasenkarzinom**

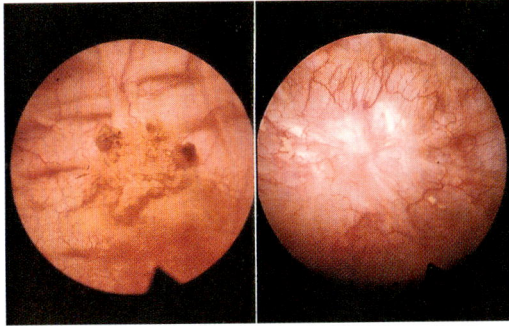

Abb. 16 **Papillärer Tumor** – Zustand nach Resektion

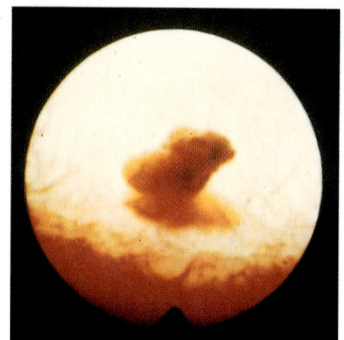

Abb.18 Malignes Melanom in der Blase

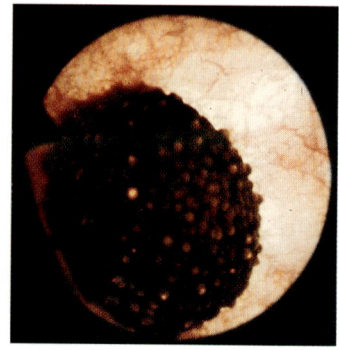

Abb.19 Blasenstein

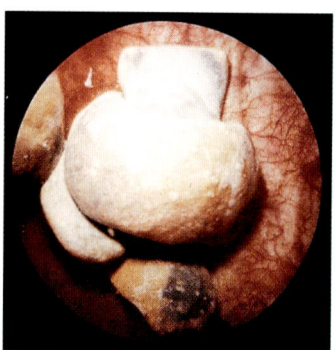

Abb.20 Blasensteine

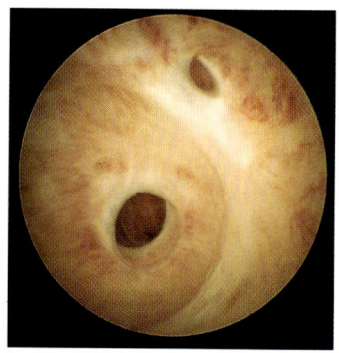

Abb.21 Harnröhrenstriktur

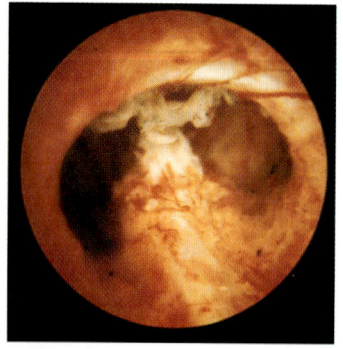

Abb.22 Colliculus seminalis bei Prostatitis

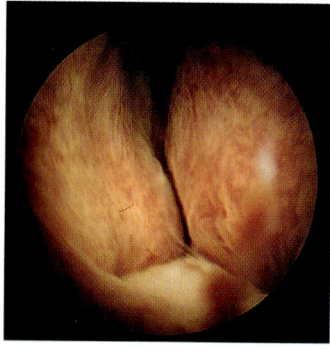

Abb.23 Prostataadenom

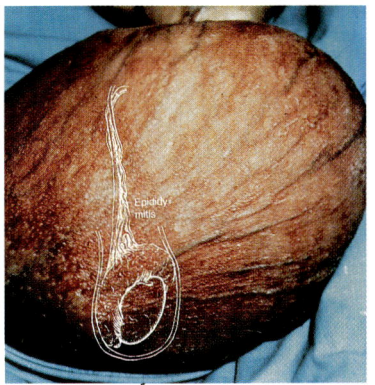

Abb. 24 **Epididymitis**

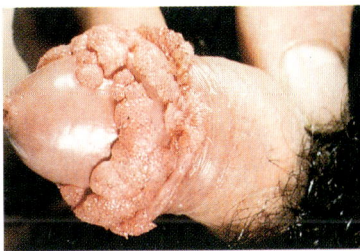

Abb. 26 **Condylomata acuminata**

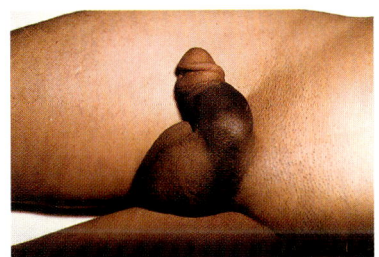

Abb. 25 **Gonorrhö**

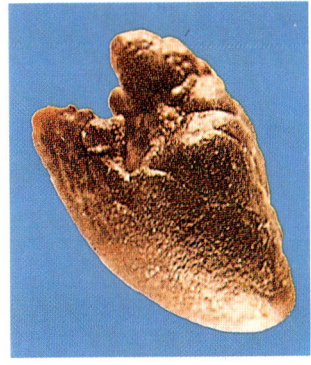

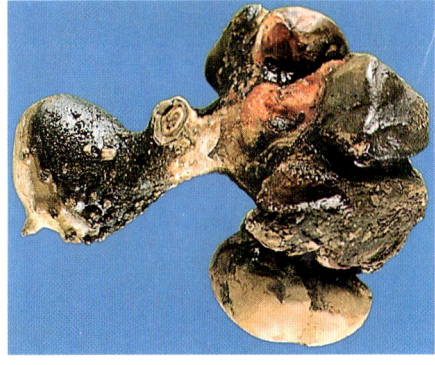

Abb. 27 **Penisruptur**

Abb. 28 **Papillenstein mit typischer schwalbenschwanzförmiger Ausbuchtung.** Analyse: Whewellit, Orginallänge: 5 mm.

Abb. 29 **Großer Korallenstein.** Analyse: Whewellit-Weddellit-Apatit-Mischstein. Gewicht: 101,5 g.

(Die Harnsteinproben wurden zur Verfügung gestellt von Herrn Prof. Dr. A. Hesse, Experimentelle Urologie, Urologische Universitätsklinik Bonn.)

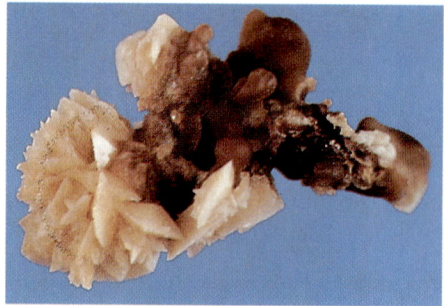

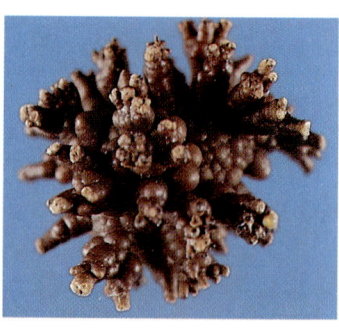

Abb. 30 **Harnleiterstein.** Analyse: Weddellit-Whewellit. Gewicht 0,2 g.

Abb. 31 **Blasenstein.** Analyse: Whewellit. Gewicht 1,8 g.

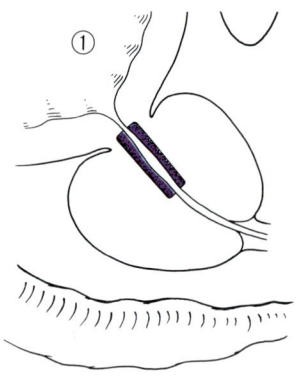

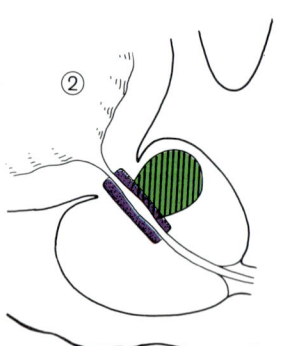

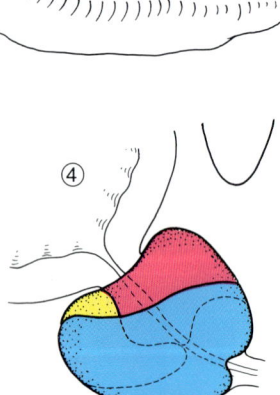

Abb. 32 **Prostata-Zonen**

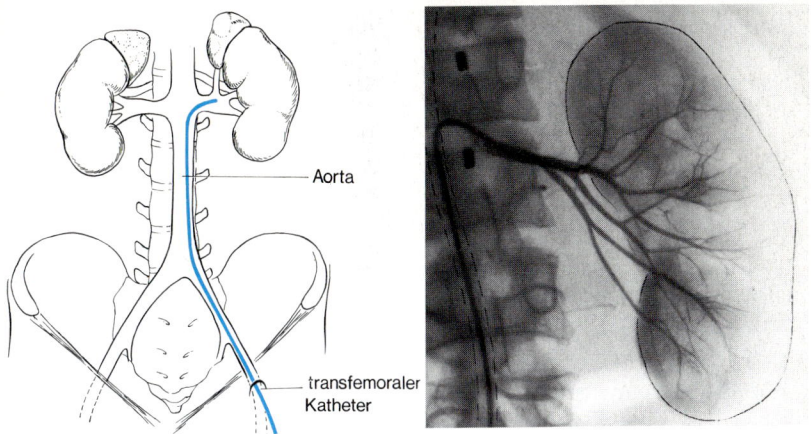

Aorta

transfemoraler
Katheter

Abb. 79 **Angiographie der Nieren:** Ein Katheter wird über die Femoralis eingeführt,
es wird selektiv (wie auf dem Bild) die Nierenarterie einer Seite gefüllt

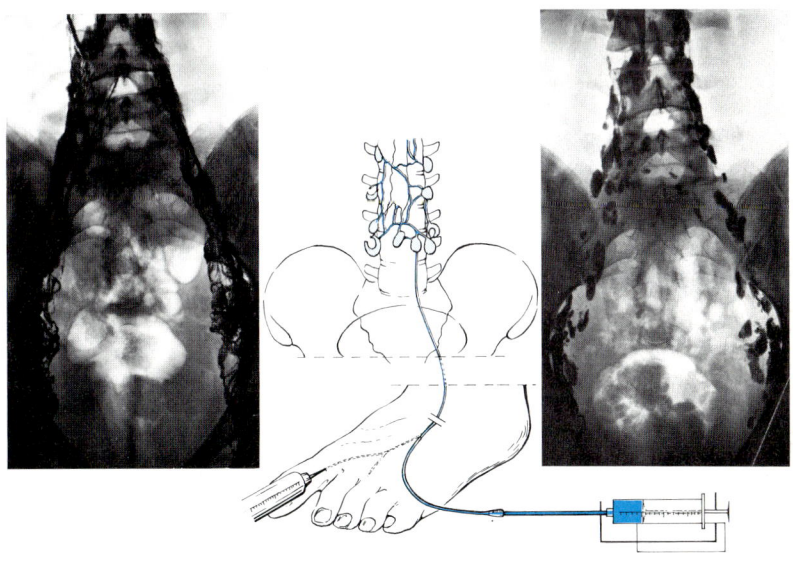

Abb. 80 **Lymphographie** – Darstellung und Technik

Retrograde Urographie

Läßt sich mit den verschiedenen Modifikationen des intravenösen Urogramms oder sonographisch keine eindeutige Diagnose treffen, sollte unter aseptischen Bedingungen eine retrograde Darstellung des Harnleiters und des Nierenbeckenkelchsystems von der Blase aus durchgeführt werden. Nach vorausgegangener Urethrozystoskopie wird eine Harnleitersonde von 5 Charr. durch das Endoskop über die Blase in den Harnleiter eingeführt. Anschließend lassen sich mit Hilfe von Kontrastmittel über den liegenden Katheter der Harnleiter und das Nierenbecken vorsichtig darstellen. Es kommt zu einer sehr kontrastreichen Darstellung. Erleichtert wird diese Diagnostik durch die gleichzeitige Kontrolle über eine Bildwandlerfernsehkette. Dabei lassen sich Überspritzungen leichter vermeiden, krankhafte Veränderungen gezielter erkennen und feststellen (Abb. 81).

Aufklärung: retrograde Sondierung. Durch die Endoskopie kann es nachfolgend zu einer Harnröhrenblutung kommen, ebenso sind Infektionen nicht immer vermeidbar. Dagegen ist eine Perforation der Harnröhre, Blase und des Ureters sehr unwahrscheinlich.

Veratmungsurogramm

Normalerweise verschiebt sich die Niere bei der Atmung um 2–3 Querfinger. Bei paranephritischen Eiterungen oder Verwachsungen ist diese Verschieblichkeit eingeschränkt oder aufgehoben. Man kann dies röntgenologisch nachweisen, indem man nach Urographie auf einer Platte 2 Aufnahmen in Ein- und Ausatmungsstellung anfertigt. Das Verfahren ist z.B. bei Gutachten geeignet, Verwachsungsprozesse der Niere z.B. nach Traumen aufzudecken.

Zystographie, Urethrographie

Die Darstellung der Harnblase mit einem Kontrastmittel kann als ergänzende Untersuchung zum Urogramm durchgeführt werden. Das Kontrastmittel wird über einen Blasenkatheter instilliert. Die Zystographie dient hauptsächlich zur Diagnose von Blasengeschwülsten und Blasenhalsveränderungen, z.B. wenn eine Zystoskopie nicht möglich ist.

Die *Urethrographie* ist das einfache Auffüllen der Harnröhre mit Kontrastmittel (Abb. 82). Bei dieser Untersuchung wird ein Spezialinstrument verwendet, mit dem sich die Harnröhre gut darstellen läßt. Gleichzeitig wird verhindert, daß sich die Hände des Untersuchers im Strahlengang der Röntgenröhre befinden. Krankhafte Veränderungen der Harnröhre, wie Verengungen, Hohlraumbildungen, lassen sich im Urethrogramm erkennen.

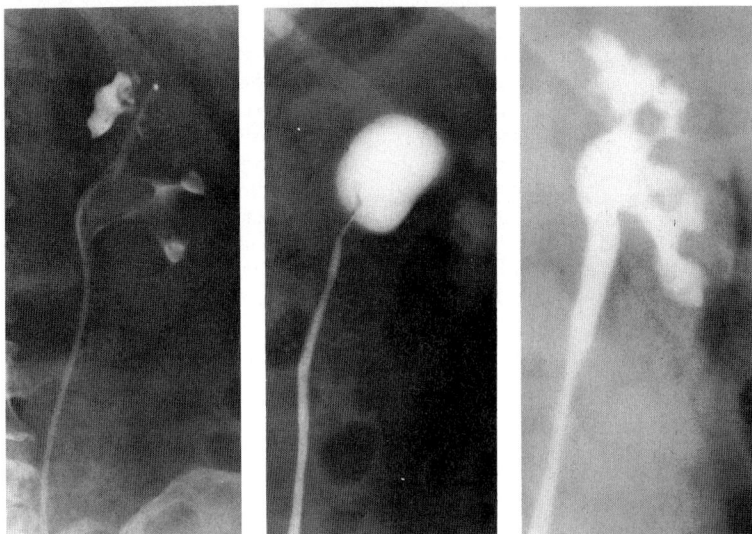

Abb. 81   **Retrograde Sondierung (Harnsäure-Stein, subpelvine Stenose, Megaka-likosis)**

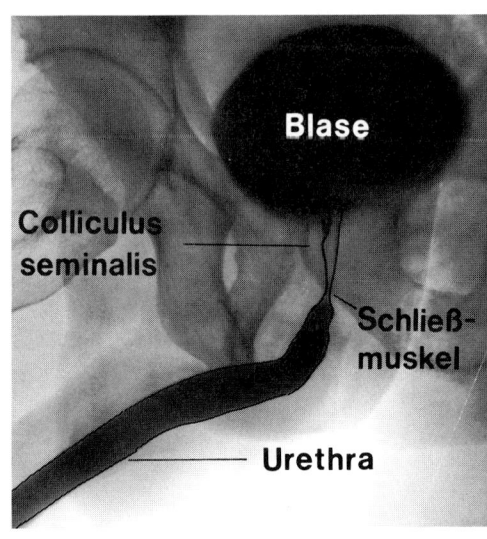

Abb. 82   **Urethrogramm**

Für die Praxis

Die Röntgenuntersuchung ist neben der Sonographie und Endoskopie die wichtigste Untersuchung in der Urologie. Sie ist von ganz besonderem Wert für die allgemeine Praxis, da sie von dort aus veranlaßt und ambulant durchgeführt werden kann. Die meisten urologischen Krankheitsbilder, angeborene Anomalien, Steine, Tumoren, Tuberkulose und Entleerungsstörungen jeder Art sind bereits im Anfangsstadium röntgenologisch nachweisbar. Die Frühdiagnose der genannten Krankheitsbilder läßt meistens noch organerhaltende Eingriffe zu, während im Spätstadium die Nephrektomie oft nicht zu vermeiden ist. In vielen Fällen, ausgenommen Erkrankungen der Blase, macht die Röntgenuntersuchung auch die Endoskopie überflüssig.

Wenn ein Patient zur ambulanten Röntgenuntersuchung der Nieren überwiesen wird, soll man ihn anweisen, ab 18 Uhr des Vorabends nichts mehr zu trinken und nur Trockenkost zu sich zu nehmen. Durch die Harnkonzentration am nächsten Morgen wird die Ausscheidung des Kontrastmittels bei der intravenösen Urographie intensiver und die Qualität der Aufnahmen besser.

Bei der Überweisung zum Röntgen soll man die Verdachtsdiagnose mitteilen; z. B. Koliken links, nach unten ausstrahlend, Verdacht auf Harnleiterstein – oder makroskopische Hämaturie, seit längerer Zeit Blasenbeschwerden, Verdacht auf Blasentumor. Die Röntgenuntersuchung kann dann gezielter erfolgen. In jedem Fall sind Abdomenübersichtsaufnahme und Urogramm erforderlich, um eine vollständige diagnostische Aussage zu ermöglichen und einen klaren Heilplan – Praxis oder Klinik, konservativ oder operativ – aufstellen zu können.

Aufklärung: Röntgenuntersuchungen. Im Aufklärungsgespräch ist der Patient nach Allergien (z. B. Heuschnupfen, nach Überempfindlichkeitsreaktionen gegen Nahrungsmittel, Medikamente, Pflaster) zu befragen. Unverträglichkeitserscheinungen bei früheren Röntgenuntersuchungen, Blutungsneigung (Blutungen, z. B. beim Zahnziehen) müssen erfragt, eine Schwangerschaft ausgeschlossen werden.

Hinweise auf Überempfindlichkeitsreaktionen wie Brechreiz, Juckreiz, Hautausschlag bis zu Kreislaufreaktionen müssen gegeben werden. Lokal kann es zu Hautreizungen sowie Venenentzündungen und zu einer Blutung aus der Injektionsstelle kommen.

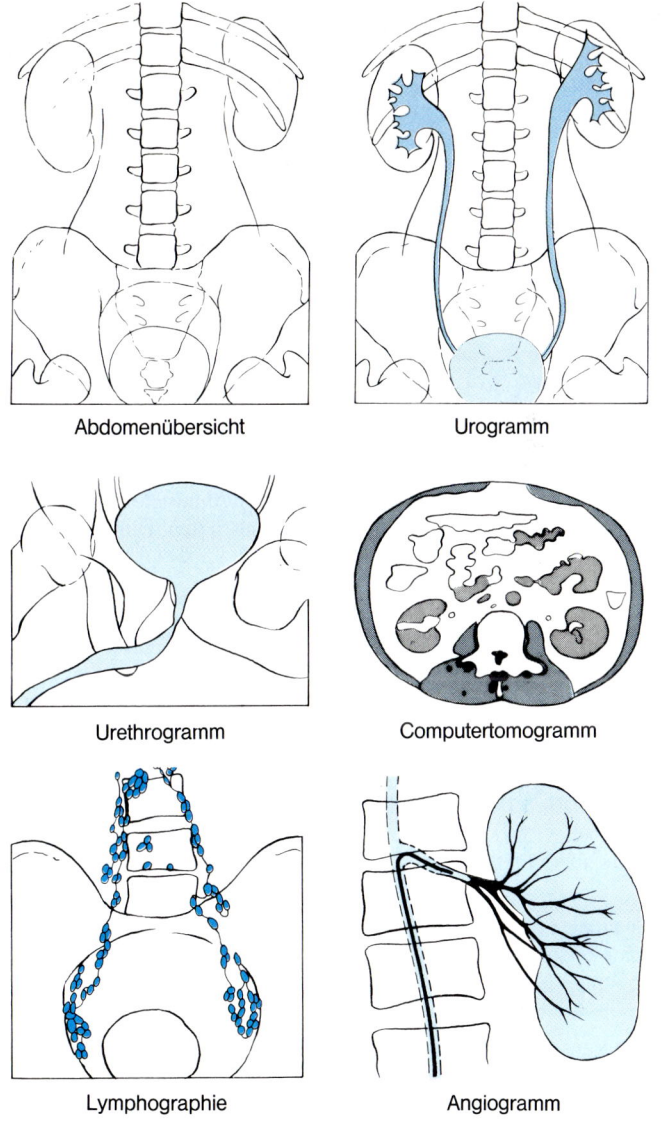

Abdomenübersicht

Urogramm

Urethrogramm

Computertomogramm

Lymphographie

Angiogramm

Abb. 83 **Röntgendarstellung in der Urologie** (aus Sökeland, J.: Urologie für Kran-kenpflegeberufe, 5. Aufl. Thieme, Stuttgart 1987)

Endoskopie

Vor mehr als 100 Jahren – im Jahre 1878 – hat M. Nitze* erstmalig den „Blasenleuchter", das Zystoskop, in die urologische Diagnostik eingeführt. Das Prinzip dieser Endoskopie blieb über etwa 80 Jahre gleich: Die Instrumente entsprachen einem umgekehrten Fernrohr mit geringer Vergrößerung. Am Ende des Instrumentes beleuchtete eine kleine Glühbirne die wassergefüllte Blase. Neben Optik und Lichtleitung war Raum für Katheter und Sonden; zur Führung dieser Zusatzinstrumente diente der sog. Albarransche Hebel**. Um 1963 begann eine Entwicklung, bei der die Beleuchtung über Glühfasern eingespielt wird, so daß heute die Glühbirnenbeleuchtung weitgehend von dieser sog. Kaltlichtbeleuchtung ersetzt ist. Da die Wärmeentwicklung außerhalb des Körpers nicht stört, kann die Lichtstärke dieser Lichtquelle fast unbegrenzt gesteigert werden. Von einem entsprechenden Projektor wird das Licht über ein Fiberglaskabel bis zur Blase eingespiegelt. Das optische System besteht auch heute noch aus verschiedenen Linsenarten, die allerdings als sog. Stablinsen geformt sind (Abb. 84).

In der mit Wasser gefüllten, hell erleuchteten Blase sind alle Einzelheiten als direktes aufrechtes Bild gut sichtbar. Das rhythmische Entleerungsspiel der Ostien läßt sich beobachten, Entzündungen der Blasenschleimhaut, Tumoren, Steine und Fremdkörper sind gut erkennbar (Abb. 85).

Im Laufe der Zeit sind Wunderwerke der Präzisionstechnik und -optik entwickelt worden, die kleinere und größere instrumentelle oder operative Eingriffe in der Blase ermöglichen. Der Schaft mit auswechselbarer Optik wird zum Spülen und Füllen der Blase benutzt. Feine Sonden – Ureterenkatheter – werden unter Leitung des Auges in die Harnleitermündung eingeführt und bis in das Nierenbecken hochgeschoben. Zystoskope stärkeren Kalibers – sog. Operationszystoskope – gestatten das Einführen elektrischer Sonden zur Koagulation von Tumoren sowie kleiner Instrumente, mit denen, nach dem Prinzip des Bowdenzugs arbeitend, Probeexzisionen von Gewebe durchgeführt werden können. Mit dem optischen Lithotriptor können Steine in der Blase unter Sicht zertrümmert und später ausgespült werden.

Mit den Operationsinstrumenten können heute Blasentumoren sowie Gewebshyperplasien im Blasenhalsgebiet – Adenom und Karzinom – mit elektrischen Schneidschlingen vollständig entfernt werden. Das Gewebe wird in einzelne Späne zerlegt und anschließend aus der Blase ausgespült.

Große Blasensteine werden nicht mehr mechanisch mit Greifzangen zertrümmert, sondern ebenfalls unter Sicht durch hydraulische Schlagwellen oder durch Ultraschall.

---

* Nitze, Max (1848–1906) Urologe in Berlin
** Albarran, Joãquin (1860–1912) Chirurg in Paris

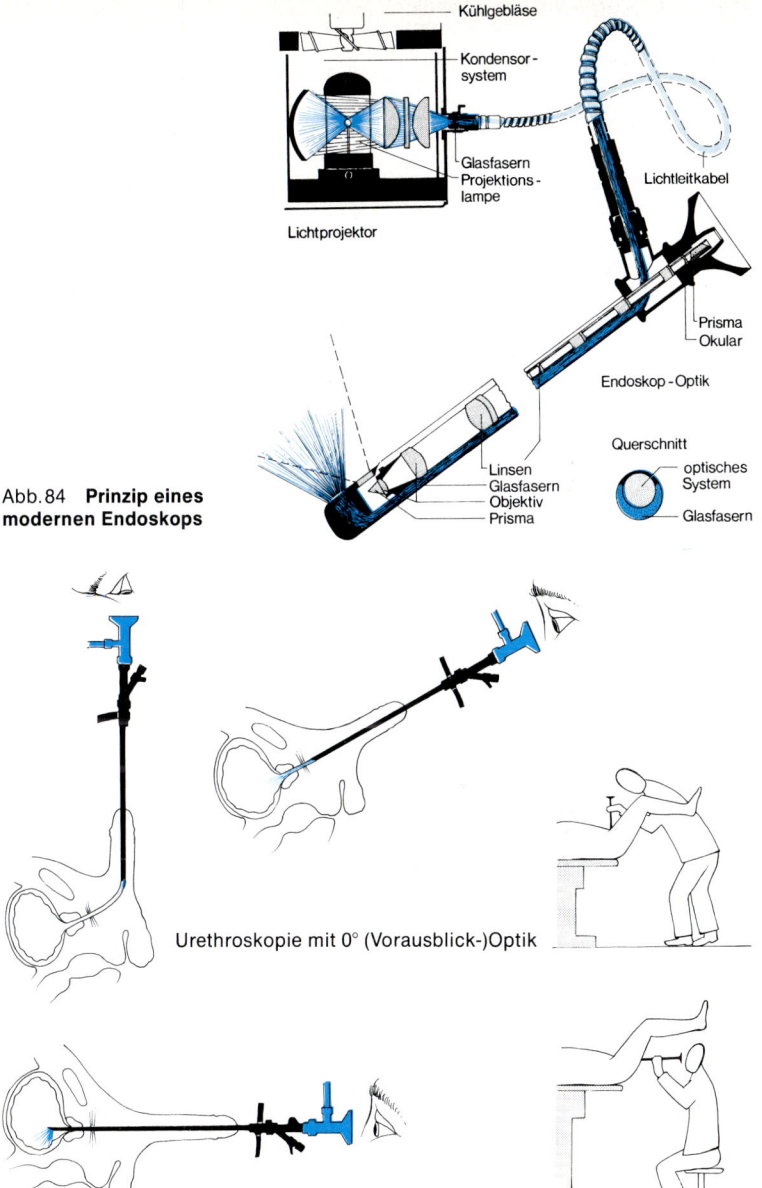

Kühlgebläse

Kondensorsystem

Glasfasern
Projektionslampe

Lichtleitkabel

Lichtprojektor

Prisma
Okular

Endoskop - Optik

Linsen
Glasfasern
Objektiv
Prisma

Querschnitt

optisches
System

Glasfasern

Abb. 84 **Prinzip eines modernen Endoskops**

Urethroskopie mit 0° (Vorausblick-)Optik

Zystoskopie mit 70° (Seitenblick-)Optik

Abb. 85 **Urethrozystoskopie**

Urethrozystoskopie

Bei der Zystoskopie wird die Harnröhre blind passiert und nur die Blase eingesehen. Die logische Entwicklung der endoskopischen Technik ist die routinemäßige Urethrozystoskopie. Das Instrument mit einer Geradeausoptik wird in üblicher Weise eingeführt. Unter dem Spülstrom erweitert sich die Harnröhre vor dem Endoskop, so daß unter allmählichem Vorgehen die Harnröhre in ihrer ganzen Länge bis zur Blase inspiziert werden kann. Angeborene Ringe, erworbene Stenosen, Divertikel, Papillome, Karzinome und entzündliche Veränderungen sind genau zu übersehen. Besonders wichtig ist die Methode zur Beurteilung der prostatischen Harnröhre für die Indikation zu operativen Eingriffen im Blasenhalsgebiet, speziell für die TUR (transurethrale Resektion). Die Größe der Prostata mit Seiten- und Mittellappen ergibt sich aus dem Blasenhals-Kollikulus-Abstand und dem rektalen Tastbefund. Wenn das Instrument die Blase erreicht hat, bleibt der Schaft liegen und nur die Optik mit einem anderen Blickwinkel wird zur Inspektion der Blase ausgetauscht. Daher die Bezeichnung „Urethrozystoskopie". In einem Arbeitsgang ist die diagnostische Ausbeute erheblich größer als bei der einfachen Zystoskopie (Abb. 85, s. auch Farbtafel IV, V, VI).

Aufklärung: Eine Blutungsneigung, vorliegende Herz-Kreislauf-Erkrankung sowie Überempfindlichkeit gegen örtliche Betäubungsmittel sind zu erfragen.

Vorübergehende Harnblutungen oder Blutbeimengungen im Harn können vorkommen. Schmerzen beim ersten Wasserlassen danach lassen sich nicht immer vermeiden. Entzündungen können nach den Eingriffen auftreten, selten sind Verletzungen.

Ureterenkatheterismus

Der Ureterenkatheter ist eine Hohlsonde aus Kunststoff von Charr. 4–10 mit Zentimetereinteilung; er ist durch Kontrastmittelimprägnierung im Röntgenbild sichtbar. Unter Leitung des Auges wird er in das Harnleiterostium eingeführt und kann bis in das Nierenbecken vorgeschoben werden (Abb. 86).

Die retrograde Pyelographie, die Kontrastmittelfüllung des Nierenbeckens, ist erst durch den Ureterenkatheterismus möglich gemacht worden.

Therapeutisch können Schlingen oder sog. innere Splinte – an beiden Enden eingerollte Kunststoffröhrchen (Pigtail-Katheter) – eingelegt werden.

Die Blasenspiegelung in allen ihren Variationen ist eine der wichtigsten Untersuchungsmethoden in der Urologie. In der Hand des erfahrenen Spezialisten ist sie zwar unangenehm, aber schmerzlos und ohne Spätfolgen. Von Ungeübten ausgeführt, wird sie zur Quälerei mit Verletzung der Harnröhre und Blutungen, die bei den Patienten zu einer gewissen Scheu vor dieser Untersuchung geführt hat.

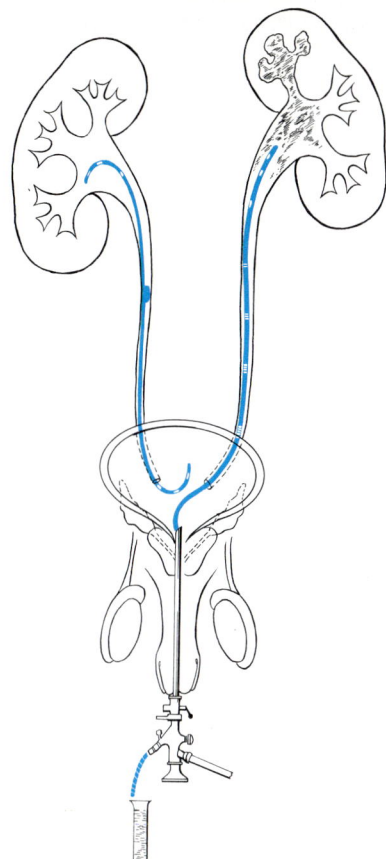

Abb. 86   **Einlegen eines Ureterkatheters links sowie eines inneren Splintes rechts**

Merke:

● **Die Endoskopie steht heute am Ende des urologischen Untersuchungs-
ganges, wenn die vorausgegangenen Verfahren – Labordiagnostik,
Röntgendiagnostik – keine Klärung des Krankheitsbildes ermöglichen.**

● **Die Endoskopie muß ebenso wie der Katheterismus als ein absolut steriler Eingriff durchgeführt werden.**

● **Die routinemäßige Urethrozystoskopie, bei der unter Spülstrahldruck
die Harnröhre schonend vor dem Endoskop erweitert wird, ermöglicht
die Beurteilung von Harnröhre und Blase im gleichen Arbeitsgang.**

Untersuchung und Untersuchungsgang

Anamnese

Die subjektiven Veränderungen des Allgemeinbefindens – Beschwerden, Schmerzen, Fieber usw. – ermöglichen weitgehende Rückschlüsse auf Entstehung, Lokalisation und Art einer Erkrankung. Sie ergeben sich zum großen Teil aus der Anamnese, wie sie der Kranke spontan schildert und wie sie durch bewußte Fragen des Untersuchers ergänzt werden. Die grundlegende Bedeutung der Anamnese für die Erkennung und Erfassung eines Krankheitsbildes wird leider dem werdenden Arzt in seiner Ausbildung zu wenig nahegebracht. In Praxis und Klinik ist sie Basis und Ausgangspunkt der Diagnostik.

Eine ausführliche Allgemeinanamnese soll immer der speziellen urologischen vorausgehen. Dabei ist besonders auf Krankheitsbilder zu achten, die erfahrungsgemäß mit urologischen Erkrankungen in ursächlichem Zusammenhang stehen, kurz vorausgegangene Erkältungen oder Infektionen – Mittelohr-, Nebenhöhlen- oder Mandelentzündungen – Furunkel, Abszesse, Panaritien, intraabdominelle Eingriffe, bei Frauen gynäkologische Operationen usw.

Die rein topographische Nachbarschaft der Verdauungsorgane mit den Harnorganen sowie die Auswirkung einer Dysfunktion der Harnorgane auf den Stoffwechsel veranlassen zur Frage nach Appetit, Durstempfinden, Magenbeschwerden, Stuhlgang usw. Nierenerkrankungen, die im eigentlichen Organbereich symptomlos verlaufen – langsam entstehende Hydronephrosen, Lageanomalien, ruhende Steine –, äußern sich häufig durch Magenbeschwerden und werden oft auch jahrelang als solche behandelt. Bei Frauen ist eine genaue gynäkologische Anamnese erforderlich und deckt besonders bei Blasenbeschwerden schon in der Vorgeschichte Zusammenhänge mit Genitalerkrankungen auf. In der prä- und postmenstruellen Phase besteht eine gewisse Disposition zu Blasen- und Nierenbeckenentzündungen.

Koliken, starke Schmerzen, hohes Fieber, Schüttelfrost, sichtbare Veränderungen des Harns, wie Hämaturie und trüber Harn, werden vom Patienten als auffallende Veränderungen seiner physiologischen Norm spontan geschildert. Für die Diagnose wichtige Nebenerscheinungen gibt der Kranke meist erst auf Befragen an. Aus diesem Grunde soll man die Patienten in Ruhe und Geduld ihre Krankheitsgeschichte erzählen lassen und dann erst nach einzelnen Symptomen fragen.

Die Frage nach früheren Geschlechtskrankheiten ist selbstverständlich. Die enge anatomische und funktionelle Verbindung des Harnsystems und der Genitalorgane legt schonende Fragen nach dem Sexualleben nahe, wenn ein Beschwerdekomplex in dieser Region angegeben wird.

Die **urologische Anamnese** erstreckt sich speziell auf Beschwerden und krankhafte Veränderungen im Bereich der Urogenitalorgane. Bei Nierenbeschwerden lasse man sich die Lokalisation zeigen, da fast alle unklaren Rückenschmerzen vom Patienten mit der Niere in Zusammenhang gebracht werden. Anschließend soll der Patient die Art, Intensität, Dauer und Ausstrahlung der Schmerzen sowie ihre Abhängigkeit von Ruhe und Bewegung schildern. Bei sicht- oder tastbaren Veränderungen, insbesondere im Bereich des äußeren Genitales und der Hoden, ist die Zeit anzugeben, in der eine Geschwulst aufgetreten ist oder eine Größenzunahme beobachtet wurde.

Zeit, Frequenz und Art der Miktion – Nykturie, Pollakisurie, Dysurie, Algurie – sind genau festzulegen. Bei der Algurie ist wichtig, ob der Schmerz initial, während der ganzen Dauer der Miktion oder terminal auftritt. Von besonderer Bedeutung ist diese Unterscheidung bei der Hämaturie. Eine gleichmäßige Blutung während der ganzen Miktionsdauer läßt z.B. auf eine Nierenblutung schließen, während die terminale Hämaturie charakteristisch für eine Blasenerkrankung ist.

Beispiel: Ein 45jähriger Patient (Tumoralter) erkrankt mit einer massiven schmerzlosen Hämaturie. Da die Hämaturie nur ein Symptom ist und ihre Ursache nur durch Zystoskopie geklärt werden kann, muß sofortige Überweisung an den Facharzt oder in die Klinik während der Blutung erfolgen. Der Arzt sollte jedoch seinen Patienten über die Art und Notwendigkeit der Untersuchung aufklären.

Bei erhöhtem *Blutdruck* soll man in Abständen von 5 Min. die Messung wiederholen. Leicht erregbare Patienten reagieren bei der einfachen Untersuchung mit einer Blutdrucksteigerung von 15–30 mmHg, die nach Adaptation wieder zur Norm absinkt (s. auch Visitenpuls). Auf die Zunge ist besonders zu achten. Bei der Pyelonephritis ist sie trocken, rot und wird bei Urosepsis oder urämischen Zuständen braun und borkig. Schwere Zungenveränderungen sind immer ein Gradmesser für die Schwere des Krankheitsbildes und die Schädigung des Allgemeinzustandes. Der Hautturgor gibt Anhaltspunkte für den Wasserhaushalt.

Neurologischer Befund

Der neurologische Befund ist wichtig, da Entleerungsstörungen der Blase häufig durch neurologische Grundleiden, Tabes, multiple Sklerose usw. bedingt sind. Die pathologischen Veränderungen der Miktion können das *erste neurologische Ausfallsymptom sein.*

Untersuchung der Nieren

Bei entkleidetem Oberkörper in sitzender, leicht gebeugter Haltung des Patienten betrachtet man zunächst die hintere Lumbalgegend und stellt durch Seitenvergleich Vorwölbung und Hautrötung (paranephritischer Abszeß) fest. Durch Hohlhandperkussion im Winkel zwischen 12. Rippe und Wirbelsäule wird die Schmerzempfindung geprüft. Bei der Inspektion, Betastung und Prüfung der Schmerzempfindung bei paarigen Organen oder Körperregionen ist immer der Seitenvergleich wichtig.

In flacher Rückenlage erfolgt dann die bimanuelle Palpation der Nieren (Abb. 87). Die Knie sind leicht angewinkelt, um die Bauchdecken zu entspannen. Zur Untersuchung der linken Niere steht der Untersucher rechts vom Patienten, seine linke Hand liegt dorsal unter der 12. Rippe und drückt die Niere der flach auf dem Bauch liegenden rechten Hand entgegen. Erst bei Größen- oder Lageveränderungen, Tumor, Hydronephrose, Senkniere und Anomalien wird die pathologische Organkontur greifbar. Bei der Prüfung der Druckempfindlichkeit ist auf die Ausstrahlung zu achten.

Untersuchung des Harnleiters

Sie erfolgt in Rückenlage mit möglichst entspannten Bauchdecken; tiefe Palpation entsprechend dem Harnleiterverlauf. Die Untersuchung dient hauptsächlich zur Prüfung der Schmerzempfindlichkeit. Der Harnleiter selbst ist auch bei schweren anatomischen Veränderungen selten zu tasten. Differentialdiagnostisch ist rechts an die Appendix, links an das Colon descendens, bei Frauen an die Adnexe zu denken.

Untersuchungen der Blase

Betrachtung des Unterbauchs auf sichtbare Vorwölbung, Perkussion und Palpation. Nur die maximal gefüllte bzw. überdehnte Blase ist tastbar und läßt sich durch deutliche Schallverkürzungen perkutorisch gegen den lufthaltigen Abdominalinhalt abgrenzen.

Bei Blasentumoren ist neben der Endoskopie die bimanuelle Palpation der Blase angezeigt.

Untersuchung des äußeren Genitales

Inspektion des Penis, der Harnröhrenöffnung und der Eichel, besonders des Sulcus coronarius nach Zurückstreifen der Vorhaut. Abtastung des Penisschaftes und der an seiner Unterseite verlaufenden Harnröhre, Betastung der Hoden, Beurteilung ihrer Größe, Konsistenz und Druckempfindlichkeit; auf Verhärtung im Kopf- oder Schwanzteil achten. Entsprechende Untersuchungen des Samenstrangs in seinem ganzen Verlauf bis zum Eintritt in den Leistenkanal. Prüfung der Bruchpforte. Betastung der regionären Leistendrüsen (Abb. 88). Die Untersuchungen werden am liegenden Patienten ausgeführt. Anschließend Beurteilung des Hodenstandes im Stehen, Vergleiche der Niveauunterschiede links und rechts. Varikozelen lassen sich nur im Stehen erkennen (s. Abb. 213).

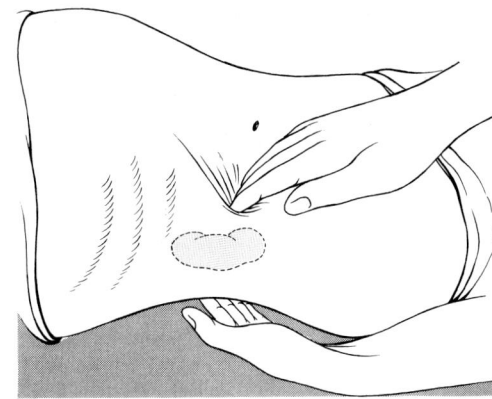

Abb. 87 **Palpation der Nieren:** Die Palpation der Nieren ist bei guter Entspannung während der Allgemeinuntersuchung durchführbar

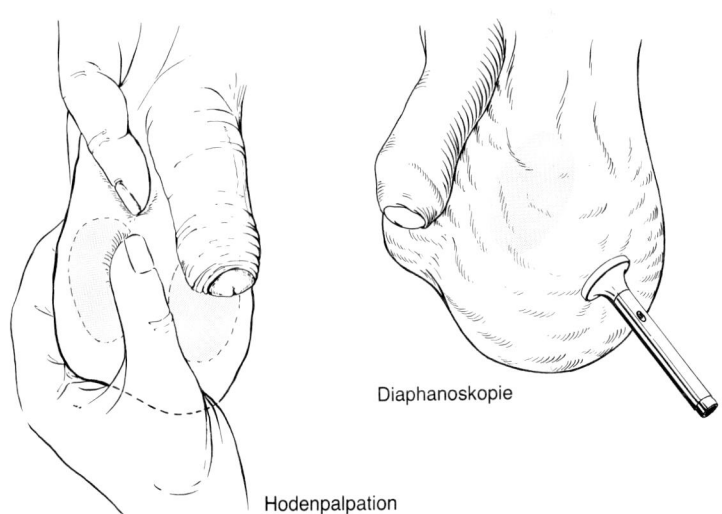

Diaphanoskopie

Hodenpalpation

Abb. 88 **Palpation der Hoden mit beiden Händen** (nach Schmiedt). **Diagnostik der Hydrozele mittels Diaphanoskopie**

Merke:

- Eine normale Niere in normaler Lage ist nur bei ganz mageren Patienten mit tiefer Atmung zu tasten.
- Die Selbstpalpation der Hoden sollte bei Vorsorgemaßnahmen immer wieder empfohlen werden: Jede Verhärtung ist tumorverdächtig.

Aufklärung

Ein ärztlicher Eingriff wird erst rechtmäßig durch die Einwilligung des Patienten. Voraussetzung einer wirksamen Einwilligung ist eine umfassende Aufklärung des Patienten.

Nur wer weiß, worin er einwilligt, kann wirksam einwilligen.

Der Patient muß über Wesen, Bedeutung und Tragweite des Eingriffs aufgeklärt werden. Die Aufklärung kann sowohl den Verlauf als auch das Risiko der Behandlung betreffen. Sie soll in großen Zügen erfolgen. Dem Patienten kann schließlich kein medizinisches Fachwissen vermittelt werden. Er muß jedoch über bestehende Alternativen zur vorgeschlagenen Behandlung informiert werden. Weiterhin muß sich die Aufklärung auf die mit dem Eingriff verbundenen Gefahren erstrecken. Es gibt noch keine festen Prozentsätze, nach denen sich die Aufklärungsbedürftigkeit richtet. Die Rechtsprechung lehnt es weitgehend ab, die Aufklärung nach Risikotabellen auszurichten.

Bei der Arzthaftung lassen sich zwei Gruppen erkennen. Schwerpunkt der Haftungsprozesse ist der Vorwurf des Patienten, der Arzt habe ihn durch fehlerhafte Behandlung schuldhaft beschädigt. Hier trägt der Patient die Beweislast.

Wenn der Patient dagegen nicht ordnungsgemäß aufgeklärt worden ist, kann er auch nicht wirksam einwilligen. In diesem Fall muß der Arzt beweisen, daß er den Patienten entsprechend umfassend aufgeklärt hat.

Aus diesem Grunde werden Klagen über Fehlbehandlung häufig mit dem Vorwurf mangelnder Aufklärung angereichert. Dies geschieht auch für den Fall, daß sich Behandlungsfehler nicht nachweisen lassen.

Aufklärung vor urologischen Eingriffen

Um generelle Risiken operativer Eingriffe einzuschränken, sind frühere Erkrankungen und Operationen zu ermitteln. Vorherige Medikamentenbehandlungen – z. B. Herz-Kreislauf-Mittel, Kortisonbehandlung, Dauermedikationen wie mit Azetylsalizylsäure-Präparaten – müssen erfragt werden. Auf Allergien, Unverträglichkeitserscheinungen, Blutungsneigungen etc. ist besonders zu achten.

Generelle Hinweise auf allgemeine Gefahren ärztlicher Eingriffe wie Infektionen, Embolien und Thrombosen sowie Verletzungen benachbarter Organe oder Blutgefäße sollten gegeben werden, auch wenn sie selten sind. Nachblutungen können primär oder in der postoperativen Phase auftreten. Nach Schnittoperationen sind Narbenbrüche möglich. Auf die Gefahren von Bluttransfusionen ist hinzuweisen, ggf. muß bei erfahrungsgemäß blutreichen Operationen (z. B. radikale Prostatektomie, Zystektomie) ein Hinweis auf die Eigenblutspende erfolgen.

Die Rechtsprechung unterscheidet verschiedene Teilgebiete der Aufklärung (Tab. 16).

Die besonders problematische Risikoaufklärung soll den Patienten in die Lage versetzen, die Tragweite seines Entschlusses abzuwägen (Tab. 17).

Wichtig ist hier das spezifische oder typische Risiko mit seiner Komplikationsdichte für die persönliche Situation des Patienten.

Die Aufklärung muß um so detaillierter und intensiver sein, je gravierender und dauerhafter die Folgen sind.

Tabelle 16   Allgemeine Inhalte der Aufklärung –
Aufklärung ist Voraussetzung der Einwilligung

Diagnoseaufklärung	Art und Schwere der Erkrankung
Sicherungsaufklärung	Verhaltensinstruktion zur Sicherung des Heilerfolges und der Gefahrenabwehr
Verlaufsaufklärung	Art des Eingriffs, therapeutische Alternativen
Risikoaufklärung	allgemeine Risiken spezifische (typische, immanente) Risiken

Tabelle 17   Essentials der Risikoaufklärung

1.	– „Der Patient muß im großen und ganzen eine allgemeine Vorstellung von der Schwere des Eingriffs und den *spezifischen* mit ihm verbundenen Risiken bekommen, um die Tragweite seines Entschlusses abwägen zu können." (BGH 1984) – „*Generelles Risiko*" in der Regel *nicht* aufklärungspflichtig. – Keine Aufklärungspflicht über etwaige Behandlungsfehler.
2.	– „Festes Zahlungsverhältnis zwischen Komplikationsdichte und der ärztlichen Aufklärungspflicht" ist nicht gegeben. (BGH 1971) – Entscheidend: *Erheblichkeit des Risikos* für den betroffenen Patienten in seiner persönlichen Situation und Lebensführung.
3.	– „*Je nachhaltiger und dauerhafter* sich ein Mißerfolg oder eine unerwünschte oder unerwartete Nebenfolge bei dem Patienten auswirken kann, um so notwendiger ist es, auch über fernerliegende Risiken zu informieren." (Empfehlungen der BÄK zur Patientenaufklärung 1990)
	Beweislast über Aufklärung beim Arzt!

Spezielle urologische Therapie

Urologische Operationen

Urologische Operationen sind mit Ausnahme der Tumorchirurgie, der Entfernung vereiterter oder funktionsloser Organe heute vorwiegend konservativ, d. h. organerhaltend.

Die Schnittführung wurde in den letzten Jahren abhängig vom Operationsziel weiter modifiziert. Das Prinzip jeder Schnittführung ist eine individuell auf den Einzelfall abgestimmte Variation, die die beste Übersichtlichkeit für den jeweiligen Eingriff ergibt. Auf den Patienten bezogen muß man verständlich machen, daß nicht immer der kleinste Schnitt auch das beste Operationsergebnis verspricht.

Operationen an der Niere

Die Schnittführungen zur Niere wurden in den letzten Jahren abhängig vom Operationsziel weiter entwickelt. Der klassische Flankenschnitt (nach Bergmann, Israel) wird heute durch den Interkostalschnitt, den Lumbodorsalschnitt (nach Simon, Lurz), den Pararektalschnitt sowie durch transperitoneale oder thorakotransperitoneale Schnitte bei der Tumornephrektomie ergänzt (Abb. 89).

Die direkte Unterbindung der Gefäße sowie die Lymphknotenausräumung in der Tumorchirurgie erfordern häufig große Schnitte transperitoneal oder auch thorakoperitoneal.

Eingriffe am oberen Nierenpol oder an der Nebenniere werden durch die Interkostalschnitte zwischen der 11. und 12. Rippe oder höher erleichtert.

Bei einem von vornherein begrenzten Eingriff können auch Schnitte kleiner Ausdehnung, z. B. der Lumbodorsalschnitt, einen muskelschonenden, direkten Zugang ermöglichen.

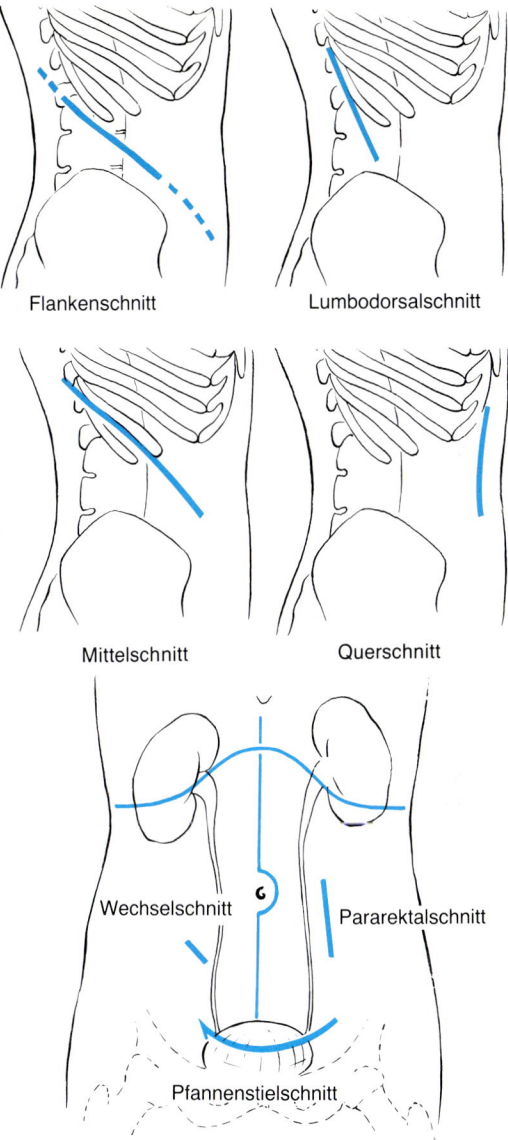

Flankenschnitt

Lumbodorsalschnitt

Mittelschnitt

Querschnitt

Wechselschnitt

Pararektalschnitt

Pfannenstielschnitt

Abb. 89 **Schnittführung bei urologischen Operationen**

Nephrektomie

Die Nephrektomie wird bei einer zerstörten Niere oder Tumorniere erforderlich (Abb. 90). Bei Karzinomen ist die primäre Gefäßligatur und die Entfernung der regionalen Lymphknoten wünschenswert.

Die Ureteronephrektomie kommt bei der Tuberkulose, bei funktionslosen Doppelnieren sowie bei Nierenbecken- und Harnleitertumoren in Betracht. Bei diesem Vorgehen wird die Niere mit dem gesamten Harnleiter einschließlich einer Blasenmanschette entfernt. Die Beurteilung der Erwerbsminderung nach Entfernung einer Niere ist abhängig von der Funktion der verbleibenden Niere und den Folgeerscheinungen. Bei gesunder Einzelniere beträgt die Erwerbsminderung 20–30%.

Aufklärung: Selten ist der Ausfall der zweiten Niere. Unter diesem Gesichtspunkt muß auf die Dialyse hingewiesen werden.

Brustfellverletzungen mit Pneumothorax oder Nachblutungen, die eine erneute Operation erfordern, sind ebenfalls selten.

Bei Nierentumoren ist eine Beteiligung der Nachbarorgane – z. B. Darm, Leber, Milz – mit entsprechenden Erweiterungseingriffen möglich. Auf die postoperative Darmatonie sollte hingewiesen werden.

Heminephrektomie, Nierenteilresektion, Polresektion

Bei der Heminephrektomie handelt es sich um die Resektion einer Nierenhälfte, z. B. bei einer Doppelniere; bei der Nierenteilresektion und Polresektion wird ein Nierenpol unter Erhaltung des restlichen Organs entfernt (z. B. bei einem Steinnest) (Abb. 92).

Pyelotomie, Nephrotomie, Nephrostomie

Die Eröffnung des Nierenbeckens – Pyelotomie – wurde am häufigsten zur Entfernung von Nierensteinen (Pyelolithotomie) durchgeführt. Bei einem Steinsitz peripher vom Nierenbecken im Kelchbereich kann eine Nephrotomie – eine Entfernung des Steines durch das Nierengewebe – erforderlich werden (Abb. 91).

Die Anlage einer Nierenfistel, d. h. die Drainage des Nierenbeckens durch das Nierengewebe und eine künstliche Ableitung des Urins nach außen, ist gelegentlich nach Operationen zur Sicherung der Harnableitung, aber auch bei Harnabflußstörungen unterhalb der Niere, als Dauerharnableitung notwendig.

Ein Teil dieser Eingriffe wird durch die neuen Verfahren – extrakorporale Stoßwellenlithotripsie (ESWL), perkutane Nephrostomie, Litholapaxie, Urethrorenoskopie – ersetzt.

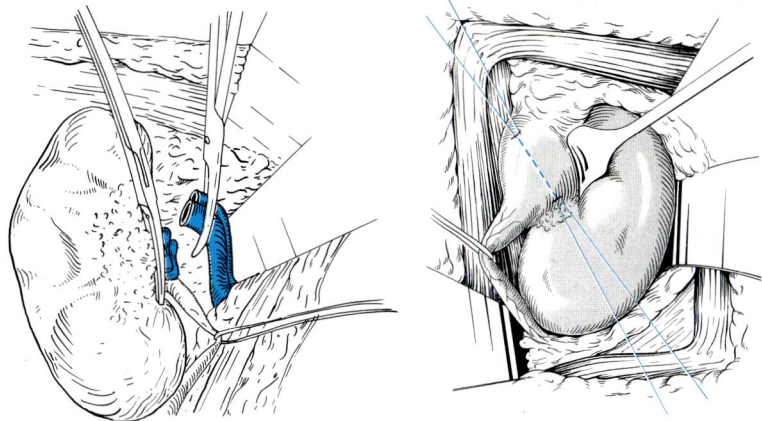

Abb. 90   **Nephrektomie**

Abb. 91   **Pyelotomie**

Abb. 92   **Nierenentfernung und Teilresektion**

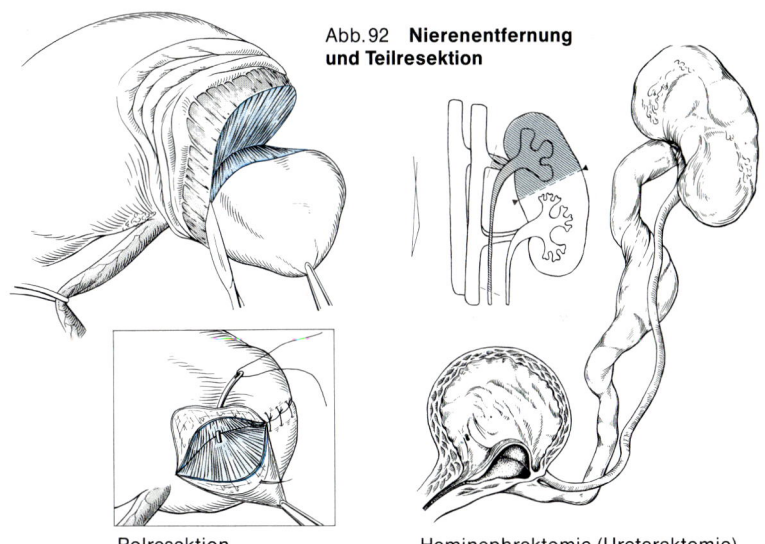

Polresektion

Heminephrektomie (Ureterektomie)

Aufklärung: In Ausnahmefällen kann es zu einer schweren, nicht stillbaren Nierenblutung kommen, die eine Nephrektomie erfordert. Auch können postoperativ Urinfisteln entstehen. Ggf. muß dann eine vorübergehende Harnableitung, innere Drainage mit Dauerkatheter oder eine Nierenfistel angelegt werden. Ein höheres Risiko ist bei Einzelnieren zu erwarten.

Nierenbeckenplastik

Bei Abflußstörungen am Übergang vom Nierenbecken zum Harnleiter – durch hohen Harnleiterabgang, echte Stenosen oder Bridenbildung – wird eine Nierenbeckenplastik durchgeführt. Standardoperation ist die Seit-zu-End-Anastomose (nach Anderson-Hynes). Hierbei wird die Engstelle reseziert und eine Verbindung zwischen dem verkleinerten Nierenbecken und dem Harnleiter geschaffen. Das Nierenbecken wird über einen inneren oder äußeren Splint für die postoperative Phase drainiert (Abb. 93).

Aufklärung: Vorübergehend muß bis zur Wundheilung der Harn abgeleitet werden. Eine Nierenfistel oder ein innerer Splint ist dann erforderlich. Bei weitgehend zerstörter Niere ist die Nephrektomie zu erwägen.

Boari-Plastik, Hörnerblase

Soll der untere Harnleiterabschnitt prävesikal ersetzt werden, bieten sich 2 Verfahren an:

Bei der Blasenlappenplastik (Boari-Plastik) wird der prävesikale Harnleiteranteil durch einen gestielten röhrenförmigen Blasenlappen ersetzt. Hiermit lassen sich Defekte bis über die Gefäßkreuzung hin überbrücken (Abb. 94).

Der Harnleiter wird submukös verlagert, um einen Antirefluxmechanismus zu schaffen. Die Blasenschleimhaut wird mit einer fortlaufenden Naht verschlossen, die Muskulatur mit Einzelknopfnähten versorgt.

Ein alternatives Verfahren ist die sog. Hörnerblase. Bei diesem Verfahren wird die Blase mobilisiert, bis zum Psoas hin verzogen und mit Einzelnähten am Psoas fixiert.

In dieses „Blasenhorn" wird der Harnleiter ebenfalls mit einer submukösen Tunnelung eingepflanzt (Abb. 95).

Aufklärung: Fistelbildungen sowie Fieber infolge Pyelonephritis können in der postoperativen Phase auftreten. Überschießende Vernarbungen können das Operationsergebnis in Frage stellen.

Ureterhautfistel

Eine endgültige Ausschaltung der Blase ist mit Hilfe einer Ureterhautfistel möglich. Dabei werden die Harnleiter blasennah abgetrennt und ohne Zwischenschaltung eines Darmsegmentes mit der Bauchdecke verbunden. Die Harnleiterhautfistel wird zunehmend durch die perkutanen Verfahren ersetzt.

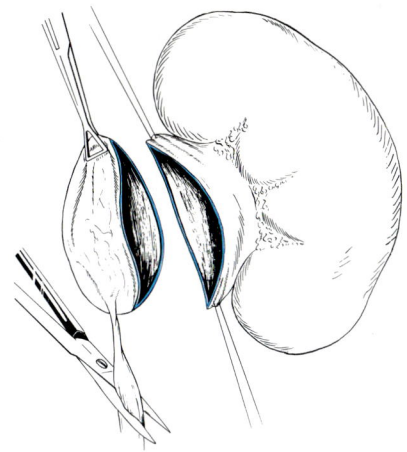 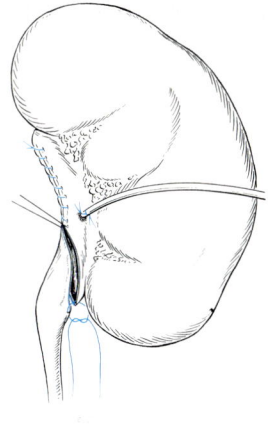

Resektion   Anastomose

Abb. 93   **Nierenbeckenplastik** (nach Anderson-Hynes)

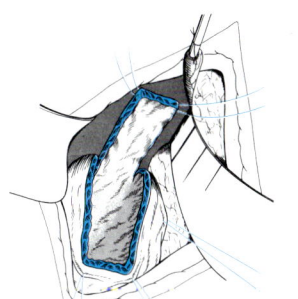 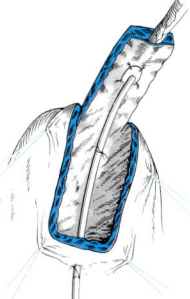 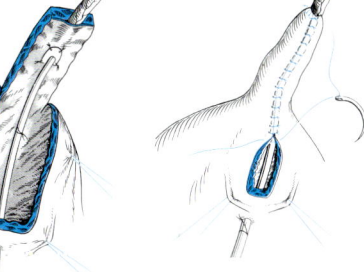

Abb. 94   **Blasenlappenplastik** (nach Boari)

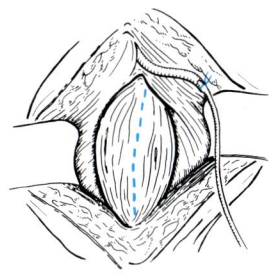 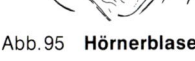 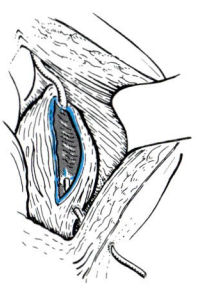 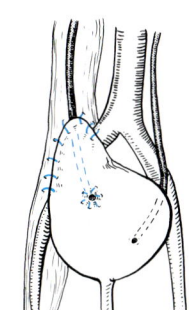

Abb. 95   **Hörnerblase**

Extrakorporale Stoßwellenlithotripsie (ESWL)

Durch außerhalb des Körpers erzeugte Stoßwellen ist es möglich, Harnsteine zu zertrümmern, ohne daß das Gewebe im Körperinneren geschädigt wird. Die Erzeugung von Stoßwellen ist auf verschiedenen Wegen möglich (Abb. 96):

1. durch eine Unterwasserfunkenentladung („Zündkerze"),

2. durch elektromechanische Energieumwandlung, Schwingungen einer Metallmembran (Lautsprecherprinzip),

3. durch piezoelektrische Elemente,

4. durch laserindizierte Verdampfung von Wasser (gepulster Laserstrahl).

Die Stoßwellen müssen, um einen Stein zerstören zu können, fokussiert werden, die Stoßwellenfronten konzentrieren sich gewissermaßen wie in einem Brennpunkt in dem Nieren- bzw. Harnleiterstein. Im Steinbereich wird die höchste Energie erreicht, so daß das Konkrement durch Druck- und Zugkräfte in etwa sandkorngroße spontanabgangsfähige Steinpartikel zerfällt (Abb. 97).

Ankoppelung der Stoßwellen an den Körper erfolgt: durch ein komplettes Wasserbad (Wannenprinzip), durch ein partielles Wasserbad, meistens durch Wasserkissen oder Gel.

Der Stein kann durch verschiedene Systeme geortet werden, ideal ist die Ultraschall- und Röntgenortung in zwei Ebenen, was jedoch heute noch nicht mit allen Apparaten und bei allen Geräten möglich ist. Mit Hilfe des Ortungssystems wird der Stein in den Brennpunkt der Stoßwelle verlagert.

Aufklärung: Kontraindikationen für die Stoßwellenbehandlung sind: unbehandelte oder unbehandelbare Gerinnungsstörung, Patientin in der Schwangerschaft, ein unbehandelter Harnwegsinfekt, Aneurysmen.

Die Narkosefähigkeit spielt bei den schmerzarmen Applikationsformen nicht mehr die Rolle wie früher; technische Grenzen sind allerdings Fettleibigkeit (über 145 kg) sowie bei einigen Geräten eine zu niedrige Körpergröße (Kinder unter 120 cm Körperlänge) (Abb. 98).

Der Patient muß darüber aufgeklärt werden, daß in 10 bis 40 % – abhängig von der Steingröße – Koliken nach der Stoßwellenapplikation auftreten können. Weitere Komplikationen sind subkutane oder intrarenale Hämatome. Auxiliäre Maßnahmen können in bis zu 20 % der Fälle erforderlich werden. Hier sind die perkutane Nephrolithotomie, die Ureterorenoskopie, Einlegen von Sonden oder Schlingen zu nennen.

piezoelektrische Elemente

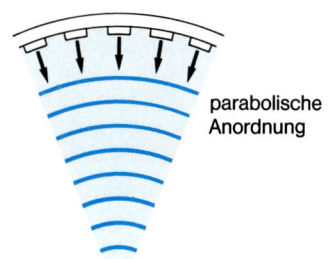

parabolische
Anordnung

Laserimpuls

gepulster Laserstrahl

Lichtleiter

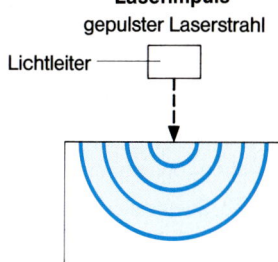

elektromagnetisches Element

(Lautsprecherprinzip)

akustische Linse

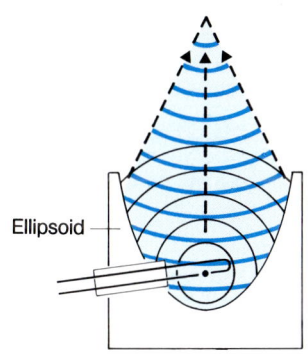

**Unterwasserfunken-
elektrode**

Ellipsoid

Abb. 96   **Erzeugung von Stoßwellen**

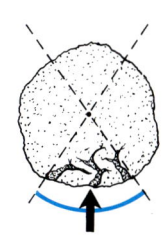
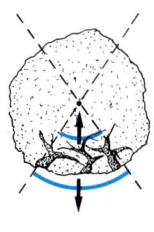
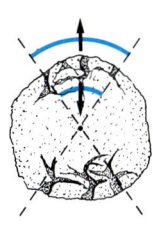
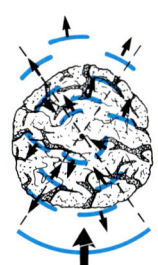

Abb. 97   **Schematische Darstellung des Steinzerfalls**

Patientenvorbereitung

Ambulant können folgende Untersuchungen erfolgen: Abdomenübersicht, Urogramm, Thorax, EKG, Labor (Blutbildgerinnungswerte, Elektrolyte, Kreatinin). Die Beurteilung der Röntgenbilder sollte wegen der Indikationssteilung durch einen ESWL-erfahrenen Urologen erfolgen. Stationär sollte ein Urinstatus mit Objektträgerkultur sowie eine Sonographie vorausgehen, bei einem Harninfekt ist eine antibiotische Therapie notwendig.

Da die Stoßwellen vom Patienten als Schlag in den Rücken empfunden werden, ist auch bei schmerzarmen Applikationsformen gelegentlich eine regionale Anästhesie erforderlich, abhängig von der Apparatur kann jedoch eine sog. Analgosedierung ausreichen. Verbreitet ist auch die Periduralanästhesie mit Verweilkathetern, so daß eine regionale Therapie der Koliken bzw. eine Anästhesie bei flankierenden Maßnahmen möglich ist.

Bei dicken Patienten kann die Einstellung des Steines in den Brennpunkt unmöglich sein, da die Entfernung von der Hautoberfläche zum Stein größer als 12 cm ist (Probeortung).

Indikationen (Abb. 99)

1. Solitäre Nierensteine bzw. Kelchsteine können bis zu einer Größe von 2,5 cm – unabhängig von ihrer Lage im Hohlsystem – einer Stoßwellenmonotherapie zugeführt werden.

2. Große partielle oder komplette Ausgußsteine sowie Steine über 2,5 cm können mit kombinierten Verfahren der Endourologie und Stoßwellenlithotripsie behandelt werden.

3. Tief- und festsitzende Harnleitersteine im mittleren und oberen Harnleiter, die nicht primär entfernt werden können, werden wieder in das Nierenbecken zurückgebracht (Ureterorenoskopie) und sekundär der Stoßwellenlithotripsie zugeführt.

4. Die perkutane Litholapaxie und die Ureterorenoskopie sind auch unabhängig von der Stoßwellenbehandlung als Monotherapie möglich.

Nachsorge

Eine frühe Mobilisation des Patienten ist wichtig, Ultraschallkontrollen sowie Röntgenübersichtsaufnahmen am ersten Tag gehören zu den Routinemaßnahmen. 50% der Patienten werden mit Steinfragmenten in der Niere und den Harnleitern entlassen. Eine urologische Überwachung mit Sonografien bzw. Röntgenkontrollen ist in individuellen Abständen notwendig.

ESWL

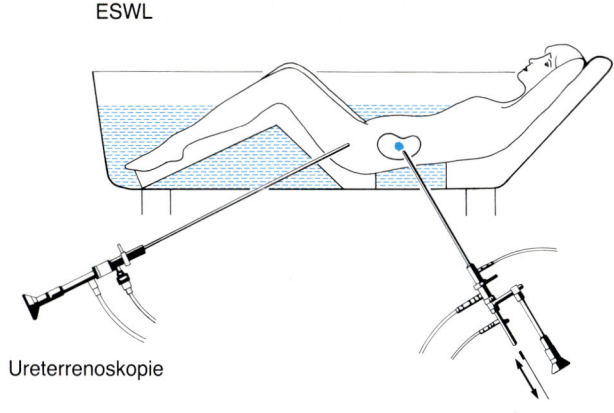

Ureterrenoskopie

perkutane Litholapaxie

Abb. 98 **Stoßwellenlithotripsie und auxiliäre Maßnahmen**

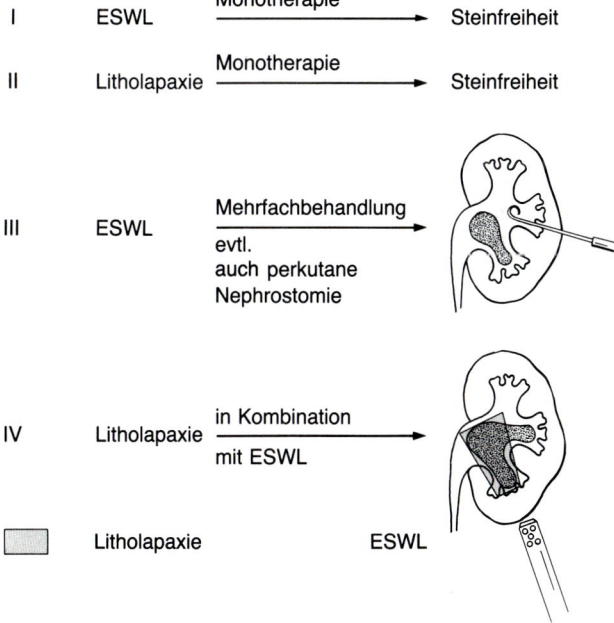

Abb. 99 **Strategie der Behandlung beim Nierenstein** (nach Jochem)

Perkutane Nephrolithotomie (PNL)

Der Indikationsbereich der perkutanen Nephrolithotomie umfaßt Nierenbecken- und Kelchsteine beliebiger Größe, die auf geradem Weg mit starren Instrumenten erreichbar sind. Der Indikationsbereich wird sich durch den Einsatz beweglicher Instrumente erweitern. Wenn mehrfache transparenchymatöse und damit komplikationsträchtige Punktionen erforderlich sind, ist die Kombination mit der ESWL vorzuziehen.

Der Patient wird wie für einen operativen Eingriff vorbereitet. Bei den Laboruntersuchungen ist der Blutgerinnungsstatus besonders wichtig.

Der Eingriff kann entweder in Lokalanästhesie oder in Allgemeinbetäubung durchgeführt werden, der Patient wird in Bauchlage auf dem Operationstisch gelagert; bewährt hat sich das Unterlegen eines Kissens, das die Neurochirurgen zur Lagerung von Patienten in Bauchlage entwickelt haben.

Die Punktion erfolgt unter Ultraschallkontrolle; ist das Nierenbecken erreicht, wird das Hohlsystem durch einen Seldinger- oder Lunderquist-Draht sondiert. Über diesen Draht wird der Kanal unter Röntgenkontrolle aufbougiert, bis ein sog. Nephroskop einführbar ist.

Über dieses Instrument wird der Stein mit Hilfe der Ultraschallithotripsie sowie durch Zangen und Spezialinstrumente mechanisch entfernt (Abb. 100).

Nach Beendigung des Eingriffes sichert ein Nephrostomiekatheter den Harnabfluß. Der Zeitpunkt der Entfernung des Fistelkatheters richtet sich nach der Stärke der postoperativen Hämaturie bzw. der Kontrolle auf glatten Abfluß.

Indikationen zur perkutanen Litholapaxie sind: solitäre Nierensteine, große partielle oder komplette Ausgußsteine, Steine über 2,5 cm Durchmesser.

Kombinierte Verfahren der Endourologie und Stoßwellenlithotripsie haben sich bewährt.

Aufklärung: Die Komplikationsrate nach perkutaner Nephrolithotomie ist relativ gering und umfaßt Nierenbeckenperforationen (5–7%), Blutungen (3–5%) und Infektionen (17–20%), Fistelkatheterobstruktionen und Fistelbildungen (4–16%).

Eine Blutung aus der Niere oder aus dem Nierenparenchym in die Nierenumgebung kann eine operative Freilegung, ausnahmsweise eine Nephrektomie erfordern. Infektionen, aber auch Verletzungen von Nachbarorganen wie Leber, Milz und Darm sind möglich.

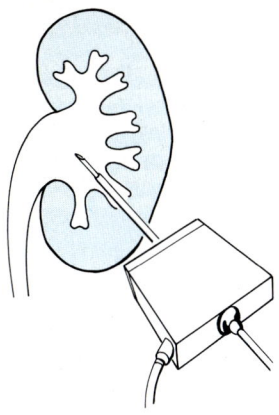

Ultraschallgesteuerte
Punktion

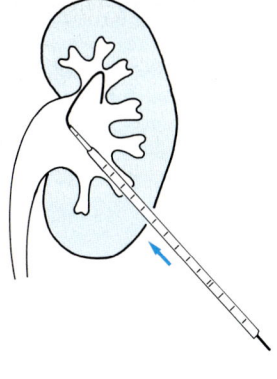

Aufbougierung

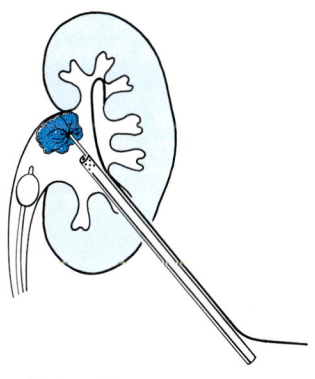

Steinentfernung

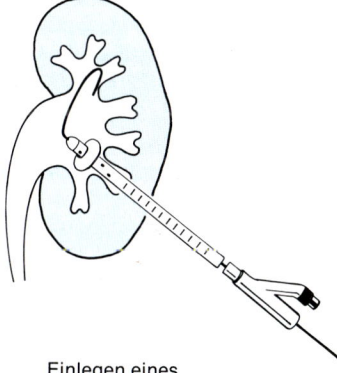

Einlegen eines
Fistelkatheters

Abb. 100   **Perkutane Nephrolithotomie**

Operationen am Harnleiter

Die häufigste am Harnleiter durchgeführte Operation ist die Entfernung von Steinen. Während früher die offenen Operationen dominierten und nur der prävesikale Harnleiterstein mit Hilfe der Schlingenbehandlung entfernt werden konnte, ist heute die offene Operation am Harnleiter selten. Bei engem Harnleiterostium kann man die Öffnung durch Bougies erweitern oder eine schonende Dilatation durch Einlegen eines inneren Splintes durchführen.

Mit Hilfe der Ureterorenoskopie können auch größere Harnleitersteine ohne offene Operation entfernt werden. Bei diesem Verfahren wird in Narkose ein starres Instrument, 9–11 Charr., unter Sicht in den Harnleiter bis zum Stein eingeführt. Der Stein kann mit einer Spezialschlinge – Dormia – gefaßt und extrahiert werden. Größere Steine werden mit Hilfe einer Ultraschallsonde zerkleinert und abgesaugt. Nach bisherigen Erfahrungen lassen sich auf diese Weise Harnleitersteine, die nicht spontan abgangsfähig sind, in 85 % der Fälle entfernen (Abb. 101).

Die Ureterorenoskopie ist darüber hinaus eine Auxiliärmaßnahme für die extrakorporale Stoßwellenlithotripsie. Steine lassen sich ureterorenoskopisch ins Nierenbecken zurückbringen und durch die extrakorporale Stoßwellenlithotripsie zerkleinern. Die Ureterorenoskopie ist kein einfaches Verfahren. Nur durch eine gezielte Indikation und sorgfältige Technik sind Komplikationen zu vermeiden.

Eine Alternative zu diesem Verfahren ist die instrumentelle Schlingenoperation (Abb. 102). Dabei wird eine Harnleitersonde, die mit einem Kunststoffaden armiert ist, am Stein vorbeigeführt, die Schlinge im Nierenbecken geschlossen und unter Röntgensicht bis zum Stein zurückgeführt. Die Schlinge wird dann als Dauerschlinge belassen.

Indikationen zur Ureterorenoskopie sind
1. Diagnostik (Tumorverdacht)
2. Steinentfernung.

Aufklärung: Offene Operationen können zur Fistelbildung führen, innere Operationen wie Ureterorenoskopie zu Perforationen, die eine nachfolgende Drainage erfordern. Auch das Auftreten von Infektionen ist möglich.

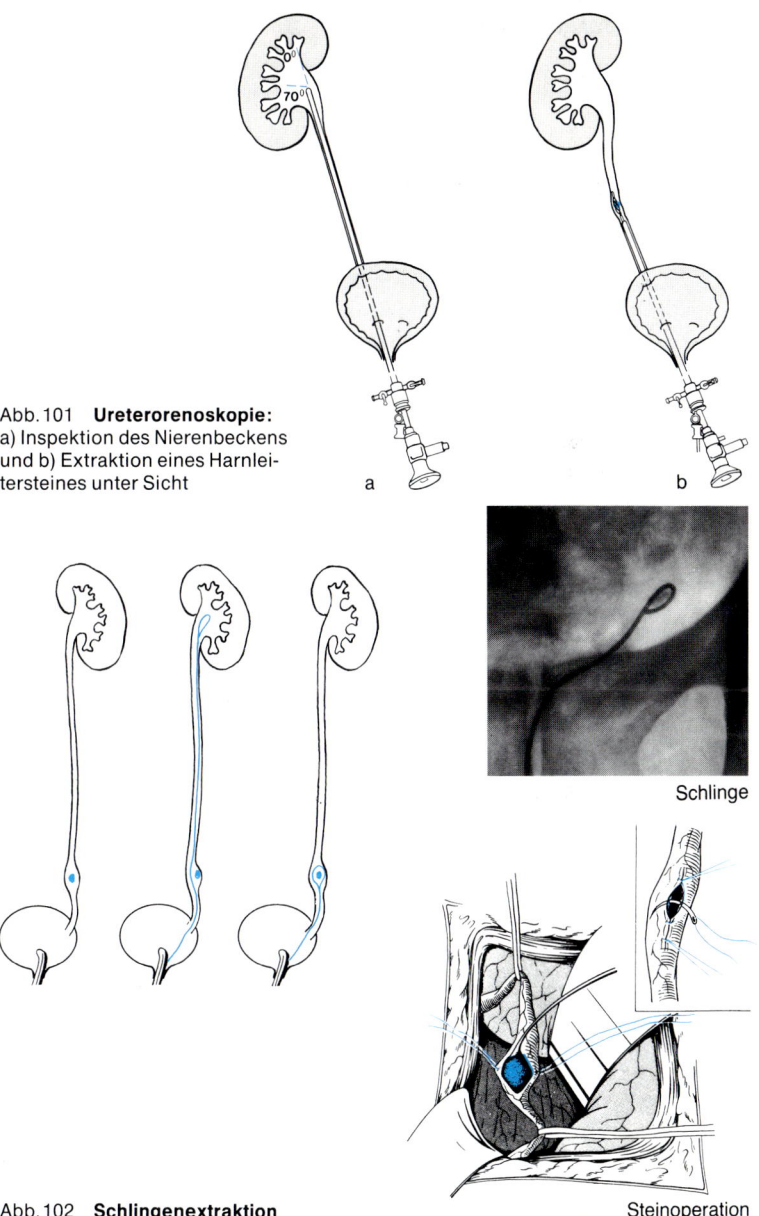

Abb.101 **Ureterorenoskopie:**
a) Inspektion des Nierenbeckens
und b) Extraktion eines Harnlei-
tersteines unter Sicht   a   b

Schlinge

Abb.102 **Schlingenextraktion**   Steinoperation

Antirefluxoperationen

Normalerweise wird auch während der Miktion kein Harn in den Harnleiter eintreten. Je länger der intramurale Verlauf des Harnleiters ist, um so eher kann der Harnleiter durch den intravesikalen Druck komprimiert und ein Reflux verhindert werden. Die Ostienmorphologie spielt allerdings auch eine Rolle. Röntgenologisch wird der Reflux durch ein Refluxzystogramm bewiesen. Indikationen zur Operation sind rezividierende Harninfekte, pyelonephritische Veränderungen im Ausscheidungsurogramm auf der refluxiven Seite. Ostienveränderungen unterstützen die Indikation zur Operation. Kinder, die nicht konsequent und nicht lange genug antibiotisch vorbehandelt wurden (über ½ Jahr), haben eine relative Indikation.

Eine Reihe von Operationen ist zur Beseitigung des vesikoureteralen Refluxes beschrieben. Prinzip aller dieser Operationen ist die submuköse Verlagerung des Harnleiters, so daß bei Erhöhung des Blasendrucks der Harnleiter gewissermaßen komprimiert wird. Man unterscheidet zwischen extravesikalem sowie transvesikalem Vorgehen (Abb. 103).

Bei den Operationen nach Politano-Leadbetter und Glenn-Anderson wird der Harnleiter nach Öffnung der Blase transvesikal mobilisiert, ein längerer submuköser Tunnel gebildet und der Harnleiter unter der Blasenschleimhaut hindurchgezogen und anastomosiert (Abb. 104).

Bei der Antirefluxoperation nach Lich-Grégoire wird der Harnleiter extravesikal freipräpariert, die Muskulatur für die Einlagerung des Harnleiters bis auf die Submukosa gespalten und der Harnleiter mit Einzelknopfnähten unter die Muskulatur submukös versenkt (Abb. 105).

Die Antirefluxverfahren haben eine Erfolgsquote von etwa 90 %. Eine antibiotische Nachbehandlung ist notwendig.

Eine Harnableitung in Dünndarm- oder Dickdarmsegmente oder eine Harnleiter-Darm-Anastomose ist nach Entfernung der Blase notwendig und wird im Kapitel *Blasentumoren* beschrieben.

Merke:

- **Prinzip der meisten Antirefluxoperationen ist die submuköse Verlagerung des Harnleiters (Abb. 103).**

Aufklärung: Harnfisteln bei nicht kompletter Heilung, das Auftreten eines erneuten Refluxes sowie eine überschießende Vernarbung mit anschließenden Engstellen erscheinen möglich. Ein erneuter Eingriff wäre dann zu erwarten. Harninfektionen können das postoperative Ergebnis beeinträchtigen.

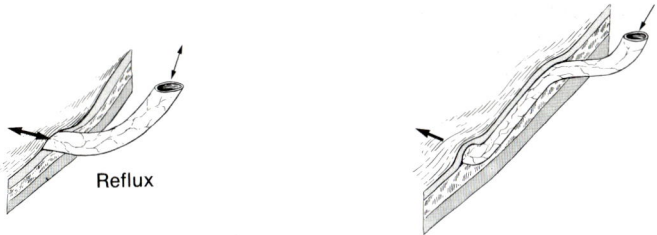

Abb. 103   Prinzip der submukösen Verlagerung

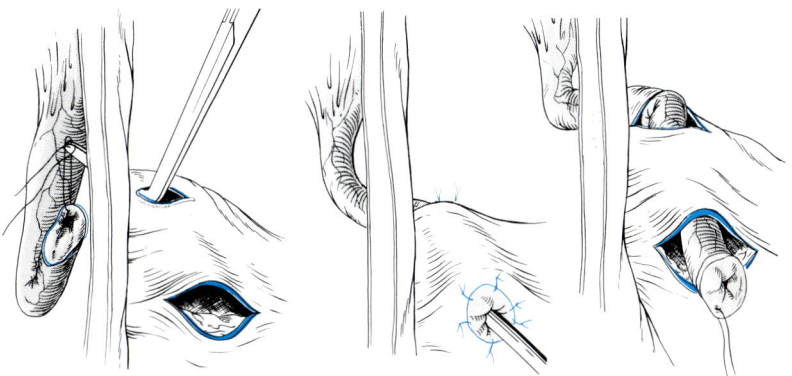

Abb. 104   Antirefluxoperation nach Politano-Leadbetter. Submuköse Verlagerung des Harnleiters unter die Blasenschleimhaut: transvesikal

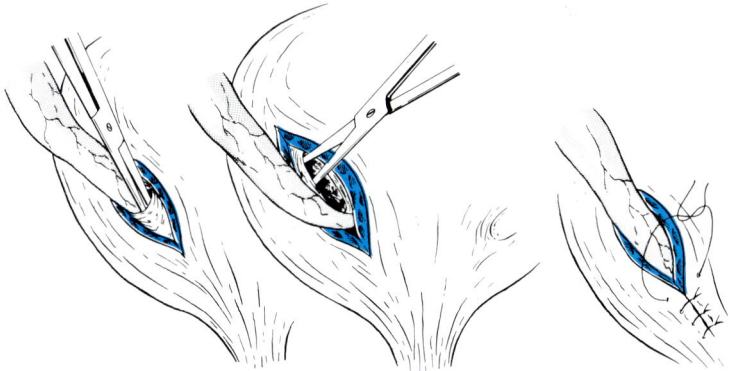

Abb. 105   Antirefluxoperation nach Lich-Grégoire. Submuköse Verlagerung des Harnleiters: extravesikal

Operationen an Blase und Prostata

„Offene" Operationen an Blase und Prostata sind heute seltener geworden. Die Prostataadenomektomie bedeutet die operative Ausschälung des in die Prostata eingewachsenen Adenoms (Abb. 106). Die Prostata selbst wird nicht entfernt. Wir unterscheiden verschiedene Verfahren:

1. die transvesikale Prostatektomie,
2. die retropubische Prostatektomie,
3. die Prostatektomie durch Elektroresektion.

Alle genannten Verfahren sind gleichwertig. In etwa 90 % der Fälle wird heutzutage die transurethale Technik verwandt.

Die perineale Prostatektomie hat nur noch historische Bedeutung.

Aufklärung: Prostatahyperplasieoperation – Prostatektomie. Eine Harninkontinenz postoperativ ist selten, Harninfekte treten häufiger auf.

Gelegentlich kann es zu einer Nebenhodenentzündung kommen. Nachoperationen sind bei Nachblutungen erforderlich. Spätfolgen können Narbenbildungen mit Strikturen, selten eine Impotenz sein. Über die retrograde Ejakulation – trockener Orgasmus – muß aufgeklärt werden.

Bei der **radikalen Prostatektomie** wird dagegen die Prostata mitsamt der Kapsel und der Samenblase entfernt (Abb. 107). Diese Operation sollte unter Schonung der für die Erektion notwendigen Nerven vorgenommen werden. Sie erfordert ein besonders subtiles Arbeiten im Bereich des Schließmuskels. Der Harnröhrenstumpf wird mit dem Blasenhals anastomosiert. Komplikationen sind Harninkontinenz (5 %) sowie Strikturneigung.

Aufklärung: Radikale Operation bei Prostatakarzinom. Die Inkontinenzrate bei Strikturneigung ist bei der Radikaloperation der Prostata häufiger als bei der Operation der Prostatahyperplasie. Eine Erektionsschwäche läßt sich nicht immer – trotz nervenschonender Operation – vermeiden. Nachblutungen sowie Nebenhodenentzündungen sind selten. Ein Harnwegsinfekt muß ausgeheilt werden.

Die **Blasenteilresektion** ist heute ein seltener Eingriff. Dabei wird ein Teil der Blasenwand entfernt und die übrige Blase wieder verschlossen. Dieser Eingriff kann ggf. mit einer Blasenerweiterungsplastik durch Darm oder Dura kombiniert werden.

Bei der **Zystektomie** wird die gesamte Blase samt der Prostata reseziert. Diese Operation muß dann mit der Einpflanzung der Harnleiter in den Darm oder ausgeschalteter Darmabschnitte verbunden werden.

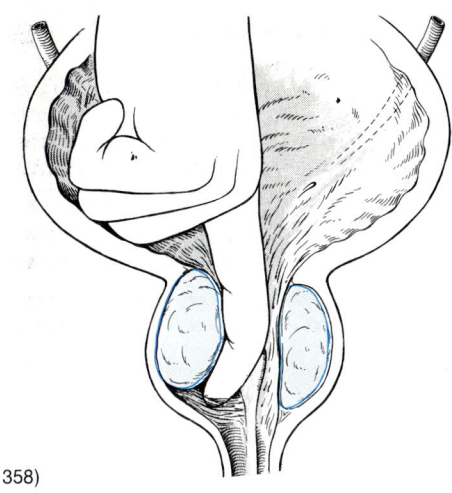

Abb. 106 Prostatektomie:
Ausschälung der Prostata unter
Belassung der Kapsel (s. auch S. 358)

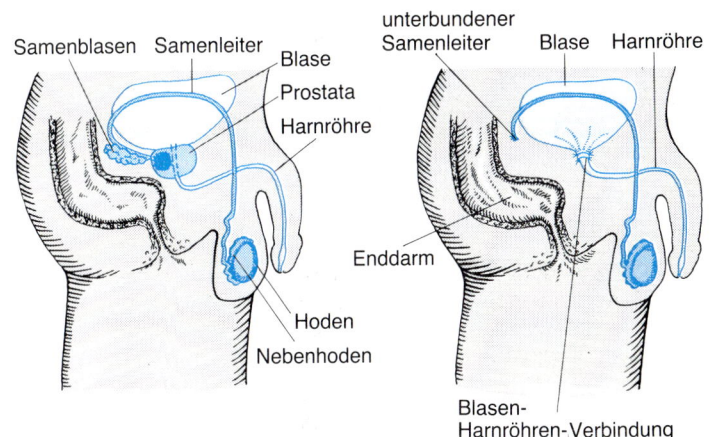

Samenblasen Samenleiter Blase
Prostata
Harnröhre

unterbundener
Samenleiter Blase Harnröhre

Enddarm

Hoden
Nebenhoden

Blasen-
Harnröhren-Verbindung

vor der Radikaloperation   nach der Radikaloperation

Abb. 107 Radikale Prostatektomie: Entfernung der Kapsel und Samenblasen

Harnumleitung

Zur Entfernung der Blase oder zur Ausschaltung der Blase ist eine Harnumleitung notwendig. Möglich sind u. a. Harnleiterhautfistel, die Einleitung der Harnleiter in den nicht ausgeschalteten Dickdarm (Ureterosigmoideostomie), die Einführung der Harnleiter in den ausgeschalteten Dickdarm (Kolon-Conduit) oder den ausgeschalteten Dünndarm (Ileum-Conduit) u. a. (Abb. 108).

Drainagen: Die Harnleiter müssen zur Sicherung der Einpflanzungsstelle in den Darm mit Splinten versorgt werden, die im Regelfall durch den Darm nach außen geführt werden. Neuere Verfahren versuchen einen elastischen Stomaverschluß; die Ersatzblase wird durch Katheterismus entleert (z. B. Kock-Pouch)*.

Die Ileum-Neoblase mit Anschluß an die Urethra ist ein Verfahren, das sich zunehmend weiter verbreitet. Hierbei wird ein 70 cm langes Ileumsegment ausgeschaltet, die Darmschlingen aufgeschnitten. Danach werden sie zu einer kugelförmigen neuen Blase vernäht. Die Harnleiter werden am oberen Anteil eingepflanzt, die Harnröhre am unteren Anteil der neuen Blase angenäht. Die aufgeschnittenen Darmsegmente führen zu einem höheren Fassungsvermögen der Blase unter niedrigem Druck. Die Patienten sind zu 90% tags und nachts kontinent. Langzeitergebnisse fehlen. Diese Technik des kontinenten Blasenersatzes scheint die soziale und psychologische Situation des Patienten auch Zystektomie entscheidend zu verbessern.

Merke:

- **Harnumleitungen bringen für den Patienten mannigfache Probleme:**

1. **Bei Einleitung des Harns in den nicht ausgeschalteten Darm sind Pyelonephritis und Störungen im Säure-Basen-Haushalt häufig.**

2. **Spätkomplikationen können Geschwulstentwicklungen im Darm sein.**

Aufklärung: Die radikale Blasenentfernung führt bei Männern immer zur Impotenz, bei Frauen zur Unfruchtbarkeit.

Durch die Entfernung der Blase entsteht eine größere Wundhöhle, die manchmal nur langsam heilt und eine längere Nachsorge (z. B. Drainage) erfordert. Unmittelbar nach der Operation kann es, besonders wenn zur Harnableitung Eingriffe am Darm erforderlich werden, zur Darmlähmung (Ileus) sowie zu Darmfisteln kommen, die unter Umständen eine Nachoperation erforderlich machen.

Muß Lymphdrüsengewebe mit entfernt werden, können Lymphfisteln und – meist vorübergehende – Schwellungen der Beine auftreten.

* Pouch = „Tasche"

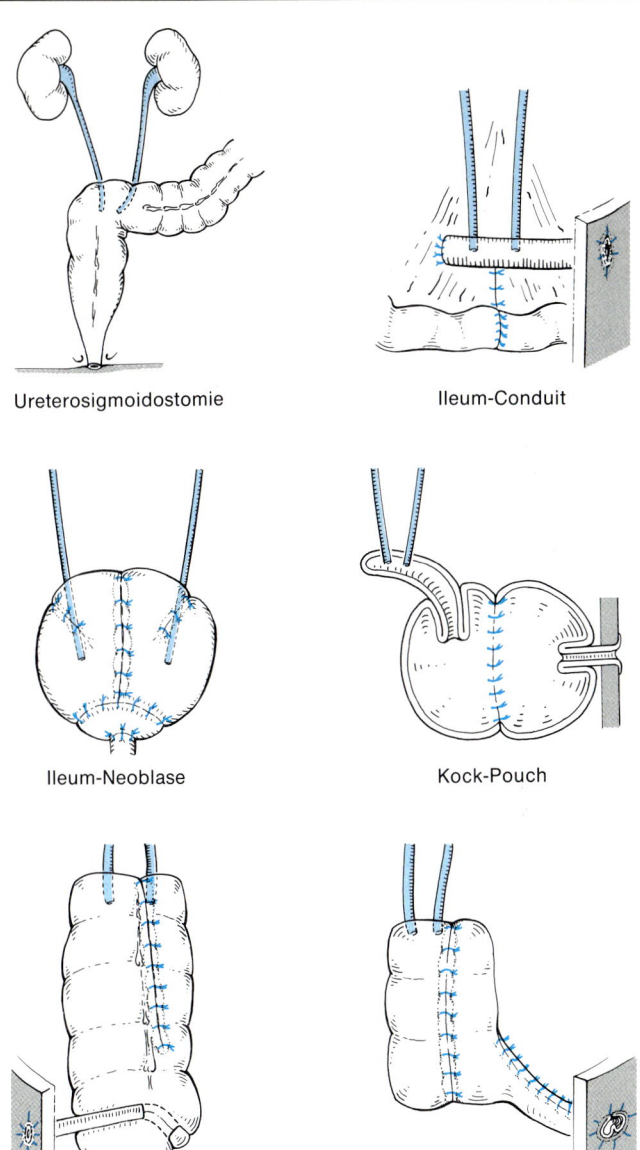

Ureterosigmoidostomie

Ileum-Conduit

Ileum-Neoblase

Kock-Pouch

Kolon-Pouch

Indiana-Pouch

Abb. 108 **Harnumleitung mit Ableitung durch die Appendix**

Die Harnableitung über einen künstlichen Ausgang bedarf dauernder Kontrolluntersuchungen, da Engstellen auftreten können. Bei der Harnableitung können sich Stoffwechselstörungen (hyperchlorämische Azidose) ergeben, die eine ständige medikamentöse Behandlung erforderlich machen.

Im allgemeinen ist mit chronischen Harnwegsinfektionen zu rechnen, die jedoch in Kauf genommen werden müssen. Sie verursachen meist keine großen Beschwerden.

Eingriffe am äußeren Genitale

Der häufigste Eingriff am äußeren Genitale ist die Zirkumzision, die Entfernung der Vorhaut, die vorwiegend zur Beseitigung einer Phimose durchgeführt wird (Abb. 109).

Aufklärung: Phimose. Sekundäre Narbenbildungen, Fistelbildungen, Harnröhren- oder Gliedverletzungen sind extrem selten.

Bei plastischen Operationen bzw. Operationen, die nicht lebensnotwendig sind, ist eine besonders sorgfältige Aufklärung notwendig. Insbesondere ist auf die Möglichkeit von postoperativen Nebenhodenentzündungen, Abszessen, Blutergüssen und Granulomen hinzuweisen.

Vasektomie

Die Durchtrennung der Samenleiter wird zur Verhütung von Nebenhodenentzündungen im Rahmen von Prostataoperationen, aber auch zur Sterilisation durchgeführt.

Auch nach Abschluß der Familienplanung werden immer häufiger Sterilisationen beim Mann vorgenommen. Eine dauerhafte Unfruchtbarkeit wird jedoch erst nach einiger Zeit erreicht, da die Samendepots noch entleert werden müssen. Die histologische Untersuchung sowie zweimalige Kontrolle nach der Operation mit Kontrolluntersuchung des Ejakulates werden aus juristischen Gründen für notwendig gehalten.

Aufklärung: Vasektomie. Besonders sorgfältige Aufklärung muß bei der Vasektomie aus Gründen der Familienplanung erfolgen. Spontane Refertilisierungen sind bei Spermagranulomen häufiger. Eine Nachblutung ist selten, aber möglich; Samenstrang- oder Hodenneuropathien etwas häufiger als bei Nichtoperierten. Postoperativ kann es zu einer leichten vorübergehenden Hodenschwellung, gelegentlich auch mal zu einer Hydrozele kommen.

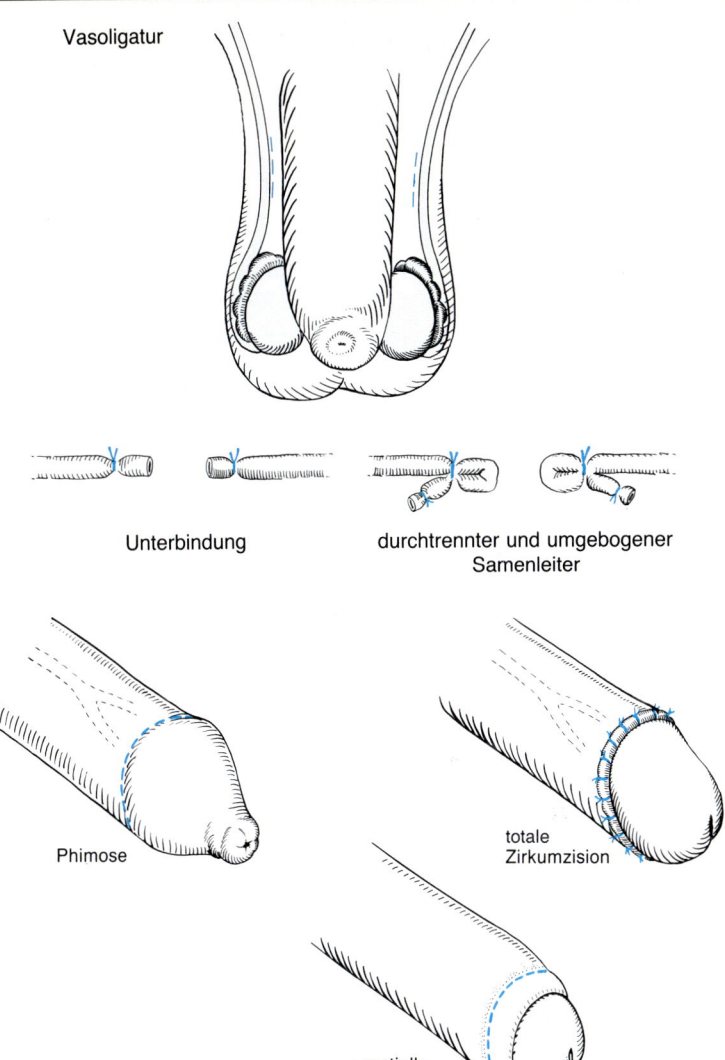

Vasoligatur

Unterbindung

durchtrennter und umgebogener
Samenleiter

Phimose

totale
Zirkumzision

»partielle«
Zirkumzision

Abb. 109   **Vasektomie und Zirkumzision**

Endoskopische Eingriffe

Die endoskopischen Eingriffe konnten durch die Vervollkommnung des Instrumentariums zum überwiegenden Teil die operativen Eingriffe an Blase und Harnröhre ersetzen.

Die Elektroresektion der Prostata ist ein der offenen Prostatektomie gleichwertiges Verfahren. Durch eine Schlinge wird mit Hochfrequenzstrom unter Sicht die Prostata in einzelne Späne zerlegt und durch den Schaft des Instrumentes ausgespült. Die neue Dauerspültechnik nach Iglesias hat weitere Verbesserungen erbracht (Abb. 110a und b).

Operationstechnik

Ein geübter Operateur kann etwa 1 g pro Min. resezieren. In 1 Std. ist folglich ein Resektionsgewicht von etwa 60 g erreichbar. Eine Überschreitung der 1-Std.-Grenze ist in Einzelfällen nach Abstimmung mit dem Anästhesisten möglich. Im Regelfall gilt jedoch das Resektionsgewicht von etwa 60 g als Grenze zwischen dem transurethralen Verfahren und der offenen Operation. Eine Überschreitung des Gesamtgewichtes ist selbstverständlich in Einzelfällen bei routinierten Operateuren üblich.

Bei der Prostataresektion beginnen die ersten Resektionsschnitte zwischen „5 und 7 Uhr". In diesen Schnitten wird der Mittellappen von den ersten Sphinkterfaserzügen reseziert. Anschließend wird die Prostata symmetrisch reseziert, d. h., es werden im Wechsel rechter und linker Seitenlappen abgetragen. Diese Technik erlaubt insbesondere bei der Dauerspültechnik ein sehr zügiges Arbeiten. Die komplikationsträchtigen Bezirke – Kapsel, apikale Reste – werden erst am Ende der Resektion erreicht.

Getrennte Stromarten für Schneiden und Koagulieren sind im allgemeinen zu empfehlen. Bei stark blutenden Adenomen ist die Verwendung von Mischströmen hilfreich. In Kapselnähe kann später zur Vermeidung tieferer Koagulationsnekrosen wieder auf getrennte Stromarten zurückgeschaltet werden.

Als Spülflüssigkeit haben sich Fertiglösungen bewährt. Alternativ können Sterilwasseranlagen nach dem Prinzip der Umkehrosmose verwandt werden.

Aufklärung: Endoskopische Eingriffe. Hauptrisiken sind Blutung oder extrem selten Perforationen von Blase und Prostatakapsel. Ein Einschwemmungssyndrom mit Hämolyse kann heute meistens vermieden werden. Folgeerscheinungen können gewöhnlich vorübergehende Inkontinenz, retrograde Ejakulationen, eine Harnröhrenstriktur, Harninfektionen oder eine Epididymitis sein.

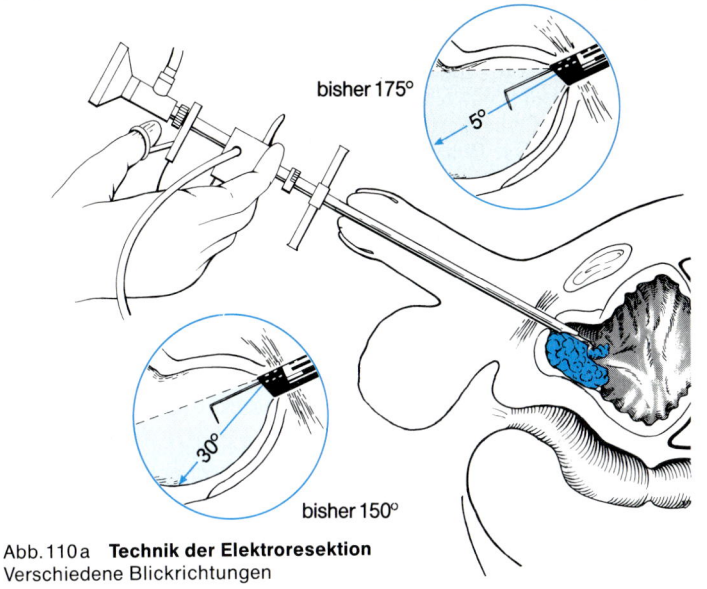

bisher 175°

5°

30°

bisher 150°

Abb. 110a **Technik der Elektroresektion**
Verschiedene Blickrichtungen

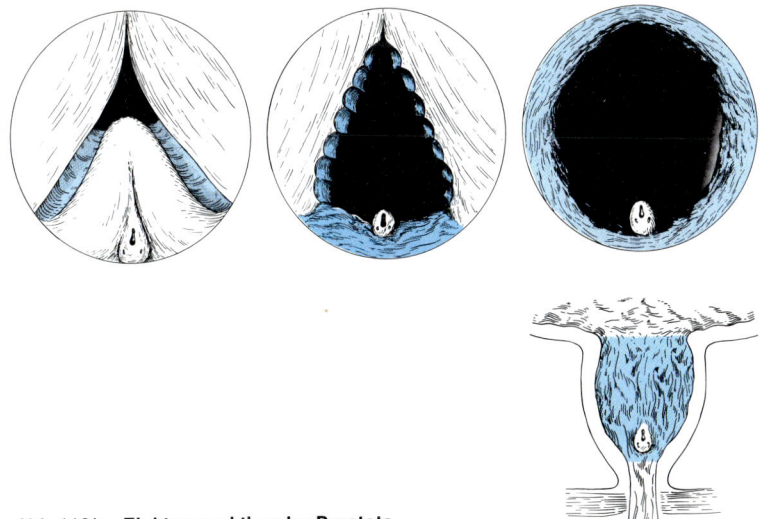

Abb. 110b **Elektroresektion der Prostata**

Elektroresektion von Blasentumoren

Die meisten einzelnen oder multipel auftretenden papillären Tumoren werden am besten transurethral reseziert (Abb. 111). Da muß die Resektion tief in die Blasenwand hinein erfolgen, um die Basis des Tumors vollständig zu entfernen. Durch diese Behandlung läßt sich ein Teil der Tumoren unter Kontrolle bringen. Die Rezidivneigung kann durch lokale Zytostatikagaben beeinflußt werden.

Um die Ausdehnung des Blasentumors besser zu erkennen, werden oberflächliche Tumorwandanteile, tiefe Wandschichten sowie Biopsien aus dem Umfeld getrennt zur histologischen Untersuchung eingeschickt. Eine sorgfältige Koagulation des Tumorgrundes zur Blutstillung, aber auch zur Denaturierung evtl. zurückbleibender Tumorzellen wird heute empfohlen (nach Sachse). Dabei hat sich der Einsatz von großflächigen Koagulationselektroden zur Tiefenkoagulation des Tumors bewährt.

Der Einsatz von **Laserstrahlen** bei Blasentumoren findet zunehmend Anwendung. Vorteil der Lasertherapie ist die höhere Eindringtiefe der Strahlen in die Blasenwand.

Falls der Tumor die Blasenwand durchbrochen hat, führt diese Methode gewöhnlich nicht zum Ziel. In diesen Fällen kann transurethral nur symptomatisch der Tumor verkleinert, die Blutung gestillt werden. Größere Gefahren bestehen an der Blasenhinter- und Seitenwand, die Blasenwand wird perforiert, das Tumormaterial und die Spülflüssigkeit gelangen in die Peritonealhöhle.

Bei Reizung des N. obturatorius kommt es gelegentlich zu einem durch die Narkose nicht zu beeinflussenden Adduktorenkrampf mit einer ruckartigen Bewegung des Patienten, wobei leicht Perforationen entstehen. Durch eine Obturatoriusblockade vor Beginn der Resektion läßt sich diese unangenehme Situation vermeiden.

Aufklärung: Blasentumoren. Bei einer Blasenperforation muß eine Laparotomie mit Übernähung der Perforationsstelle erfolgen. Blutungen sowie postoperative Entzündungen können auftreten, eine Harnröhrenstriktur ist eher selten. Wegen der Rezidivneigung sind engmaschige Kontrollen erforderlich.

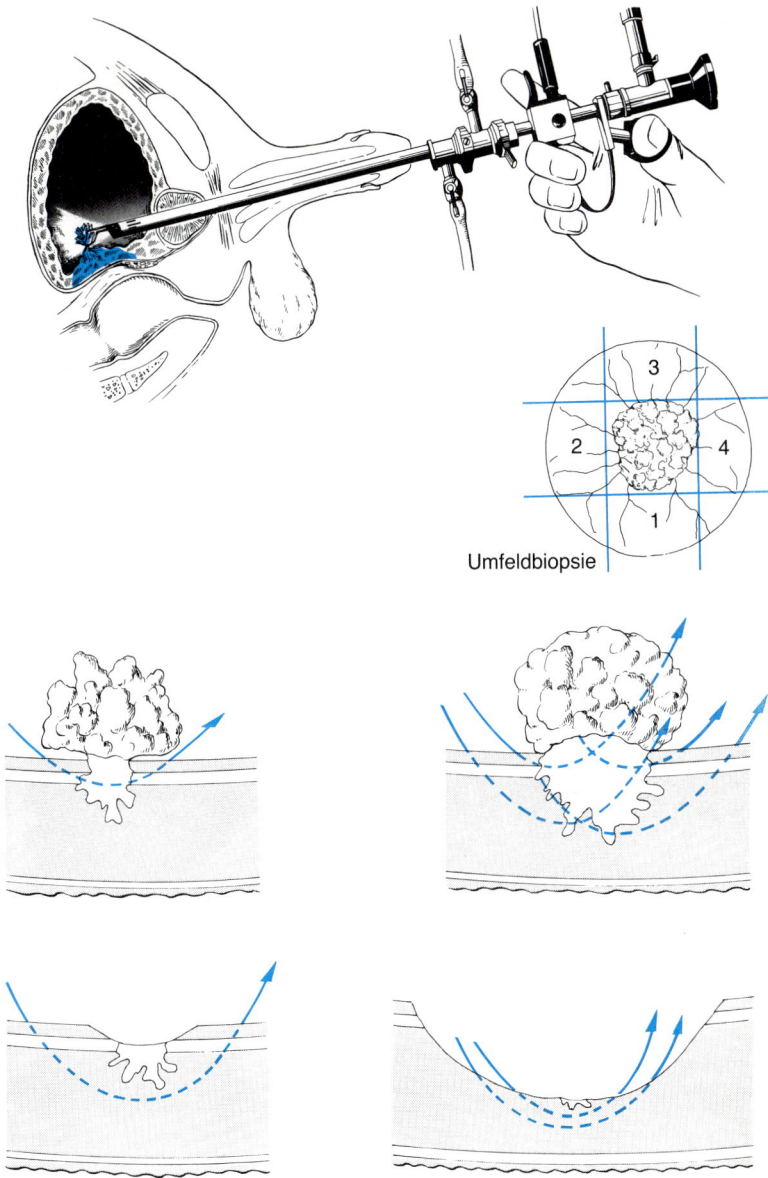

Umfeldbiopsie

Abb.111   **Elektroresektion der Blasentumoren**

Laserbehandlung

Das aus dem Englischen übernommene Wort „Laser" ist entstanden aus der Abkürzung für „Light amplification by stimulated emission of radiation", das bedeutet Lichtverstärkung durch induzierte Aussendung von Strahlungen, ein Prinzip, das bereits von Einstein erkannt und 1960 von Maiman realisiert wurde. Das Laserlicht ist einfarbig, hat eine hohe Strahlendichte sowie eine Gleichschwingung. Kein anderes Licht läßt sich so scharf bündeln.

In der Urologie wird vornehmlich der Neodym-YAG-Laser zur Zerstörung von Tumoren im Bereich des äußeren Genitales, der Urethra, der Harnblase, der Ureteren und des Nierenbeckensystems verwandt (Abb. 114).

Die Vorteile dieses Verfahrens liegen in der berührungsfreien Zerstörung der Tumoren bei guten Sichtverhältnissen. Während der Bestrahlung kommt es praktisch zu keiner Blutung. Der Tumor wird nekrotisiert, die zuführenden Blut- und Lymphgefäße verschlossen.

Auf eine postoperative Katheterbehandlung kann oft verzichtet werden.

Die Laserbehandlung der Prostata ist in klinischer Erprobung;
a) die interstitielle Thermokoagulation (ITK) nach Hofstetter (Muschter u. Mitarb. 1992 a und b),
b) die transurethrale – ultraschallgeführte – laserinduzierte Prostatektomie (TULIP) nach Roth (1991) und
c) Methoden unterschiedlicher Hersteller, bei denen unter endoskopischer Kontrolle die Laserenergie in der prostatischen Harnröhre appliziert wird.

Tumoren der Harnröhre, insbesondere Condylomata acuminata, lassen sich besonders gut mit Laserbestrahlung behandeln. Die Rezidivneigung ist geringer als bei konventionellen Verfahren.

Weitere Anwendungsmöglichkeiten des Lasers in der Urologie

Mit Neodym-YAG-Laser erzeugte Stoßwellen lassen sich durch Quarzglasfasern leiten und über spezielle Linsensysteme bündeln, so daß sie direkt auf Steine gelenkt werden können.

Dieses Verfahren kann die perkutane Litholapaxie sowie die extrakorporale Stoßwellenlithotripsie ergänzen.

Die sogenannte Laserholographie (dreidimensionale Darstellung) zur Früherkennung von Gewebsveränderungen ist noch nicht ausgereift.

Neben der Tumordiagnostik und -behandlung eröffnet die Lasertechnik somit interessante Möglichkeiten in der Steinzertrümmerung und Diagnostik.

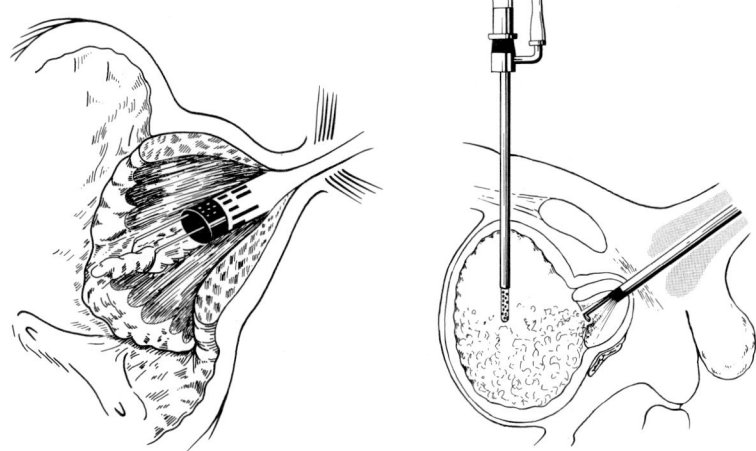

Abb. 112 **Dauerspülresektoskop**   Abb. 113 **Trokarresektion** (nach Reuter)

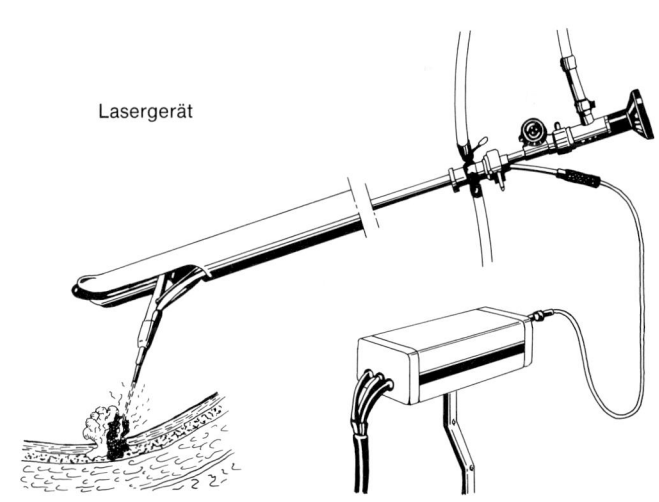

Lasergerät

Abb. 114 **Lasergerät**

Harnröhrenstrikturen

Für die Behandlung von Harnröhrenstrikturen stehen Spezialinstrumente zur Verfügung, mit denen die Striktur unter Sicht durchtrennt werden kann (Abb. 115).

Bei Engen am Meatus wird eine Meatotomie durchgeführt.

Eine Bougierung der Harnröhre führt zu zahlreichen Einrissen und eher zu erneuter Strikturbildung.

Vor jeglicher Manipulation in der Harnröhre wird die Harnröhre mit reichlich sterilem Gleitmittel versorgt, das bei nachfolgender Elektroresektion gut gleitfähig sein muß (z.B. Endosgel). Die ausreichende Instillation von Gleitmittel trägt entscheidend zur Vermeidung erneuter Strikturen bei.

Bei Strikturen im hinteren Drittel der Harnröhre kann mit dem Sichturethrotom eine Urethrotomie durchgeführt werden.

Hier wird zunächst über die Striktur ein Ureterkatheter oder ein weicher Draht als Führungs- oder Leitschiene eingelegt. Anschließend erfolgt eine Schlitzung bei „12 Uhr", bis das Instrument die Striktur glatt passieren kann. Ist die Blase erreicht, kann man über einen halboffenen Schaft einen 16 oder 18 Charr. Silikonkatheter in die Blase einlegen.

Über die Dauer von Katheterbehandlungen sind die Meinungen unterschiedlich. Wir legen bei kurzen unkomplizierten Strikturen den Katheter für 3 Tage ein, bei längeren Strikturen 8 Tage, bei Rezidiven und komplizierten Strikturen aber bisweilen auch 3–6 Wochen.

Ein von Otis 1878* angegebenes Instrument erlaubt eine Dehnung der Harnröhre und anschließende Schlitzung bei „12 Uhr". Es wird heute noch verwandt.

Aufklärung: Eine Nebenhodenentzündung kann postoperativ auftreten. Inkontinenz, Impotenz sowie Urinfisteln sind extrem selten.

Postoperative Infekte sind wegen der notwendigen Dauerkatheterbehandlung nicht immer vermeidbar. Auf Rezidive muß hingewiesen werden.

---

* Otis, Fessender Nott (1825–1900), Urologe in New York

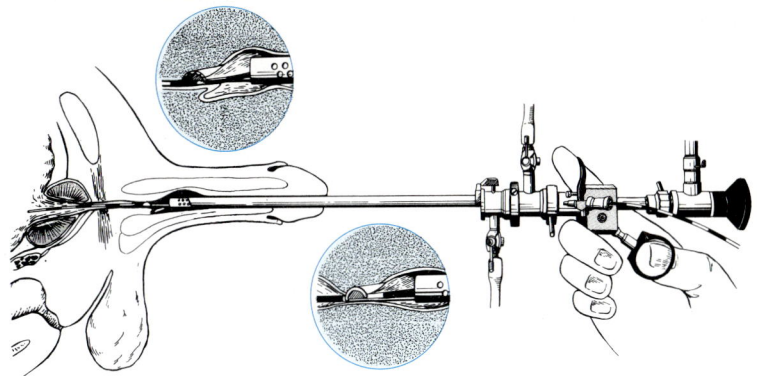

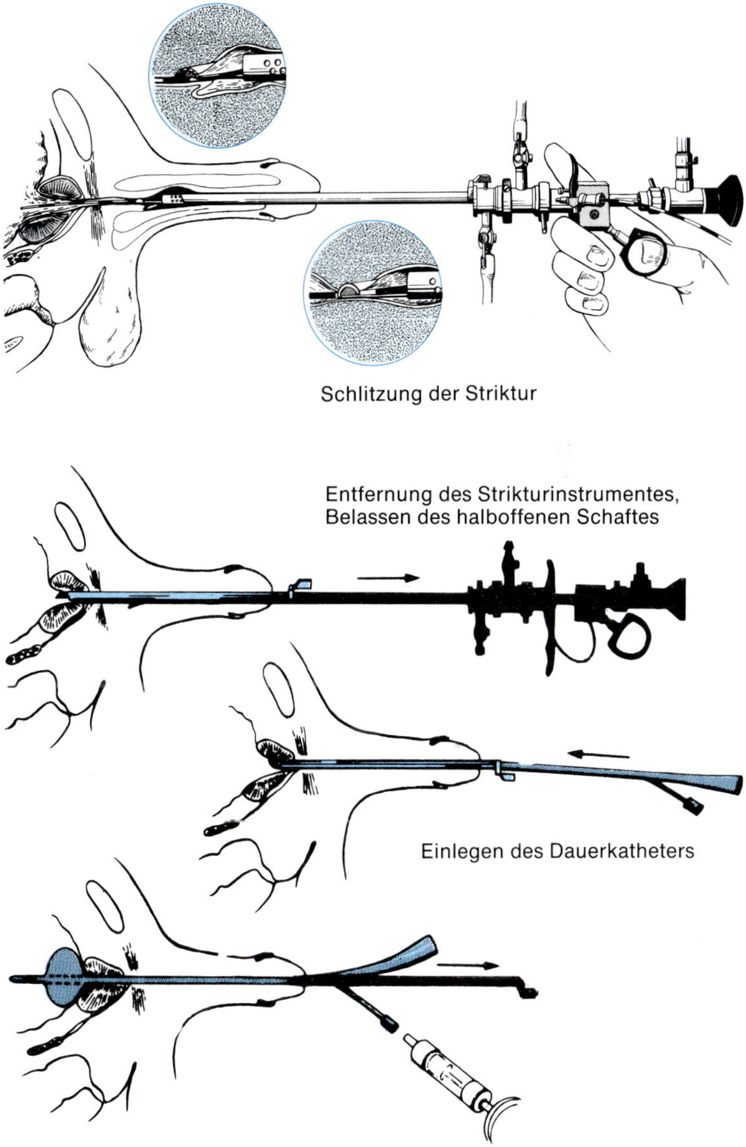

Schlitzung der Striktur

Entfernung des Strikturinstrumentes,
Belassen des halboffenen Schaftes

Einlegen des Dauerkatheters

Abb. 115 **Harnröhrenschlitzung**

Steinzertrümmerung in der Blase

Mit Hilfe der elektrohydraulischen Schlagwelle – z.B. Riwolith – sowie des Stein-Punches wurde eine transurethrale Zertrümmerung und Steinentfernung entscheidend verbessert (Abb. 116).

Nach Einführen des Instrumentes wird der Sondenknopf an den Stein herangeführt und mit der kleinsten Energiestufe zunächst ein Spaltungsversuch unternommen. Ist die Energie zu schwach, werden schrittweise die nächststärkeren Stufen eingeschaltet. Durch intermittierendes Auslösen der Schlagwelle zerspringt der Stein.

Die weitere Zerkleinerung der Steinbröckel erfolgt mit dem Stein-Punch. Hierbei werden die Steinkonkremente gefaßt, von der Schleimhaut abgehoben und zerteilt.

Sind alle Steine in schaftgerechte Teile zerlegt, werden sie mit der Spritze abgesaugt. Das Entfernen der Steinbröckel ist die mühsamste Arbeit der gesamten Steinbehandlung.

Je nach zeitlicher Belastung des Patienten schließt sich die Beseitigung des Abflußhindernisses (Prostataadenom, Prostatakarzinom) an.

Aufklärung: Eine Blasenperforation kann in Ausnahmefällen auftreten. Nachblutung, Infektion sowie Harnröhrenstrikturen sind möglich.

Prostatabiopsie

Zur Gewinnung von Gewebe aus der Prostata wird vom Damm oder After aus eine Punktionskanüle in die Prostata unter Tastkontrolle eingestochen. Bei der sog. Tru-cut-Nadel wird die Innenkanüle vorgeschoben, anschließend ein Gewebszylinder durch die Außenkanüle abgeschnitten (Abb. 117).

Vorbereitung zur Prostatabiopsie: Einige Stunden vorher Einführung eines Zäpfchens zum Abführen, gelegentlich wird nach der Biopsie ein mit Nebacetin getränkter Tupfer in den After eingeführt. Dieser Tupfer muß nach 6 Std. entfernt werden. Ein Zellpunktat kann durch die sog. Feinnadelbiopsie entnommen werden. Infektprophylaxe!

Aufklärung: Einschleppen von Darmkeimen in den Stichkanal kann zu Entzündungen führen, die zu einem Prostataabszeß, aber auch zu fieberhaften Reaktionen führen können. Eine Blutung aus der Harnröhre oder Prostata ist ebenfalls möglich. Selten, aber nicht völlig auszuschließen ist die Darmblutung. Wichtig erscheint, vorher den Patienten nach Blutungsneigungen wie nach Erkrankungen des Enddarmes, z.B. Hämorrhoiden, zu fragen. Ein postoperativer Harnverhalt erscheint möglich.

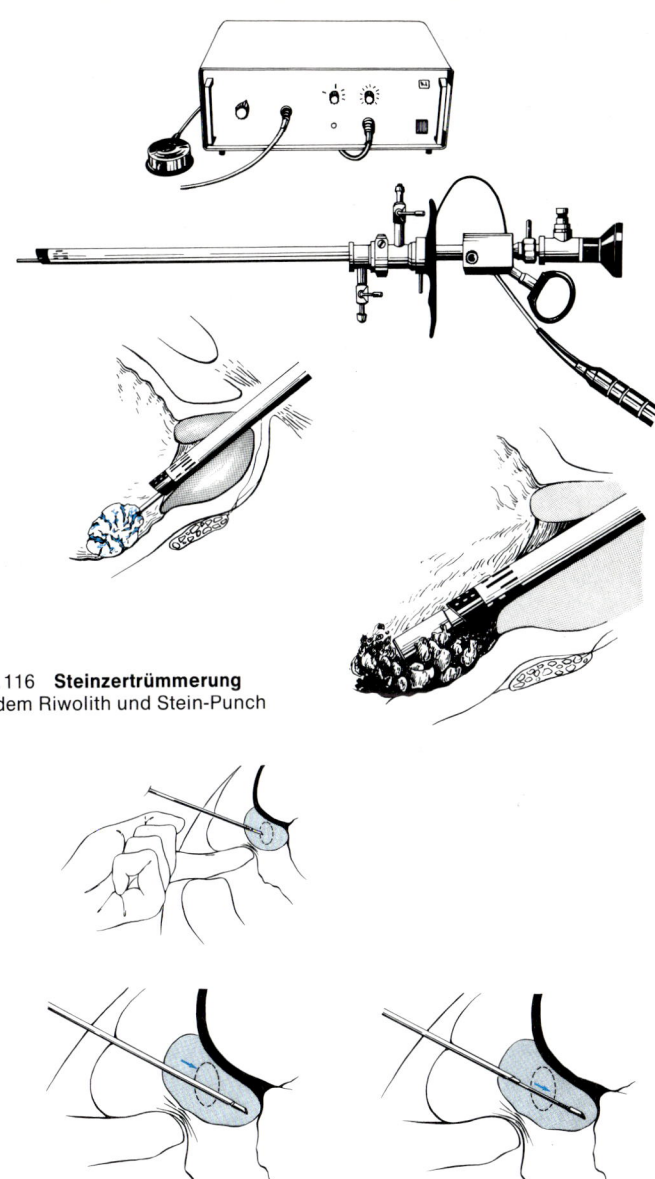

Abb. 116 **Steinzertrümmerung**
mit dem Riwolith und Stein-Punch

Abb. 117 **Prostatabiopsie**

Anomalien

Zystische Nierenerkrankungen

Zystische Nierenerkrankungen spielen in der inneren Medizin, in der Pädiatrie, in der Pränataldiagnostik, in der Humangenetik sowie in der Pathologie eine bedeutende Rolle. 10 % aller Erwachsenen und kindlichen Patienten mit chronischer Niereninsuffizienz zeigen unterschiedliche Formen zystischer Nephropathien. In humangenetischen Beratungsstellen sind Fehlbildungssyndrome mit Zysten ein häufiger Beratungsgrund.

Unsere Kenntnisse über die Genetik und Pathogenese zystischer Nierenerkrankungen sind nach wie vor mangelhaft.

1. Autosomal rezessive polyzystische Dysplasie

Die autosomal rezessive infantile polyzystische Nephropathie ist selten. In typischen Fällen sind die Nieren bilateral symmetrisch vergrößert, die Nierenform ist erhalten. Das Parenchym zeigt radiär angeordnete, fusiformzystisch angeordnete Sammelrohre in der Rinde und im Mark. Charakteristische Veränderungen haben zur älteren Bezeichnung „Schwammniere" geführt. Etwa 90 % der Kinder mit dieser Erkrankung versterben bereits im frühen Neugeborenenalter infolge respiratorischer Komplikationen. Mit zunehmendem Lebensalter imponieren Zysten unterschiedlicher Größe.

2. Autosomal dominante polyzystische Nephropathie

Die Erkrankung gehört mit einer Inzidenz von 1 : 1000 zu den häufigsten monogen erblichen Erkrankungen überhaupt und wird deswegen ausführlicher behandelt (s. S. 162).

Bei Vorliegen einer Nierendysplasie muß immer ein komplexes Fehlbildungssyndrom ausgeschlossen werden. Das autosomal rezessiv vererbte Meckel-Syndrom ist eines der häufigsten Fehlbildungssydrome mit zystischen Nierenveränderungen. Die Nierenbeteiligung ist beim Meckel-Syndrom obligat (Tab. 18).

Die humangenetische Beurteilung zystischer Nierendysplasien bietet häufig große Probleme. Da diese Form der zystischen Nephropathie nicht selten im Rahmen von komplexen Fehlbildungssyndromen auftritt, muß ein solches – mit entsprechendem Erbgang – zunächst ausgeschlossen werden.

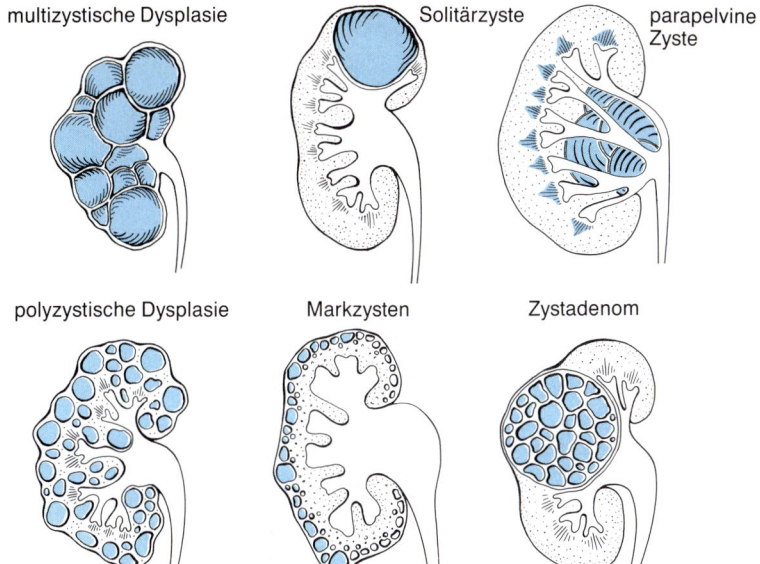

Abb. 118 **Makrozystische Fehlbildungen der Niere** (Urol. Univ.-Kl. Erlangen)

Tabelle 18 **Fehlbildungssyndrome und Vererbungsmodus**

Syndrom	Genetik
branchio-oto-renales Syndrom	autosomal dominant
Chromosomenstörungen (z. B. Trisomie, Triploidie u. a.)	meist de-novo-Chromosomenstörung
v.-Hippel-Lindau-Syndrom	autosomal dominant mit unvollständiger Penetranz und variabler Expressivität
Jeune-Syndrom (asphyxierende Thoraxdystrophie)	autosomal rezessiv
Laurence-Moon-Bardet-Biedl-Syndrom	autosomal rezessiv
Meckel-Syndrom	autosomal rezessiv
orofaziodigitales Syndrom I	X-chromosomal dominanter Erbgang mit Letalfaktor für Knaben
Prune-belly-Syndrom	autosomal rezessiv
Roberts-Syndrom	autosomal rezessiv
Short-rib-Polydaktylie-Syndrom (mehrere Typen)	autosomal rezessiv
tuberöse Sklerose	autosomal dominant

Zystennieren

Die polyzystische Degeneration der Nieren ist eine dominant vererbbare, fast immer doppelseitig auftretende Fehlbildung. Beide Nieren sind mit kleinen Zysten durchsetzt, die in einer sehr langsam fortschreitenden Entwicklung an Größe zunehmen, so daß zuletzt große, tastbare Nierentumoren entstehen (Abb. 119).

Genetik: Durch molekularbiologische Methoden ist der Ort des krankhaften Gens auf dem kurzen Arm des Chromosoms 16 lokalisiert worden. Die Entdeckung des Genorts der familiären Zystennieren bringt neue Gesichtspunkte in die Diagnostik und Therapie dieser Erkrankung.

Leider fehlt bei den Patienten oft das Krankheitsbewußtsein. Nur etwa 23 % der Dialysepatienten ist der erbliche Charakter der Erkrankung bekannt. 18 % der Patienten ließen sich genetisch beraten, 9 % ihre Kinder mituntersuchen.

Symptome: im allgemeinen etwa bis zum 30. Lebensjahr schmerz- und symptomloser Verlauf. Mit fortschreitender Degeneration des Parenchyms Zeichen einer chronischen Niereninsuffizienz. Hypo- oder Isosthenurie, Albuminurie, Erythrurie oder Hämaturie, Appetitlosigkeit usw. Die häufige Hypertonie hat auf die Pathophysiologie der Niereninsuffizienz Einfluß.

Diagnose: wegen der gleichen Symptome, dem beschwerdefreien und langsamen Verlauf oft Verwechslung mit chronischer Nephritis. Tastbare Vergrößerung beider Nieren, wobei eine Niere stärker verändert sein kann. Sicherung der Diagnose durch *Ultraschall, Urographie, Computertomogramm* und *Angiographie.*

Differentialdiagnose: Hypernephrom, isolierte Nierenzyste. Die polyzystische Degeneration ist meistens doppelseitig.

Therapie: Bei dem angeborenen doppelseitigen Charakter des Leidens ist eine Kausalbehandlung nicht möglich. Die sorgfältige Behandlung des Bluthochdruckes hat nicht nur symptomatischen Charakter. Operatives Vorgehen ist nur dann indiziert, wenn eine sekundäre eitrige Infektion oder eine schwere Blutung auftritt oder wenn durch übergroße Zysten Verdrängungserscheinungen verursacht werden.

Vor einer Transplantation wird in der Regel nephrektomiert.

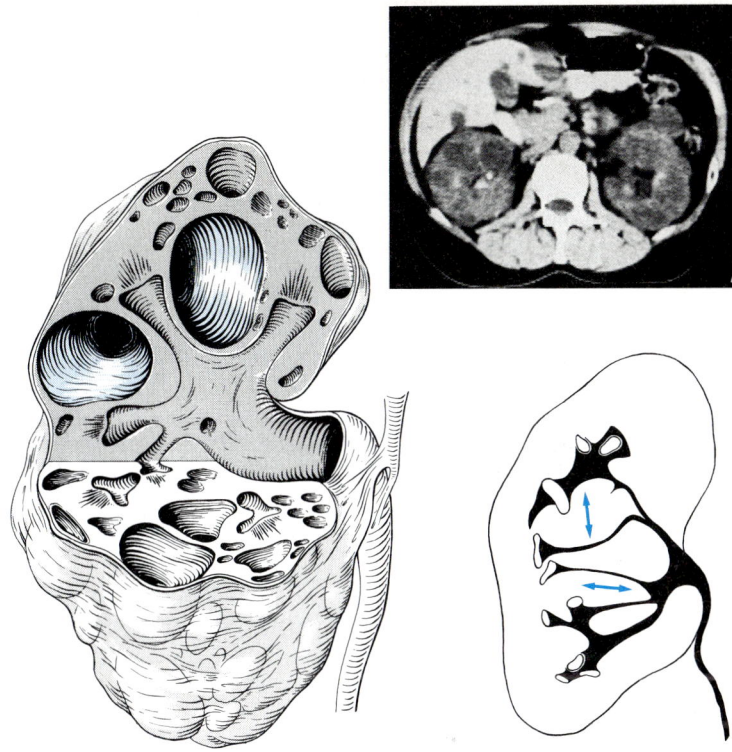

Polyzystische Degeneration

Urogramm: Kelchhälse
auseinandergedrängt

Abb. 119 **Zystenniere** Häufigkeit 1 : 1000!

Symptome: etwa ab dem 30. Lebensjahr Symptome der chronischen Niereninsuffizienz, *Blutdruckanstieg*; Hypo- oder Isosthenurie, Nieren vergrößert palpabel, Albuminurie, Hämaturie, Appetitlosigkeit.

Diagnose: Ultraschall, Urogramm, evtl. retrograde Urographie, Isotopen-
Clearance, Angiogramm.

Therapie: Hochdrucktherapie, konservative Therapie der Niereninsuffizienz, später Dialysebehandlung, evtl. Transplantation.

Nephrektomie nur bei Hämaturie oder Pyonephrose bzw. bei nicht einstell-
barem Hypertonus.

Nierenzyste

Die isolierte Nierenzyste ist häufig einseitig (Abb. 120). Bei 50% der über 50jährigen finden sich kleinere Zysten. Die kongenitale Zyste ist fest mit dem Parenchym verwachsen. Zysten können aber auch sehr groß werden, Die Durchschnittsgröße beträgt etwa 8 cm im Durchmesser. 65% liegen im unteren, 25% im oberen und 10% im mittleren Drittel. Solitäre Zysten wachsen meist extrarenal. Verkalkungen der Wand kommen selten vor. Der Inhalt ist in der Regel klar und enthält Urin. Bei Infektion kann der Inhalt purulent, bei Blutungen schokoladenfarben sein. Solitäre Zysten kommen auch doppelseitig vor.

Symptome: Druckgefühl und gastrointestinale Erscheinungen durch Verdrängung bei großen Zysten. Meist sind die Zysten jedoch asymptomatisch. Kolikartige Schmerzen sind selten.

Diagnose: Urographisch können Nierenzysten das gleiche Bild wie bösartige Nierengeschwülste bieten. Die differentialdiagnostische Abgrenzung erfolgt durch Ultraschalldiagnostik, Computertomographie, Angiographie.

Therapie: Kleine Zysten brauchen nicht operiert zu werden, wenn ein Tumor ausgeschlossen ist. Größere Zysten können ultraschallgesteuert punktiert und durch Füllung mit absolutem Alkohol verödet werden; sie können in Einzelfällen unter Erhaltung der Niere aus dem Parenchym ausgeschält und reseziert werden. In 2–3% der Fälle kann sich in der Zyste eine maligne Geschwulst bilden, die eine Nephrektomie notwendig macht.

Merke:

● **Bei einer Nierenzyste muß immer ein bösartiger Tumor ausgeschlossen werden.**

Bei der sog. **Markschwammniere** sind die Sammelrohre in Rinde und Mark erweitert. Im Urogramm ergibt sich ein besenreiserförmiges Bild, zusätzlich kommt es häufig zu einer Steinbildung in den Sammelrohren. Eine renale tubuläre Azidose ist möglich.

Parapelvine Zysten werden häufig als Zufallsbefund bei Röntgendarstellungen der Nieren entdeckt. Differentialdiagnostisch sind Nieren- oder Nierenbeckentumoren auszuschließen.

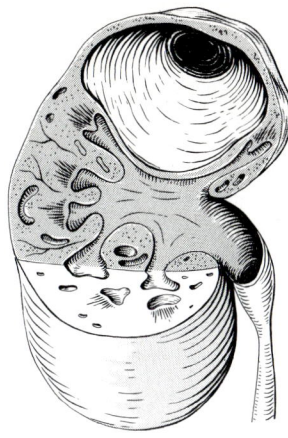

Schematische Darstellung

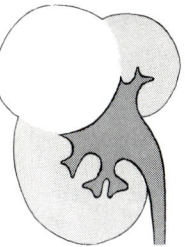

Urogramm

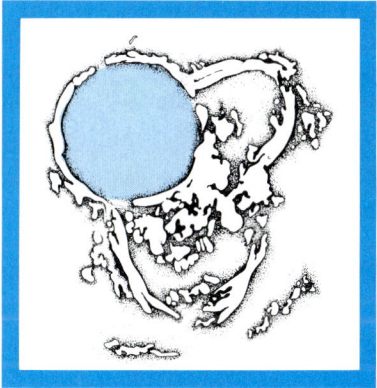

Sonogramm

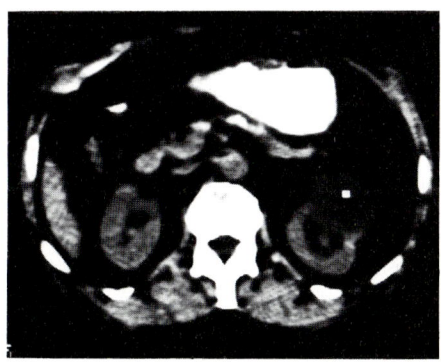

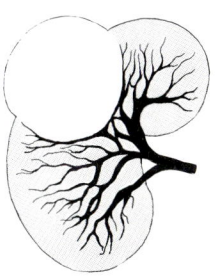

Angiogramm

Abb. 120 **Nierenzyste**

Nierenaplasie

Die völlige Aplasie einer Niere ist relativ selten. Die Solitärniere auf der anderen Seite kann die normale physiologische Funktion in vollem Umfang übernehmen. Insbesondere bei Unfallverletzungen einer Niere muß man immer an die Möglichkeit einer Aplasie der anderen Seite denken und die allgemein gültige Regel beachten, daß vor Entfernung einer Niere Existenz und Funktion einer zweiten Niere geklärt werden müssen (Abb. 121).

Hufeisenniere, Doppelnieren, Beckenniere

Bei den meisten Formen der Nierenmißbildungen und Dystopien besteht eine normale physiologische Organfunktion. In der Regel bleiben sie symptomlos und werden oft nur als Zufallsbefund bei Routineuntersuchungen oder Sektionen festgestellt. Eine Ausnahme bilden die Hufeisen- und Beckenniere (Abb. 121), die durch Druck auf die großen Gefäße und die retroperitonealen Nervengeflechte unbestimmte leichte Beschwerden im Mittel- und Unterbauch verursachen können. Eine Beckenniere kann ein enges Becken vortäuschen und als Geburtshindernis wirken. Bei der Hufeisenniere kann das mediane Verbindungsstück der beiden Nierenhälften durchtrennt werden. Operative Eingriffe an mißgebildeten und dystopischen Nieren sind wegen der atypischen Gefäßversorgung schwierig.

Nierenbecken- und Harnleiteranomalien

Verdoppelungen des Nierenbeckens und der Harnleiter verschiedener Formen und Grade sind relativ häufig. Klinisch haben sie keine besondere Bedeutung, da die Mißbildung an sich keine Beschwerden verursacht. Die meisten Mißbildungen an der Niere und den ableitenden Harnwegen werden erst dann behandlungsbedürftig, wenn eine urologische Erkrankung – Abflußstörung, Entzündung, Stein, Tumor usw. – hinzukommt. Bei Doppelnieren mit getrennter Entwicklung von Nierenbecken und Harnleiter kann durch Heminephrektomie der erkrankte Organteil entfernt werden.

Hydronephrose

Bei der *angeborenen* Hydronephrose bilden das Nierenbecken und die Kelche einen gemeinsamen Hohlraum, oft bis zu Kindskopfgröße, mit papierdünner Wand, dem das eigentliche Nierenparenchym, bis auf einen schmalen Saum reduziert und atrophisch, schalenförmig aufsitzt. Der prallgefüllte dünne Sack enthält eine wasserhelle oder gelbliche Flüssigkeit von geringem spezifischem Gewicht. Das völlig funktionslose Organ und die Ektasie seiner Hohlwege verursachen an sich keine Beschwerden und werden häufig erst im späteren Lebensalter diagnostiziert. Bei interkurrenten Erkrankungen oder bei Harnwegsentzündungen kann es zu einer sekundären Infektion kommen. Die funktionslose Niere wird entfernt.

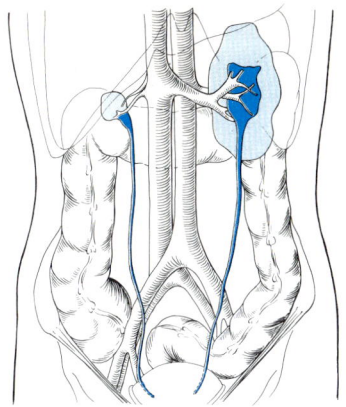

Nierenaplasie rechts,
Kuchenniere links

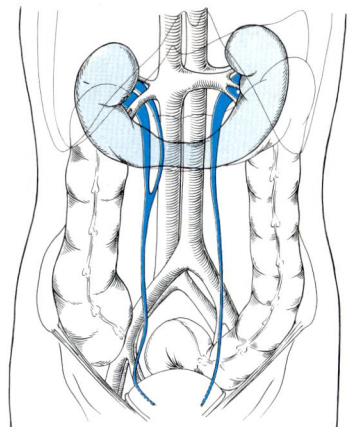

Hufeisenniere mit Spaltureter
rechts

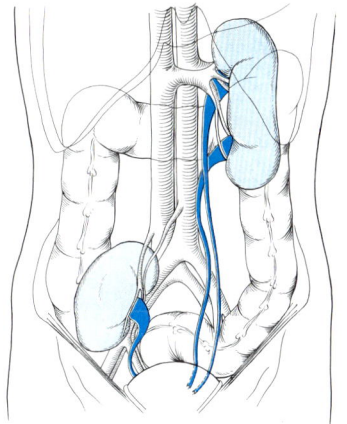

Beckenniere rechts, Doppelniere,
Doppelureter links

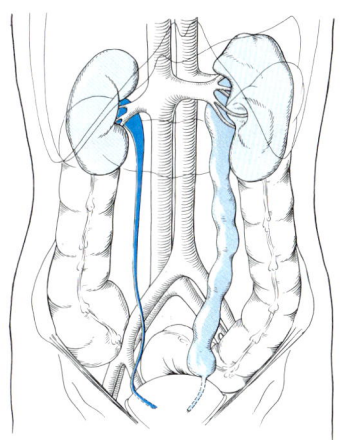

Pyonephrose und
Megaureter links

Abb. 121 **Anomalien der ableitenden Harnwege**

Regel:

Doppelbildungen von Nieren, Nierenbecken und Harnleiter haben primär keinen Krankheitswert: Erst durch zusätzliche Faktoren wie Abflußstörung, Infektion (z. B. Ureterozele, Stein, Tumor) werden sie behandlungsbedürftig!

Senkniere – Nephroptose

Sie ist im Gegensatz zu den angeborenen Anomalien eine im späteren Leben auftretende Verlagerung des ursprünglich an normaler Stelle gelegenen Organs. Die rechte Niere steht immer etwas tiefer als die linke.

Die Nieren sind anatomisch nicht fest fixiert, sondern verschieben sich bei der Atmung in ihrem fettgepolsterten Gleitlager jeweils um 2–3 Querfinger. Diese physiologische Beweglichkeit schafft eine gewisse Prädisposition zu pathologischen Lageveränderungen. Die Senkniere ist Teilsymptom einer allgemeinen Enteroptose bei asthenischen Patienten mit Bindegewebsschwäche.

Im allgemeinen wird die Senkniere nur bei leptosomen, grazilen Typen und überwiegend bei Frauen beobachtet. Sie kann verschiedene Grade erreichen. In extremen Fällen liegt die Niere beim Stehen im Becken. Da die Höhe des Gefäßabgangs von Aorta und V. cava konstant bleibt, muß der Gefäßstiel abnorm lang bzw. gedehnt sein.

Symptome: durch Zug am Gefäßstiel leichte ziehende Schmerzen. Bei starker Knickung des Ureters Druck- und Spannungsgefühl. Die Beschwerden der Senkniere treten nur in aufrechter Haltung bei längerem Stehen auf und klingen in Horizontallage ab. Nachts sind die Patienten völlig beschwerdefrei.

Diagnose: leptosomer Konstitutionstyp. Tastbarer, beweglicher und verschieblicher Tumor im lateralen Mittel- und Unterbauch. Sicherung der Verdachtsdiagnose durch Urogramm bzw. Uroskopie im Liegen und Stehen (Abb. 122).

Therapie: Die empfohlene Mastkur ist zwecklos, da selbst eine erhebliche Gewichtszunahme die abnorme Beweglichkeit der Niere nicht beeinflußt. Bei allgemeiner Enteroptose mit schlaffen Bauchdecken nach Maß gearbeitete Leibbandage.

Nur in schweren Fällen mit starken Beschwerden oder nachweisbarer Abflußstörung operative Nephropexie. Die Indikation zur Nephropexie muß sehr streng gestellt werden.

Regel:

Bei dem beschriebenen Konstitutionstyp handelt es sich meist um neurovegetativ labile Patientinnen mit vielen unbestimmten Beschwerden und einer gewissen Krankheitsbereitschaft. In den seltensten Fällen ist der objektive Befund an der Niere so schwer, daß eine Operation notwendig wird. Ist der Ausdruck Senk- oder Wanderniere einmal gefallen, besteht die Gefahr einer Fixierung auf das an sich harmlose Krankheitsbild. Aus diesem Grunde soll man mit der Diagnose sehr zurückhaltend sein.

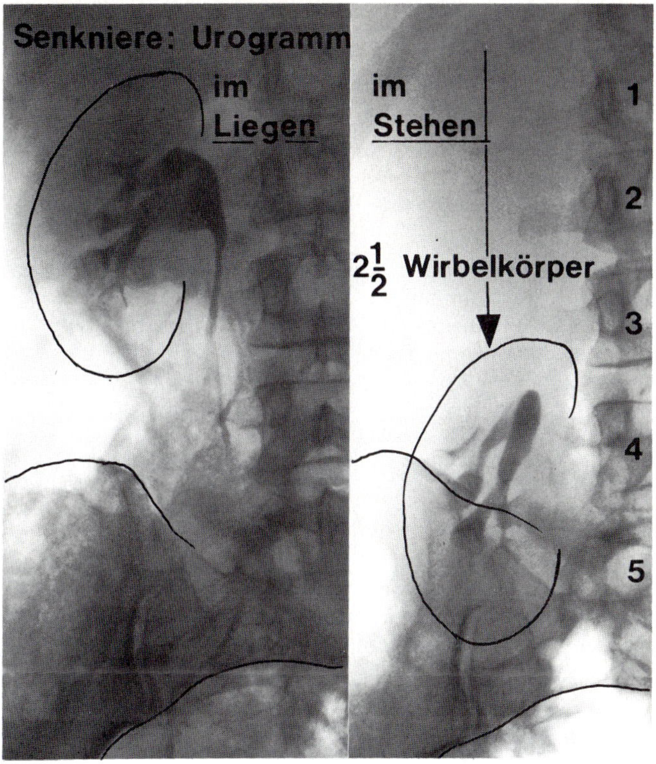

Senkniere: Urogramm
im
Liegen
im
Stehen

1

2

$2\frac{1}{2}$ Wirbelkörper

3

4

5

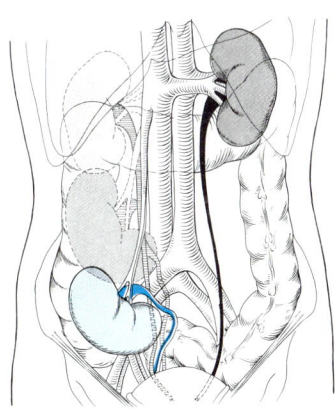

Abb. 122 **Nephroptose**

Phimose

Durch die Enge des äußeren Hautringes kann die Vorhaut nicht mehr über die Glans bis zum Sulcus coronarius zurückgezogen werden (Abb. 123). Wenn die angeborene Phimose, auch die leichteren Formen, im Kindesalter nicht behandelt werden, können beim Erwachsenen folgende *Komplikationen* auftreten:

Balanitis, Präputialsteine, Peniskarzinom, Paraphimose oder spanischer Kragen.

Da die tägliche Reinigung des Vorhautsackes nicht möglich ist oder vernachlässigt wird, kommt es zu Sekretstauungen und Entzündungen *(= Balanitis)*. Sie führen zu narbigen Veränderungen des inneren Vorhautblattes und verstärken den Grad der Phimose. Das eingedickte Sekret inkrustiert durch die Harnsalze und bildet weiche *Präputialsteine.* Im Präsenium kann sich auf dem Boden der chronischen Entzündung ein *Peniskarzinom* entwickeln. Es geht vom Sulcus coronarius aus und wird meistens spät diagnostiziert, da es sich verborgen unter der Vorhaut bildet.

Paraphimose oder spanischer Kragen

Die beim Verkehr oder bei onanistischen Manipulationen zurückgestreifte zu enge oder relativ enge Vorhaut bildet hinter der Glans im Sulcus coronarius einen Schnürring. Der oberflächliche venöse Abfluß wird unterbrochen, der arterielle Zufluß bleibt frei; dadurch kommt es zur Ausbildung eines schmerzhaften Ödems der Eichel und des inneren Vorhautblattes, das sich spontan nicht mehr zurückbilden kann. Bei normaler Konfiguration des proximalen Penis entsteht unterhalb der Eichel ein dicker Ring, daher der Ausdruck spanischer Kragen (Abb. 123). Auch nach Einlegen eines Dauerkatheters – wenn die Vorhaut nicht anschließend reponiert wird – kann eine Paraphimose auftreten.

Therapie: Kompression der Glans mit den Fingerkuppen etwa 3–5 Min. unter gleichzeitiger leichter Massage bis zur Rückbildung des Ödems und zum Zurückgleiten unter die Vorhaut. Bei längerem Bestehen und in schweren Fällen hilft nur die dorsale Inzision des äußeren Schnürringes.

Nach Abklingen des Ödems und der entzündlichen Begleiterscheinungen wird eine Zirkumzision durchgeführt.

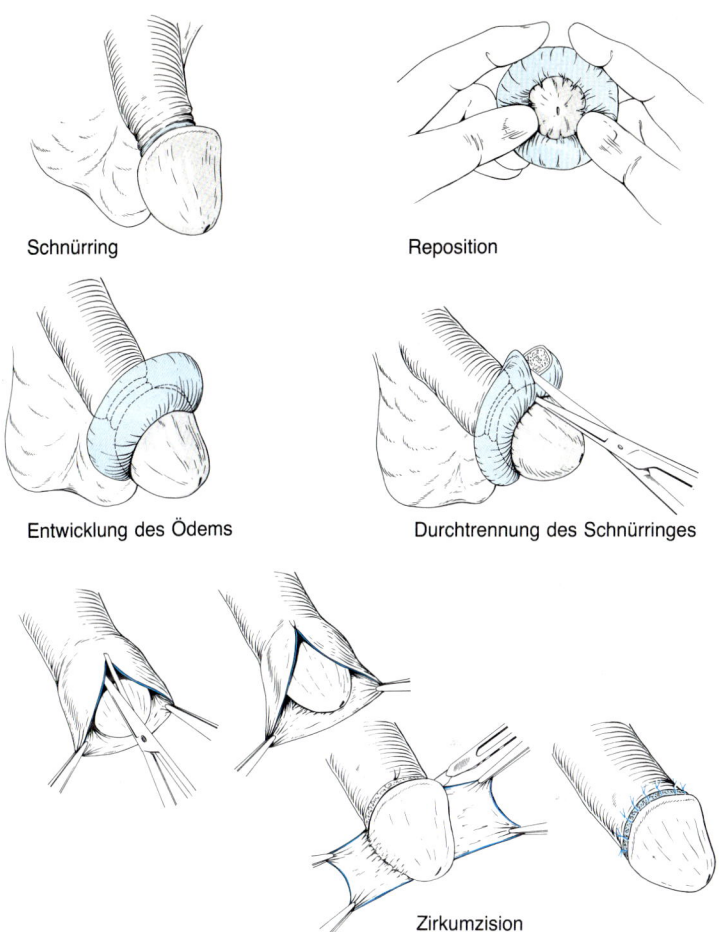

Schnürring

Reposition

Entwicklung des Ödems

Durchtrennung des Schnürringes

Zirkumzision

Abb. 123 **Phimose und Paraphimose**

Regel:

Die angeborene narbige Enge der Vorhaut, die Phimose wird durch Zirkumzision beseitigt (spätestens vor der Einschulung).

Eine Paraphimose muß reponiert oder der Schnürring gespalten werden. Nach Beseitigung der Einschnürung und Abklingen des Ödems wird ebenfalls die Zirkumzision durchgeführt.

Entzündliche Erkrankungen

Unspezifische Entzündungen

Die Harnwegsinfektion ist nach den Infektionen des Respirationstraktes die häufigste bakterielle Erkrankung.

Sie ist gekennzeichnet durch das Vorhandensein von Keimen im normalerweise sterilen Urin.

Wenn normale anatomische Verhältnisse vorliegen und kein weiterer Infekt im Organismus besteht, spricht man von einer **primären Entzündung** (einfache Pyelonephritis, Zystopyelonephritis). Kommt zu einer urologischen Erkrankung mit Abflußstörung (Steinverschluß des Harnleiters oder Harnverhalt bei Prostataadenom mit Restharn) eine Infektion hinzu, liegt eine **sekundäre Entzündung** vor. Eine solche Infektion wird erst dann restlos abheilen, wenn das urologische Grundleiden erfolgreich behandelt wurde.

Unbehandelt kann jeder Harnwegsinfekt zur Pyelonephritis führen. Die Früherkennung und Therapie im Frühstadium ermöglichen jedoch eine gute Prognose der sonst folgenschweren Erkrankung.

Bei der Diagnose sind Entzündungen der parenchymatösen Organe (Nieren, Hoden, Prostata) und der Hohlorgane (Nierenbecken, Harnleiter, Blase, Harnröhre) zu unterscheiden.

Entzündungen der parenchymatösen Organe verursachen in der Regel hohes Fieber, stärkere Allgemeinerscheinungen, werden leicht chronisch und müssen im Hinblick auf ihre biologische Wertigkeit besonders intensiv behandelt werden.

Hohlorganinfektionen verlaufen in der Regel afebril, heilen oft spontan aus, werden seltener chronisch und sind mit einfachen Behandlungsmethoden relativ gut zu beeinflussen.

Bewährt hat sich die **Unterteilung in obere und untere Harnwege.** Bei einer Infektion der oberen Harnwege (Nieren-, Nierenbeckeninfektion) ist der Organismus stärker betroffen als bei einer Infektion der unteren Harnwege (Harnröhren- oder Blasenaffektion) (Abb. 124).

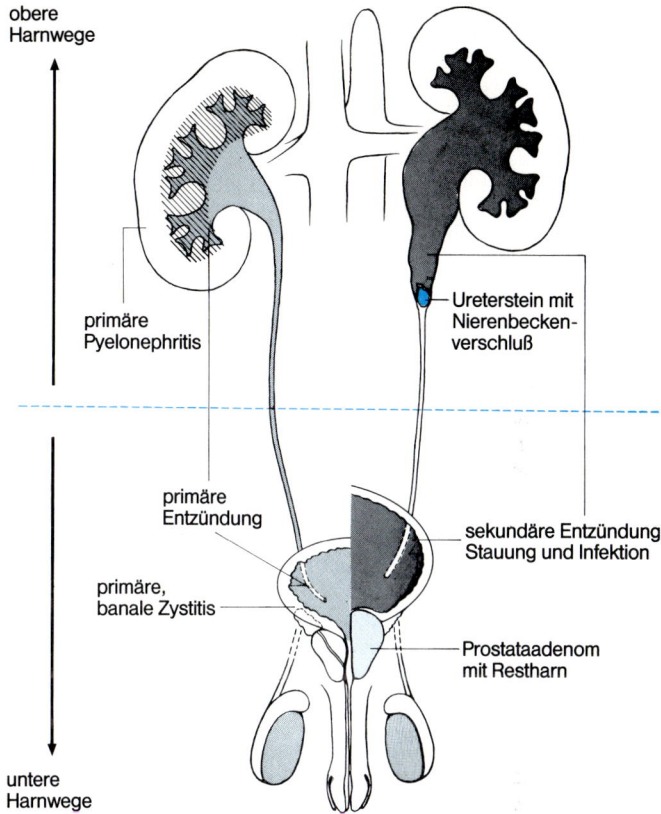

obere
Harnwege

primäre
Pyelonephritis

Ureterstein mit
Nierenbecken-
verschluß

primäre
Entzündung

sekundäre Entzündung,
Stauung und Infektion

primäre,
banale Zystitis

Prostataadenom
mit Restharn

untere
Harnwege

Abb. 124 **Primäre und sekundäre Pyelonephritis**

Merke:

- **Primäre Pyelonephritis: Nieren-Nierenbecken-Entzündung als Erst-
erkrankung.**

- **Sekundäre Pyelonephritis: Nieren-Nierenbecken-Entzündung als
Zweiterkrankung bei einem urologischen Grundleiden, z. B. Abflußstörung durch Steinleiden oder Prostatavergrößerung.**

- **Entzündungsbegünstigende Faktoren wie Diabetes mellitus, Medika-
mentenverbrauch. Mißbildungen der ableitenden Harnwege können die
Entstehung einer Pyelonephritis unterstützen.**

- **Die Unterscheidung von Harnwegsinfektionen der oberen oder der unteren Harnwege hat sich bewährt.**

Entzündungen

Entzündungen der Nierenhüllen und paranephritischer Abszeß

Para- und Perinephritis entstehen meist hämatogen metastatisch von einem nierenfernen Herd aus (Furunkel, Panaritien, Mastitis, Angina). Früher hatte die im lockeren Gewebe der Nierenfettkapsel schnell fortschreitende Eiterung eine ausgeprägte Neigung zur Abszedierung. Heute verlaufen derartige Prozesse bei der üblichen frühzeitigen Antibiotikagabe bei unklaren Fieberschüben eher maskiert.

Ihre Diagnose ist schwierig (Sonographie, CT).

Symptome: initialer Schüttelfrost, hohes intermittierendes Fieber, später kontinuierliches Fieber. In der initialen Phase meist keine Schmerzangaben. Bei beginnender Abszedierung unbestimmte Schmerzen in der Lendengegend, die sich allmählich im Nierenbereich lokalisieren. Bei Psoasnähe Schonstellung des entsprechenden Beines.

Diagnose: auf nierenfernen Eiterherd achten bzw. danach fragen, da der Primärherd schon ausgeheilt sein kann. Allgemeines Zeichen einer schweren Entzündung: Schüttelfrost, hohes Fieber, Durstgefühl, Appetitlosigkeit usw., einseitige Druckempfindlichkeit des Nierenlagers am sitzenden Patienten, evtl. Hautrötung und Vorwölbung im Kostovertebralwinkel. Bei vergleichender Perkussion ausgeprägte Klopfempfindlichkeit, symptomatische Pleuritis. Maximale Beugung oder Streckung des Oberschenkels löst Schmerzen in der Lendengegend aus. *Kein Urinbefund*, da keine Verbindung mit dem Nierenhohlsystem besteht.

Röntgenologisch Verschattung der Psoasrandlinie. Aufhebung der Atemverschieblichkeit, charakteristischer CT-Befund (Abb. 125).

Differentialdiagnose: subphrenischer Abszeß, Nierenkarbunkel, Basalpleuritis, infizierter kalter Abszeß, retrozäkale Appendizitis.

Therapie: Im Anfangsstadium hat die konservative Behandlung Aussicht auf Erfolg.

Über Nacht Antiphlogistika, aktive Chemotherapie (Antibiotika mit hohem Serum- und Gewebespiegel, hoch dosiert). Bei Abszedierung breite Eröffnung und Drainage. Die frühzeitige Gabe von hochdosierten Antibiotika bei fieberhaften Prozessen ohne klare Diagnose hat in den letzten Jahren zu einer Verschleierung des früher charakteristischen Krankheitsbildes geführt. Hautrötung und Verwölbung des Nierenlagers fehlen, ebenso wie der Psoasschmerz und das hohe Fieber.

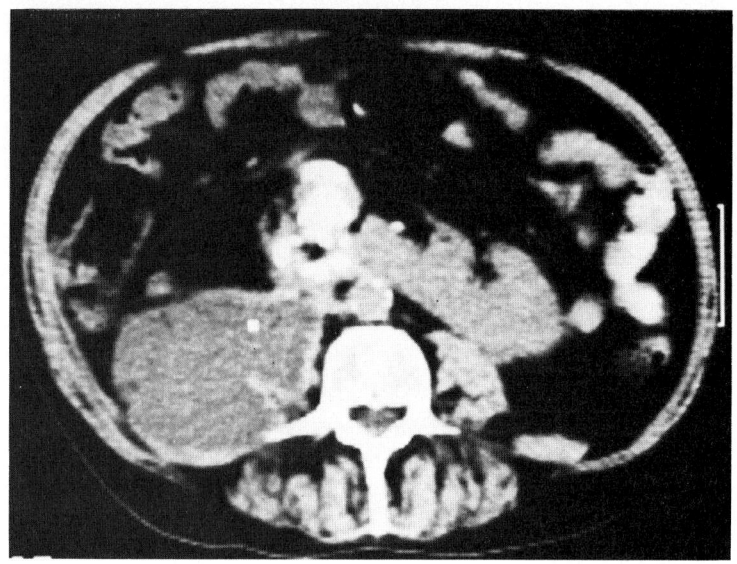

Abb. 125 **Paranephritischer Abszeß**

Regel:

Entzündungen der parenchymatösen Organe (Nieren, Hoden, Prostata) verursachen in der Regel hohes Fieber sowie starke Allgemeinerscheinungen; sie werden auch leichter chronisch.

Entzündungen der Hohlorgane, wie z. B. Zystitis, können afebril verlaufen und sind leichter auszuheilen.

Primäre Entzündungen – ohne zusätzliche urologische Begleiterkrankungen – haben eine gute Heiltendenz.

Kommt zu einer urologischen Erkrankung mit Abflußstörung, z. B. Steinleiden, Anomalie oder Tumor, eine Infektion hinzu, spricht man von *sekundärer Entzündung.* Die Infektion wird erst dann restlos abheilen, wenn das urologische Grundleiden erfolgreich behandelt wurde.

Pyelonephritis

Die Pyelonephritis ist die häufigste Nierenerkrankung. Die enge anatomische Verbindung von Parenchym und Hohlwegen im pyelorenalen Grenzgebiet führt häufig zu einer unspezifischen Entzündung beider Systemanteile. Eine eitrige Nephritis kann früher oder später, dem Harnstrom folgend, zur Nephropyelitis werden, und ebenso wird eine Entzündung des Nierenbeckens aufsteigend zur Pyelonephritis. Eine Pyelitis sui generis gibt es nicht. Pathologisch anatomisch handelt es sich bei der Pyelonephritis um eine interstitielle bakterielldestruktive Nephritis. Nach dem Verlauf unterscheidet man eine akute und chronische, nach der Genese eine primäre und sekundäre Pyelonephritis.

Akute primäre Pyelonephritis

Nach einem Kälte- oder Nässetrauma, oft auch ohne erkennbare Ursache, kommt es nach einem initialen Schüttelfrost zu einem dumpfen Spannungsgefühl in der Niere mit hohem Fieber. Häufig gehen leichtere Blasenbeschwerden voraus oder bestehen gleichzeitig und sprechen dann im Sinne einer *Zystopyelonephritis* für den urogen aszendierenden Charakter der Entzündung. Diese Form tritt bei Frauen besonders in der prä- und postmenstruellen Phase auf.

Symptome: initialer Schüttelfrost, anschließend Febris continua um 39°C, dumpfes, nicht sehr starkes, gleichbleibendes Druckgefühl in der Niere, zuweilen auch leichte Koliken, Status febrilis mit Durst, Appetitlosigkeit und Obstipation (Abb. 126).

Diagnose: plötzlicher, fieberhafter Beginn, Druckempfindlichkeit meist nur einer Niere, leichte Pollakisurie, im Sediment massenhaft Leukozyten und Bakterien. Eiweiß schwach positiv. Vereinzelt Zylinder.

Therapie: Bettruhe, gute Durchspülung durch Trinken beliebiger schmackhafter Flüssigkeiten, Fieberdiät, bei Obstipation hohe Einläufe. Eine intensive, hoch dosierte Chemotherapie ist erforderlich, bis eine Entfieberung eintritt. Bleibt das Fieber länger als 8 Tage bestehen, muß an Komplikationen gedacht werden – Klinikeinweisung. Nach Abklingen des akuten Krankheitsbildes muß so lange gezielt (Antibiogramm!) weiterbehandelt werden, bis das Harnsediment völlig normal und die Urinkultur steril sind. Zur Abnahme des Urins zur Urinkultur ist ein wenigstens dreitägiges therapiefreies Intervall einzuhalten. Wiederholte Kontrollen und Nachuntersuchungen in mehrmonatigen Abständen sind erforderlich. Bei Therapieresistenz oder Rezidiven ist immer an eine sekundäre Pyelonephritis zu denken.

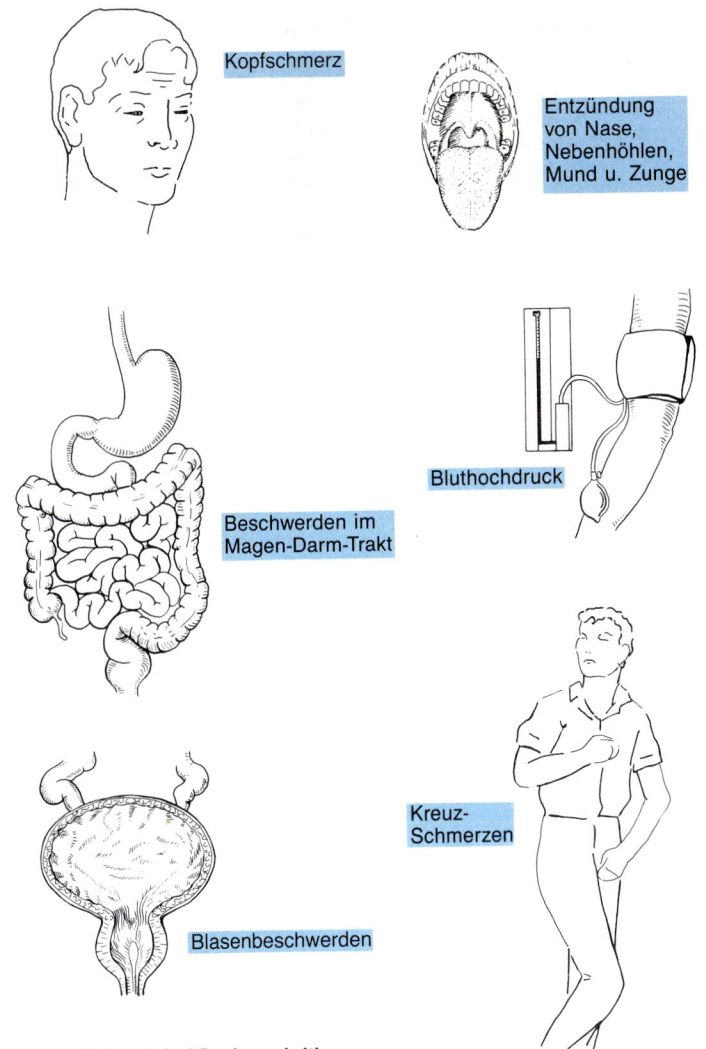

Kopfschmerz

Entzündung
von Nase,
Nebenhöhlen,
Mund u. Zunge

Bluthochdruck

Beschwerden im
Magen-Darm-Trakt

Kreuz-
Schmerzen

Blasenbeschwerden

Abb. 126   **Befunde bei Pyelonephritis**

Merke:

● Bei entzündlichen Erkrankungen der ableitenden Harnwege müssen
zum Ausschluß einer Harnabflußstörung – sekundäre Pyelonephritis –
eine Abdomenübersicht und ein Urogramm angefertigt werden.

Akute sekundäre Pyelonephritis

Im Gegensatz zur primären liegt bei der sekundären Pyelonephritis ein prädisponierender Faktor vor, der den entzündlichen Prozeß auslösen kann oder ihn unterhält (s. „Primäre und sekundäre Entzündung"). Eine wesentliche Rolle dabei spielen Abflußstörungen und Stauungen im Bereich der ableitenden Harnwege. Stauung und Infektion potenzieren sich und führen zu einem ernsteren Krankheitsbild als bei der einfachen, unkomplizierten, primären Pyelonephritis. Die prädisponierende komplizierende Ursache oder das Grundleiden können asymptomatisch bleiben und sind nur durch Abdomenübersicht und Urogramm zu diagnostizieren (angeborene Harnabflußstörungen, Steine [Abb. 127], Entleerungsstörungen der Blase mit Restharn). Da das hochfieberhafte Krankheitsbild durch eine Stauung unterhalten wird, kann eine hochdosierte antibiotische Therapie das Krankheitsbild dämpfen und verschleiern, aber nicht heilen.

Symptome: schweres Krankheitsbild, hohes Fieber, Schüttelfröste, drohende Urosepsis, hochrote trockene oder bräunlich borkige Zunge, ausgeprägte Druckempfindlichkeit einer oder beider Nieren. Im Harn Eiweiß positiv, granulierte Zylinder, massenhafte Leukozyten, Bakterien.

Therapie: Klinikeinweisung, intensive Chemotherapie, Beseitigung der Harnstauung, bei einseitigen Prozessen notfalls Nephrektomie.

Urosepsis (septische Harnstauungsniere)

Liegt bei einer Harnabflußstörung gleichzeitig eine Infektion des Urogenitaltraktes vor, kann sich ein septisches Krankheitsbild entwickeln, das den Patienten hochgradig gefährdet.

Schüttelfrost, Leukozytose, später Leukopenie, Thrombozytopenie, Schockzeichen, Fieber, Blutdruckabfall, Oligurie sind alarmierende Befunde.

Die Abflußstörung muß so bald wie möglich beseitigt werden: Nierenfistel, eine ausreichende, rechtzeitige Drainage, hochdosierte antibiotische Therapie, Schockbekämpfung usw. (Tab. 19). Unter Umständen kann bei verschlepptem Krankheitsgeschehen eine Notnephrektomie lebensrettend sein.

Regel:

Wiederholte Schüttelfröste bei hohem Fieber sind immer ein alarmierendes Symptom. Dem Grad der Krankheit entsprechend ist das Allgemeinbefinden der Patienten stark beeinträchtigt. Im Sedimentbefund sprechen Leukozyturie und Bakteriurie, der Eiweißgehalt sowie granulierte Zylinder immer für eine Beteiligung des Nierenparenchyms.

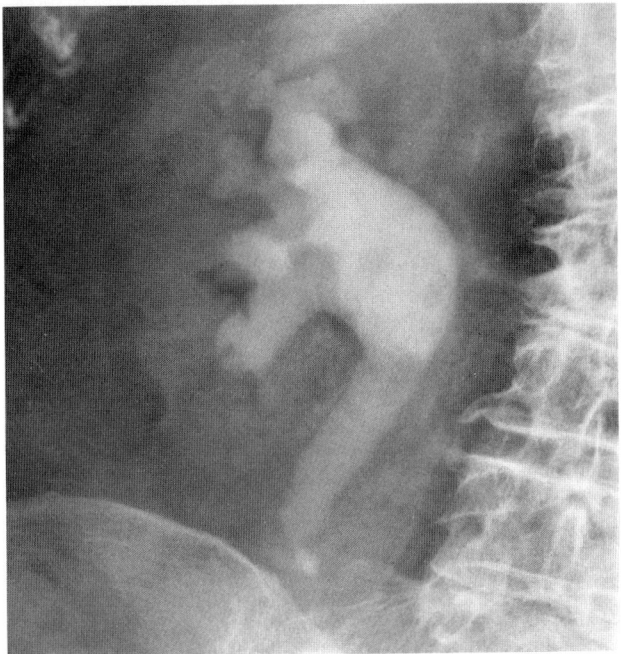

Abb. 127 **Septische Harnstauungsniere bei Harnleiterverschlußstein**

Tabelle 19 **Therapie des uroseptischen Schocks nach Beseitigung der Abfluß-störung**

1. Legen eines zentralen Venenkatheters
2. Blutentnahme für die bakteriologische Untersuchung
3. Überprüfung des Gerinnungsstatus
4. Infusionstherapie mit Überwachung des zentralen Venendruckes
5. Antibiotikakombination (z. B. Aminoglykoside und β-Lactam-Antibiotika)
6. Heparinisierung
7. Ausgleich der Azidose
8. Kortikosteroide
9. Intensivmedizinische Überwachung
10. Flüssigkeitsbilanzierung.

Chronische Pyelonephritis

Sie ist die häufigste Erkrankung des Nierenparenchyms. Unabhängig von der hämatogenen oder aszendierenden Entstehung handelt es sich meist um akute Pyelonephritisfälle, die nur scheinbar ausgeheilt und ohne subjektive Beschwerden allmählich in das subakute und chronische Stadium übergegangen sind. Aus dieser Tatsache ergibt sich für die Praxis die Konsequenz, alle, auch harmlose Entzündungen der Nieren und Harnwege, besonders bei Kindern 2–3 Monate nach abgeschlossener Behandlung zu kontrollieren und bei positivem Sedimentbefund dem Urologen zur genaueren Diagnostik zu überweisen. Prädisponierende Faktoren (Tab. 20) als Ursache einer sekundär-chronischen Pyelonephritis sind durch eine eingehende Ultraschall- und Röntgendiagnostik auszuschließen.

Die **Diagnose** der chronischen Pyelonephritis ist schwierig (Abb. 128), da sie jahrzehntelang symptomlos verlaufen kann und erst bei Routineuntersuchungen wegen unklarer Allgemeinbeschwerden durch einen krankhaften Sedimentbefund, eine beschleunigte Senkung oder ein schlechtes Blutbild auffällt. Die eingehende urologische Untersuchung bei der chronischen Pyelonephritis muß auch die Suche nach einem vesikorenalen Reflux einschließen. Dieser kann als angeborene oder erworbene Störung die Ursache der erst nach Jahren oder Jahrzehnten bemerkten chronischen Entzündung sein.

In der Endphase des Krankheitsbildes kommt es durch die allmählich zunehmende Vernarbung des Nierenparenchyms zur Schädigung der Nierenfunktion mit allen ihren Folgezuständen, dem typischen Krankheitsbild der doppelseitigen pyelonephritischen Schrumpfniere mit Urämie.

Nach dem derzeitigen Stand der experimentellen Forschung muß davon ausgegangen werden, daß für die Verlaufsvariante „chronische Pyelonephritis" die Bakterien selbst möglicherweise auch nur im Sinne eines Starterphänomens wirksam sind. Die Unterhaltung der chronischen Entzündung in der entsprechend veränderten Niere ist nicht mehr obligat an die Anwesenheit von Bakterien oder bakteriellen Strukturelementen gebunden.

Verläuft der Prozeß einseitig, so übernimmt die gesunde Niere in vollem Umfang die Gesamtnierenfunktion.

Wird eine chronische Pyelonephritis rechtzeitig erkannt, ehe das Nierenparenchym zu stark geschädigt ist, kann der entzündliche Prozeß durch eine Langzeittherapie mit Antibiotika und Sulfonamiden zur Ausheilung kommen oder zumindest stationär werden.

Symptome: oft nahezu symptomlos, Ermüdbarkeit, Kopfschmerzen, Appetitlosigkeit, Schmerzen im Nierenlager, Fieberschübe, Bakteriurie, Leukozyturie, sekundäre Anämie, später Blutdruckanstieg, Nierenfunktionsstörung.

Diagnose: U-Status, Erregerresistenzprüfung, Sonographie, Abdomenübersicht, Urogramm, Nierenfunktionsprüfung.

Tabelle 20 **Prädisponierende Faktoren der akuten und chronischen Pyelonephritis** (nach Losse)

1. Harnabflußstörungen
   Fehlbildungen
   Obstruktion (Steine, Strikturen, Tumoren)
   Blasenfunktionsstörung (Querschnittslähmung u. a.)
   Lange Bettlägerigkeit

2. Gravidität

3. Stoffwechselstörungen
   Diabetes, Gicht, Elektrolyte (K^+, Na^+, Ca^{2+})

4. Iatrogene Ursachen
   Eingriffe an den Harnwegen
   Spinalanästhesie

5. Allgemeine und lokale Abwehrschwäche
   Chronische Erkrankungen, Nässe und Kälte (??), Infektionskrankheiten und chronische Infekte, Hypertonie (??)

6. Medikamente
   Analgetika, Antibiotika, Kortikoide

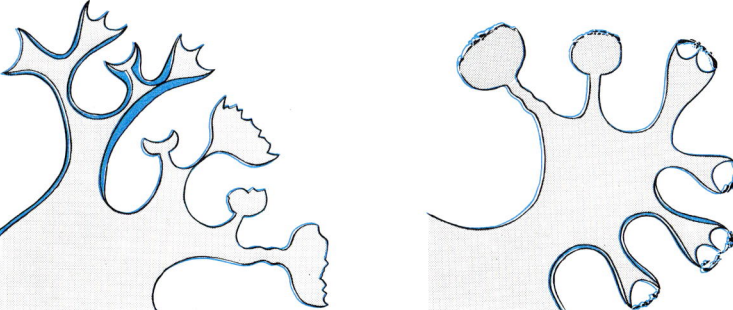

Abb. 128 **Röntgenologische Veränderung der chronischen Pyelonephritis; Papillennekrosen**

Sonderformen der Pyelonephritis

Xanthogranulomatöse Pyelonephritis

Die xanthogranulomatöse Pyelonephritis ist eine chronisch destruierende Nierenentzündung. Sie gehört morphologisch zur chronisch-interstitiellen Pyelonephritis mit besonders großen Parenchymdestruktionen. Ihre Ätiologie ist unklar, obwohl zahlreiche Faktoren – wie Obstruktion der ableitenden Harnwege, chronische Harnwegsinfektion, unzureichende antibiotische Therapie usw. – diskutiert werden. Die präoperative Diagnose ist oft nicht zuverlässig zu stellen.

Symptome: stark reduzierter Allgemeinzustand, Nierenschmerzen, Fieber, Nierenfunktionsverlust, radiologisch oft Tumorverdacht. Differentialdiagnostisch sind ein Nierenkarzinom oder die Tuberkulose schwierig abzugrenzen.

Die **Diagnose** wird meist histologisch gestellt.

Therapie: Nephrektomie.

Papillennekrose

Die chronische interstitielle Pyelonephritis wird nach den Untersuchungen von Spühler und Zollinger mit einem Mißbrauch von Schmerzmitteln in ursächlichen Zusammenhang gebracht. Papillennekrosen treten im Rahmen dieser Erkrankung auf (Abb. 129 und 130). Ob das Krankheitsbild pathologisch-anatomisch eine Sonderform der Pyelonephritis ist, wird dahingestellt.

Leitsymptome der Papillennekrose sind:

1. Zeichen eines chronischen Harninfektes,
2. kolikartige Schmerzen,
3. Einschränkung der Nierenfunktion,
4. sekundäre Anämie,
5. charakteristische Veränderungen im Röntgenbild.

Begünstigend wirken Diabetes mellitus, Leberzirrhose usw.

Therapie: antibiotische Behandlung, Behandlung der Grundkrankheit.

Emphysematöse Pyelonephritis

Spontangasbildung im oberen Harntrakt kann bei bakterieller Entzündung entstehen. Das Krankheitsbild ist selten.

Markschwammniere

Bakterielle Entzündungen und Steinbildung sind bei dieser Anomalie häufig.

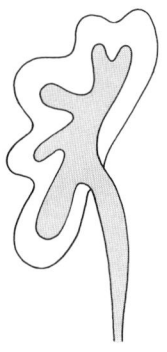
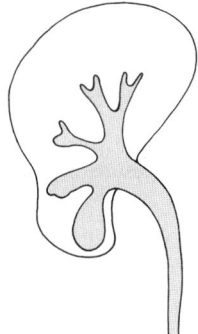

Analgetikanephropathie   Pyelonephritis

Abb. 129 **Röntgenologische Differentialdiagnose Analgetikanephropathie – Pyelonephritis.** Bei der Analgetikanephropathie Papillendestruktionen, gleichmäßige Schrumpfung des Parenchymsaums, der sich sozusagen „um das Hohlsystem herumlegt". Im Gegensatz hierzu finden sich bei pyelonephritischen Narben starke Unterschiede in der Parenchymbreite: In der Nachbarschaft destruierter Kelche kann das Parenchym extrem verschmälert, in Bereichen kompensatorischer Hypertrophie erheblich verbreitert sein (nach Haschek)

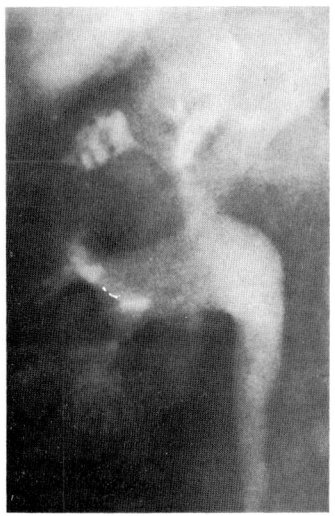
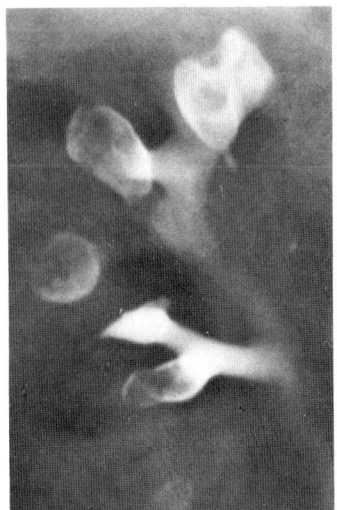

Abb. 130 **Markschwammniere/Papillennekrosen**

Infektionen der unteren Harnwege

Die Zystitis und die Urethritis werden als Infektionen der unteren Harnwege bezeichnet (Abb. 131). Die Prostatitis und Epididymitis können begleitend, aber auch isoliert auftreten.

Infektionen der unteren Harnwege der Frau

Etwa 50 Prozent aller Frauen erkranken im Laufe ihres Lebens an einer Harnwegsinfektion. Bei 80 Prozent kann durch eine gezielte Antibiotikagabe eine Heilung erzielt werden. Ein Viertel dieser Frauen erleiden ein Rezidiv. Die Wahrscheinlichkeit eines Rezidivs nimmt dabei mit der Zahl der vorausgegangenen Infektionen zu. In 95 % der Fälle handelt es sich dabei um eine Reinfektion mit Escherichia coli. Bei Frauen spricht man somit von einer vermehrten Infektanfälligkeit, ohne daß im Regelfall morphologische Veränderungen oder Harntransportstörungen nachzuweisen wären.

Der Bakteriurie der Frau geht meistens eine Kolonisierung der Vaginal- und Periurethralschleimhaut mit gramnegativen Bakterien der Darmflora voraus. Die Besiedlung kann über Tage bis zu einigen Monaten dauern, ist jedoch vor Auftreten der Bakteriurie am stärksten ausgeprägt. Dieser dynamische Prozeß wird nicht immer von Entzündungserscheinungen begleitet und muß nicht zu einem Harnwegsinfekt führen. Eine spontane Rückbildung der Bakteriurie ist in mehr als der Hälfte der Fälle möglich.

Wenn die Virulenz der Erreger den Abwehrmechanismen des Organismus überlegen ist, führt die Bakteriurie zu einer symptomatischen und damit behandlungsbedürftigen Harnwegsinfektion.

Bei Frauen zeigten neuere Untersuchungen eine Adhärenzeigenschaft von Bakterien, durch die die Mikroorganismen über sog. Fimbrien oder Pili in die Lage versetzt werden, mit Rezeptoren des Urothels eine feste Verbindung einzugehen und so einer Auswaschung zu widerstehen. Es besteht eine enge Beziehung zwischen dem Schweregrad einer Infektion und dem Auftreten von entsprechenden Fimbrien in der Reihenfolge Pyelonephritis, vesikale Bakteriurie (Zystitis).

An eine Begleiterkrankung wie **Meatusstenose, Urethraldivertikel** oder an eine **gynäkologische Erkrankung** muß gedacht werden. Bei einer genaueren Analyse der Ursachen finden sich manchmal minimale Formvariationen, wie eine kurze Urethra, eine tiefe Einmündung der Urethra, ein Hymenalrest oder ein niedriger Damm.

Begünstigt wird das Auftreten einer Zystitis bei Frauen durch intensive sexuelle Beziehungen, besonders charakteristisch als sog. „Honeymoon-Zystitis". Aber auch bei Frauen mit geringer oder fehlender sexueller Aktivität kommen unkomplizierte Harnwegsinfektionen häufiger vor.

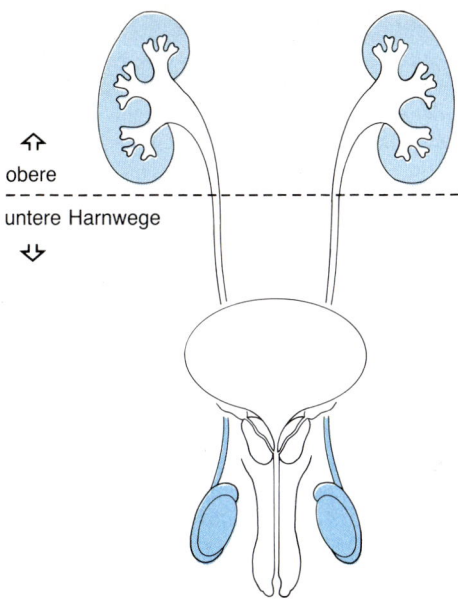

obere

untere Harnwege

Abb. 131   **Infektionen der unteren Harnwege beim Mann**

Merke:

- **Im Gegensatz zu Frauen ist die unkomplizierte Harnwegsinfektion beim Mann seltener. Häufig finden sich Abflußstörungen; die Häufigkeit der Harnwegsinfektionen nimmt mit dem Alter zu. Eine Geschlechtserkrankung muß ausgeschlossen werden; häufiger sind Infektionen im Anschluß an iatrogene Eingriffe (Katheterismus, Bougierungen usw.).**

- **Während bei Frauen eine forcierte Diagnostik nicht sinnvoll erscheint, muß bei Männern in jedem Fall eine Ausschlußdiagnostik auf Abflußstörungen durchgeführt werden.**

Akute primäre Zystitis

Die Zystitis ist eine infektiöse Entzündung der Blasenschleimhaut. Bakteriologisch findet sich, wie bei allen Harnwegsentzündungen, das immer wieder auftretende charakteristische Erregerquartett: Kolibakterien, Enterokokken, Proteusbakterien, Staphylococcus aureus, als Mono- oder Mischinfektion. Die Zystitis kann deszendierend von einer Pyelonephritis, aszendierend von der Harnröhre und den Adnexen aus (urogenitales Grenzgebiet), lymphogen oder hämatogen entstehen. Bei Frauen ist wegen der kurzen Harnröhre die aufsteigende Infektion häufiger.

Ein weiterer, erst in der letzten Zeit in seiner Bedeutung bekannter Faktor für das Auftreten unkomplizierter Harnwegsinfektionen ist das Halten des Harns trotz länger dauerndem Harndrang. Insbesondere in Nordamerika konnten in retrospektiven Analysen über pathogenetische Faktoren diese Aspekte häufiger festgestellt werden.

Kälteeinwirkungen führen dagegen seltener zur Zystitis. Nicht das Warten am Lift, sondern allenfalls der Urlaubsflirt dürften eine größere Bedeutung für das Auftreten der Zystitis haben. Bei Rezidivinfekten muß – wie gesagt – nach anderen Ursachen gefahndet werden.

Diagnose: In der Anamnese sind gelegentlich Nässe- oder Kältetrauma, Harndrang alle 10–20 Min., häufig tropfenweise unwillkürlicher Harnabgang. Die Beschwerden sind im Vergleich zwischen Tag und Nacht unverändert. Kein Fieber, *Temperaturerhöhung spricht immer für eine Beteiligung der oberen Harnwege.* Im Urin: Eiweiß ±, Leukozyten massenhaft, Erythrozyten 10–20/Gesichtsfeld, Bakterien + +. Mit dem typischen Urinbefund ist die Diagnose gesichert.

Differentialdiagnose: Fremdkörper, Blasensteine, Prostatitis, Adnexitis. Urethritis, Trichomonaden, perivesikale Entzündungen und Tumoren.

Bei der sog. Reizblase bestehen Pollakisurie und Algurie, jedoch *ohne pathologischen* Sedimentbefund, nachts geringe Beschwerden.

Therapie: Bettruhe. Die gleichmäßige Bettwärme ist bei der Abhängigkeit der Blase von Kälteeinflüssen der beste Heilfaktor, Bekämpfung der subjektiven Beschwerden durch Analgetika, reichlich trinken, Durchspülung mit 1½–2 l beliebiger schmackhafter Flüssigkeiten. *Blasenspülungen sind bei der akuten Zystitis kontraindiziert.*

Die Entzündung der Blasenschleimhaut benötigt zu ihrer Ausheilung jedoch 7–14 Tage. Die Chemotherapie muß nicht unbedingt über diese Zeit weitergeführt werden (s. auch S. 200 ff.); in der Regel reicht eine Behandlung von 3–5 Tagen aus, auch die einmalige hochdosierte Medikamentengabe wird empfohlen. Nach Abschluß der Behandlung Sedimentkontrolle.

Tabelle 21   **Haupt-Erreger von Harnwegsinfekten**

grampositiv	Häufigkeit
Kolibakterien	48–64%
(E. coli u. freundii, coliforme)	
Proteus mirabilis	14%
Indolpositiver Proteus	3,5%
(P. vulgaris, morganii, rettgeri)	
Pseudomonas aeruginosa	10%
(Pyocyaneus)	
Klebsiella pneumoniae	8%
Aerobacter aerogenes	5%
Bacteroides fragilis	1%
gramnegativ	
Enterokokken	18–27%
(St. faecalis)	
verschiedene Streptokokken	12%
Staph. aureus	4–8%

Unterscheidung zwischen oberen und unteren Harnwegsinfektionen

1. Klinisch:
   Fieber
   Nierenklopfschmerz
   Sonographie
   Röntgen

2. Labor:
   Urinsediment mit Leukozytenzylindern
   BSG-Erhöhung
   Nierenfunktionsstörung

3. Therapeutisch:
   Ansprechen auf Kurzzeittherapie

Merke:

● **Prädisponierende Erkrankungen bei akuter Zystitis: Meatusstenose, Urethraldivertikel, kurze Urethra, Hymenrest.**

Entzündungen der Harnröhre

Die unspezifischen Urethritiden sind neben der gonorrhoischen Urethritis selten. Sie werden hervorgerufen durch grampositive und gramnegative Bakterien, Mykoplasmen oder Trichomonaden. In seltenen Fällen kann auch ein Pilzbefall vorliegen (Tab. 22).

Eine häufige Ursache einer unspezifischen Urethritis sind instrumentelle Eingriffe. Symptomatisch sind ein beständiges Jucken und Brennen in der Harnröhre, ein brennender Schmerz beim Wasserlassen und Ausfluß aus der Harnröhre. Die Diagnostik umfaßt die Untersuchung des frisch gelassenen Harns (Trichomonaden-Nachweis), die Anfertigung von Ausstrichpräparaten (Methylenblau und Gram-Färbung) und die kulturelle Untersuchung auf Mykoplasmen, die einem Speziallabor vorbehalten bleibt. Bei der akuten und chronischen Adnexitis besteht häufig eine Begleiturethritis, die nach Behandlung des Primärleidens spontan abklingt (Tab. 23). Bei Therapieresistenz ist an anatomische Veränderungen wie Strikturen und Harnröhrendivertikel zu denken. Es empfiehlt sich, in diesen Fällen eine Urethrographie und eine prograde Urethrozystoskopie durchzuführen.

Eine häufige Ursache hartnäckiger Harnröhrenentzündungen sind die **Trichomonaden.** Die Protozoen sind im Frischpräparat durch ihre Eigenbewegungen zu erkennen. Da sie im stehenden Urin absterben und dann mit Epithelien verwechselt werden können, wird die Diagnose relativ selten gestellt. Bei chronischer Urethritis soll man immer daran denken und den körperwarmen, frischen Urin mikroskopisch untersuchen. Da die Infektion durch Kontakt beim Verkehr erfolgt, muß auch die Partnerin untersucht und behandelt werden, wenn die Therapie Aussicht auf Erfolg haben soll. Spezifisch wirksames Medikament: Metronidazol.

Gelegentlich wird eine Urethritis auch durch **Mykoplasmen** – zellwandlose Mikroorganismen – verursacht. Der Nachweis erfolgt durch spezielle Kulturverfahren, die Behandlung nicht harnstoffspaltender Mykoplasmen mit Tetrazyklinpräparaten, harnstoffspaltende Mykoplasmen werden mit Erythromycin behandelt (Tab. 23).

Chlamydien werden häufig bei Männern mit Urethritis posterior, aber auch bei Prostatitis, Epididymitis gefunden. Oft findet man den Keim auch in einer Mischinfektion mit Mykoplasmen und gramnegativen Bakterien. Zur Therapie von Chlamydieninfektionen werden einhellig Tetrazykline empfohlen.

Tabelle 22 **Differentialdiagnose der infektiösen Urethritis beim Mann**

Erreger	Diagnostiktest
Neisseria gonorrhoeae	Gram-Färbung, Gonozyme, Kultur, Penicillin-Sensitivitäts-Test (β-Lactamase)
Chlamydia trachomatis	Kultur, manchmal Giemsa-Färbung (nicht zuverlässig), Fluoreszenz-Techniken mit Antikörpern, die spezifisch an Fluoresceinisothiocyanat (FITC) gebunden werden, Serologie (gepaarte Seren), Chlamydiazyme
Trichomonas vaginalis	Urinsediment, Nativprobe, Kultur
Herpes simplex	Kultur
Candida albicans	Gram-Färbung, Kultur
Übliche Bakterienflora (Escherichia coli usw.)	gewöhnlich Kultur

Tabelle 23 **Therapie der Entzündungen der Harnröhre** (nach Schmiedt)

Erreger	Präparat	Applikationsart	
Trichomonaden	Tinidazol	Einzeittherapie (2 g)	
	Nimorazol	Eintagsbehandlung (3 × 1 g)	
	Metronidazol	6-Tage-Behandlung (2 × 1 Tbl. zu 250 mg oral/Tag)	
Hefen	Amphotericin-B-Lösung plus Nystatin	Instillationsbehandlung 10–14 Tage plus 3 × tägl. 2 Dragees	
Mykoplasmen und Chlamydien	Tetrazykline: a) Doxycyclin b) Minocyclin c) Tetracyclin	2 × tägl. 100 mg 2 × tägl. 200 mg 2 × tägl. 500 mg	jeweils 2–3 Wochen
Ureaplasmen	Erythromycin	2 × tägl. 500 mg	
Herpesviren	Infektion klingt nach 7–12 Tagen meist spontan ab! Bei Läsionen am Ostium urethrae und in der Fossa navicularis Lokalbehandlung Evtl. Desensibilisierung mit monovalentem Herpes-simplex-Serum Ultima ratio: Autovakzine		

Merke:

- **Bei Trichomonaden-, Chlamydien- oder Mykoplasmeninfektion ist der Partner mit zu behandeln, da es sonst immer wieder zu Rezidiven kommt: sog. „Ping-Pong-Infektion".**

Entzündungen der Prostata und Samenblasen (Bläschendrüsen)

Prostata und Samenblasen – die männlichen Adnexe – bilden entwicklungsgeschichtlich, anatomisch und funktionell eine Einheit. Wegen ihrer unmittelbaren topographischen Nachbarschaft, ihrer kanalikulären Verbindung und ihrer gemeinsamen Funktion erkranken sie in der Regel gemeinsam. Zentralpunkt dieses kleinen Organsystems ist die Prostata. Als drüsiges, gut durchblutetes, regelmäßigen physiologischen Kongestionen (Miktion, Defäkation, Koitus) unterworfenes Organ ist sie häufiger Sitz hämatogener, akuter oder chronischer Infektionen.

Eitrige Prostatitis

Symptome wie bei der Blasenhalsentzündung (unmittelbare Nachbarschaft mit den nervösen Elementen des Miktionsmechanismus). Zuerst Pollakisurie und Dysurie, dann Spannungs- und Druckgefühl im After, Schüttelfrost, hohes Fieber, Stuhldrang und Schmerzen bei der Stuhlentleerung, zuweilen leichter Ausfluß aus der Harnröhre.

Diagnose: typischer Beschwerdekomplex mit Fieber und Schüttelfrost. Bei der rektalen Untersuchung ist die Kontur der Prostata etwas verstrichen. Die Ränder sind unscharf begrenzt, *deutliche Druckempfindlichkeit.* In der ersten Harnportion Leukozyten und Entzündungselemente, ebenfalls im Exprimat.

Therapie: geregelte Darmentleerung, analgetische und spasmolytische Suppositorien, hochdosierte Chemotherapie mit Antibiotika. Wenn die diffuse eitrige Entzündung nicht abgefangen wird, kommt es zur Einschmelzung und zum Prostataabszeß.

Prostataabszeß

Symptome wie bei der Prostatitis, nur stärker ausgeprägt, Schüttelfröste, hohes Fieber, Spontanschmerz in der Dammgegend und im After. Bei der rektalen Untersuchung stärkste Druckempfindlichkeit, sehr schmerzhaft, deutliche Fluktuation.

Therapie: wie bei der Prostatitis, ggf. Abszeßeröffnung und Drainage vom Rektum oder vom Damm her.

Entzündungen der Samenblasen

Bei der eitrigen Form Symptome ähnlich wie bei der Prostatitis. Rektal, seitlich von der Prostata und etwas höher, stark druckempfindliche, wulstförmige Schwellung.

Tabelle 24 **Symptomatologie der akuten und chronischen Prostatitis**
(nach Schnierstein)

Akute Prostatitis	*Allgemeinerscheinungen* Schüttelfröste, hohes Fieber
	Miktionsbeschwerden Häufiger Harndrang, abgeschwächter Harnstrahl, Harnträufeln, seltener Harnverhaltung, Schmerzen bei Miktion
	Beschwerden in der Damm- und Analregion Druck- und Spannungsschmerzen, schmerzhafter Stuhlgang, Mastdarmtenesmen
	Fluor (nicht regelmäßig)
	Schmerzen in der Lenden- und Kreuzbeinregion
	Zusätzliche Symptome bei Prostataabszeß Septische Temperaturen, wiederholte Schüttelfröste, schwere Allgemeinerscheinungen wie bei Urosepsis (Kräfteverfall, trockene Zunge usw.), zunehmende Dauerschmerzen in der Damm- und Analregion
Chronische Prostatitis	*Beschwerden im Bereich der Harnwege* Pollakisurie, Dysurie, Strangurie, Blasentenesmen, Ureterspasmen usw.
	Beschwerden im anorektalen Bereich Darmtenesmen, Druckgefühl im After
	Beschwerden im Genitalbereich Dysästhesien in der Genitoinguinalregion, Damm- und Kreuzbeingegend, Symphysenschmerz, Prostatorrhö, Spermatorrhö, Hämospermie, Pyospermie usw.
	Störungen der Sexualfunktion Libido- und Potenzstörungen

Regel:

Schmerzen bei der Defäkation und Spannungsgefühl im After erklären
sich aus der sehr dünnen Gewebsschicht zwischen Darm und Vorsteherdrüse. Blasensymptome plus Fieber sprechen für eine Beteiligung der
Prostata. Die Blasenentzündung verläuft afebril.

Die Entzündung der Prostata und Samenblasen wird häufig übersehen,
da ihre Symptome sich mit anderen Organerkrankungen des kleinen
Beckens decken oder überschneiden. Hinzu kommt, daß pathologische
Befunde an beiden Organen nur durch rektale oder spezielle Untersuchungsmethoden erhoben werden können (Tab. 24).

Chronische Prostatitis

Sie ist eine blande, afebril verlaufende chronische Entzündung der Vorste-herdrüse. Häufig ist sie Restzustand einer akuten Prostatitis, kann aber auch kanalikulär aszendierend oder hämatogen entstehen. Die aszendie-rende Form kann durch angeborene Stenosen der Harnröhre ausgelöst und unterhalten werden. Der Harnstrahl ist dünn, der Uroflow eingeschränkt.

Symptome: leichtes Spannungs- und Druckgefühl in der Dammgegend, von dort ausstrahlend in die Hoden und Leisten. Kreuzschmerzen, verstärkt beim Aufrichten nach längerem Sitzen, Kälteabhängigkeit, Störungen der Sexualfunktion.

Diagnose: in der Anamnese akute Prostatitis, Epididymitis, Urethritis. Druckempfindlichkeit bei der rektalen Betastung. Prädisponierende Fakto-ren s. Abb. 132. Nachweis von Entzündungselementen und Bakterien im Exprimat oder Ejakulat s. Abb. 133.

Therapie: gezielte Chemotherapie, wenn Bakterien nachweisbar sind. Sonst symptomatische Behandlung wie bei der Prostatopathie.

Prostatopathie – Vegetatives Urogenitalsyndrom

Sie hat den gleichen Symptomenkomplex wie die echte chronische Pro-statitis, ohne daß eine Entzündung vorausgegangen ist und lokale oder allgemeine Entzündungserscheinungen nachweisbar sind. Wegen der Symp-tomgleichheit wird die Prostatopathie in der Regel mit der Prostatitis ver-wechselt. Sie ist kein urologisches Krankheitsbild im engeren Sinne, son-dern gehört in den neurovegetativen Formenkreis.

Diagnose: größte Häufigkeit zwischen 25 und 40 Jahren. Charakteristisch ist die breite, weitschweifige Schilderung der relativ leichten subjektiven Beschwerden. Systematischer Ausschluß aller organischen Veränderungen durch eine fachärztliche Untersuchung.

Therapie: Aufklärung des Patienten, daß es sich um funktionelle Beschwer-den handelt. *Keine Sulfonamide oder Antibiotika.* Sedierende und durch-blutungsfördernde Mittel auf pflanzlicher Basis, bei der häufigen Obstipa-tion Stuhlregelung, Sitzbäder, milde Hydrotherapie.

Psychosomatische Behandlung!

Genito-Anal-Syndrom

Bei Analfissuren, Analfisteln und inneren Hämorrhoiden bestehen oft ähn-liche Symptome wie bei der Prostatitis und der Prostatopathie. Aus diesem Grunde soll man bei unklaren Prostatabeschwerden in jedem Falle eine sorgfältige proktologische Untersuchung durchführen lassen. Nach Sanie-rung werden die Patienten von seiten des Genitales völlig beschwerdefrei.

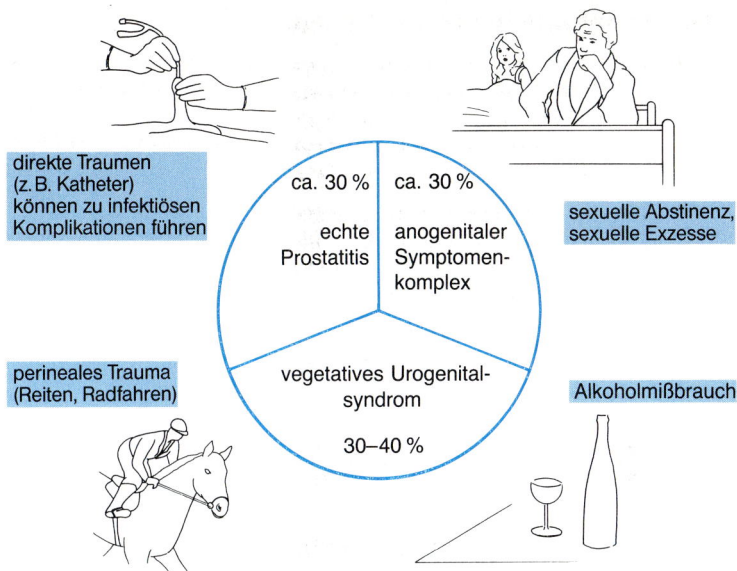

Abb. 132 **Prädisponierende Faktoren für die chronische Prostatitis, das vegetative Urogenitalsyndrom und den anogenitalen Symptomenkomplex**

Regel:

Bei prostatischen Beschwerden der Männer zwischen 25 und 40 Jahren handelt es sich in etwa 30% der Fälle um eine echte Prostatitis, in 30% um ein Genitoanalsyndrom und bei dem Rest um Prostatopathien. Durch die Gleichartigkeit der Symptome ist die Abgrenzung der einzelnen Krankheitsbilder auch für den Spezialisten schwierig. Auf keinen Fall kann die Diagnose nur durch eine einfache rektale Untersuchung gestellt werden. Die Bezeichnung Prostatitis gilt nur für die echte Entzündung.

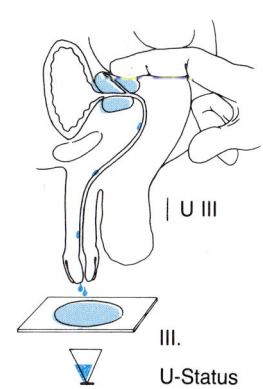

Abb. 133 **Chronische Prostatitis:** 3-Gläser-Probe nach Prostatamassage

Entzündungen der Hoden und Nebenhoden

Hoden und Nebenhoden sind durch den Samenstrang und zahlreiche Lymphbahnen unmittelbar mit dem inneren Genitale, den Adnexen, verbunden. Epididymitis und Orchitis entstehen meist fortgeleitet von einer Harnröhrenentzündung oder einer Adnexitis aus. Der hämatogen metastatische Infektionsweg ist selten.

Da der Nebenhoden dem Hoden unmittelbar aufliegt und beide von einer gemeinsamen Hülle umschlossen sind, ist die Differenzierung in der entstehenden Entzündungsgeschwulst schwierig. Erfahrungsgemäß ist jedoch in 90% aller akuten Entzündungen nur der Nebenhoden beteiligt, der die kanalikuläre Infektion auffängt. Die isolierte Orchitis ist relativ selten. In dem sehr lockeren Skrotalgewebe ohne straffe Bindegewebezüge oder muskuläre Elemente ist eine Exsudat- oder Ödembildung sehr begünstigt und breitet sich sehr schnell aus.

Symptome: Ohne erkennbare Ursache kommt es in wenigen Stunden zu einer oft gänseeigroßen Anschwellung einer Skrotalhälfte. Durch die starke Exsudation zwischen den serösen Häuten ist die Entzündungsgeschwulst gespannt und äußerst druckempfindlich. Die äußere Haut ist hochrot, glänzend, die starken Schmerzen zwingen den Patienten zur Ruhelage.

Diagnose: Sie ergibt sich aus dem Inspektions- und Tastbefund. Eine Gonokokkeninfektion muß ausgeschlossen werden. Das plötzliche Auftreten und die sehr schnelle Entwicklung sind nach Ausschluß der Gonorrhö immer für eine unspezifische Infektion charakteristisch. Die differentialdiagnostischen Erwägungen sind in Abb. 134 dargestellt.

Therapie: Hochlagerung durch Mullkissen oder Handtuchverband, so daß der Hoden im Niveau der Oberschenkel liegt (Abb. 135). Der um das 4- bis 5fache vergrößerte, schwere Skrotalsack hängt sonst nach unten, verursacht einen Zugschmerz am Samenstrang und erschwert den Lymphabfluß. Das Hochlagern wird sofort als Erleichterung empfunden. Bei sehr starken Schmerzen Novocain-Infiltration des Samenstranges (5–10 ml einer 1%igen Lösung).

Hirudoid-Salben-Verbände. Sofortige hochdosierte Chemotherapie mit Antibiotika, um das Keimgewebe des Hodens abzuschirmen und Narbenstenosen der Samenleiter zu verhindern. Die häufigste Ursache der männlichen Sterilität sind verschleppte Nebenhodenentzündungen.

Komplikationen: Bei eitriger Einschmelzung ist chirurgische Eröffnung und Drainage erforderlich. Man soll damit nicht zu lange warten, da sonst der Hoden in die Eiterung einbezogen wird. Selten bildet sich eine entzündliche Hydrozele, die spontan nicht resorbiert wird.

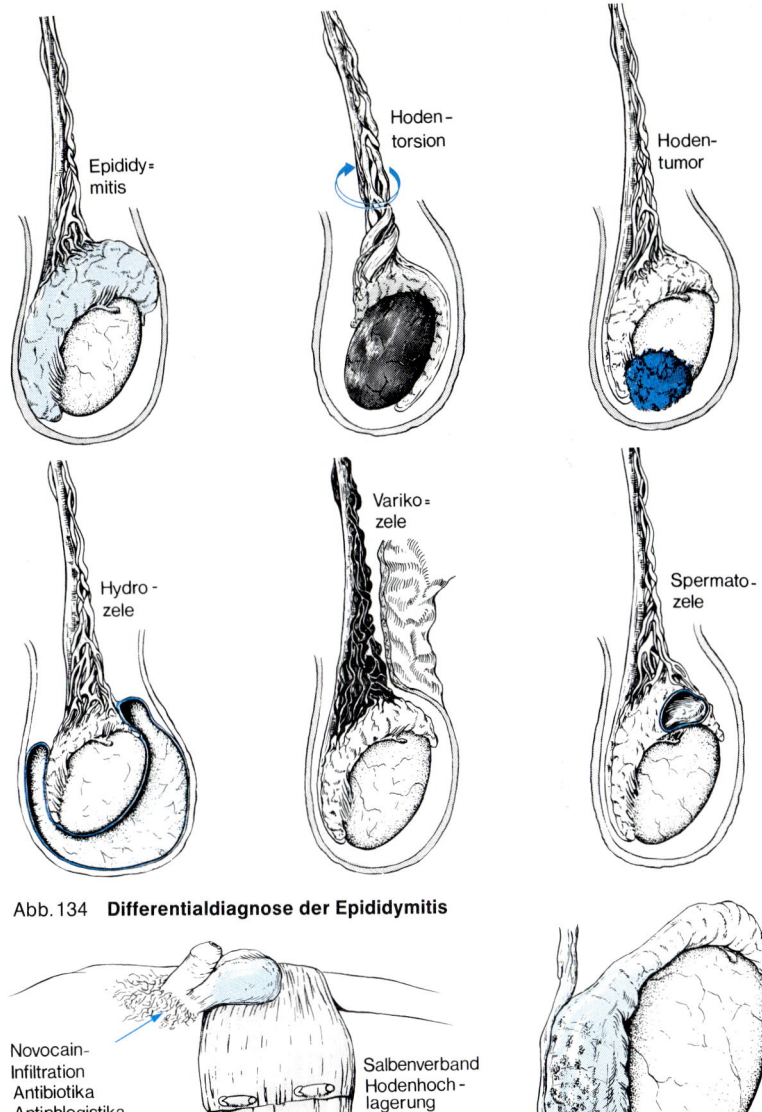

Epididy=
mitis

Hoden-
torsion

Hoden-
tumor

Hydro-
zele

Variko=
zele

Spermato-
zele

Abb. 134   **Differentialdiagnose der Epididymitis**

Novocain-
Infiltration
Antibiotika
Antiphlogistika

Salbenverband
Hodenhoch-
lagerung

Epididymitis

Abb. 135   **Nebenhodenentzündung**

Hodentorsion

Bei Neugeborenen und Jugendlichen – im Alter zwischen 10 und 14 Jahren, meist bei Spiel und Sport – plötzlich einsetzende, sehr heftige, zunehmend ziehende Schmerzen im seitlichen Unterbauch, die gegen den Hoden ausstrahlen. Im Hodensack hat sich der abnorm bewegliche Hoden um die Achse des Samenstrangs gedreht: *Torsion*. Der Hoden wird zunächst noch arteriell mit Blut versorgt. Da die dünnwandigen Venen des Plexus pampiniformis durch die Drehung komprimiert und verschlossen werden, ist der Blutabfluß gedrosselt. Es kommt zur hämorrhagischen Infarzierung. Der Patient ist kollaptisch, die betroffene Skrotalhälfte ist ödematös angeschwollen, der Hoden sowie der verdickte Samenstrang sind überaus druckempfindlich. Da die Schmerzen in erster Linie im Inguinalbereich angegeben werden, sind Fehldiagnosen, wie inkarzerierte Hernie, Nierenkolik, Appendizitis, akutes Abdomen, möglich, wenn der Patient nicht sorgfältig untersucht wird. Sämtliche Unterbauchsymptome verlangen eine sorgfältige Inspektion des Hodens und Nebenhodens (Abb. 136).

Zur differentialdiagnostischen Klärung ist die Untersuchung mit der Doppler-Sonde hilfreich: *Zeit darf dadurch nicht verlorengehen.*

Die als Rudiment des Müllerschen Ganges anzusprechenden Appendix testis (Morgagnische Hydatide), welche fast regelmäßig als kleines rötliches Läppchen am oberen Hodenpol oder zwischen Hoden und Nebenhodenkopf vorkommt, neigt ebenfalls zur Torsion (Symptome wie bei der Hodentorsion!).

Differentialdiagnose: Akute Epididymitis. Für die Hodentorsion spricht das schlagartige Einsetzen der Schmerzen. Bei der Epididymitis kann durch schonende Palpation der verdickte Nebenhoden vom sonst normalen Hoden abgegrenzt werden. Die Entzündungsreaktionen der Haut sowie Temperatursteigerungen fehlen bei der frischen Torsion. Im späteren Stadium ist eine Abgrenzung gegenüber anderen entzündlichen Erkrankungen des Hodens oft nicht möglich.

Therapie: Sofortige Krankenhauseinweisung und Notoperation, wobei die Torsion beseitigt und der Hoden fixiert wird. Jede Minute ist kostbar! Die nicht erkannte Torsion führt meist zu einer aseptischen Nekrose des Hodens, seltener zur Abszeßbildung oder zur Atrophie durch die hämorrhagische Infarzierung. Im Frühstadium ist eine manuelle Retorquierung möglich! Rotation in der Regel nach außen, Reposition mit Drehung nach innen! Verfahren ist unzuverlässig: **Daher immer Soforteinweisung!**

Symptome: heftiger Schmerz im Skrotum, Projektion in die Leiste oder den Unterbauch, Anschwellung der Skrotalhälfte. Druckschmerzhaftes und gerötetes Skrotum, Begleithydrozele, Übelkeit, Erbrechen, kein Fieber.

Diagnose: Vorgeschichte, Inspektions- und Palpationsbefund.

Therapie: sofortige operative Freilegung von Hoden und Samenstrang, Detorsion und Fixierung des Hodens an der Tunica. Fixation des Hodens der Gegenseite!

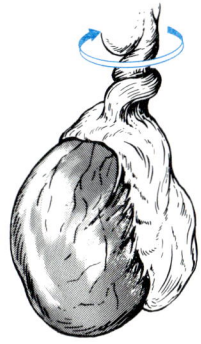 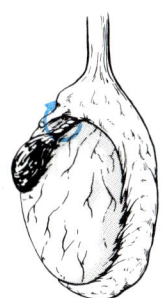

Abb. 136   **Hodentorsion und Hydatidentorsion**

Merke:

- **Die akute Hodentorsion wird oft mit einer Epididymitis verwechselt. Wird sie nicht rechtzeitig erkannt und innerhalb der ersten 4 Std. operiert, kommt es zur Nekrose des Hodens, der schließlich entfernt werden muß.**

- **Eine „Epididymitis" bei Neugeborenen und Jugendlichen ist fast immer eine Torsion und muß als Notfall behandelt werden.**

Die intravaginale Hodentorsion entsteht auf dem Boden einer an sich bedeutungslosen Anomalie. Der Hoden ist fast vollständig vom Peritoneum bedeckt, die als Fixierung wirksame breite Auflagerung des Nebenhodens am dorsolateralen Rand des Hodens fehlt, auch der distale Samenstrang ist vollständig von der Tunica vaginalis umhüllt. Dadurch wird der Hoden relativ frei beweglich; durch heftige Körperbewegungen oder Kremasterkontraktionen kann es zu einer Torsion des Samenstranges kommen. Da die gleiche Anomalie häufig auf der Gegenseite vorliegt, muß auch der kontralaterale Hoden fixiert werden.

Therapie der unspezifischen Entzündungen

Eine Entzündung der Harnwege kann eine leichte, von selbst ausheilende Erkrankung sein, in anderen Fällen aber ein schwerer Krankheitsprozeß, der schließlich auf die Nieren und den oberen Harntrakt übergreifen und zum Tod in der Urämie führen kann.

Eine antibakterielle Chemotherapie richtet sich nach Lokalisation und Art der Infektion. Sie muß die vorhandenen Risikofaktoren und die Nierenfunktion berücksichtigen. Häufig wird nach klinischen Kriterien ein Antibiotikum ohne Kenntnis des Antibiogramms verordnet. Es ist wichtig, die pharmakokinetischen, antibiotischen und toxikologischen Eigenschaften des Medikamentes zu kennen und zu berücksichtigen.

Die Unterscheidung zwischen Infektionen der oberen und unteren Harnwege ist unter anderem für die Dauer und Intensivität der Therapie wichtig. Diese Differenzierung kann durch entsprechende Laboruntersuchungen sowie unter Umständen mit Hilfe einer probatorischen therapeutischen Kurztherapie erfolgen. Versagt die Kurztherapie, muß nach komplizierenden Faktoren oder nach einer Infektion der oberen Harnwege gesucht werden.

Problemkeime wie Pseudomonaden, Klebsiella oder Proteus signalisieren komplizierende Abflußstörungen, die den physiologischen Auswascheffekt durch den Harnstrom beeinträchtigen. Eine effektive Therapie ist erst nach Beseitigung der Abflußstörung möglich. Hierbei sei speziell auf den Einsatz einer modernen Ursachendiagnostik hingewiesen, aus der sich erst die effektive Auswahl einer individuellen Behandlungsmethode im konservativen oder operativen Bereich ergibt.

Allgemeinbehandlung

Jede akute Entzündung mit hohem Fieber ist gleichzeitig eine örtliche und Allgemeinerkrankung, die den gesamten Organismus beteiligt. Entzündungsdiät und leichte Kost, eine reichliche Flüssigkeitszufuhr unterstützen den Heilprozeß.

Flüssigkeitszufuhr

Der febrile Stoffwechsel mit erhöhtem Eiweißzerfall und starker Transpiration löst Durstgefühl aus. Der Organismus benötigt reichliche Flüssigkeitszufuhr. Durch das starke Trinken (natürlich nur beim Kreislaufgesunden) wird gleichzeitig eine Durchspülung der Harnwege mit einer vermehrten Ausschwemmung von Bakterien erreicht. Man soll den Patienten das trinken lassen, was ihm schmeckt: Wasser, Obstsäfte, beliebige Tees, Milch, Kaffee und kohlensäurearme Mineralwässer. Für die Praxis der Behandlung der Harnwegsinfektionen hat sich die Einteilung in Infektionen der unteren und der oberen Harnwege bewährt.

Kurzzeittherapie

Für die nicht komplizierten Harnwegsinfekte kommt eine Kurzzeitbehandlung in Frage. Dabei heilt unter dieser Behandlung ein Infekt bei 90% der Patientinnen aus, deren bakterielle Infektion auf die Blase begrenzt ist.

Die Vorteile der Kurzzeittherapie im Vergleich mit der herkömmlichen Antibiotikabehandlung liegen in: den niedrigen Kosten, den wenigen Nebenwirkungen, den geringeren Störungen der physiologischen Darmflora, der reduzierten Gefahr einer Resistenzentwicklung sowie der vereinfachten Einnahme für den Patienten.

Ein weiterer Vorteil dieser Therapie ist der diagnostische Wert dieser Behandlungsart. Das Versagen der Kurzzeittherapie hilft bei der Identifizierung von Patienten, deren Harnwegsinfektion einer genaueren diagnostischen Abklärung bedarf. Die Kurzzeitbehandlung mit einem geeigneten Antibiotikum führt bei Vorliegen von empfindlichen Keimen sicher zu einer Elimination der Keime und zur Beschwerdefreiheit, wenn die oberen Harnwege von der Infektion nicht betroffen sind. Hingegen wird die Bakteriurie bei primär resistenten Erregern, bei einer Pyelonephritis oder bei komplizierten Harnwegsinfektionen nur kurzzeitig supprimiert und tritt gewöhnlich schon nach 48 Std. wieder auf.

Symptomfreiheit darf somit nicht allein als das Kriterium einer wirksamen Behandlung angesehen werden. Nur die Kontrolle der Harnkulturen kann die Heilung bestätigen. Spricht die Therapie nicht an, ist das ein Hinweis dafür, daß weitere Untersuchungen notwendig sind.

Risikofaktoren bei Harnwegsinfektionen:

1. Obstruktion der Harnwege durch Abflußhindernisse (z.B. Harnröhrenstriktur oder Blasenhalssklerose);
2. Fremdkörper (z.B. Steine, Katheter);
3. vesikoureterorenaler Reflux;
4. neurologische Entleerungsstörung der Harnblase;
5. Stoffwechselerkrankungen (z.B. Diabetes mellitus, immundepressive Behandlung u.a.).

Voraussetzungen für die Kurzzeittherapie:

1. klinische Symptomatik, die auf eine Zystitis schließen läßt;
2. kurze Symptomdauer (nicht länger als 1 Woche);
3. Körpertemperatur unter 38°C;
4. fehlende Symptome einer Nierenerkrankung (z.B. Flankenschmerz und Klopfempfindlichkeit der Nierenlager).

Chemotherapie

Unter diesen Sammelbegriff fallen die Mittel, die bei der medikamentösen Behandlung der Entzündung zur Anwendung kommen. Es sind im wesentlichen Chemotherapeutika und die Antibiotika.

Bei den urologischen Entzündungen finden sich mit einer gewissen Konstanz gramnegative Erreger oder Erregergruppen:
Überwiegend **Koli, Proteus und Pseudomonas, aber auch Enterokokken und Staphylococcus aureus.**

Sind der Erreger und seine Empfindlichkeit bekannt, bekämpft man ihn mit **gezielter Chemotherapie.** Besteht keine Möglichkeit zur bakteriologischen Untersuchung und Resistenzbestimmung oder kann man das Ergebnis der laufenden Untersuchung nicht abwarten, so muß man das Mittel nach der empirischen Wahrscheinlichkeit der vorliegenden Bakterien auswählen und versuchen, ob sie auf dieses Mittel reagieren: **ungezielte oder blinde Chemotherapie.**

Die Angriffspunkte der Chemotherapeutika gehen aus Abb. 137 hervor.

Medikamente:

Für die orale und intravenöse Behandlung sind die Benzylpyrimidin/Sulfonamidkombinationen gut geeignet. Die am häufigsten eingesetzte Substanz ist **Comtrimoxazol,** eine Kombination aus Sulfamethoxazol und Trimethroprim. Trimethoprim kann ggf. auch als Monosubstanz gegeben werden.

Kontraindikationen sind Überempfindlichkeiten, schwere Blutbildveränderungen, terminale Niereninsuffizienz, Schwangerschaft.

Aminopenicilline mit ihrer Resistenz gegen die gramnegative Amidase sind gegen Harnwegsinfektionserreger stabiler als die klassischen Penicilline. Bei schweren Harnwegsinfektionen sind die Acylaminopenicilline Piperacillin, Mezlocillin und Apalcillin parenteral geeignet. Bei lebensbedrohlichen Zuständen sollte eine Kombination mit einem Aminoglykosid oder einem Zephalosporin erfolgen.

Kontraindikationen: Penizillinüberempfindlichkeit, allergische Nebenwirkungen.

Die **Fluochinolone** blockieren die bakterielle Gyrase, die für das „coiling", – das Entwickeln der Nukleinsäure der Keime – benötigt wird. Diese Substanzen haben eine hohe Erfolgsrate bei der Behandlung von Harnwegsinfektionen. Allerdings sollten Fluochinolone nur bei Risikopatienten als erste Wahl gegeben werden, um ihre hervorragende Wirksamkeit nicht durch Zunahme der bakteriellen Resistenzquote zu gefährden.

Kontraindikationen: Kinder, Jugendliche, Schwangerschaft, Niereninsuffizienz.

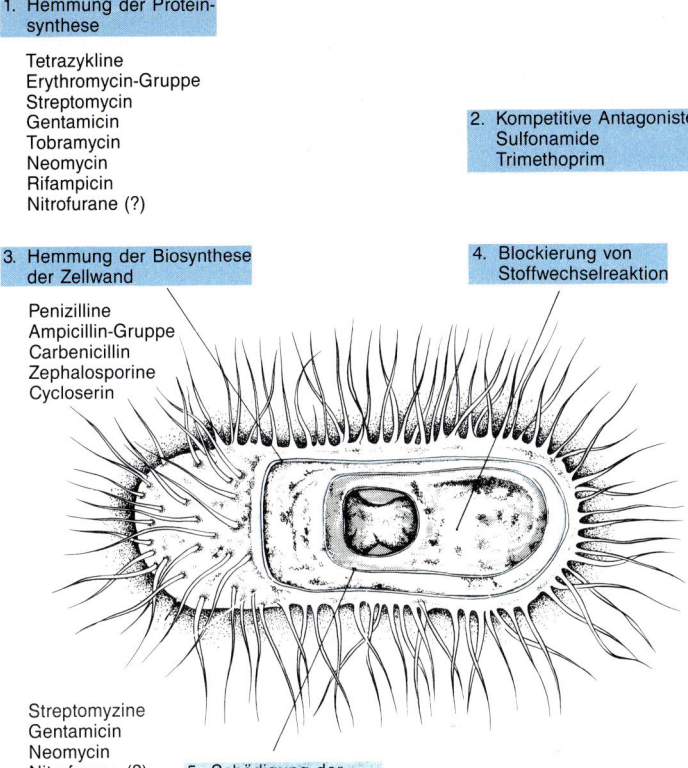

1. Hemmung der Protein-
synthese

Tetrazykline
Erythromycin-Gruppe
Streptomycin
Gentamicin
Tobramycin
Neomycin
Rifampicin
Nitrofurane (?)

2. Kompetitive Antagonisten
Sulfonamide
Trimethoprim

3. Hemmung der Biosynthese
der Zellwand

Penizilline
Ampicillin-Gruppe
Carbenicillin
Zephalosporine
Cycloserin

4. Blockierung von
Stoffwechselreaktion

Streptomyzine
Gentamicin
Neomycin
Nitrofurane (?)
Colistin

5. Schädigung der
Zytoplasmamembran

Abb. 137 **Angriffspunkte der Chemotherapeutika an der Bakterienzelle**

Merke:

● **Therapie erst nach Ausschluß einer sekundären Entzündung.**

● **Stärkung der körpereigenen Abwehr: Roborierung.**

● **Heilplan nach Erreger-Resistenzprüfung: kein starres Schema.**

Bakteriostase – Bakterizide

Bakteriostatische Medikamente verhindern die Vermehrung der Keime. Die vorhandenen „ruhenden" Keime werden durch diese Medikamente nicht geschädigt. *Bakterizide* Medikamente dagegen sind besonders gut wirksam während der Vermehrungsphase der Erreger, können aber auch Keime in der Ruhephase angreifen. Daher ist es von Bedeutung, ob die Medikamente hohe Harn- *und* Plasmaspiegel erreichen oder nur *entweder* hohe Harn- *oder* hohe Plasmaspiegel.

Orale Zephalosporine sind bei der Therapie von Harnwegsinfektionen nur als Reservesubstanzen wegen der schwankenden Resorption aus dem Darm geeignet.

Die **parenteralen Zephalosporine** dagegen haben ihren Platz vor allen Dingen bei schweren Harnwegsinfektionen bis zur Urosepsis, hier vorzugsweise in Kombination mit einem Aminoglykosid.

Nebenwirkungen: Allergien, Nierenfunktionsstörungen, Beeinflussung der Leberfunktion, gastrointestinale Störungen.

Aminoglykoside erreichen den Harntrakt nur parenteral in bakteriziden Konzentrationen. Sie werden häufig in Kombination mit Zephalosporinen bei lebensbedrohlichen Harnwegsinfektionen eingesetzt. Kontraindikationen: terminale Niereninsuffizienz, Vorschädigung des vestibulären Kochleaorgans, Schwangerschaft und Stillzeit.

Durch Blockade der die Antibiotika spaltenden bakteriellen β-**Lactamasen** kann das Anwendungsspektrum der Antibiotika vergrößert und Resistenzen ausgeschaltet werden. Es gibt fixe Kombinationen sowie das Medikament als Monosubstanz.

Durch Hemmung der Nukleinsäure bei anaeroben Bakterien wirken die Nitroimidazole, an erster Stelle **Metronidazol** bakterizid.

Kontraindikationen: Allergie, Schwangerschaft, Stillzeit.

Die bakteriostatischen Substanzen **Nitrofurantoin, Makrolide** und **Tetrazykline** sind aufgrund der bakteriostatischen Wirkung als Reservesubstanzen einzusetzen. Nitrofurantoin ist gut zur niedrig dosierten antibiotischen Langzeitprophylaxe rezidivierender, unkomplizierter Infekte geeignet.

Bakteriostatische Medikamente verhindern eine Vermehrung der Keime. Die vorhandenen „ruhenden" Keime werden durch diese Medikamente nicht geschädigt.

Bakterizide Medikamente dagegen sind besonders gut wirksam während der Vermehrungsphase der Erreger, können aber auch Keime in der Ruhephase angreifen.

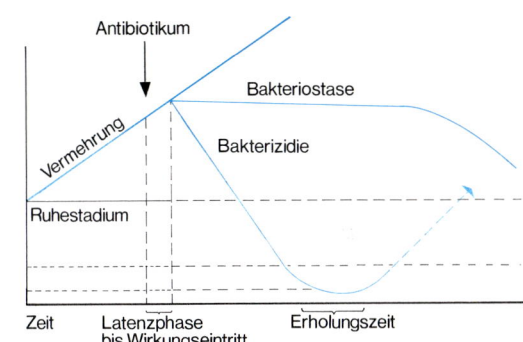

Abb. 138 **Bakterizidie – Bakteriostase**

Merke:

● **Bakterizide Präparate dürfen nicht mit bakteriostatischen Präparaten kombiniert werden.**

Tabelle 25 **Antibiotika zur Therapie von Harnwegsinfektionen**
(nach Vahlensiek jr. u. Hofstetter)

Bakterizid	Bakteriostatisch
Oral und intravenös	**Oral**
● Benzylpyrimidine/Sulfonamide	● (Nitrofurantoin)
● Penizilline +/− Lactamaseinhibitoren	
● Gyrasehemmer	**Oral und intravenös**
● Zephalosporine +/− Lactamaseinhibitoren	● (Makrolide)
● (Fosfomycin)	● (Tetrazykline)
● (Metronidazol)	
Intravenös	
● Aminoglykoside	
● Imipenem/Cilastin	
● (Aztreonam)	
● (Polypeptide)	

Substanzen in Klammern Reservepräparate wegen schlechter Wirksamkeit im Harntrakt, schmalem oder bei HWI selten vorkommendem Spektrum oder ausgeprägten Nebenwirkungen

Rezidive von Harnwegsinfektionen

Bei Rezidiven von Harnwegsinfektionen kann es sich um eine echte neue Infektion handeln, d. h., der Erreger unterscheidet sich von dem Erreger der vorausgegangenen Harnwegsinfektion. Die Wechselwirkung zwischen Keim und Wirtsorganismus ist in Abb. 139 dargestellt. Es kann jedoch auch zu einem Aufflackern der alten Infektion kommen, z. B. bei ungenügender Therapie. Der Erreger ist dann mit demjenigen der vorausgegangenen Harnwegsinfektion identisch. Es handelt sich um einen sog. Relaps (Abb. 140).

Rezidivprophylaxe

Für die Rezidivprophylaxe – bei Fehlen von komplizierenden Faktoren – können einmal niedrige Dosen von Nitrofurantoin (50 mg 1mal abends), Co-trimoxazol (1 Tbl. abends) sowie Trimethoprim (1 Tbl. abends) verwendet werden. Der prophylaktische Effekt kann sich auch einstellen, wenn das Medikament nur jeden 2. oder 3. Abend eingenommen wird.

Bei Frauen, bei denen ausschließlich nach dem Geschlechtsverkehr ein Infekt auftritt, sollte die Empfehlung gelten: Nach dem Geschlechtsverkehr die Blase entleeren und 1 Tablette in der genannten Dosierung zur Rezidivprophylaxe einnehmen.

Asymptomatische Bakteriurien

Als asymptomatische Bakteriurien werden Infekte bezeichnet, bei denen mehr als 100 000 Keime pro ml Harn nachgewiesen werden, bei denen jedoch keine klinischen Zeichen einer Harnwegsinfektion bestehen.

Die asymptomatischen Bakteriurien können in einem hohen Prozentsatz der Fälle ohne Therapie verschwinden. Sie haben bei einem Teil der Fälle offenbar keine klinische Bedeutung. Sie müssen jedoch durch regelmäßige Verlaufsuntersuchungen überwacht werden, da sich aus ihnen bei bekannten oder nicht bekannten prädisponierenden Faktoren eine Infektion der Harnwege entwickeln kann; z. B. können sie bei Eintreten einer Schwangerschaft einen Risikofaktor darstellen, so daß eine Therapie in Frage kommt. Eine Harnwegsinfektion und damit auch eine Indikation zur Antibiotikatherapie ist erst dann gegeben, wenn sich die Erreger am Infektionsort vermehren und eine Reaktion des Gewebes ausgelöst haben.

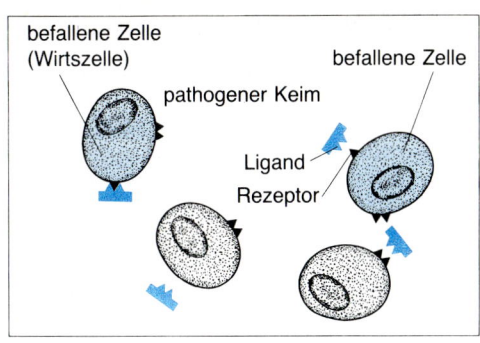

Abb. 139 **Wechselwirkung zwischen pathogenem Keim und Wirtsorganismus.** Mikroorganismen binden sich nur an solche Wirtszellen, welche adäquate Rezeptoren auf ihrer Oberfläche tragen: Schlüssel-Schloß-Prinzip

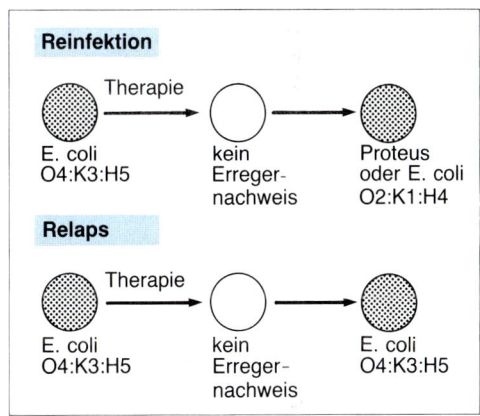

Abb. 140 **Rezidive von Harnwegsinfektionen:** Reinfektion, sog. Relaps: Bei der Reinfektion unterscheidet sich der Erreger von demjenigen der vorausgegangenen Harnwegsinfektion. Beim Relaps ist der Erreger mit demjenigen der vorausgegangenen Harnwegsinfektion identisch (nach Olbing)

Antibiotika sind die wirksamsten Medikamente, die uns für die Infekttherapie zur Verfügung stehen. Ihre planlose Anwendung hat dazu geführt, daß die häufig vorkommenden Erreger in zunehmendem Maße resistent werden.

Antibiotika bei beginnender Niereninsuffizienz

Häufig ist eine Antibiotikatherapie bei Niereninsuffizienz erforderlich. Eine Erhöhung der harnpflichtigen Substanzen (Kreatinin!) erfordert besondere Vorsicht bei Auswahl und Dosierung der Chemotherapeutika. Eine schematische Einteilung der therapeutischen Möglichkeiten nach dem Ausscheidungsmodus erleichtert die Behandlung.

Als Grenzwert für die Nierenfunktion gilt ein Serumkreatinin von 1,5 mg/dl.

1. Kurzzeitsulfonamide, Nitrofurantoin, dürfen bei einem Plasmakreatinin von über 1,5 mg/dl nicht mehr gegeben werden!
   Das Wirkungsprinzip dieser Substanzen besteht vorwiegend in der Erzielung hoher Harnspiegel, sie erreichen bei normaler Nierenausscheidung nur geringe Plasmaspiegel. Bei der Niereninsuffizienz verlieren sie ihre Wirksamkeit, gleichzeitig kann es zu überhöhten und toxikologisch bedenklichen Plasmaspiegeln kommen.

2. Tetrazykline, Langzeitsulfonamide, können bei allen Graden der Niereninsuffizienz in normaler Dosierung gegeben werden. Wegen der Häufung normalerweise renal eliminierter Stoffwechselprodukte sollte ein Zeitraum der Dosierung von *3 Wochen* nicht überschritten werden. Bei diesen Substanzen wird die antibakterielle wirksame Form im Stoffwechsel inaktiviert, lediglich die Abbauprodukte werden renal ausgeschieden.

3. Ampizilline können bei jedem Grad der Niereninsuffizienz verwandt werden, sind aber in ihrer Dosierung dem weiteren Verlauf der Niereninsuffizienz anzupassen. Diese Substanzen erreichen hohe Plasmaspiegel *und* hohe Harnspiegel, sind jedoch so untoxisch, daß sie auch bei Ausscheidungsstörungen verwandt werden können.

4. Bei den Zephalosporinen, Fluocinolone und den Aminoglykosiden richtet sich die Dosierung nach der Funktionseinschränkung der Niere. Je höher der Grad der Funktionseinschränkung, desto mehr muß die Dosierung reduziert werden. Entsprechende Dosierungsschemata geben die Herstellerfirmen an.

Infektbehandlung in der Schwangerschaft

Auch bei Schwangeren müssen Infektionen der Harnwege einer konsequenten Behandlung zugeführt werden. Die Wahl des Antibiotikums muß jedoch nicht nur die Empfindlichkeit des Erregers, sondern auch evtl. mögliche Nebenwirkungen auf die Frucht berücksichtigen (Tab. 26).

Merke:

● **Grenzwert Kreatinin 1,5 mg/dl**

Als Grenzwert gilt ein Plasmakreatinin von 1,5 mg/dl: Dieser Wert entspricht bereits einer Reduzierung des Glomerulusfiltrates auf die Hälfte der Norm. Bis zu diesem Grenzwert können aber alle Substanzen in der Normdosierung gegeben werden.

Tabelle 26   **Antibiotikatherapie in der Schwangerschaft** (nach Daschner)

Unbedenklich in der Schwangerschaft sind:

Zephalosporine	Ethambutol
Erythromycin-Base	Penizilline

Kontraindikationen in der Schwangerschaft

In der *Embryonal-, Fetalperiode, sub partu* und in der *Stillzeit* sind folgende Antibiotika kontraindiziert bzw. ausschließlich bei vitaler Indikation:

I	Amphotericin B i. v.	Rifampicin	Ciprofloxacin
	Colistin	Streptomycin	Ofloxacin
	Griseofulvin	Thiamphenicol	Enoxacin
	Spectinomycin	5-Fluorcytosin	Erythromycinestolat
	Tetrazykline	Norfloxacin	

Nur in der Embryonalperiode sind zusätzlich zu I kontraindiziert bzw. ausschließlich bei vitaler Indikation:

II	Clindamycin	Nitrofurantoin
	Mandelsäure	Tinidazol
	Metronidazol	

In den letzten vier Schwangerschaftswochen, sub partu und in der Stillzeit kontraindiziert bzw. ausschließlich bei vitaler Indikation sind zusätzlich zu I und II:

III	Sulfonamide	Ciprofloxacin
	Norfloxacin	Enoxacin
	Ofloxacin	Cotrimoxazol

Die Notwendigkeit einer chemotherapeutischen Behandlung ist gelegentlich auch in der Schwangerschaft gegeben. Bei gezielter Indikation können Ampicillin, Zephalosporine, Sulfonamide und Nitrofurantoin* verabreicht werden. Ihre Anwendung sollte protokolliert werden.

---

* Nicht in den ersten 3 Schwangerschaftsmonaten.

Für die Praxis

Diagnose: Basis jeder Diagnostik ist die genaue Harnuntersuchung. Vom Patienten mitgebrachte Harnproben sind zu verwerfen, da sie falsche Befunde vortäuschen können. Prinzipiell ist nur frisch gelassener oder frisch gewonnener Harn zu verwenden.

Harnuntersuchung

Bei *Männern* nach Zurückstreifen der Vorhaut und Säuberung der Eichel Strahl- oder Mittelstrahlurin, evtl. 2-Gläser-Probe.

Bei *Frauen* ist aus psychischen, technischen, personellen und zeitlichen Gründen die Gewinnung von spontanem Strahl- bzw. Mittelstrahlurin häufig ein Problem. Theorie und Praxis! Die Katheterung mit einem dünnen Einmalkatheter aus Kunststoff ist technisch einfach und für alle Harnuntersuchungen in der Praxis ausreichend. Zwangsläufig hat sie den Vorteil, mit einer Inspektion des äußeren Genitales und der Harnröhrenmündung verbunden zu sein (Ausschluß von Fluor, Vulvovaginitis, Harnröhrenektropium bzw. Polypen). Eine technisch einwandfreie und sterile Katheterung ist jedoch nur gewährleistet, wenn die Patientin wie zur gynäkologischen Untersuchung gelagert wird.

Bei der mikroskopischen Sedimentuntersuchung soll die Zahl der Zellelemente pro Gesichtsfeld erfaßt werden, z. B. 5–6 Erythrozyten, 15–20 Leukozyten. Das MD-KOVA-System, s. S. 66, ist genauer.

Bei Verdacht auf Trichomonaden muß der noch körperwarme Harn sofort untersucht werden. Vom Ungeübten sind sie nur an ihrer Beweglichkeit zu erkennen. Im kalten Urin sterben sie ab und sehen dann aus wie Epithelien oder große Lymphozyten.

Bakteriologische Untersuchung

Für die bakteriologische Untersuchung ist die Objektträgerkultur (Typ Uricult) die Methode der Wahl. Ihre Handhabung ist technisch einfach, ergibt durch die selektive Auswertung in der Praxis eine etwa 50%ige Einsparung bakteriologischer Untersuchungskosten und vereinfacht bei positivem Ausfall den Versand an die Untersuchungsinstitute zur Resistenzbestimmung. Vor einer Uricult-Untersuchung muß jede Chemotherapie mindestens 3 Tage abgesetzt werden.

Therapie: Durch die ungesteuerte Anwendung der Antibiotika, auch in Banalfällen, nimmt die Resistenz pathogener Keime besonders im Spektrum der Harninfektion ständig zu. Aus diesem Grunde und nach den Erfahrungen der Klinik empfehlen wir in der Regel die Resistenzbestimmung vor der Chemotherapie. Nachdem die Objektträgerkultur bereits eine Selektion in der Praxis ermöglicht, ist der Kostenaufwand nur scheinbar erhöht und steht in keinem Verhältnis zum Preis einer unge-

zielten Therapie mit einem teueren Antibiotikum, die vielleicht erfolglos ist. Nach dem Versagen der blinden Therapie werden dann in jedem
Fall eine Resistenzbestimmung und eine erneute Medikation erforderlich, die mit zusätzlichem Kosten- und Zeitaufwand verbunden sind.

Versager auch der gezielten Chemotherapie sind in der Regel darauf
zurückzuführen, daß nicht hoch genug dosiert und nicht lange genug
behandelt wurde. Hier hat der Begriff der Langzeittherapie durch eine
falsche Interpretation in der Vergangenheit sehr viel Schaden angerich-
tet. Er besagt, daß man zwar über lange Zeiträume behandeln muß,
aber immer in bakteriotoxischen Dosierungen mit freien Intervallen,
wiederholten Resistenzprüfungen und Medikamentenwechsel. Eine
noch so lange Therapie mit Minidosierung stört die angesprochenen
Bakterien in keiner Weise und läßt ihnen Zeit, in aller Ruhe ihre Resistenz zu organisieren.

Die Infektion der Harnorgane heilt um so besser aus, je vollständiger
die Erstbehandlung ist und je sorgfältiger die Nachbehandlung durchgeführt wird.

Wenn eine Harnwegsentzündung bei regelrechter gezielter Chemotherapie in 2–4 Wochen nicht ausheilt oder nach einem freien Intervall
rezidiviert, sind Sonographie, Röntgenaufnahmen und Urogramm angezeigt, um Steine, Abflußstörungen oder sonstige organische Ursachen
einer sekundären Entzündung auszuschließen.

Reichliche Flüssigkeitszufuhr (Tee, Mineralwasser) führt zur schnelle-
ren Ausschwemmung der Bakterien.

Merke:

● **Die Infekttherapie richtet sich nach der Lokalisation und Art der
   Infektion, nach vorhandenen Risikofaktoren und der Nierenfunktion.**

1. **Unkomplizierter Harninfekt (z. B. Zystitis, nach kurzzeitiger Dauer-
   katheter-Behandlung etc.)**

● **Die unkomplizierte Harninfektion zeigt eine gute Heilungstendenz, eine
   Kurzzeittherapie ist ausreichend. Eine empirisch kalkulierte Einmalthe-
   rapie („one single shot") ist ebenfalls möglich.**

● **In Frage kommen: Trimethoprim, Trimethoprim-Sulfonamid-Kombi-
   nationen oder Gyrasehemmer ohne hohe Gewebespiegel.**

2. **Komplizierte Infektionen**

● **Bei komplizierten Infektionen – Pyelonephritis etc. – ist eine längere,
   u. U. gezielte Therapie mit Zephalosporinen der dritten Generation in
   Kombination mit einem Aminoglykosid erforderlich. Möglich ist auch
   die Gabe eines Gyrasehemmers.**

● **Ein frühzeitiges Umsetzen der Therapie auf orale Medikation ist sinnvoll.**

Geschlechtskrankheiten

Die Häufigkeit der sexuell übertragenen Erkrankungen hat in der ganzen Welt in den letzten 25 Jahren drastisch zugenommen. Zunächst waren Syphilis, Gonorrhö und Ulcus molle die 3 wichtigsten Geschlechtskrankheiten. Nach dem 2. Weltkrieg erkannte man, daß zahlreiche weitere Erkrankungen durch sexuellen Kontakt übertragen werden können. Dazu gehören Hepatitis B, Amöbiasis und Lambliasis. Die weltweite Ausbreitung des als AIDS beschriebenen Krankheitsbildes macht zunehmend Sorge. Ätiologie und Übertragungsmechanismus dieser bedrohlichen Infektion werden schrittweise aufgeklärt.

Syphilis (Lues)

Der Erreger der Syphilis – Treponema pallidum – ist 1905 von F. Schaudinn und E. Hoffmann entdeckt worden. Es handelt sich um ein Schraubenbakterium von einer Länge von 10–20 μm mit korkenzieherartigen Windungen (Abb. 141). Das Bakterium dringt in der Regel beim Geschlechtsverkehr in die Haut oder Schleimhaut ein. Wir unterscheiden 3 verschiedene Stadien:

1. den syphilitischen Primäraffekt in Form einer derben, rasch ulzerierenden Papel.
2. Im zweiten Stadium der Syphilis (Lues II) tritt die Roseola auf, ein Exanthem der Sekundärperiode (Aussaat von kleinen, wenige Millimeter großen, hellroten Flecken an Stamm, Armen, Beinen, Stirn und Hals).
3. Im dritten Stadium der Syphilis (Lues III) kommt es nach Abheilung der Exantheme der Sekundärperiode oft auch nach jahrelang dauernder Latenzzeit zu gruppierten und lokalisierten Exanthemen. Weitere Erscheinungen der tertiären Syphilis sind die Erkrankungen der inneren Organe und Knochen (Arthritis syphilitica, Gummabildung am Knochen, Rachitis luetica, Mesaortitis luetica u. a.).
   5–10 Jahre nach der Ansteckung kann eine Neurosyphilis (Tabes dorsalis, progressive Paralyse) auftreten.

Therapie: Das Chemotherapeutikum der Wahl ist das Penizillin, am besten die intramuskuläre Injektion. Es ist wichtig, daß der Penizillinblutspiegel ohne Unterbrechung über längere Zeit aufrechterhalten wird. Unabhängig vom Stadium der Syphilis wird empfohlen, für die Dauer von 15 Tagen einen hohen Penizillinserumspiegel aufrechtzuerhalten.

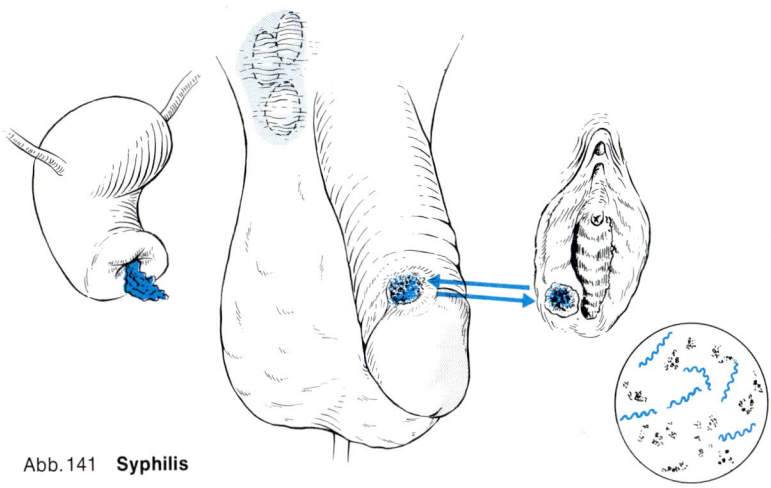

Abb. 141 **Syphilis**

Das primäre Ulkus kann vereinzelt oder in Mehrzahl in einer Größe von wenigen Millimetern bis einigen Zentimetern Durchmesser auftreten und hinterläßt deutliche Narben. Der häufigste Sitz ist das Genitale; 2–3 Wochen nach dem Ulkus entwickeln sich regionale Lymphknotenentzündungen.

Im seronegativen Stadium, in den ersten 3 Wochen des Primäraffektes, kann die Diagnose durch den Nachweis der Erreger im Dunkelfeld gesichert werden. Der Nachweis der Spirochäten erfolgt durch Auspressen des Ulkus mit einer Klemme und die sofortige Untersuchung im Dunkelfeld (Abb. 141).

Serologische Luesdiagnostik

Die serologische Luesdiagnostik hat in den letzten Jahren eine wesentliche Verbesserung dadurch erhalten, daß Teste unter Verwendung des spezifischen Antigens der Nichols-Treponemen entwickelt wurden, die sich auch für Routineuntersuchungen eignen: Fluoreszenz-Treponemen-Antikörper-Absorptionstest (FTA-ABS-Test) und Treponema-pallidum-Hämagglutinationstest (TPHA-Test). Besonders bietet sich der TPHA-Test an, der in hohem Maße spezifisch und empfindlich ist. Er wird etwa 3–4 Wochen post infectionem positiv und bringt ähnlich wie der Nelson-Test sehr lange positive Ergebnisse. Bewährtes Behandlungsverfahren.

Intramuskuläre Injektionsbehandlung:

Clemizol-Penicillin G   1 Mio. IE   14 Tage

Der Therapieerfolg muß serologisch kontrolliert werden (z. B. CMT).

Gonorrhö (Tripper)

Die häufigste Geschlechtskrankheit ist die Gonorrhö. Der Gonokokkus, der gramnegative Diplokokkus (Gonokokkus), wurde 1879 von Neisser entdeckt. Der Erreger findet sich in kleinen Gruppen angeordnet extrazellulär, wie auch später intrazellulär in Leukozyten (Abb. 142). Nach einer Inkubationszeit von 1–10 Tagen nach dem ansteckenden Geschlechtsverkehr verspürt der Patient ein Brennen beim Wasserlassen. Gleichzeitig besteht ein seröser, bald eitriger Ausfluß aus der Harnröhre, der auch dem Gonokokkennachweis dient (Tab. 27). Zunächst ist nur die vordere Harnröhre befallen. Bei der 2-Gläser-Probe ist nur die erste Urinportion durch Sekret getrübt.

Unbehandelt greift die Infektion auf die hintere Harnröhre über. Es entwickeln sich die Komplikationen Prostatitis, Vesikulitis, Epididymitis.

Weitere Komplikationen sind Strikturbildungen der Harnröhre.

Diagnose:

1. Erste Probe des Urethralsekretes (bei Frauen auch des Zervixsekrets) in ein Gonokokkentransportmedium einbringen und an das nächste Gonokokken züchtende Labor einsenden.

2. Eine Probe in einem Watteträger zur konventionellen Bakterienkultur einsenden.

3. Eine Probe auf einem Objektträger ausstreichen, nach Gram färben und mikroskopisch kontrollieren, ob gramnegative Diplokokken vorhanden sind.

4. Im Frischpräparat nach Trichomonaden fahnden.

5. Ohne Kulturergebnis abzuwarten, sofort mit der Therapie beginnen.

Therapie: Depot-Penizillinpräparat.   Bei   Penizillinüberempfindlichkeit: s. Tab. 28.

Neben den eigentlichen Geschlechtskrankheiten können auch andere Infektionen so oder anders übertragen werden: z. B. beim Baden in infizierten stehenden Gewässern Trichomonaden oder Herpes der Genitalien; auch der Candida-Pilz kann wie eine Geschlechtskrankheit vermittelt werden. In diesem Zusammenhang ist ein besonderes Problem die sog. unspezifische Urethritis (Morbus Reiter) des Mannes, von der man mit Grund glaubt, daß sie durch den Geschlechtsverkehr übertragen wird, bei der Frau jedoch keine Symptome erzeugt. Die Infektion kann Gelenkerkrankungen und Augenerkrankungen hervorrufen. Sie spricht sicher auf Antibiotika an.

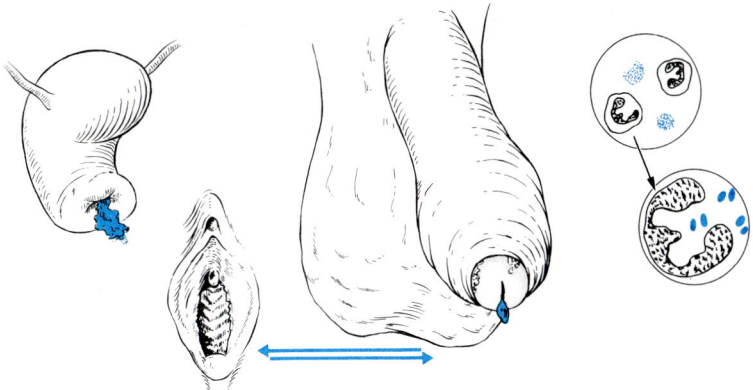

Abb. 142 **Gonorrhö**

Tabelle 27 **Unkomplizierte Gonorrhö bei Männern**

Infektion	Symptome	Befunde
Vordere Urethritis	Unangenehmes Irritationsgefühl in der Harnröhre und Ausfluß; in etwa 10% keine Symptome	Dicker, kremiger (grünlicher) gelber Ausfluß; in etwa 5% kein Ausfluß
Proktitis	Gewöhnlich asymptomatisch; selten Ausfluß (Eiter und Blut)	o. B.
Pharyngitis	Gewöhnlich asymptomatisch	o. B.

Tabelle 28 **Therapie der unkomplizierten Gonorrhö:**

Gegen Neisseria gonorrhoeae sind zahlreiche Antibiotika wirksam. Eine Auswahl bewährter Therapieverfahren:

Intramuskuläre Injektionsbehandlung

Spectinomycin	2 g	einmalig
	oder	
Ceftriaxon	0,25 g	einmalig

Perorale Behandlung

Cefixim	400 mg	einmalig
	oder	
Ciprofloxacin	500 mg	einmalig
	oder	
Enoxacin	400 mg	einmalig
	oder	
Ofloxacin	400 mg	einmalig

Parasitäre Erkrankungen der Harnwege

Durch den immer mehr zunehmenden Tourismus, die Entsendung deutscher Industriegruppen im Rahmen der Entwicklungshilfe in tropische Länder und nicht zuletzt durch die Gastarbeiter treten vermehrt Erkrankungen auf, die in tropischen Ländern oder im Fernen und Nahen Osten anzutreffen sind. Es handelt sich vorwiegend um Wurmerkrankungen, die Filariosen, die Bilharziose sowie die Echinokokkenerkrankung im Bereich des Urogenitalsystems.

Bilharziose

Die Bilharziose ist wahrscheinlich eine der ältesten überlieferten medizinischen Erkrankungen.

Die Parasiten, Zerkarien, dringen in die Haut ein und wandern auf dem Blutweg über das rechte Herz in die Lunge und von hier über den großen Kreislauf an ihren endgültigen Sitz, die *Venengeflechte im Beckenboden* (Abb. 143). Während diese Wanderung des Parasiten etwa 10 Tage beansprucht, vergehen bis zum Auftreten der ersten klinischen Symptome, rheumatische Gliederschmerzen, Abgeschlagenheit, Fieber, 5–7 Wochen, bis zur Ausscheidung der ersten Parasiteneier 6–10 Wochen. Weit mehr als die im Venenblut lebenden 10–15 cm langen Würmer sind die in den Blutkapillaren deponierten Eier für die klinischen Beschwerden verantwortlich.

Im Gewebe verursachen die Eier eine chronisch rezidivierende Schleimhautläsion mit beginnender Infektion. Auf dem Boden einer chronischen Entzündung kommt es in der Harnblase, dem Harnleiter und Nierenbecken zu Narbenbildungen, Engen und, bei jahrzehntelangem Bestehen, schließlich zur Ausbildung eines Krebses.

Im Frühstadium finden sich typische „Bilharziosetuberkel" in der Blasenschleimhaut. Sie sind gelblich mit geröteter Randzone und unauffälliger Schleimhaut. Später kommt es zur Vergrößerung der Tuberkel. Weitere Symptome sind eine Eosinophilie, eine erhebliche Leukozytose, eine Hämaturie bei Blasenbeteiligung, differentialdiagnostisch ist eine Tuberkulose bzw. sind Blasentumoren auszuschließen.

Therapie:

Für die Behandlung hat sich die orale Therapie mit Praziquantel (z. B. Biltricide) bewährt. Biltricide ist ein gut wirksames 1-Tag-Therapeutikum.

Schnecken mit ausgereifter Infektion stoßen die den Menschen befallenden Larvenstadien, die gabelschwänzigen, halbmillimeter-großen Zerkarien ins Wasser aus. Diese Invasionsstadien, die in freiliegender Phase eine maximale Lebensdauer von etwa 60 Std. haben, befallen den Menschen aktiv und perkutan. Auch kurzfristiger Kontakt mit verseuchtem Wasser kann zur Invasion führen.

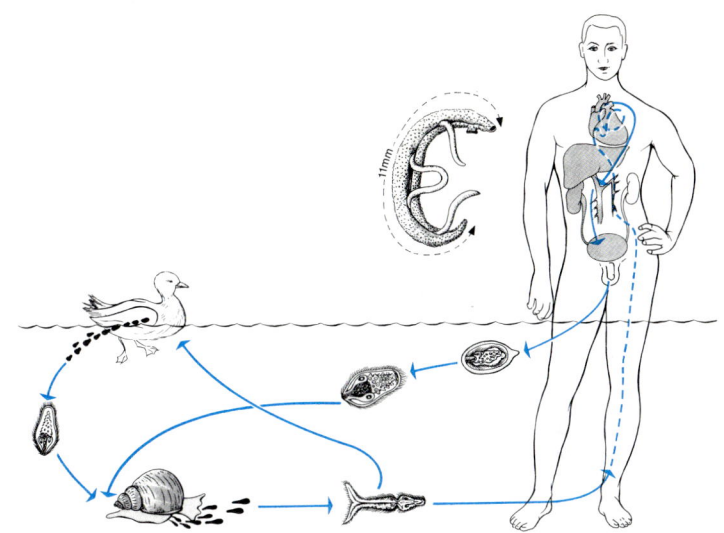

Abb. 143 **Infektionsweg der Bilharziose**

Die in den Eiern sich entwickelnde nächste Larvengeneration, die Mirazidien, sondern geschwürerzeugende Substanzen durch die Eierschale hindurch ins Wirtsgewebe ab. Infolge der auf diese Weise provozierten Entzündungsherde fallen die embryonierten Eier schließlich in das Lumen der Harnwege und gelangen somit wieder in die Außenwelt. Oftmals werden aber auch die Eier in größerer Zahl mit dem Blutstrom in die verschiedenen Organe verschleppt, wodurch mancherlei Komplikationen im klinischen Bild der Krankheit entstehen können. Die Schistosomen können im befallenen Menschen 10 Jahre lang, möglicherweise noch länger, am Leben bleiben und Eier produzieren.

Echinokokkenerkrankungen

Ein weiterer Parasitenbefall ist die Echinokokkenerkrankung im Bereich der Urogenitalorgane. Häufigste Lokalisation des Echinokokkus sind allerdings Leber und Lunge. In einem geringen Prozentsatz werden jedoch auch die Niere und der paravesikale Bereich befallen (Abb. 144). Im Blutbild findet sich eine Eosinophilie, röntgenologisch ein ringförmiger Kalkschatten durch Einlagerung von Kalk in die Echinokokkuszyste sowie Veränderungen, die auf einen raumfordernden Prozeß hindeuten. Differentialdiagnostisch kommen alle Tumoren der Nieren in Frage.

Klinik: Obwohl Echinokokkuszysten am häufigsten in der Leber anzutreffen sind, können sie auch in Lunge, Knochen, Niere und selten im Gehirn vorkommen. Die Patienten beherbergen ihre Zysten oft jahrelang ohne nennenswerte Symptome. Erst wenn diese platzen, treten gewöhnlich toxische Erscheinungen auf. Verkalkte Zysten in der Leber lassen sich röntgenologisch darstellen. Die Leberfunktion selbst ist ungestört. Die diagnostische Punktion ist wegen der Gefahr eines anaphylaktischen Schocks kontraindiziert.

Therapeutisch kommt eine Entfernung der Echinokokkuszyste, sei es durch Teilresektion oder Entfernung der gesamten Niere, in Frage.

Filariose

Filariosen sind in den meisten tropischen Ländern anzutreffen, bevorzugt werden Küstengebiete mit feuchtwarmem Klima. Die Gesamtzahl der verseuchten Weltbevölkerung wird auf ungefähr 200 Mill. geschätzt.

Filarien sind weißliche, fadenförmige Würmer, die vornehmlich im Lymphsystem schmarotzen.

Im Gewebe kommt es rein mechanisch oder durch die begleitende Entzündung zur Verödung von Lymphgefäßabschnitten. Die Folgen sind chronische Abflußbehinderungen der Lymphe aus dem Skrotum im Sinne einer grotesken Hodensackvergrößerung. Die Skrotalhaut und der Penis sind teigig angeschwollen und verdickt.

Typisch ist eine Chylurie (milchiger Urin mit Filarienbeimischung, Milchpisser) durch die Verbindung der Lymphbahnen mit dem Harntrakt. Es kommt zu rezidivierenden, akuten und chronischen Samenstrangentzündungen, Epididymitis, Orchitis, Hydrozele, Elephantiasis des Skrotums. Als Laborbefund findet sich eine hochgradige Eosinophilie, eine Leukozytose. Ein allgemeines Krankheitsgefühl fehlt in der Regel.

Therapie: Die Behandlung besteht in einer operativen Ausschneidung des infizierten Bezirks mit anschließender plastischer Deckung. Medikamentös hat sich ein Piperazinderivat (Diäthylcarbamacin) bewährt, das unter den Namen Hetrazan, Banozide und Nethecine im Handel ist.

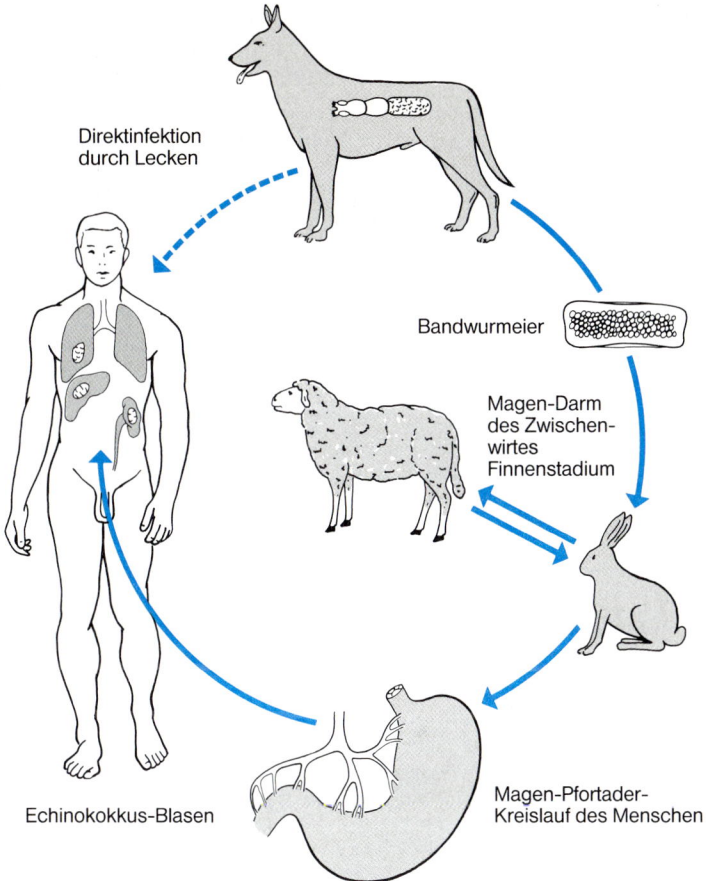

Abb. 144   **Infektionsmodus des Menschen durch den Hundebandwurm** Der Ent-
wicklungszyklus dieses Parasiten – **Echinococcus multilocularis** – verläuft primär
zwischen dem Fuchs als Endwirt und verschiedenen Nagern als Zwischenwirte. Der
Mensch kann als Fehlzwischenwirt und somit Träger des Larvenstadiums fungieren.
Zur Infektion kommt es durch Aufnahme der Bandwurmeier

Merke:

- **Ausgangspunkt der Infektion ist der Hundebandwurm, der sich im Darm von Hunden und Füchsen findet.**

- **Als diagnostische Maßnahmen kommen Komplementbindungsreaktionen und Hauttests zur Anwendung, z. B. der Casoni-Intrakutantest.**

Spezifische Entzündungen

Urogenitaltuberkulose

Die Urogenitaltuberkulose steht unter den extrapulmonalen Organtuberkulosen an erster Stelle vor der Knochentuberkulose. Ihre Früherkennung in der Praxis ist von besonderer Bedeutung, da Initialprozesse konservativ behandelt und geheilt werden können. Entsprechend der Entwicklung in der Pulmologie hat die Gesamtmorbidität der Urogenitaltuberkulose abgenommen. In der letzten Zeit ist ein leichter Anstieg zu verzeichnen.

Urotuberkulose

Pathogenese: Von einem pulmonalen, seltener von einem anderen Primärherd aus kommt es zur hämatogenen Infektion *beider* Nieren im Rindengebiet. Ähnlich wie beim Frühinfiltrat der Lunge bildet sich ein Herd, der als *parenchymatöses Initialstadium* der Nierentuberkulose bezeichnet wird. Der Prozeß ist jedoch praktisch noch geschlossen, da er keine unmittelbare Verbindung mit dem Nierenbecken und dem ableitenden Hohlsystem hat.

Das **renale Frühinfiltrat** *kann spontan ausheilen.* Dabei ist das Verhalten beider Nieren voneinander unabhängig, so daß je nach Virulenz, Organdisposition und allgemeiner Abwehrlage eine seitenverschiedene Entwicklung möglich ist. Im ungünstigen Falle entwickelt sich der tuberkulöse Prozeß markwärts in Richtung des pyelorenalen Grenzgebietes. An einer oder mehreren Papillen, häufig auch im Bereich der Kelchnischen, bilden sich Ulzerationen und kleine Kavernen.

Damit entsteht das Bild der **offenen Nierentuberkulose,** *das ulzerokavernöse* Stadium. Der tuberkulöse Zerfallsherd steht direkt mit dem Hohlsystem in Verbindung, so daß jetzt reichlich Leukozyten und Tbc-Bakterien im Harn erscheinen. Gleichzeitig beginnt, dem Harnstrom folgend, die deszendierende Infektion der Harnwege sowie des inneren und äußeren Genitale. Es resultiert die *Urogenitaltuberkulose* als klassische Form einer urologischen Systemerkrankung (Abb. 145).

Aus der offenen Nierentuberkulose kann sich, abhängig vom Alter des Patienten, der Immunitätslage des Organismus und der Virulenz der Bazillen deszendierend jede bekannte Form der Urogenitaltuberkulose entwickeln: *Nierenbecken- und Harnleitertuberkulose, Beckenausgangs- oder Ureterstenose, geschlossene tuberkulöse Pyonephrose und Kittniere, isoliertes Blasenulkus, diffuse tuberkulöse Zystitis, Schrumpfblase, Harnröhrenstriktur, Prostata- und Samenblasentuberkulose, Nebenhoden- und Hodentuberkulose.* Fließende Übergänge und Überschneidungen in der klinischen Manifestation und Symptomatologie sind möglich.

I. Parenchymatöses Stadium

Pathologisch-anatomischer Befund: Infiltrat innerhalb des Parenchyms ohne Beteiligung des Hohlsystems

Diagnose: Nachweis von Tuberkelbakterien (selten)

Röntgenbefund: negativ

Therapie: konservative medikamentöse Behandlung

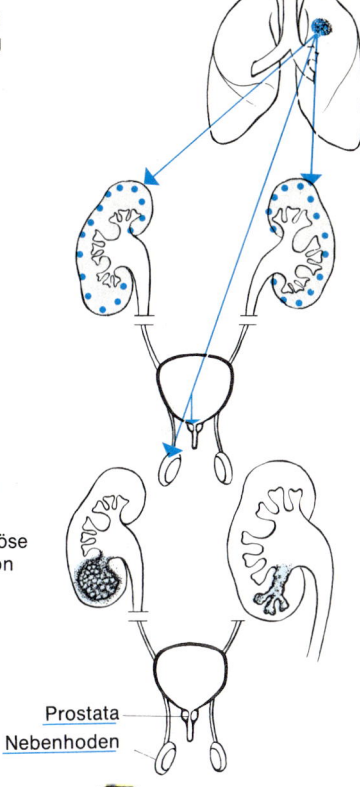

II. Ulzerokavernöses Stadium

Pathologisch-anatomischer Befund: in das Nierenhohlsystem eingebrochene ulzero-kavernöse Tuberkulose (Tbc +)

Röntgenbefund: Papillendestruktionen und Kavernen an 2–3 Kelchgruppen

Therapie: primär-konservative medikamentöse Behandlung, u. U. organerhaltende Operation (z. B. Polresektion)

Prostata
Nebenhoden

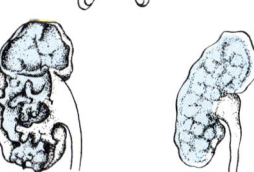

III. Destruierendes Stadium

Pathologisch-anatomischer Befund: tuber-kulöse Pyonephrose, Kittniere (Tbc +)

Röntgenbefund: ausgedehnte Destruktionen an 2–3 Kelchgruppen, funktionslose Niere

Therapie: Nephrektomie nach Vorbehandlung

Abb. 145   **Entwicklungsstadien der Urogenitaltuberkulose**

Symptome: subfebrile Temperaturen, „Zystitis", Hämaturie.
Diagnose: abakterielle Pyurie, Ziehl-Neelsen-Färbung positiv, positive Kul-tur und Tierversuch.
Röntgenveränderungen: NBK-System, Ureter, Prostata, Nebenhoden-Tbc.
Therapie: Triple drug.

Diagnose: Die Urogenitaltuberkulose wird meistens als Blasenentzündung mit Pollakisurie und Algurie manifest. Im Gegensatz zur unspezifischen Zystitis mit akutem Beginn entwickelt sich die tuberkulöse Blasenentzündung langsam und zunächst unauffällig. Miktionsfrequenz und subjektive Beschwerden nehmen über Wochen und Monate ganz allmählich zu. In der Vorgeschichte ist auf Lungentuberkulose oder sonstige Organtuberkulosen zu achten. Nach früheren Rippenfellentzündungen und „-reizungen" muß man die Patienten besonders fragen. Im Rahmen der Allgemeinuntersuchung soll prinzipiell eine *Röntgenkontrolle der Lunge durchgeführt werden.* Da in den meisten Fällen von Urotuberkulose gleichzeitig eine latente oder manifeste Genitaltuberkulose besteht, soll bei Frauen ein *gynäkologischer Befund* erhoben werden und bei Männern eine eingehende *Untersuchung des inneren und äußeren Genitales* erfolgen. Die sorgfältige Betastung der Samenstränge und Nebenhoden ergibt ggf. isolierte Verhärtungen und Knotenbildung. Die *rektale* Untersuchung der Vorsteherdrüse und Samenblase darf nicht vergessen werden, da die Genitaltuberkulose in der Regel von dort ihren Ausgang nimmt.

Besteht eine **offene Nierentuberkulose,** so ist die Harnreaktion meist sauer, Eiweiß positiv. Mikroskopisch finden sich reichlich Leukozyten, vereinzelt Erythrozyten, Detritus und *keine unspezifischen Keime* (abakterielle Pyurie). Dieser *klassische Harnbefund einer Urotuberkulose* liegt natürlich nicht immer vor. Die Harnreaktion kann verändert sein, es kann eine sekundäre Mischinfektion bestehen. Die Diagnose steht und fällt mit dem *Bakteriennachweis.* Er ist häufig schwierig, da der Bakteriengehalt des Harns je nach seiner Konzentration und der Größe des tuberkulösen Zerfallsherdes schwankt. Man soll prinzipiell den konzentrierten Morgenurin für die Untersuchung benutzen. Ein einmalig negatives Präparat besagt nichts. Im Prinzip sollen 3 Untersuchungen an verschiedenen Tagen durchgeführt werden, um eine sichere Beurteilung zu ermöglichen.

Für die Praxis kommt zunächst die einfache **Ziehl-Neelsen-Färbung** in Frage. Der Nachweis von säurefesten Stäbchen verstärkt zwar die Verdachtsdiagnose, ist aber nicht beweisend. Smegmabakterien sind ebenfalls säurefest. Gleichzeitig sollen Kultur ggf. Tierversuch bei der nächsten medizinischen Untersuchungsstelle eingeleitet werden. Auch hier ist es zweckmäßig, bei negativem Befund und bei weiterbestehendem Verdacht die Untersuchung zu wiederholen.

Die Verdachtsdiagnose wird durch den positiven Bakteriennachweis gesichert. Damit ist die Grenze im Arbeitsbereich der Praxis erreicht. Lokalisation, Seitenbestimmung – rechte oder linke Niere –, Größe und Ausdehnung des Herdes können nur mit speziellen urologischen Methoden festgestellt werden:

– Abdomenübersicht, Urogramm, Urethrographie.

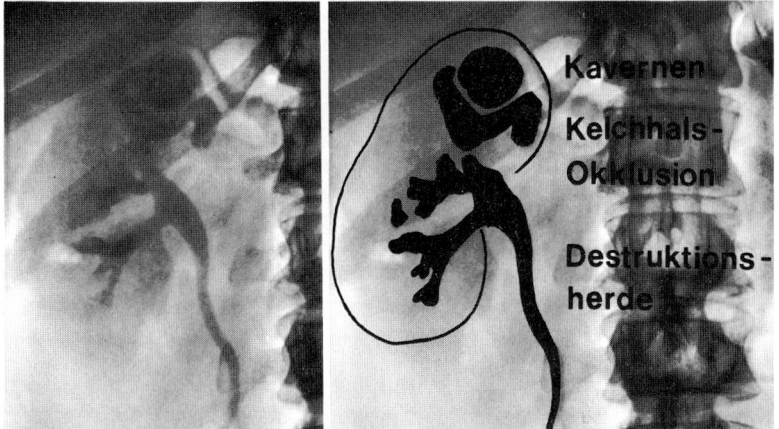

Abb. 146 Kavernen, Kelchhals-Okklusion und Destruktionsherde der Nieren-tuberkulose

Für die Praxis

Das *parenchymatöse Initialstadium I* ist urologisch symptomarm. Das Frühstadium wird selten erfaßt. Leichte Proteinurie und Bakterienaus-scheidung werden gelegentlich bei Routineuntersuchungen festgestellt. Es besteht eine gewisse Parallele zum Frühinfiltrat der Lungentuberku-lose. Bei subfebrilen Temperaturen sind die Patienten leicht ermüdbar und neigen zur Transpiration. Da der Röntgenbefund negativ ist, kann die Diagnose nur durch den Bakteriennachweis gestellt werden.

Mit dem Übergang in das *ulzerokavernöse Stadium II* wird die Nieren-tuberkulose praktisch offen (Abb. 146). Der Harn enthält reichlich Leu-kozyten und Bakterien. In 65 % aller Fälle sind die zystitischen Beschwerden das erste Anzeichen der Erkrankung.

Das *III. Stadium* ist das irreparable Endstadium der Nierentuberkulose. Die vollkommen zerstörte Niere ist funktionslos und muß entfernt werden.

Genitaltuberkulose

Zu jedem Zeitpunkt in der Entwicklung der Urotuberkulose kann von dort aus sekundär – hämatogen oder kanalikulär – eine Genitaltuberkulose ent-stehen. In 75 % aller Fälle von Urotuberkulose beim Mann besteht gleich-zeitig eine nachweisbare Genitaltuberkulose (z. B. Prostatitistuberkulose). Von einer tuberkulösen Prostatitis ausgehend, entsteht kanalikulär oder hämatogen die Samenleiter- und Nebenhodentuberkulose. Der Hoden wird meist erst im späteren Stadium sekundär vom Nebenhoden aus beteiligt.

Prostata- und Samenblasentuberkulose

Symptome: meist stummer Beginn, seltener Pollakisurie, Dysurie und Ausfluß. Im allgemeinen schmerzlos.

Diagnose: Die Prostata ist derb, höckrig, mit isolierter Knotenbildung, die Samenblasen sind verdickt und verhärtet, mit wallartig begrenzten Rändern. Es besteht jedoch ein deutlicher Unterschied zur holzartigen Konsistenz des Prostatakarzinoms. Die Verdachtsdiagnose wird gesichert durch Urethrographie und den Bakteriennachweis in Urin und Ejakulat. Bei jeder Urotuberkulose und in allen Verdachtsfällen muß routinemäßig eine Röntgendarstellung der hinteren Harnröhre – Urethrographie – durchgeführt werden (Abb. 147).

Therapie: Die Prostata- und Samenblasentuberkulose wird nach dem allgemeinen Therapieschema behandelt. Erfahrungsgemäß ist die Prostatatuberkulose ausgesprochen behandlungsresistent. Wenn die röntgenologisch darstellbaren Kavernen und Destruktionshöhlen innerhalb der Prostata nach längerer Behandlung keine Tendenz zur Ausheilung zeigen, kommt eine transurethrale Elektroresektion in Frage.

Nebenhodentuberkulose

Symptome: Bei der sog. exsudativen Form kommt es, ähnlich wie bei der unspezifischen Entzündung, zur Ausbildung einer Entzündungsgeschwulst. Der Verlauf ist jedoch nie so akut und schmerzhaft wie bei der unspezifischen Entzündung.

Bei der sog. primärzirrhotischen Form bilden sich in einem sehr langsamen Verlauf tuberkulöse Knoten in Samenstrang und Nebenhoden.

Diagnose: Typischer Tastbefund, meist bestehen gleichzeitig tuberkulöse Veränderungen der Prostata und Samenblasen. Bei Verdacht auf Nebenhodentuberkulose genaue Untersuchung des gesamten Harnsystems mit Urographie und Urethrographie. Die Diagnose wird gesichert durch Bakteriennachweis aus dem Ejakulat und dem Harn, in Zweifelsfällen nach operativer Freilegung durch die histologische Untersuchung.

Therapie: Nach medikamentöser Vorbehandlung wird der erkrankte Nebenhoden operativ entfernt – Epididymektomie. Wenn der Hoden bereits mitbeteiligt ist, kommt nur noch die Semikastration in Frage. Tuberkulostatische Nachbehandlung in üblicher Weise.

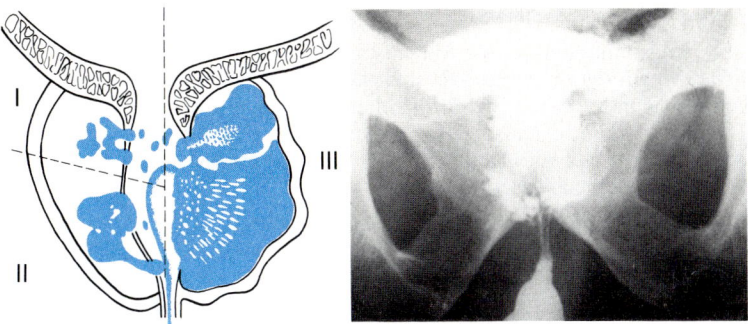

Abb. 147 **Stadieneinteilung der Prostata-Tbc** (nach Rodeck).
Stadium I: kleine Kavernen und Erweiterungen der Drüsengänge
Stadium II: Verkalkungen im Parenchym, große, z.T. konfluierende Kavernen
Stadium III: große Parenchymdefekte durch Kavernen, die sich z.T. in die Harnröhre
entleert haben (Vorblase, Verkalkungen)

Tabelle 29 **Operative Behandlung der Urogenitaltuberkulose**

Organ	Indikation	Eingriff
Niere	Kittniere, Tuberkulöse Sackniere, irreversible Funktionsstörung	Nephrektomie bzw. Nephroureterektomie
	Kleine multiple Kavernen, Stadium II, Funktionsausfall eines Poles	Nierenteilresektion
	Grobe, pralle Kavernen, besonders bei Restniere, renale Hypertonie	Kavernotomie
	Schrumpfung des Nierenbeckens mit Kalikektasien	Urethro-Kalikostomie, Kaliko-Ileoneozystostomie
Ureter	Ureterabgangsstenose	Perkutane Nierenfistel, Nierenbeckenplastik
	Distale Ureterstenosen ohne Schrumpfblase	Ureteroneozystostomie, *Boari*-Plastik, Ureterokutaneostomie
	Kurzstreckige Stenosen	End-zu-End-Anastomose oder Bougierung
Harnblase	Schrumpfblase (Kapazität 10–20 ml)	Supravesikale Harnableitung Ileum/Kolon-Conduit etc.
Prostata	Chronische Prostatitis, superinfiziert	TUR-Prostata
Nebenhoden	Persistierende Epididymitis	Nebenhodenresektion, evtl. mit Hodenteilresektion
Hoden	Verkäsende, chemotherapieresistente Epididymoorchitis	Semikastration

Therapeutische Richtlinien

Die Urogenitaltuberkulose ist kein isoliertes Organleiden, sondern die örtliche Manifestation einer tuberkulösen Allgemeinerkrankung (Tab. 29). Dieser Grundsatz stellt die Urogenitaltuberkulose in eine Reihe mit der Lungentuberkulose und anderen tuberkulösen Erkrankungen und bringt ihre Therapie auf eine gemeinsame Formel: spezifische Chemotherapie, chirurgische Behandlung.

Chronisch verlaufende Krankheitsbilder erfordern auch chronische Behandlungszeiten. Man muß den Patienten von vornherein in diesem Sinn aufklären, ihn auf die Notwendigkeit einer langjährigen Behandlung vorbereiten und ihn während dieser Zeit entsprechend psychisch führen. Nach abgeschlossener Diagnostik wird durch den Urologen der *Langzeittherapieplan* festgelegt.

Die Dauer der antituberkulösen Behandlung beträgt im allgemeinen 2 Jahre nach der durch positive Kultur gesicherten Diagnose. Drei negative bakteriologische Ergebnisse *innerhalb* von 6 Monaten lassen darauf schließen, daß das Leiden in die *stabile Heilphase* übergegangen ist. Um einem Rezidiv vorzubeugen, muß die Chemotherapie jedoch konsequent weitergeführt werden.

Kombinierte konservative und operative Behandlung

Wenn der tuberkulöse Prozeß unter konsequenter antituberkulöser Therapie nicht ausheilt, ist eine operative Herdsanierung angezeigt. Dabei versucht man nach Möglichkeit organerhaltend vorzugehen und nur den erkrankten Anteil des Nierengewebes zu entfernen – Polresektion oder Heminephrektomie. Das gleiche gilt für Kavernen, die durch narbigen Verschluß eines Kelchhalses entstehen (Abb. 148).

Häufig kommt es durch narbige Wandveränderungen im Harnleiter zu Stenosen mit Rückstauungen des Harns und Dilatation des proximalen Hohlsystems – Ektasie, Hydronephrose. Eine Prädilektionsstelle ist der prävesikale Harnleiter. Durch plastische Eingriffe, Resektion der Stenose und Reimplantation des Harnleiters in die Blase oder besser durch eine Blasenlappenplastik können die Abflußverhältnisse wieder normalisiert werden; die Niere bleibt erhalten. Bei der tuberkulösen Schrumpfblase, ein für den Patienten besonders quälender Zustand, kann man durch Erweiterungsplastiken der Blase mit Dünn- oder Dickdarmsegmenten wieder ihr normales Fassungsvermögen geben. Bei Zerstörung der Niere durch ulzerokavernöse Veränderungen an sämtlichen Kelchen, bei funktionsloser Pyonephrose oder Kittniere muß die Niere entfernt werden. Am besten zusammen mit dem Harnleiter – Nephrektomie, Ureterektomie. Eine antituberkulöse Vorbehandlung ist in jedem Fall angezeigt.

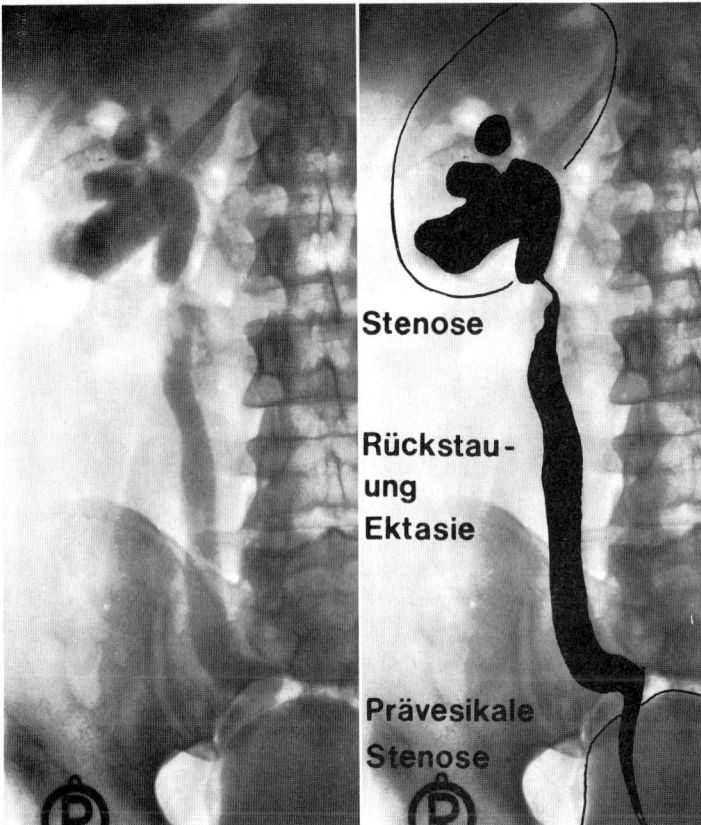

Stenose

Rückstau-
ung

Ektasie

Prävesikale
Stenose

Abb. 148 **Urotuberkulose:** tuberkulöse Veränderungen im Nierenbeckenkelchsystem und am Harnleiter. Destruktion, Kelchhalsokklusionen, Kavernen; erwünschte Vernarbungen am unerwünschten Ort

Merke:

- Jede unklare chronische Harnwegsentzündung ist so lange tuberkuloseverdächtig, bis eine Tuberkulose mit Sicherheit ausgeschlossen werden kann.
- Als Basisbehandlung der Tuberkulose hat sich eine gleichzeitige Behandlung mit drei Mitteln (Dreifachbehandlung – Triple drug) seit Jahren bewährt.
- Chemotherapie und Skalpell ergänzen sich gegenseitig.

Therapie

In der Initialphase ist eine stationäre Behandlung der Urogenitaltuberkulose notwendig. Hier wird stets eine **3fach-Kombination** eingesetzt: Die Kombination von

Isoniazid	(INH),
Ethambutol	(EMB) sowie
Rifampicin	(RMP)

hat sich bewährt. Unter den führenden Medikamenten sind aber auch andere Therapieformen möglich, z. B. mit

Isoniazid	(INH),	Isoniazid	(INH),
Capreomycin	(CM),	Streptomycin	(SM),
Ethambutol	(EMB);	Ethambutol	(EMB).

Auswahl der Medikamente erfolgt nach der Erregerresistenzprüfung. Nach 3 Monaten ist die Stabilisierungsphase erreicht. Anschließend erfolgt ambulant die Behandlung über 6 Monate in einer **2fach-Kombination**, z. B. mit

Isoniazid   (INH)   und   Ethambutol   (EMB).

Zur Erzielung ausreichender Serum- und Gewebskonzentration ist die Verwendung voller Tages- und Einzeldosen jedes Medikamentes außerordentlich wichtig. Die Dosierung ist vom Körpergewicht abhängig. Dabei müssen auch Gewichtszunahmen berücksichtigt werden. Die Verteilung der Tagesdosis auf Einzeldosen gibt praktische Vorteile, ist nicht schlechter verträglich und führt zu besseren Behandlungsergebnissen. Eine Medikamentenverabreichung an 6 Tagen der Woche mit Sonntagspause ist ebenso wirksam wie eine durchlaufende Behandlung.

Unter diesen Bedingungen kann die Behandlung verkürzt und unter einer kontinuierlichen 3fach-Therapie nach 9 Monaten beendet werden.

Die Bestrebungen nach einer weiteren Verkürzung der Behandlungsdauer bei gleichzeitiger Rezidivfreiheit werden fortgesetzt. Nach Abschluß einer Therapie sind regelmäßige Kontrolluntersuchungen, in erster Linie bakteriologische, in den folgenden Jahren notwendig, da innerhalb von 24 Monaten nach Therapieende noch Rezidive beobachtet wurden.

Nebenwirkungen der Antituberkulosemittel

Bei zahlreichen Antituberkulosemitteln treten Unverträglichkeitserscheinungen auf. Trotz dieser möglichen Nebenwirkung muß die Chemotherapie pausenlos – bis auf die Wochenendpausen – durchgeführt werden. Eine kontinuierliche Überwachung in guter Zusammenarbeit zwischen Urologen und Allgemeinarzt ist notwendig, um je nach Verträglichkeit und Bakteriensensibilität eine dem Einzelfall angepaßte Medikamentendosierung finden zu können.

Dosierung der führenden Medikamente sind:

1. Isoniazid (INH)   400–600 mg/die (6–8 mg/kg) Einzeldosis!

2. Rifampicin (RMP)   600 mg/die, Einzeldosis ½ Std. nüchtern vor dem Frühstück.

3. Streptomycin (SM)   1 g/die i.m. bis maximal 60 g Gesamtdosis.

4. Ethambutol (EMB)   1600 mg/die (25 mg/kg) Einzeldosis.

5. Protionamid (PTH)   1 g/die oral (15 mg/kg).

6. Capreomycin (CM)   1 g/die i.m.

Medikamente der 2. Wahl sind:

7. p-Aminosalicylsäure (PAS)   12 g/die i.v. (0,2 g/kg).

8. Cycloserin (CS)   2×0,5 g/die (15 mg/kg).

Für die Praxis

Keine Diagnose ohne Sicherung durch Kultur, nur in unklaren Fällen durch Tierversuch. Der Nachweis von säurefesten Stäbchen ist nicht ausreichend.

Ein oder zwei negative Befunde sind noch nicht entscheidend, da kleine Nierenherde ebensowenig streuen wie eine beginnende Lungentuberkulose.

Keine Chemotherapie vor Sicherung der Diagnose, da sonst Kultur und Tierversuch negativ ausfallen und eine Resistenzbestimmung nicht mehr möglich ist.

Aufstellung des Heilplanes für die Langzeittherapie durch den Facharzt, keine Monotherapie.

Beobachtungszeit: mindestens 5 Jahre nach Abschluß der Behandlung.

Merke:

- **Die Therapie der Tuberkulose soll: in möglichst kurzer Zeit bei gleichzeitiger Verhinderung von Sekundärresistenzen bei Ausfallquoten wegen Nebenwirkungen <6% und Rückfallquoten nach 2 Jahren <2% zur Elimination von Keimen führen.**

- **Ist die Therapie der Tuberkulose eine Kombinationstherapie aus mehreren intra- und extrazellulär wirkenden bakteriziden Chemotherapeutika.**

- **Die heute mögliche Kurzzeittherapie, die zum größten Teil ambulant durchgeführt werden kann, bedeutet für den Patienten eine geringere psychische Belastung und dadurch eine erhöhte Compliance.**

Gut- und bösartige Neubildungen

Die pathologische und klinische Gesetzmäßigkeit aller Geschwulstformen im Organismus gilt sinngemäß für die gut- und bösartigen Neubildungen im Urogenitalsystem (Abb. 149). Je früher sie auftreten (Nierensarkom des Kleinkindes), je unreifer ihr Aufbau ist (Hodenteratom des Mannes), desto bösartiger ist ihr Wachstum, desto ungünstiger ihre Prognose.

Prinzipiell ist eine Heilung maligner Tumoren eher erreichbar, wenn sie im Frühstadium vor Infiltrationen oder Metastasierung erkannt und radikal, im gesunden Gewebe, herausgeschnitten werden. In geeigneten Fällen kann die radikale Vernichtung der Geschwulstzelle durch elektrischen Strom (Koagulation) oder durch Strahlen (Röntgen, Radium-Isotope) oder Zellgifte (Zytostatika) erfolgen. Die Behandlung im Frühstadium hängt von der Frühdiagnose ab. Damit liegt die ganze Last der Verantwortung auf den Schultern des Hausarztes, der den Patienten als erster untersucht.

Die Forderung nach der Frühdiagnose ist jedoch schwer zu erfüllen. Die meisten bösartigen Tumoren haben eine stumme Initialphase, verlaufen dann eine Zeitlang mit uncharakteristischen Beschwerden und werden erst bei einer bestimmten Größe, also schon im fortgeschrittenen Stadium, klinisch manifest. Es wird daher Aufgabe der Praxis sein, in allen fraglichen Fällen schon bei den geringsten Anzeichen die Verdachtsdiagnose zu stellen und so lange aufrechtzuerhalten, bis eine Geschwulst durch Spezialarzt oder Klinik mit Sicherheit ausgeschlossen ist. Die Sonographie sollte so früh wie möglich eingesetzt werden.

Gewisse Anhaltspunkte bietet die altersgemäße Gruppierung der einzelnen Geschwulstformen. Oberbauchtumoren des frühen Kindesalters sind fast immer Nierensarkome. Karzinome haben ihre stärkste Frequenz bei Patienten zwischen 40 und 60 Jahren. Hodentumoren sind ist am häufigsten in der Zeit der stärksten biologischen Aktivität des Mannes zwischen 25 und 40 Jahren. Das Prostatakarzinom ist eine ausgesprochene Erkrankung des Präseniums, also nach 50 Jahren. Diese empirische Korrelation zwischen Alter und Tumorhäufigkeit ist natürlich nicht als schematische Regel aufzufassen, sondern soll die diagnostische Kombination unterstützen.

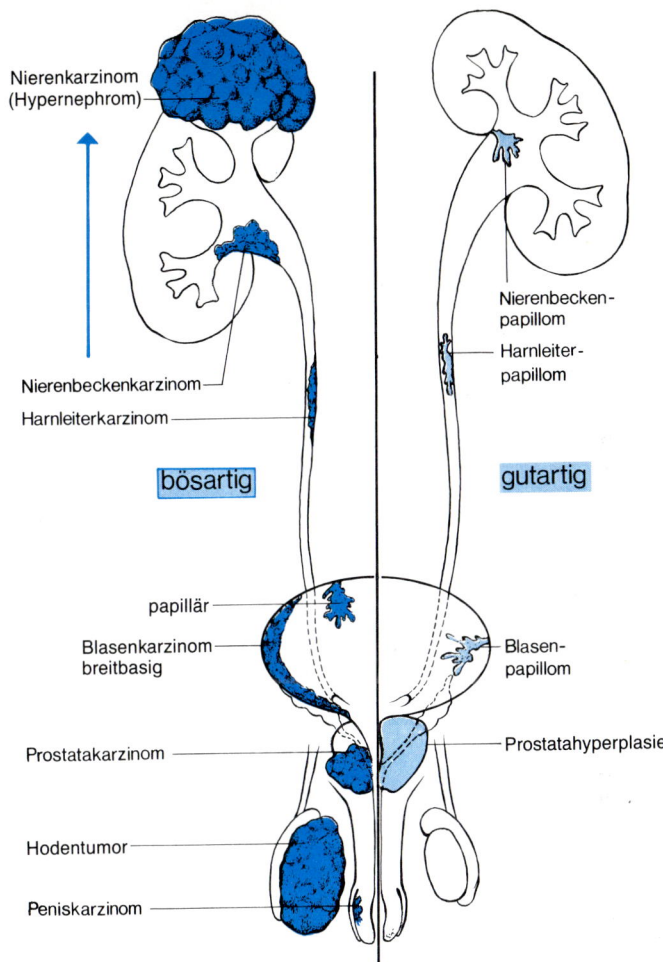

Abb. 149   **Tumoren der Urogenitalorgane**

Merke:

● **Jede unklare Hämaturie ist so lange tumorverdächtig, bis eine Geschwulst mit Sicherheit ausgeschlossen werden kann.**

TNM-System

Die internationale Union gegen den Krebs (UICC) hat im Rahmen ihres TNM-Komitees Vorschläge zu einer internationalen Einteilung von Krebserkrankungen gegeben. Grundsätzlich sagen die 3 Symbole des TNM-Systems folgendes aus:

T: die lokale Ausdehnung des Primärtumors gemäß klinischer und bioptischer Untersuchung.

N: der klinische Nachweis eines regionalen Lymphknotenbefalls.

M: das Vorhandensein von Fernmetastasen einschließlich entfernt gelegener Lymphknoten.

Der ursprünglichen TNM-Klassifikation kann eine histopathologische Einstufung des Tumors hinzugefügt werden, die jeweils mit *P* bezeichnet wird. Darüber hinaus kann der Malignitätsgrad (Grading) mit *G* angegeben werden. Resttumoren werden mit R gekennzeichnet. Ziel jeder beschreibenden Tumorklassifikation ist eine rückblickende wie auch vorausschauende Analyse der vorliegenden Befunde, nützlich für die künftige Planung verschiedener Therapieformen. Dabei sollten die Begriffe die Bedeutung einer „Appellation contrôlée" haben: Dieser Ausdruck aus der Welt des französischen Weines ist eine Garantie dafür, daß das Flaschenetikett eine zutreffende Beschreibung des Inhaltes darstellt – ohne Zusätze und Abstriche. Die TNM-Symbole müssen in der gleichen Weise angewandt werden.

Die Klassifizierung der lokalen Tumormasse erfolgt in 4 Abstufungen von *T1* bis *T4* (Abb. 150), *T0* bedeutet: Kein Anhalt für Primärtumor.

Der Lymphknotenstatus in der *N*-Kategorie wird in mehrere Untergruppen unterteilt, die das Ausmaß des Befalls der regionären Lymphknoten ausdrücken.

M ist das Symbol für die Fern-Metastasierung – die grundsätzlich in allen Organen gefunden werden kann.

Ein klinisches Staging ohne Grading liefert nur eine statische Aussage.

Um zu einer zuverlässigen Prognose zu kommen, bedarf es zusätzlich der Information über die zu erwartende Dynamik des Krebsleidens. Sie wird in vier unterschiedlichen Malignitätsgraden angegeben: *G1, G2, G3, G4.* Je höher der Malignitätsgrad, desto schneller breitet sich der Tumor aus und desto schlechter ist die Prognose für den Patienten.

Für die Prognose ist der höchste Atypiegrad entscheidend!

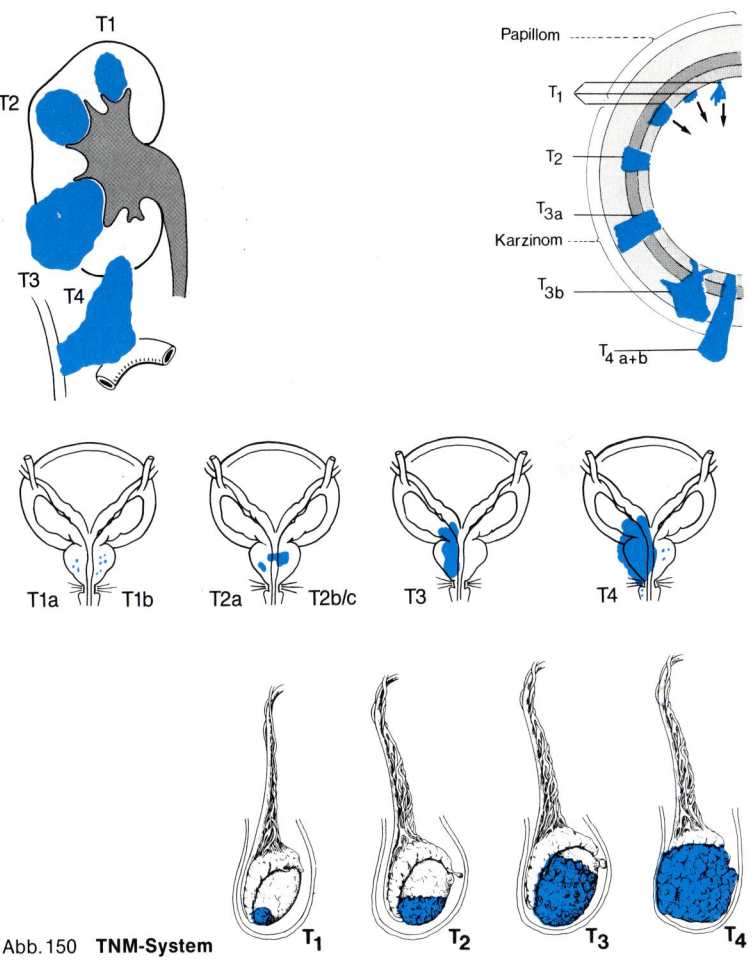

Abb. 150 **TNM-System**

Merke:

● **Das maligne Potential eines Tumors ist gekennzeichnet durch die Fähigkeit zur Progression und Metastasierung. Prognostisch bedeutsam sind Infiltrationstiefe und der Differenzierungsgrad, die direkt korrelieren.**

Nierenkarzinom (Hypernephrom*)

Das Nierenkarzinom tritt meist erst nach dem 40. Lebensjahr auf; Altersgipfel zwischen dem 45. und 75. Lebensjahr. Das Hypernephrom ist die häufigste Nierengeschwulst (3 % aller Krebserkrankungen). Die Entwicklung beginnt innerhalb des Parenchyms, meist im Bereich des Nierenpols. Ein Durchbruch durch die Nierenkapsel ist selten und wird nur bei sehr bösartigen Formen oder im Spätstadium beobachtet. Der Tumor wächst nach dem Hilus zu, bricht dann in das Nierenbecken ein und kann in ungünstigen Fällen Geschwulstthromben in der V. renalis bilden. Metastasierung in die Lunge und in das Knochensystem. Männer werden doppelt so häufig betroffen wie Frauen.

Symptome: Beginn stumm (zentrale Entwicklung im Parenchym, zunächst keine Verbindung zum Hohlsystem). Ein alarmierendes Krankheitszeichen ist eine plötzliche, ohne erkennbare Ursache auftretende, schmerzlose Blutung. Bei Koagelbildung im Nierenbecken Harnleiterkoliken (wichtig für die Seitendiagnose). Als weitere Symptome finden sich palpabler Tumor Flankenschmerz, Gewichtsverlust, Temperaturerhöhung, Polyzythämie, symptomatische Varikozele. Bei großen linksseitigen Nierengeschwülsten kann es zur venösen Einflußstauung und rückläufig zur Erweiterung des Venengeflechtes im Skrotum kommen. Diese Form der Varikozele bleibt im Gegensatz zur echten Varikozele in horizontaler Lage bestehen.

Auf die paraneoplastischen Syndrome sei verwiesen (s. S. 234).

Diagnose: Tumoralter. Schmerzen. Tastbare Vergrößerung einer Niere, Hämaturie, Gewichtsabnahme. Die Geschwulst ist derb, oft höckrig und unterscheidet sich deutlich von der prall-elastischen Konsistenz großer Hydronephrosen. Die Blutsenkung ist stark beschleunigt. Die Verdachtsdiagnose wird durch Sonographie Urogramm, Computertomographie bzw. Kernspinntomographie und gegebenenfalls Angiogramm gesichert. Lunge und Knochensystem müssen röntgenologisch und szintigraphisch auf Metastasen kontrolliert werden (Abb. 151).

Therapie: radikale Nephrektomie (mit Lymphknotenentfernung). Bei ausgedehnten Lungen- oder Knochenmetastasen ist die Nephrektomie zwecklos. Bei Solitärmetastasen kann die Entfernung des Primärtumors und der Metastase in Erwägung gezogen werden. Bei Operation im Frühstadium ist die Prognose relativ günstig. Prognostische Faktoren sind Tumorgröße, Malignitätsgrad und Venenbefall.

Die adjuvante Strahlentherapie hat zu keiner Verbesserung der Überlebensraten geführt. Immuntherapie und Chemotherapie haben bislang enttäuscht, anhand von prospektiven Studien wird derzeit Indikation und Stellenwert überprüft.

---

* Grawitz (1883) nahm eine Entwicklung aus Nebennierenkeimen an und nannte den Tumor „Hypernephrom".

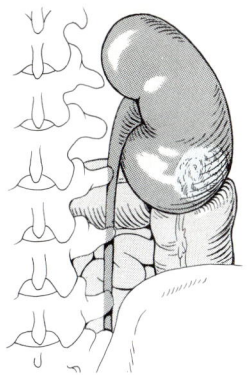

Unterer Nierenpol vergrößert:
Raumverdrängung

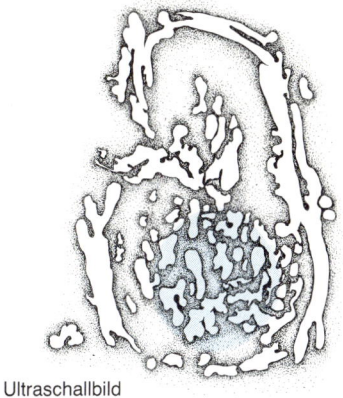

Ultraschallbild

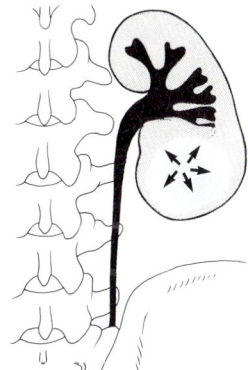

Urogramm: Kelchverdrängung

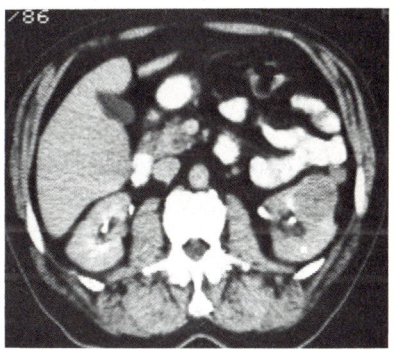

Computer-
tomogramm

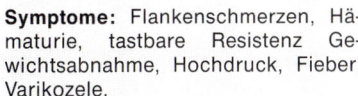

Abb. 151 **Nierentumoren**

Angiogramm

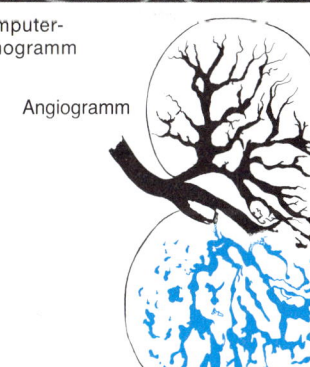

Symptome: Flankenschmerzen, Hämaturie, tastbare Resistenz Gewichtsabnahme, Hochdruck, Fieber,
Varikozele.

Diagnose: klin. Untersuchung, Sono-
graphie, Urogramm, CT bzw. NMR,
Nachweis von Fernmetastasen, ggf.
Renovasographie mit Kavagraphie.

Therapie: Nephrektomie mit Lymphknotenentfernung.

Paraneoplasiesyndrome beim Nierenkarzinom

Paraneoplastische Veränderungen sind in einem Prozentsatz von 60 % in Abhängigkeit von den *T*-Stadien nachweisbar. Die Paraneoplasien lassen sich in 4 Gruppen einteilen:

1. Stoffwechselstörungen (sog. Stauffer-Syndrom),
2. hämatologische Paraneoplasien,
3. endokrine Paraneoplasien,
4. neuromuskuläre Paraneoplasien.

Beim Stauffer-Syndrom treten als Laborveränderungen eine α_2-Globulinerhöhung auf, eine Albuminerniedrigung, eine Erhöhung der alkalischen Phosphatase, eine Thromboplastinzeiterniedrigung sowie eine γ-GT-Erhöhung. Diese Veränderungen können leicht eine Lebererkrankung vortäuschen.

Bei den hämatologischen Paraneoplasien sind Anämie, Polyglobulie, Thrombozytose sowie leukämoide Reaktionen zu nennen. Endokrinologische Paraneoplasien können mit Reninhypersekretion, Erythropoetinerhöhung, Prostaglandin-E- und -A-Erhöhung einhergehen, aber auch eine ektope Sekretion von Parathormon, Gonadotropinen, Prolaktin und ACTH ist möglich.

Nierenbeckenkarzinom und Harnleiterkarzinom

Die Symptomatologie beider Geschwulstformen ist im wesentlichen gleich. Bei Sitz in der Nähe des Nierenbeckenausgangs kommt es zu Hämaturie und Abflußstörungen mit kolikartigen Beschwerden (wichtig für die Seitendiagnose).

Diagnose: Bei unklarer Hämaturie kann in der Praxis nur die Verdachtsdiagnose gestellt werden. Es besteht keine tastbare Vergrößerung der Niere, Klärung durch Sonographie, Urogramm oder Pyelogramm (Kontrastmittelaussparung im Nierenbecken, Konturunregelmäßigkeit der Nierenbeckenwand) (Abb. 152–155).

Therapie: Nephroureterektomie, Lymphknotenausräumung und Nachbestrahlung. Beide Geschwulstformen können Metastasen im Bereich des Harnleiters bilden. Auch das seltene, an sich gutartige Nierenbeckenpapillom kann durch Verschleppung kleiner Zottenteilchen mit dem Harnstrom Impfmetastasen in Harnleiter und Blase bilden. Aus Sicherheitsgründen werden mit der Niere auch der ganze Harnleiter und sein intramuraler Anteil in der Blase entfernt.

In Einzelfällen, bei streng lokalisiertem Harnleitertumor oder bei Einzelnieren, ist eine Ureterresektion mit End-zu-End-Anastomose angezeigt.

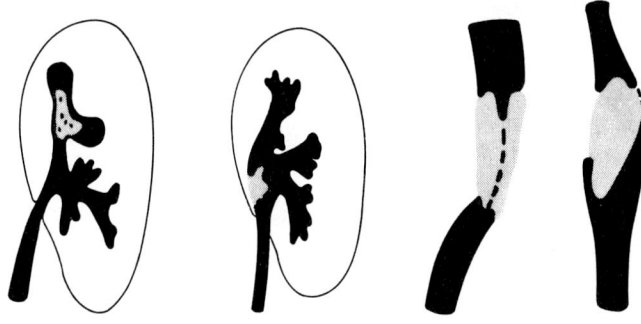

Abb.152 **Röntgenologische Zeichen der Harnleitertumoren und TNM-System**

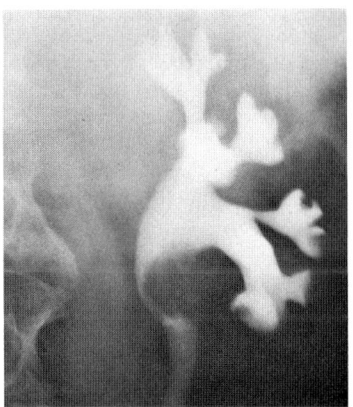

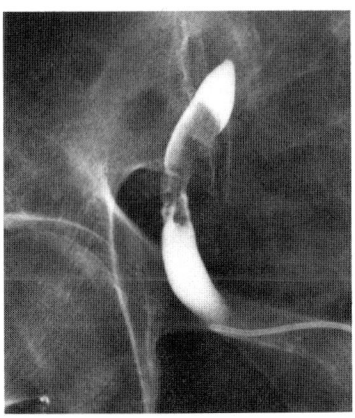

Abb.153 **Nierenbeckentumor**   Abb.154 **Harnleitertumor**

Symptome: Hämaturie und bereits im Initialstadium kolikartige Beschwerden, da eine kleine Geschwulst in der relativ engen Harnleiterlichtung schon früh zu Abflußstörungen führen kann. Die Beschwerden strahlen im Harnleiterverlauf aus.

Diagnose: Differentialdiagnostisch kommen Harnleitersteine in Frage. Wenn die ambulante Übersichtsaufnahme keinen Steinschatten ergibt, soll bei Blutung mit gleichzeitiger Kolik immer an eine Geschwulstbildung gedacht werden. Endgültige Diagnose durch Zytologie Urogramm, Ureteropyelogramm, Ureterorenoskopie und CT.

Therapie: Ureteronephrektomie mit Ausräumung der regionalen Lymphknoten.

Harnblasentumoren

Blasentumoren machen etwa 3 % aller bösartigen Tumoren aus und gehören zu den häufigsten Krebsgeschwülsten, mit denen sich der Urologe auseinandersetzen muß. Die Geschlechtsverteilung zwischen Frauen und Männern beträgt 1:6. Bezogen auf die Gesamtheit der Krebstodesfälle in der BRD rangiert das Harnblasenkarzinom bei Männern an 5. Stelle der Krebsmortalität, für beide Geschlechter an 10. Stelle. Bei Arbeitern in der chemischen Industrie und Zigarettenrauchern sind Blasentumoren häufiger.

Prognose: Die Prognose der Blasentumoren verschlechtert sich mit zunehmender Infiltrationstiefe (höheres Tumorstadium) sowie mit zunehmender Entdifferenzierung (höheres Grading), außerdem bei multilokulärem Auftreten (Abb. 155). Die Prognose ist bei radikalchirurgischem Vorgehen – Zystektomie – besser als bei konservativen Maßnahmen – transurethrale Elektroresektion; allerdings verschlechtert sich die Lebensqualität wesentlich.

Pathologie: Die meisten Neubildungen der Blase sind papillomatös. Überwiegend handelt es sich um bösartige Tumoren. Sie können einzeln oder multipel vorkommen. Auch generalisierte Papillomatosen sind nicht ungewöhnlich. Selbst sog. seltene gutartige Blasenpapillome neigen zum Rezidiv: Diese Tatsache deutet darauf hin, daß die Entstehung der Tumoren mit einer allgemein erhöhten Empfänglichkeit der Schleimhaut für neoplastisches Wachstum zusammenhängt.

Nachgewiesen ist der Zusammenhang von langjährigem Kontakt mit gewissen in der chemischen Industrie gebräuchlichen Aminen (z. B. Benzidin, Naphthylamin, Aminodiphenyl) und dem vermehrten Auftreten von Blasentumoren.

Bei der histologischen Untersuchung gutartiger Tumoren zeigt sich, daß die Papillome aus einem bindegewebigen Kern bestehen, der vom Übergangsepithel überzogen ist (TA oder TO). Die Basalmembran oder Submukosa bleibt intakt.

Häufiger und bedeutend bösartiger sind die breitbasig aufsitzenden, infiltrierend wachsenden Übergangsepithelkarzinome – Urothelkarzinome – oder die anaplastischen Karzinome.

Adenome und Sarkome kommen vor, sind aber selten.

Harnblasenkarzinom

Symptome: Hämaturie, Dysurie.

Diagnose: Urogramm, Zystogramm, Zystoskopie und Biopsie. Nachweis von Metastasen: Lymphographie, CT, Thoraxaufnahme.

Therapie: Elektroresektion der Blase, Zystektomie, Zytostatika.

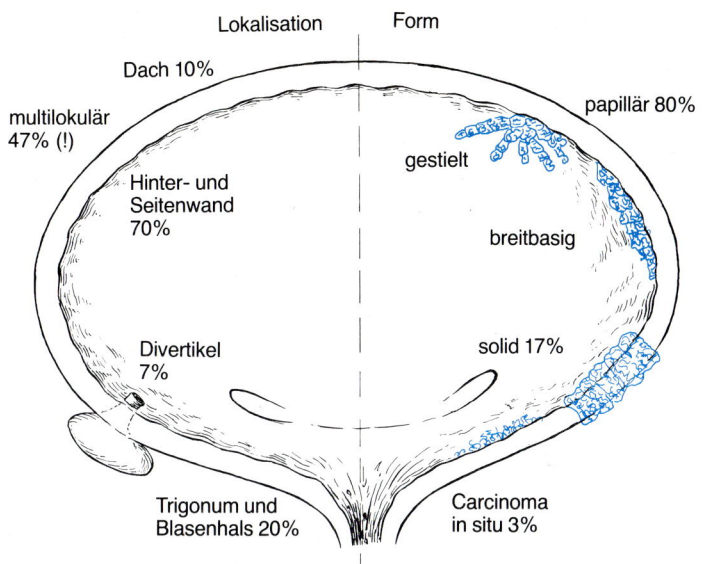

Abb. 155 **Lokalisation und Form der Blasentumoren** (nach Altwein)

Der Zusatz „m" soll bei der entsprechenden T-Kategorie verwendet werden, um multiple Läsionen anzuzeigen. Der Zusatz „is" kann zu jeder T-Kategorie verwendet werden, um das Vorhandensein eines assoziierten Carcinoma in situ anzuzeigen. Ein Carcinoma in situ ist ein nicht infiltrierender, epithelialer Tumor von hohem Malignitätsgrad (G3).

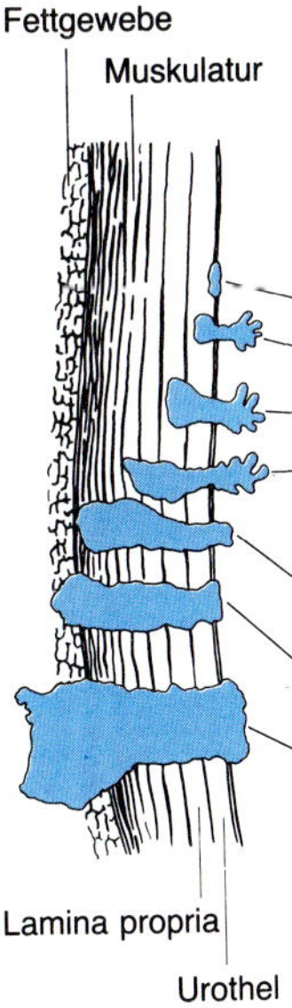

TX	Primärtumor kann nicht beurteilt werden
T0	Kein Anhalt für Primärtumor
Tis	Carcinoma in situ intraepithelialer Tumor
Ta	Papilläres nichtinvasives Karzinom
T1	Tumor infiltriert subepitheliales Bindegewebe
T2	Tumor infiltriert oberflächliche Muskulatur (innere Hälfte)
T3	Tumor infiltriert tiefe Muskulatur oder perivesikales Fettgewebe
T3a	Tumor infiltriert tiefe Muskulatur (äußere Hälfte)
T3b	Tumor infiltriert perivesikales Fettgewebe
T4a	Tumor infiltriert Prostata oder Uterus oder Vagina
T4b	Tumor infiltriert Becken- oder Bauchwand

Abb. 156 **TNM-System der Blasentumoren**

Oberflächliche Tumoren mit einem niedrigen Malignitätspotential Ta, T1, N0, M0 fordern eine transurethrale Resektion sowie engmaschige Nachkontrollen. Ggf. ist eine Nachresektion sowie eine topische Chemotherapie erforderlich.

Bei oberflächlichen Tumoren mit einem hohen Malignitätspotential (Carcinoma in situ, T1-G3-Tumoren) führt die alleinige transurethrale Resektion in 30 % zur Progression. Eine adjuvante Therapie ist obligat. Bei muskelinfiltrierenden Tumoren T2/T3, N0, M0 ist die Elektroresektion als diagnostischer Eingriff die Primärtherapie, die radikale Zystektomie schließt sich an. Bei infiltrierenden Tumoren T4, N1/N2/M1 handelt es sich um einen die Muskeln und Umgebung infiltrierenden Tumor mit Metastasierung. Es erfolgt eine systemische Chemotherapie. Remissionen sind in etwa 50 % möglich. Die Remissionsdauer beträgt etwa 17 Monate.

Symptomatik: Die schmerzlose totale Hämaturie ist das typische Erstsymptom, gelegentlich auch ein Frühsymptom von Blasentumoren, unabhängig von einer Größe. Zystitische wie auch dysurische Beschwerden können ein Karzinom maskieren.

Merke:
- **Jede Hämaturie, Dysurie oder Zystitis bei einem über 40jährigen Patienten ist tumorverdächtig.**

Diagnostik: Nach sorgfältiger Anamnese, klinischer Untersuchung sowie sonographischer Kontrolle sollte auch bei Hämaturie zunächst eine urographische Untersuchung erfolgen.

Die in früheren Lehrbüchern geforderte sofortige Urethrozystoskopie bei Makrohämaturie berücksichtigt nicht die Tatsache, daß bei der Sonographie oder Röntgenuntersuchung schon die Verdachtsdiagnose gestellt werden kann und daß bei der dringend erforderlichen endoskopischen Untersuchung ggf. in Narkose bereits Diagnostik, Biopsie und Primärtherapie in einem Arbeitsgang erfolgen können.

Unabhängig davon kann sich die Notwendigkeit einer sofortigen Urethrozystoskopie bei wiederholter Makrohämaturie ungeklärter Genese ergeben, um eine Blutung aus dem oberen Harntrakt auszuschließen.

Therapie: Basis der Therapie ist die histologische Untersuchung des Tumors bei gleichzeitiger Resektion der exophytischen Tumoranteile, ggf. mit Quadrantenbiopsie und tiefer Resektion.

Oberflächliche Tumoren mit einem hohen Malignitätspotential sind: Carcinoma in situ, T1-G3-Tumoren, Tumoren mit begleitender Epithelmetaplasie, Ta-G3-Tumoren.

Die Radiotherapie hat enttäuscht.

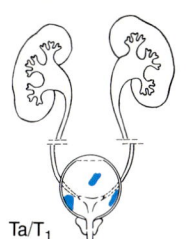

Nicht infiltrierender Tumor:

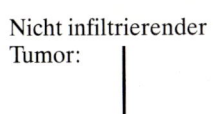

Ta / T1   N0   M0

G1   Transurethrale Resektion
Engmaschige Kontrollen

G2   Topische Chemotherapie

G3   Nachresektion
ggf. Zystektomie

Ta/T_1

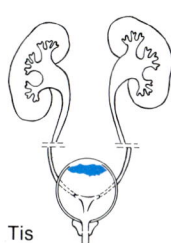

Carcinoma in situ: Tis N0   M0   (G1–G3)
Topische Zystostase oder Immuntherapie über 3–6 Monate.
Bei zytologischer Tumorpersistenz: radikale Zystektomie

Tis

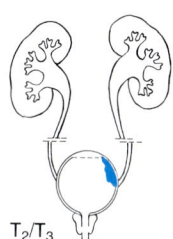

Muskelinfiltrierender Tumor: T2 / T3   N0   M0
Elektroresektion (diagn. Eingriff)
Radikale Zystektomie

T_2/T_3

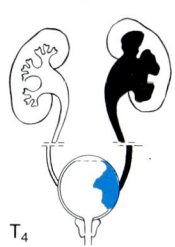

Infiltrierender Tumor: T4   N1 / N2   M1
Muskeln und Umgebung infiltrierender Tumor mit Metastasierung. Palliation. Systemische Chemotherapie
(Remissionen bis 50%,
Remissionsdauer ca. 17 Monate)

Abb. 157   **Therapie der Blasentumoren in Abhängigkeit von Stadium und Malignitätsgrad**

T_4

Lokale Chemotherapie, z. B. mit Mitomycin, Epirubicin, BCG u. a.:

1. Kein Therapeutikum der ersten Wahl.
2. Ergebnis unabhängig vom Therapiebeginn: Nebenwirkung geringer bei Verzögerung.
3. Prophylaxe über 12 Monate ausreichend.
4. Gut differenzierte Tumoren sprechen besser an.

Hodentumoren

Die Hodentumoren gehen z.T. vom Keimgewebe aus. Wegen ihrer histologischen Unreife und frühen Metastasierung sollten sie so früh wie möglich erkannt werden.

Die Metastasierung erfolgt nicht in die Leistendrüsen, sondern über die Lymphbahnen des Samenstranges durch den Leistenkanal direkt in die paraaortalen Lymphknoten (Abb. 160). Die größte Häufigkeit liegt zwischen 20 und 40 Jahren: Häufigkeitsgipfel für Teratome 20–29 Jahre, für Seminome 30–40 Jahre. Wegen der langsam entstehenden, schmerzlosen Schwellung und der glatten Oberfläche Verwechslung mit einer Hydrozele möglich.

Symptome: Schmerzlose Entwicklung einer einseitigen Hodenschwellung, die langsam an Größe zunimmt. Schweregefühl im Hoden, durch das vermehrte Gewicht ziehende Schmerzen im Samenstrang. Schnell wachsende Tumoren können Spannungsschmerzen verursachen.

Diagnose: Einseitige, gleichmäßige, glatte, derbe Vergrößerung des Hodenkörpers. Wenn Hydrozele und Hernie ausgeschlossen sind, besteht immer Verdacht auf einen Tumor. Die Verdachtsdiagnose muß Anlaß zur Klinikeinweisung und Probefreilegung sein.

Differentialdiagnose: Epididymitis, Epididymoorchitis, granulomatöse Orchitis, Hodengumma, Hodentorsion, Hydrozele, Spermatozele.

Histologisch unterscheidet man vier Formen sowie Mischtumoren:

1. Seminom (30–35 %),
2. embryonales Karzinom,
3. Teratokarzinom,
4. Chorionkarzinom (10 %).

Das Seminom ist unter den Tumoren am „gutartigsten", während die Prognose beim Chorionkarzinom wegen der frühzeitigen hämatogenen Metastasierung schlecht ist.

Der retinierte Hoden neigt auch nach der Orchidopexie 20–30mal eher zur karzinomatösen Entartung als der normal deszendierte Hoden.

Merke:

- **Hodentumoren: häufigstes Auftreten zwischen 20. und 40. Lebensjahr!**
- **Die Anschwellung bzw. Knotenbildung ist schmerzlos.**
- **Bei hormonbildenden Hodengeschwülsten kann es zur Anschwellung der Brustdrüsen und zu Potenzverlust kommen.**

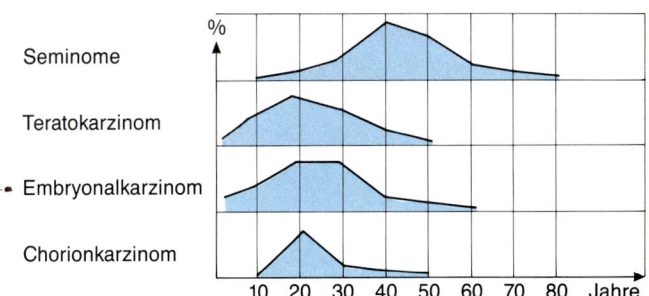

Abb. 158   **Altersgipfel der einzelnen Tumoren**

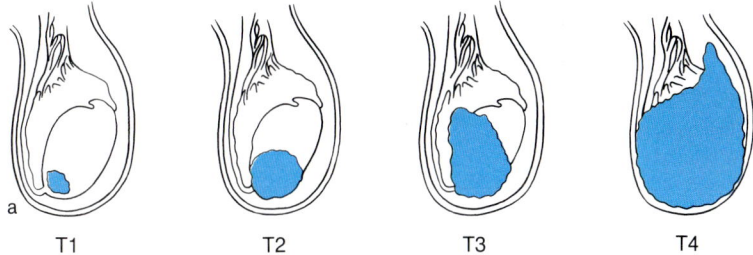

Abb. 159   **T-Stadien der Hodentumoren**

TX	Primärtumor kann nicht beurteilt werden
TO	Histologische Narbe oder kein Anhalt für Primärtumor
Tis	Intratubulärer Tumor: präinvasiver Krebs
T1	Tumor begrenzt auf den Hoden (einschließlich Retetestis)
T2	Tumor infiltriert jenseits der Tunica albuginea oder in den Nebenhoden
T3	Tumor infiltriert Samenstrang
T4	Tumor infiltriert Skrotum

Regionäre Lymphknoten sind die paraaortalen, parakavalen und intrapelvinen Lymphknoten. Nach skrotaler oder inguinaler Freilegung und „Kontamination" entsprechen intrapelvine und inguinale Lymphknoten den regionären Lymphknoten. Die Beurteilung erfolgt nach der allgemeinen N-Klassifikation.

Diagnostik von Hodentumoren:

Die Palpation ergibt häufig den eindeutigen Verdacht auf Hodentumor.

Die Ultraschalluntersuchung zeigt einen eindeutigen Tumorbefall, der Retroperitonealraum ist dagegen schwierig zu beurteilen. Klinisch-chemisch müssen BSG, Blutbild, Transaminasen, γ-GT, LDH, Phosphatasen sowie die Tumormarker α-Fetoprotein (Halbwertszeit 5–7 Tage) sowie β-HCG (Halbwertszeit 24 Std.) bestimmt werden.

Der Wert der Tumormarker liegt in der prognostischen Beurteilung. Normalisierung erhöhter Werte bedeutet einen Therapieerfolg, konstant erhöhte Werte eine Persistenz, ein Anstieg weist auf Metastasen hin.

Regionäre und juxtaregionäre Lymphknoten

Regionäre Lymphknoten sind die paraaortalen Lymphknoten. Ihr Befall ist beim embryonalen Karzinom und Teratokarzinom besonders wichtig und wird mit der transperitonealen Lymphknotenausräumung gesichert.

Hodentumoren

Symptome: harte Hodengeschwülste, nicht schmerzhaft. Bei Metastasenbildung evtl. Kreuzschmerzen und vergrößerter supraklavikulärer Lymphknoten links.

Diagnose: Palpation, Diaphanoskopie, Sonographie, Urogramm, CT, Hormondiagnostik, Tumormarker, Freilegung mit evtl. Schnellschnittuntersuchung.

Therapie: Semikastration mit nachfolgender histologischer Untersuchung.

Nach den Richtlinien der WHO unterscheidet man das Seminom, das spermatozytäre Seminom, ein embryonales Karzinom sowie den Dottersacktumor. Darüber hinaus das Polyembryom, das Chorionkarzinom, das reife und unreife Teratom sowie das Teratom mit malignen Veränderungen (Tab. 30).

Merke:

● **Die Metastasierung der Hodentumoren erfolgt primär in die paraaortalen Lymphknoten (Abb. 160).**

● **Wegen der langsamen, schmerzlosen Entwicklung werden Hodengeschwülste häufig zu spät erkannt. Jede unklare Hodenschwellung ist so lange tumorverdächtig, bis der bösartige Charakter mit Sicherheit ausgeschlossen werden kann. In Zweifelsfällen sind Probefreilegung und histologische Untersuchung erforderlich.**

Tabelle 30   **Formen der Hodentumoren**

Hodentumoren

Keimzelltumoren (95%)   gonadale Stromatumoren (3%)   maligne Lymphome und andere seltene Tumoren (2%)

Leydig-Zell-Tumor
Sertoli-Zell-Tumor u.a.

Mischformen (40%) oder einheitlicher histologischer Aufbau (60%)

embryonale Karzinome (20%)   Seminome (40%)

→ Chorionkarzinom
→ Dottersacktumor
→ Teratom

→ reif
→ unreif
→ gemischt

anaplastisch
spermatozytär
klassisch

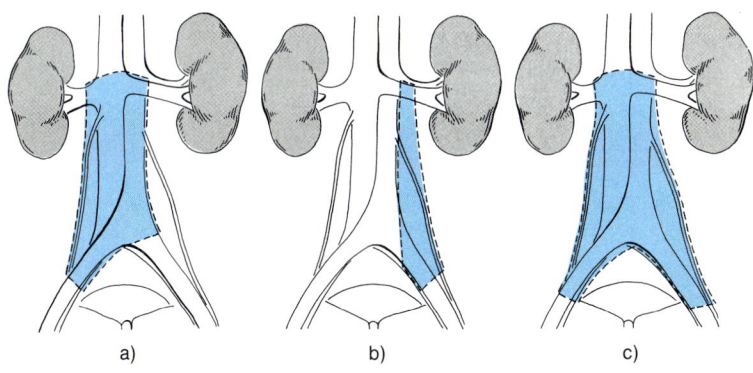

Abb. 160   **Retroperitoneale Lymphknotenausräumung:**
a) rechtsseitiger Befall, b) linksseitiger Befall, c) bei ausgedehnter Metastasierung

Therapie: Basistherapie ist die Ablatio testis über einen hohen inguinalen Zugang. Bei unsicherer Tumordiagnose wird der Befund durch histologische Schnellschnittuntersuchung geklärt. Die hohe Inzidenz eines CIS-Karzinoms (5 %) die eine Biopsie des kontralateralen Hodens erfodert, ist noch umstritten.

Stadiengesteuerte Therapie: Beim Seminom werden standardmäßig die parakavalen und paraaortalen sowie die ipsilateralen iliakalen Lymphknotenstationen mit 25–30 Gy bestrahlt.

Beim Nichtseminom wird 3 Wochen nach der Basisoperation die modifizierte Lymphknotenoperation als Staging-Operation empfohlen.

Die alleinige abwartende Therapie nach der Semikastration ist noch in der Diskussion. Nach der Operation müßte der Patient sorgfältig und engmaschig nachuntersucht werden. Das Risiko dieser Strategie wird bewußt in Kauf genommen.

Stadium II A/B: Beim Seminom werden die retroperitonealen Lymphknoten parakaval sowie die iliakalen Lymphknoten mit 30–36 Gy bestrahlt. Mit einer Progression müssen 10 % dieser Patienten rechnen, sie werden durch Chemotherapie geheilt.

Nichtseminome werden nach der Lymphadenektomie einer adjuvanten Chemotherapie zugeführt.

Stadium II C/III: Fortgeschrittene Erkrankungsstadien enthalten Patientengruppen mit sehr unterschiedlicher Prognose: Während ein Patient mit kleinen Lungenmetastasen eine 100 %ige Heilungschance hat (Low-risk-Patient) ist die Prognose bei retroperitonealen „bulky disease" mit ausgedehnten Lungenmetastasen oder Hirn- oder Lebermetastasen schlecht (High-risk-Patient). Derzeit wird für die weitere Unterteilung die Indiana-Klassifikation empfohlen: Patienten mit „minimal" oder „moderate disease" sind mit 3 Kursen Chemotherapie ausreichend behandelt. 91 % haben eine anhaltende komplette Remission.

Patienten mit „advanced disease" werden induktiv intensiv chemotherapeutisch behandelt (PEB), bleiben aber wegen der nur 60 %igen Heilung Zielgruppe weiterer onkologischer Bemühungen.

Bei Residualtumoren muß eine Salvagechoemotherapie angeschlossen werden sowie nach mehreren Chemotherapiekursen der Resttumor operiert werden.

Tabelle 31 **Therapie beim Hodentumor**

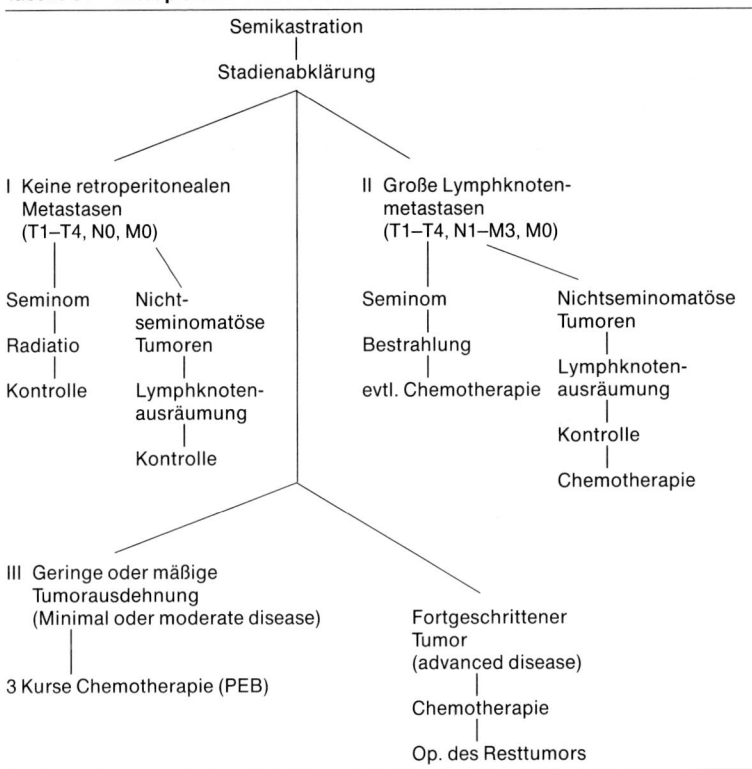

Tabelle 32 **Stadieneinteilung bei Hodentumoren** (nach Weißbach)

Sta-dium	Lokalisation und Tumormasse	TNM
I	Keine Lymphknotenmetastasen	<T1, N0, M0 T2, N0, M0 T3, N0, M0 T4, N0, M0
II	Retroperitoneale Lymphknotenmetastasen (LKM):	
A	LKM ≦ 2 cm	T1–4, N1, M0
B	Solitäre oder multiple LKM 2–5 cm	T1–4, N2, M0
C	LKM > 5 cm (Bulky-Tumor)	T1–4, T3, M0
III	LKM oberhalb des Diaphragmas oder extranodale Metastasen (Lunge, Leber, Gehirn Knochen)	T1–4, N1–3, M1

Hydrozele

Unter einer Hydrozele versteht man die Ansammlung seröser Flüssigkeit in der Tunica vaginalis testis oder in einem nicht verklebten Teil des Processus vaginalis peritonei. Man unterscheidet somit auch die normale Hydrozele von der Hydrocele funiculi spermatici. Die Hydrozele kann angeboren sein oder idiopathisch auftreten. Als Begleithydrozele nach Entzündungen, Traumen oder bei Hodentumoren kann sie das ursprüngliche Krankheitsbild verschleiern.

Die Diagnose ergibt sich aus dem Palpationsbefund: Die Oberfläche ist glatt, die Hydrozele prall elastisch und schmerzlos.

Differentialdiagnostisch müssen Hodentumoren und Hernien ausgeschlossen werden. Dabei ist die Durchleuchtung mit Hilfe einer Taschenlampe (Diaphanoskopie) ein einfaches differentialdiagnostisches Kriterium. Außerdem kann man sich mit Hilfe spezieller Schallköpfe sonographisch gut über Skrotalveränderungen informieren (Abb. 161). Wichtig ist, bei jungen Patienten keinen Hodentumor mit Begleithydrozele zu übersehen. In diesen Fällen sollten immer Tumormarker abgenommen werden und in Zweifelsfällen eine Freilegung erfolgen. Therapeutisch führt die Punktion der Hydrozele nur zu einem kurzfristigen Erfolg, da die Hydrozelenflüssigkeit rasch wieder nachläuft. Darüber hinaus ist die Gefahr einer lokalen Entzündung gegeben. Bei der Operation wird die überschüssige Tunica vaginalis reseziert und die Ränder vernäht.

Spermatozele

Bei der Spermatozele handelt es sich um eine Retentionszyste am Nebenhoden, die mit spermahaltiger, seröser Flüssigkeit gefüllt ist. Eine Spermatozele ist glatt begrenzt, vom Hodengewebe gut abgrenzbar.

Differentialdiagnostisch kommt sehr selten ein Nebenhodentumor in Frage. In der Regel verursacht die Spermatozele keinerlei Beschwerden. In Zweifelsfällen diagnostische Freilegung.

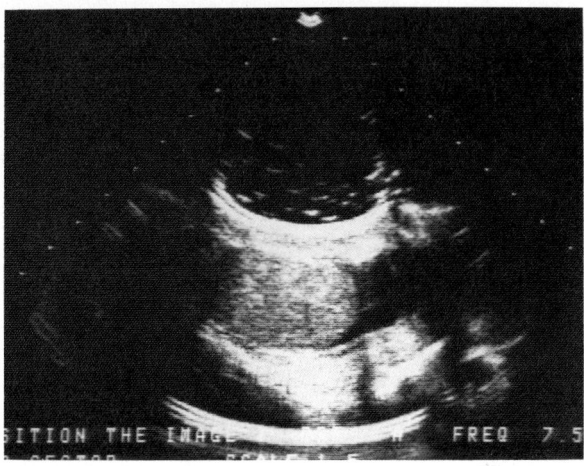

Abb. 161 **Sonographie – Epididymitis:** Nebenhodenverdichtung und Vergrößerung, Hodenstruktur normal

Für die Praxis

Selbstuntersuchung durch Abtasten der Hoden läßt Schwellungen und
Knoten rechtzeitig erkennen.

Die eiförmigen Hoden mit den Nebenhoden an ihrer Hinterseite und die
Samenstränge sind gut voneinander abgrenzbar.

Schwellungen des Hodens finden sich häufiger bei gutartigen Erkrankungen des Hodens (z. B. Samenzyste, Wasserbruch, Nebenhodenentzündung).

Diagnostik einer Hydrozele mittels Diaphanoskopie und Sonographie.

Die Bestimmung der sog. Tumormarker – α-Fetoprotein sowie β-HCG –
sollte bei allen tumorverdächtigen Skrotalvergrößerungen erfolgen.

Peniskarzinom

Größte Häufigkeit bei Männern über 60 Jahren. Bevorzugter Sitz im Bereich der Eichel, meist im Sulcus coronarius unter der Vorhaut (s. auch Phimose).

Differentialdiagnostisch kommen in Frage: luischer Primäraffekt und Kondylome. Das Peniskarzinom wächst infiltrierend in den Penisschaft ein und metastasiert in die Leistendrüsen (Abb. 162). Weiter sind auszuschließen: Ulcus molle, tuberkulöses Ulkus, ulzeröse Balanitis, Lymphogranuloma inguinale, Herpes progenitalis.

Als Präkanzerosen des Peniskarzinoms gelten Morbus Bowen (Carcinoma in situ) Erythroplasie Queyrat, Leukoplakie, Balanitis xerotica obliterans. Selten sind Penishorn und Morbus Paget. Differentialdiagnostisch müssen Kondylome ausgeschlossen werden.

Die **regionären Lymphknoten** sind die Leistenlymphknoten.

Symptome:

1. wäßrig-eitrige Absonderung aus dem Vorhautsack,
2. Induration der Eichel und der Vorhaut,
3. Kontaktblutungen,
4. Anschwellung der Leistenlymphknoten.

Diagnose: Inspektion, Palpation, evtl. Probeexzision (Schnellschnitt).

Therapie: In Frühfällen regionale Bestrahlung oder Lasertherapie. Absetzen des Penis im Gesunden (etwa ⅔ des Penisschafts). Die Lymphknotenausräumung bei palpablen Lymphknoten sollte verzögert nach Behandlung entzündlicher Begleitschwellungen erfolgen.

Wert der Nachbestrahlung und Chemotherapie umstritten.

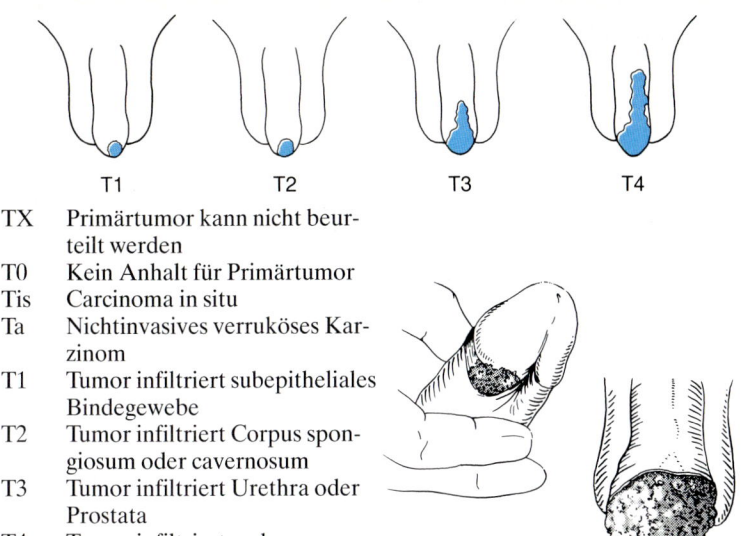

TX	Primärtumor kann nicht beur-teilt werden
T0	Kein Anhalt für Primärtumor
Tis	Carcinoma in situ
Ta	Nichtinvasives verruköses Kar-zinom
T1	Tumor infiltriert subepitheliales Bindegewebe
T2	Tumor infiltriert Corpus spon-giosum oder cavernosum
T3	Tumor infiltriert Urethra oder Prostata
T4	Tumor infiltriert andere Nachbarstrukturen

Abb. 162 **Peniskarzinom, Metastasierungswege und Lymphknotenbefall. Histo-pathologische Klassifikation: pTNM (nach UICC).** N = regionäre Lymphknoten

Merke:

● **Bei Phimosen und Balanitis älterer Männer mit starker Sekretion muß immer an ein Peniskarzinom gedacht werden.**

Prostatahyperplasie

Die irreführende Bezeichnung Prostatahypertrophie und Prostataadenom hat sich für ein Krankheitsbild eingebürgert, das etwa 50% aller Männer über 60 Jahre befällt und die häufigste Form der männlichen Blasenentleerungsstörungen darstellt. Aus noch ungeklärter Ursache kommt es zu einer gutartigen Neubildung, die von den periurethralen Drüsen der hinteren Harnröhre ausgeht.

Durch Hyperplasie im fibromuskulären Gewebe wird die eigentliche Prostata nach außen verdrängt, wird atropisch und schließlich zur sog. chirurgischen Kapsel (siehe Farbtafel VIII).

Intraprostatischer Stoffwechsel

Bei der Entstehung der Prostatahyperplasie muß ein gestörtes Zusammenspiel von Androgenen und Östrogenen angenommen werden. Testosteron wird in der Prostatazelle durch 5-α-Reduktase zu Dihydrotestosteron reduziert. Tierexperimentelle Untersuchungen haben gezeigt, daß das androgeninduzierte Prostatawachstum beim kastrierten Hund durch Östradiol in einer Art und Weise verstärkt wird, die schließlich zum Bild einer Prostatahyperplasie führt

Beim alternden Mann ist im Vergleich zum jüngeren eine erhöhte Östrogenkonzentration im Blut und ein erniedrigter peripherer Spiegel von Testosteron feststellbar.

Therapeutische Konsequenzen ergeben sich aus der Aktivitätshemmung der 5-α-Reduktase und damit die Dihydrotestosteronblockade sowie eine Einwirkung auf Östradiol durch Blockierung der Aramatase.

Neuerdings konzentriert sich das wissenschaftliche Interesse auf die Produktion und Funktion von Wachstumsfaktoren und ihren Rezeptoren in der Prostata und ihre mögliche auto- oder parakrine Stimulationswirkung bei der Entwicklung der Prostatahyperplasie. Einige Hypothesen befassen sich mit ihrer möglichen hormonellen Regulation und ihrem Zusammenwirken bei der epitheliostromalen Interaktion. Die intakte menschliche Prostata produziert die epithelialen (EGF) und basischen Fibroblasten-Wachstumsfaktoren (bFGF).

Das eigentliche Prostatagewebe wird durch das zentrale Wachstum der im wesentlichen stromalen Neubildung von innen heraus abgeflacht. Etwa wie bei einer dickschaligen Apfelsine entspricht die Schale dem eigentlichen Prostatagewebe, das Fruchtfleisch der Hyperplasie. Das Gewicht schwankt zwischen 30 und 120 g. Bei seitlicher und dorsaler Wachstumsrichtung ist die Vergrößerung vom Rektum her gut tastbar. Bei versikaler Entwicklung kann der rektale Befund normal sein (Abb. 163).

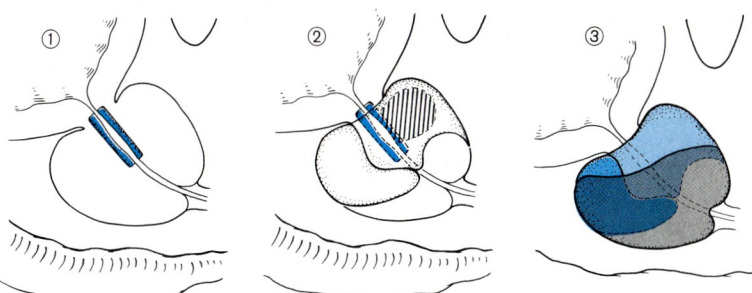

Abb. 163   **Entwicklung der Prostatahyperplasie**

Die proximale Harnröhre wird von einem Muskel umgeben, der vom Colliculus seminalis bis zur Blase reicht. Dieser aus glatten Muskelzellen bestehende sogenannte präprostatischer Sphinkter legt sich wie ein Zylinder um die Urethra (Abb. 163/1). Drüsenausführungsgänge der zentralen und peripheren Zone münden distal dieses Sphinktersystems. Lateral zu beiden Seiten des Sphinkters liegt in Form zweier kleiner Lappen die sogenannte Übergangszone. Im wesentlichen anterior der Urethra liegt das fibromuskuläre Struma (Abb. 2). Die periphere Zone schließlich beginnt an der Prostatabasis, posterior der zentralen Zone als relativ schmales Epithel und erreicht am Prostataapex eine beträchtliche Stärke.

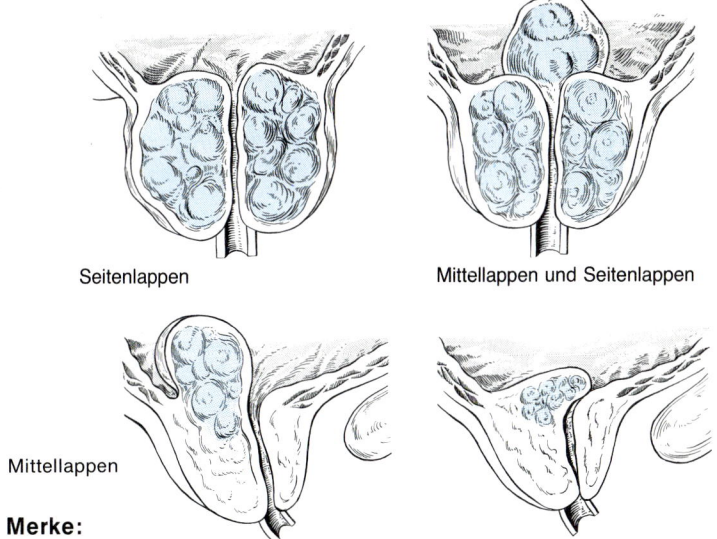

Seitenlappen   Mittellappen und Seitenlappen

Mittellappen

Merke:

● **Die Größe des Prostataadenoms bei der rektalen Palpation ist abhängig vom jeweiligen Stadium.**

Stadieneinteilung

1. Stadium: Zunahme der Miktionsfrequenz, Pollakisurie tags und nachts, Nykturie (nicht verwechseln mit der Nykturie und Polyurie bei Herzkranken), Verzögerung des Miktionsbeginns, schwacher Strahl (reicht nur bis zur Schuhspitze, Wilhelm Busch), dem Laien als Altmännerkrankheit bekannt. Wie bei der Schließmuskelstarre beginnt mit der Mehrarbeit der Blasenmuskulatur die allmähliche Entwicklung zur Balkenblase.

2. Stadium: beginnende Dekompensation, Restharn. Der Patient hat das Empfinden, als ob die Blase nicht mehr ganz leer würde. Nach einer Miktion mit anscheinend ausreichender Entleerung spürt er kurze Zeit darauf erneuten Harndrang und kann wieder eine kleinere Menge entleeren. Der eingeführte Katheter ergibt Restharn.

3. Stadium: Bei zunehmendem Restharn versagt allmählich die Austreibungskraft der Blase, sie wird dekompensiert, es entsteht die chronische komplette Verhaltung oder die Überlaufblase. Da die Blasenmuskulatur und ihr nervöser Apparat ausreichend Zeit haben, sich dem chronisch entstehenden Zustand anzupassen, sind die subjektiven Beschwerden gering. Dieser Zustand ist objektiv gefährlich, da sich, dem Patienten unbemerkt, eine Rückstauungsschädigung des Harnsystems und der Nieren entwickelt. Im Sinne der Systemerkrankung kommt es über die Zystektasie zur doppelseitigen Ureterektasie, Pyelektasie und Hydronephrose (s. auch Abb. 166).

Die Nierenfunktion nimmt langsam ab, *Endzustand ist die schleichende Urämie.* Allgemeinsymptome sind blaßgraues Aussehen, Appetitlosigkeit, ständiges Durstgefühl, trockene Zunge. Da sich im Blasenüberlauf ständig Harn in kleineren Mengen entleert, führen die Patienten und ihre Umgebung den Zustand häufig auf andere allgemeine Krankheitsursachen zurück, ohne an die lokale Ursache der Blasenerkrankung zu denken.

Stadieneinteilung nach Alken:

I Reizstadium:	Zunahme der Miktionsfrequenz, Pollakisurie, Nykturie, Verzögerung des Miktionsbeginns.
II Restharnstadium:	Beginn der Dekompensation, Restharn. Weitere Zunahme der Miktionsfrequenz, Pollakisurie.
III Rückstauungsstadium:	Dekompensation der Blase, Überlaufblase, ständiges Harnträufeln, Rückstauungsschäden.

Dihydrotestosteron (DHT)

Dihydrotestosteron (DHT) und möglicherweise auch sein Abbauprodukt ADIOL sowie Östradiol werden heute als ein pathogenetisches Moment in der Entwicklung des Prostataadenoms gesehen. Die Anwesenheit von Östrogenen und Östrogenrezeptoren in der Prostata als gesichert. Östrogene können den androgenbedingten Proliferationsprozeß in der Prostata potenzieren. Der Einfluß von Wachstumshormonen wird diskutiert.

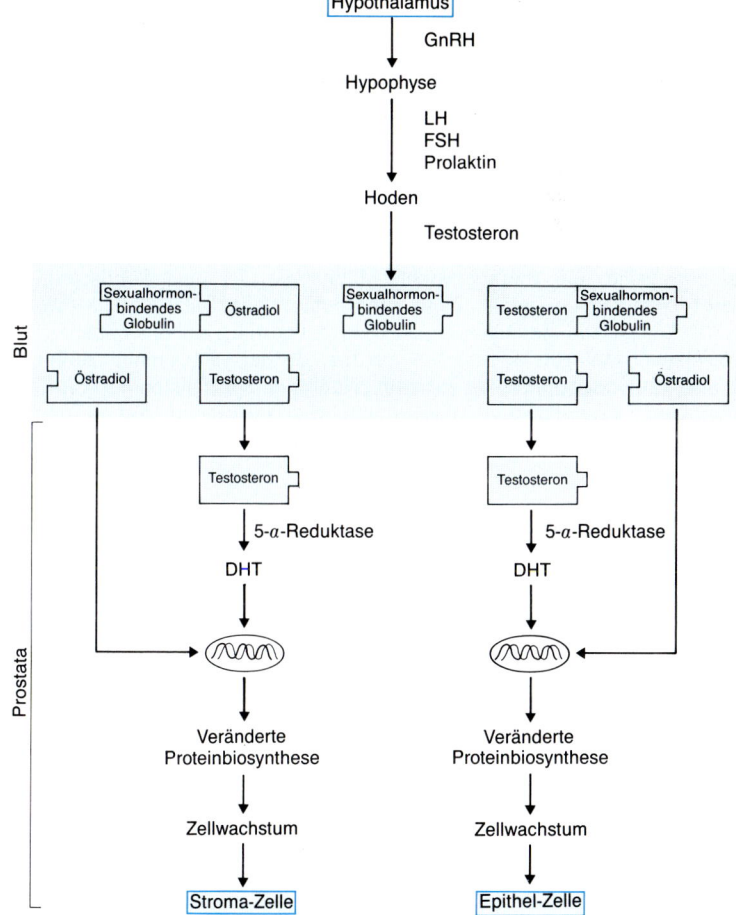

Abb. 164 **Synergistischer Effekt von Östradiol/Androstandiol beim Prostataadenom**

Akute komplette Harnverhaltung

Durch ihr plötzliches Auftreten unterscheidet sie sich prinzipiell von der chronischen Harnverhaltung. Sie kann zu jedem Zeitpunkt des 1. und 2. Stadiums akut auftreten. Meist wird der bereits enge Blasenausgang durch eine zusätzliche Schwellung – Kongestion – vollkommen verschlossen (Kirchweih- oder Stammtischverhaltung), und die akut überdehnte Blasenmuskulatur versagt. Es besteht imperativer Harndrang. Von quälenden Schmerzen gepeinigt, laufen die Patienten umher und versuchen unter starkem Anspannen der Bauchpresse mit aufgelegten Händen die Blase zu entleeren. Im Gegensatz zu dem subjektiv schmerzhaften akuten Krankheitsbild ist der Zustand objektiv weniger gefährlich, da die Nierenfunktion in den meisten Fällen noch nicht gestört ist.

Die **Diagnose** der verschiedenen Stadien ergibt sich zunächst aus der typischen Prostatikeranamnese. Die rektale Untersuchung bestätigt in einem Teil der Fälle das Vorliegen einer Hyperplasie. Wenn der Patient noch spontan Wasser lassen kann, wird durch Ultraschallrestharnbestimmung unmittelbar nach der Miktion das Vorliegen des 1. und 2. Stadiums geklärt. Bei chronischer oder akuter Verhaltung ist ein Katheterismus gleichzeitig diagnostische und therapeutische Maßnahme. Ist eine Sondierung der Harnröhre nicht möglich, kann suprapubisch die Blase entleert werden (Abb. 165). Ist so die Diagnose in der Praxis gestellt, soll der Patient prinzipiell zum Urologen überwiesen werden, da der sachgemäße Heilplan – konservativ oder operativ – nur vom erfahrenen Spezialisten bestimmt werden kann. Fremdkörper, Blasensteine usw. müssen ausgeschlossen, die Nierenfunktionen geprüft werden.

Uroflowmetrie

Die Angaben der Patienten über die gestörte Miktion sind subjektiv. Der Harnstrahl sei schwach, verzögert, weniger weit, tröpfelnd usw. Der tatsächliche Grad der Störungen läßt sich aus diesen vagen Angaben nicht bestimmen.

Bei der Uroflowmetrie liegt der Normalwert für das maximale Sekundenvolumen zwischen 20 und 50 ml. Ein Wert unter 20 ml/s ist immer pathologisch. Durch weitere Untersuchungen muß dann differentialdiagnostisch geklärt werden, ob die Störung durch eine Minderung der Blasenmuskelkraft (neurologisches Grundleiden) oder eine Erhöhung des Auslaßwiderstandes (Prostatahyperplasie, Sphinktersklerose, Harnröhrenstriktur) verursacht wird.

Fragenkatalog zur Anamnese

Von einem internationalen Konsensus-Komitee wurden 7 Symptome in der Anamnese der Prostatahyperplasie für wichtig gehalten: Blasenentleerung, Häufigkeit des Wasserlassens, Dysurie und Nykturie.

1. Wie oft während des letzten Monats hatten Sie das Gefühl, daß Ihre Blase nach dem Wasserlassen nicht ganz entleert war?	
2. Wie oft während des letzten Monats mußten Sie in weniger als 2 Stunden ein zweites Mal Wasser lassen?	
3. Wie oft während des letzten Monats mußten Sie mehrmals aufhören und wieder neu beginnen beim Wasserlassen?	
4. Wie oft während des letzten Monats hatten Sie Schwierigkeiten, das Wasserlassen hinauszuzögern?	
5. Wie oft während des letzten Monats hatten Sie einen schwachen Strahl beim Wasserlassen?	
6. Wie oft während des letzten Monats mußten Sie pressen oder sich anstrengen, um mit dem Wasserlassen zu beginnen?	
7. Wie oft sind Sie während des letzten Monats im Durchschnitt nachts aufgestanden, um Wasser zu lassen? Maßgebend ist der Zeitraum vom zu Bett gehen bis zum Aufstehen am Morgen.	

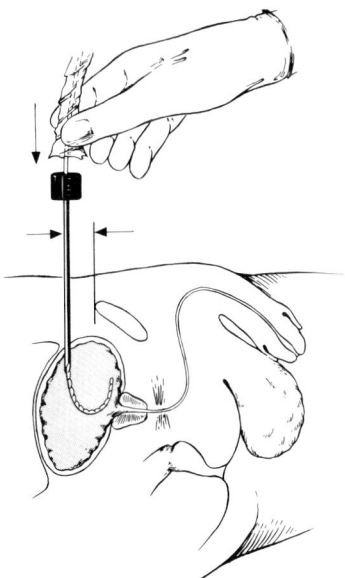 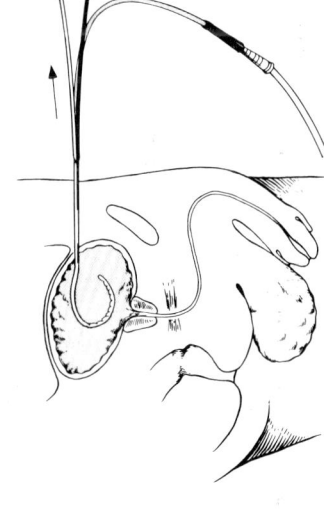

Abb. 165 **Cystofix-Drainage**

Therapie der Prostatahyperplasie

Im **1. Stadium** des Leidens ist die Therapie im allgemeinen rein konservativ, da die Blase noch restlos entleert wird und keine Gefahr einer Rückstauungsschädigung der Nieren besteht. Man soll den Patienten aufklären, daß die Abschwächung des Harnstrahles, gelegentliches Nachträufeln am Schluß der Miktion und das einmalige nächtliche Aufstehen zu den Alterserscheinungen gehören, mit denen man sich abfinden muß. Bei stärkeren Beschwerden: Regelung der Darmtätigkeit, schlackenreiche, reizlose Kost, Verbot von konzentriertem Alkohol und kohlensäurehaltigen, kalten Getränken sowie scharfen Gewürzen, reichlich körperliche Bewegung, Sitzbäder. Medikamentös die im Handel befindlichen Präparate, meist auf pflanzlicher Basis, zur Erleichterung der Miktion. Auch α-Rezeptoren-Blocker – unter Berücksichtigung der Blutdruckverhältnisse – werden erfolgreich eingesetzt. Sind die subjektiven Beschwerden, häufiger Harndrang und nächtliche Pollakisurie, so erheblich, daß sie das Allgemeinbefinden des Patienten stören oder beeinträchtigen, ist auch im 1. Stadium ohne Restharn die operative Behandlung angezeigt.

Im **2. Stadium** ist der Restharn ein Alarmsymptom. Er besagt, daß die Dekompensation der Blasenmuskulatur beginnt. In der chronischen Weiterentwicklung stehen am Ende die komplette Harnverhaltung, Überlaufblase, Nierenschädigung und Urämie. Man soll dem Patienten zu der operativen Behandlung raten, auch wenn seine subjektiven Beschwerden noch erträglich sind.

Im **3. Stadium,** bei der chronischen kompletten Verhaltung und bei der Überlaufblase, ist die Einführung des Katheters gleichzeitig eine diagnostische und therapeutische Maßnahme. Er bleibt zunächst als Dauerdrainage (Ballonkatheter) liegen, um die Blase zu entleeren und die Nieren zu entlasten. Ausreichende Flüssigkeitszufuhr ist notwendig. Einweisung in die Klinik zur operativen Behandlung.

Bei der *akuten Verhaltung* ist die Einführung des Katheters eine therapeutische Sofortmaßnahme. Mit der Entlastung der Blase hören die subjektiven Beschwerden schlagartig auf.

Prostatahyperplasie:

Symptome: Abnahme des Harnstrahls, Pollakisurie, Nykturie, Dysurie, Verlängerung der Miktionszeit.

Diagnose: rektale Untersuchung, Uroflow, Urogramm mit Röntgenrestharn, Urethrozystoskopie.

Komplikationen: Restharn, Harnverhalt, Überlaufblase, Harnrückstauung, Harnwegsinfekt.

Therapie: je nach Stadium konservativ, Ektomie oder durch Elektroresektion oder offene Operationsverfahren.

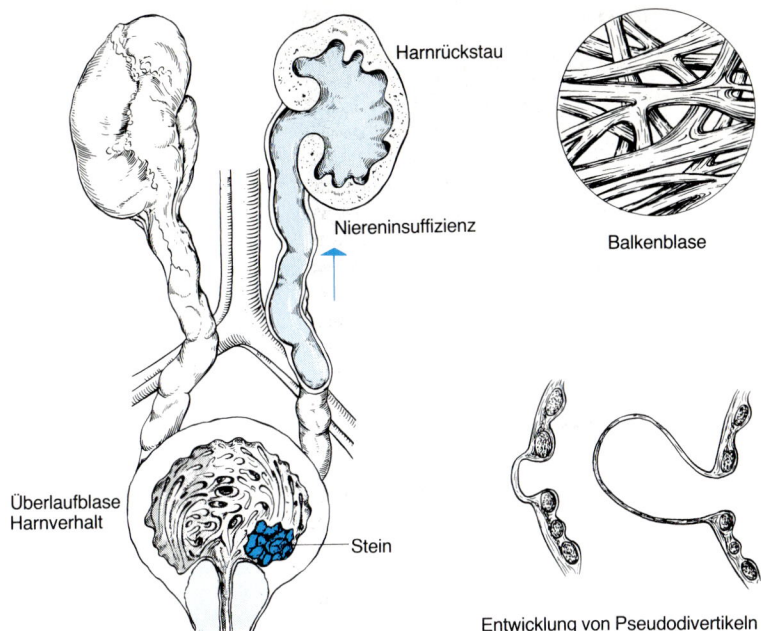

Harnrückstau

Niereninsuffizienz

Balkenblase

Überlaufblase
Harnverhalt

Stein

Entwicklung von Pseudodivertikeln

Abb. 166 **Komplikationen der Prostatahyperplasie**

Ist eine Entlastung der Blase über einen längeren Zeitraum erforderlich, ist eine suprapubische Drainage (z. B. Cystofix) zu empfehlen (s. S. 255).

Für die Praxis

Die Indikation für die operative Behandlung der Prostatahyperplasie wird heute wesentlich weiter gestellt als vor 20 Jahren. Mit höherem Lebensalter steigt das Operationsrisiko. In Anbetracht der geringen Operationssterblichkeit der jüngeren Altersgruppen wird in steigendem Maße die rechtzeitige Operation ausgeführt. Vorteile der Frühoperation sind:

1. geringeres Operationsrisiko (jüngerer Patient),

2. Vermeidung von Komplikationen (Infekt, Harnstauung, Niereninsuffizienz),

3. kleinere Geschwulst (kürzerer Eingriff – Elektroresektion).

Operative Behandlung der Prostatahyperplasie

Drei operative Methoden stehen zur Verfügung (Abb. 167):

- transurethrale Elektroresektion,
- suprapubische Ektomie,
- retropubische Ektomie.

Die perineale Ektomie wird in Deutschland nur noch ganz selten durchgeführt.

Eine Dauerkathetervorbehandlung wird nach Möglichkeit vermieden. Bei hohen Restharnmengen oder bei Überlaufblasen ist das Vorgehen unterschiedlich:

1. Bei Niereninsuffizienz durch Harnrückstauung kann zur Entlastung der Blase bis zur Erholung der Nierenfunktion ein Ballonkatheter als Dauerkatheter gelegt werden.

2. Bei Überlaufblasen ist die Entlastung auch durch einen Cystofix-Katheter (s. Abb. 165) oder eine andere Blasenfistel möglich. Dieses Verfahren hat folgende Vorteile:
   a) Eine Urethritis wird vermieden,
   b) das Risiko einer Harninfektion ist geringer.

Transurethrale Elektroresektion: Durch ein Resektionszystoskop wird aus der Prostata mit der elektrischen Schlinge Stück für Stück in einzelnen Spänen herausgeschnitten (Abb. 168). Mit geeigneten Instrumenten und bei virtuoser Beherrschung der Technik kann das gesamte Gewebe transurethral reseziert werden. Der Eingriff setzt Vollnarkose oder Leitungsanästhesie (Peridural- oder Lumbalanästhesie) voraus. Mit technischer Verbesserung der Resektionsinstrumente hat sich zunehmend die Indikation der transurethralen Resektion erweitert. Der erfahrene Spezialist kann heute auch große Geschwülste bis zu 60 g und mehr mit der elektrischen Schneidschlinge resezieren, so daß sich die Zahl der offenen chirurgischen Prostatektomien entsprechend verringert hat.

Suprapubische Prostatektomie nach Freyer: Nach Eröffnung der Blase durch Sectio alta wird das hyperplastische Gewebe aus der Prostata digital ausgeschält und das so entstandene Wundbett, die Prostataloge, entweder tamponiert oder durch Nähte versorgt. Die klassische Ektomie nach Freyer ist die einfachste Operationsmethode (Abb. 169).

Retropubische Prostatektomie nach Millin: Die Blase wird nicht eröffnet, sondern unmittelbar hinter der Symphyse von der hinteren Harnröhre her wird das hyperplastische Gewebe entfernt (Abb. 170).

Bei operativen Eingriffen an der Prostata können vorher die Samenstränge unterbrochen werden, um einer kanalikulär fortgeleiteten Nebenhodenentzündung vorzubeugen.

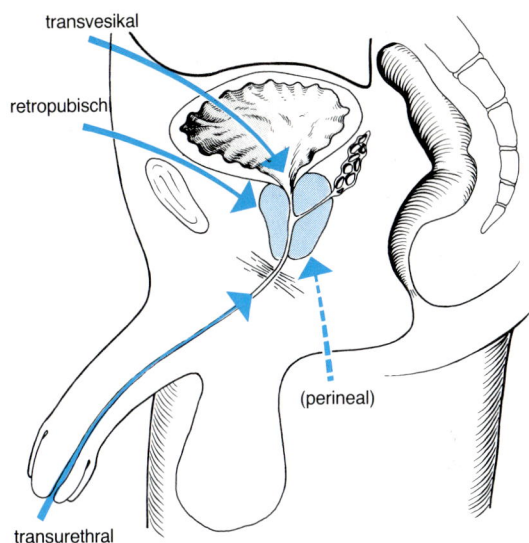

transvesikal

retropubisch

(perineal)

transurethral

Abb. 167   **Operative Therapie bei der Prostatahyperplasie:** Zugangswege

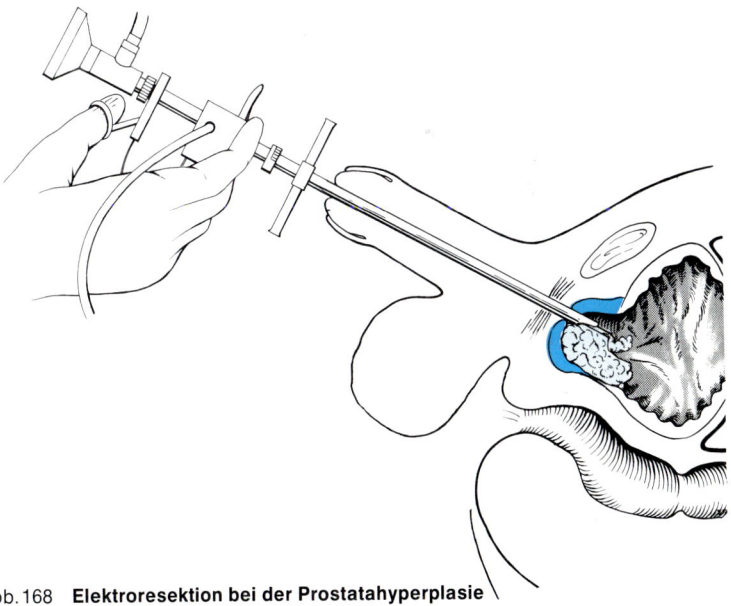

Abb. 168   **Elektroresektion bei der Prostatahyperplasie**

Ergebnisse

Die Heilerfolge aller drei Operationsmethoden sind bei richtiger Indikationsstellung und einwandfreier Technik gleich. Mit der totalen Entfernung der gutartigen adenomatösen Neubildung am Blasenausgang wird eine völlige Normalisierung der Blasenentleerung erreicht. Besteht bereits eine Rückstauungsschädigung der Nieren, muß eine längere Vorbereitung mit Entlastung durch Dauerkatheter vorausgehen. Bei sehr weit gestellter Indikation rechnet man heute im Durchschnitt mit einer Operationsmortalität von unter 1%.

Nach der Ektomie bleibt der Harn meistens noch einige Wochen makroskopisch trübe und enthält mikroskopisch reichlich Leukozyten und Bakterien. Das relativ große Wundbett der Prostataloge benötigt eine bestimmte Zeit zur Ausheilung und Epithelialisierung.

Die **Potentia coeundi** bleibt im allgemeinen erhalten. Der Samen fließt beim Orgasmus in die Blase ab: sog. trockene Ejakulation. Orgasmusgefühl bleibt!

Alternative Behandlungsverfahren

Wärmebehandlungsverfahren: Die transrektale lokale *Hyperthermie* ist ein subjektiv angenehmes, aber objektiv wirkungsloses Therapieverfahren, das man hinsichtlich seiner Effektivität auch als Placeboeffekt werten kann. Demgegenüber könnte die transurethrale *Thermotherapie* als ernsthafte Alternative zur etablierten instrumentellen Therapie eine Zukunft haben, falls eine nachweisbare Gewebsnekrotisierung zu einer Volumenreduktion der Prostatahyperplasie führt.

Intraurethrale Implantate: Röhrenförmige, metallische Gitter – Stents – sollen die Obstruktion der Prostata überwinden. Die einzelnen Verfahren sind noch in der Erprobung.

Transurethrale Inzision der Prostata (TUIP): Im Gegensatz zur transurethralen Resektion der Prostata verzichtet dieses Verfahren auf eine Gewebsabtragung mit der elektrischen Schlinge. Das Konzept dieser Behandlungstechnik besteht darin, den Blasenhals bei 5, 7, 6 oder 12 Uhr mit Hilfe einer transurethral kontrollierbaren Hakensonde in Längsrichtung zu inzidieren. Die Effektivität dieses Verfahrens ist gut, wenn sie bei Patienten mit geringem Prostatavolumen (unter 20 g) angewandt wird.

Lasertherapie: Hier konkurrieren die transurethrale ultraschallgeführte laserinduzierte Prostatektomie (TULIP) und die interstitielle Thermokoagulation (ITK) miteinander. Diese Verfahren sind noch in der Erprobung.

Die **Kryochirurgie** der Prostata – Einführen unter −190°C – hat sich wegen der Komplikationen, die Ballondilatation wegen der fehlenden Erfolgsaussicht nicht allgemein durchgesetzt.

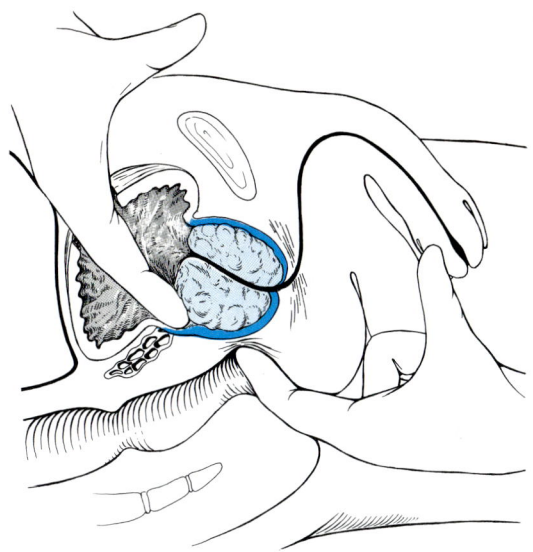

Abb. 169 **Transvesikale Adenomektomie** (nach Freyer)

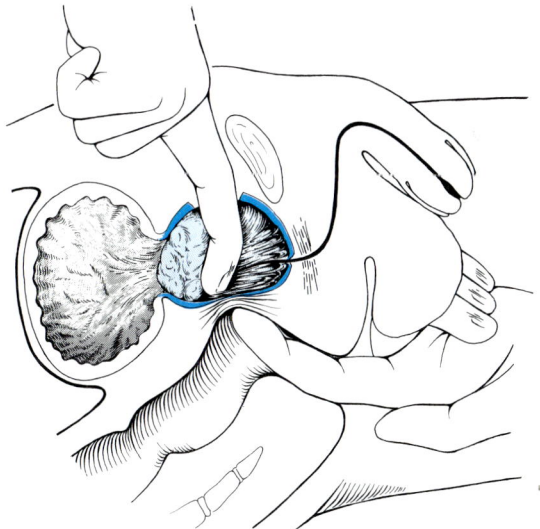

Abb. 170 **Retropubische Adenomektomie** (nach Millin)

Prostatakarzinom

Das Prostatakarzinom ist eine maligne Geschwulst des Präseniums und Seniums. Nach histopathologischen Serienuntersuchungen an einem großen Sektionsmaterial haben etwa 25% aller Männer in höheren Altersklassen, also jeder 4. bis 5., ein ruhendes (d. h. nur sehr langsam proliferierendes) Prostatakarzinom, das jederzeit ohne bekannte oder erkennbare Ursache in das maligne Wachstum übergehen kann. – Eine Zeitbombe im Gesäß des Mannes. – In der Krebsmortalität des Mannes steht das Prostatakarzinom heute an 3. Stelle nach dem Lungen- und Magen-Darm-Krebs. Mit der Umkehr der Alterspyramide und zunehmender Lebenserwartung nimmt seine Häufigkeit in Praxis und Klinik zu. Das Prostatakarzinom entsteht zu etwa 80% im dorsalen Bereich der Prostata, der vom Rektum aus tastbar ist, und zwar harnröhrenfern, gewissermaßen in einer stummen Zone (Abb. 171). Damit wird klar, warum es im Initialstadium keine Krankheitssymptome verursacht und nur durch regelmäßige rektale Untersuchungen diagnostiziert werden kann. Eine gewisse Parallele besteht zum Mammakarzinom der Frau, das im Initialstadium ebenfalls völlig symptomlos ist.

Symptome: Das Prostatakarzinom im Frühstadium ist weitgehend symptomlos. Wenn die langsam wachsende Geschwulst die hintere Harnröhre erreicht hat, treten die ersten Miktionsbeschwerden auf, meist häufiger Harndrang ohne wesentliche Veränderung des Harnstrahls, in einigen Fällen Blutungen. Erst im fortgeschrittenen Stadium treten deutliche Zeichen einer Entleerungsstörung wie bei der Prostatahyperplasie auf mit Restharnbildung usw. Das Prostatakarzinom kann früh metastasieren. Über die periprostatischen Venen kommt es zur Metastasierung in der unteren Lendenwirbelsäule und im Knochen des Beckens (Abb. 171). Diese Knochenmetastasen verursachen vielfach die ersten Beschwerden: Kreuzschmerzen, ischialgiforme neurologische Beschwerden usw. Diese Symptome sind so charakteristisch und häufig, daß bei unklaren „rheumatischen Beschwerden" und Ischias des Mannes über 50 Jahren immer an ein Prostatakarzinom gedacht werden muß. Miktionsbeschwerden sind zu diesem Zeitpunkt zu geringfügig, so daß der Patient sie bei Erhebung der Anamnese nicht erwähnt und erst auf gezieltes Befragen angibt.

Diagnose: Nach den allgemeinen Gesetzen des Karzinoms in der Klinik ist für die Therapie und Prognose die Erfassung des symptomlosen Initialstadiums (*T1* und *T2*) entscheidend. Aus diesem Grunde wurde die präventive rektale Untersuchung aller Männer über 45 Jahre einmal jährlich programmiert. Es kommt darauf an, bei der rektalen Betastung den Konsistenzunterschied kleiner Gewebsbezirke im Vergleich zum normalen Gewebe der Prostata zu erfassen (Abb. 171).

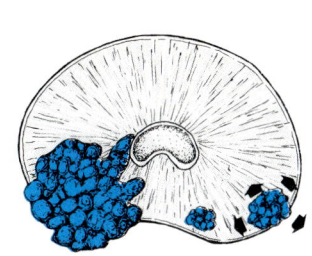

Entwicklung des Prostatakarzinoms

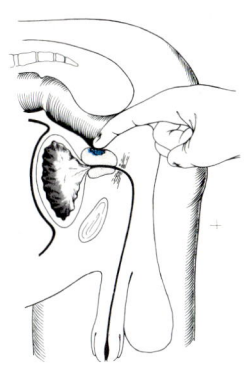

Palpation

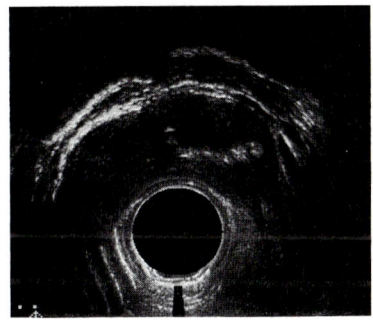

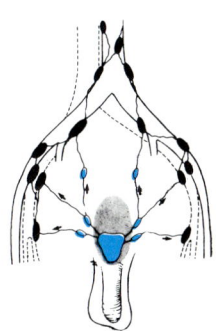

Stanzbiopsie

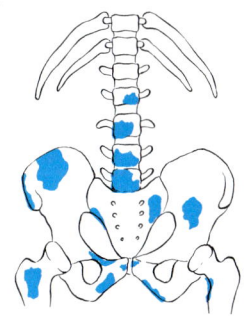

Knochenmetastasierung

Metastasierungswege in die Lymphknoten

Abb. 171   **Prostatakarzinom**

Untersuchungstechnik beim Prostatakarzinom:

1. Patient in Rückenlage mit angezogenen Knien.
2. Patient in Seitenlage mit angezogenen Knien.
3. Patient stehend, nach vorn gebeugt und mit aufgestützten Armen.
4. Knie-Ellenbogen-Lage (s. Abb. 55).

Den Erfahrungen nach hat sich die Knie-Ellenbogen-Lage am besten bewährt. In dieser Position hängt der Bauch mit seinem Inhalt durch und die Beckenbodenmuskulatur ist weitgehend entspannt. Während der Untersucher sich bei den drei anderen Positionen selbst bücken muß, hat er hier den Anus des Patienten in „Griffnähe" vor sich, so daß er selbst eine bequeme Haltung einnehmen kann. Auch tastet man in dieser Position von oben nach unten in der gebräuchlichen Tastrichtung. Der Konsistenzunterschied – kein isolierter Bezirk, knotenförmig oder flächenhaft – ist das einzige diagnostische Kriterium der Früherkennung des Prostatakarzinoms. Die Größenordnung der Induration liegt im Spielraum zwischen Linsen-, Erbsen- oder Haselnußgröße. Die normale Konsistenz der Vorsteherdrüse ist sehr variabel, abhängig von ihrem Aufbau – adenomatös, fibroadenomatös – und der Kongestion. Der typische Krebsknoten ist derb, fast holzartig. Differentialdiagnostisch kommen unspezifische, chronische Entzündungen (granulomatöse Prostatitis), Prostata-Tbc und Prostatasteine und -verkalkungen in Betracht. Wenn das Karzinom infiltrierend die Prostatakapsel durchbrochen oder bereits Knochenmetastasen gebildet hat, ist meist die saure Phosphatase im Serum erhöht. Beim initialen Karzinom ist die Phosphatase normal. Die Probe kann also nicht zur Frühdiagnose verwandt werden.

Die Messung des prostataspezifischen Antigens – PSA – hat nach den jüngsten Ergebnissen die Frühdiagnostik nicht entscheidend verbessert, aber zusammen mit der Sonographie den „Graubereich der unerkannten Karzinome" verkleinert und wesentlich die Verlaufskontrolle erleichtert.

Biopsie

Der Hausarzt stellt durch rektale Untersuchung die *Verdachtsdiagnose*. Laboruntersuchungen – BSG, Kreatinin, saure und alkalische Phosphatase sowie PSA – können weitere Hinweise geben. Der Urologe sonographiert (z. B. transrektal) und entnimmt durch Nadelbiopsie aus der verdächtigen Stelle eine Gewebsprobe zur histologischen Untersuchung.

Pathologisch-anatomisch besteht das Prostatakarzinom nur in etwa 40% aus uniformem Gewebe, in 60% ergeben sich verschiedene Gewebsformen bzw. Differenzierungsgrade, so daß die Aufstellung einer Malignitätsskala erschwert ist. Es handelt sich um vier Grundtypen (Abb. 172).

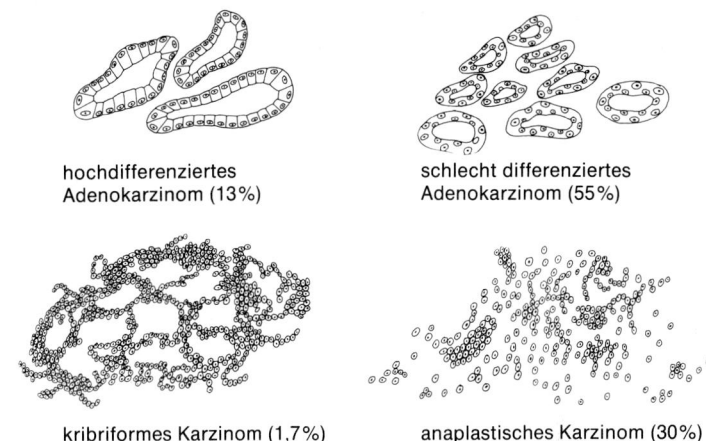

hochdifferenziertes
Adenokarzinom (13%)

schlecht differenziertes
Adenokarzinom (55%)

kribriformes Karzinom (1,7%)

anaplastisches Karzinom (30%)

Abb. 172 **Histologische Grundtypen des Prostatakarzinoms** (nach Dhom)

Tabelle 33 **Malignitäts-Grading des Prostatakarzinoms**

	Mostofi (1976)	Dhom (1980)
Grad I	Tumor mit gut differenzierten Drüsen und geringer Zellanaplasie	Hochdifferenziertes Adenokarzinom mit geringer Kernanaplasie
Grad II	Kribriformer Tumor, irreguläre Drüsen und/oder mäßige Zellanaplasie	Wenig differenziertes Adenokarzinom ohne oder mit einzelnen kribriformen Herden und mäßiger Kernanaplasie
Grad III	Tumor mit fehlender oder geringer Drüsenbildung und/oder ausgeprägter Zellanaplasie	Kribriformes und solides Karzinom mit starker Kernanaplasie

Man kann ein Karzinom nicht mit dem Finger diagnostizieren. Auch in klinisch eindeutigen Fällen mit massivem Lokalbefund und nachweisbaren Metastasen, erhöhter PSA und saurer Phosphatase im Serum und verdächtigem sonographischen Befund wird die histologische Untersuchung zur Feststellung des Malignitätsgrades für den Therapieplan verlangt (Tab. 33).

Therapie des Prostatakarzinoms

Folgende Therapieformen stehen zur Diskussion: radikale Prostatektomie, Strahlenbehandlung, bilaterale Orchiektomie, Antiandrogene, LH-RH-Agonisten, Estramustin-Phosphat, Zytostatika.

Von der histologischen Differenzierung hängt z.T. die Therapie ab. Ein undifferenziertes Karzinom kann z.B. auf die Bestrahlung besser ansprechen, die hochdifferenzierte Form mehr auf die Hormontherapie.

Verlaufskontrolle

Bei einem zufällig (z.B. in einem Prostatektomiepräparat) vom Pathologen gefundenen Prostatakarzinom *(T0, TX)* sowie bei einem kleinen, gut abgrenzbaren Knoten *(T1, N0, M0)* kann in Einzelfällen ein abwartendes Verhalten bei regelmäßiger Verlaufskontrolle mit Saugbiopsie gerechtfertigt sein. In diesem Fall muß es sich aber um einen hochdifferenzierten Tumor mit geringer Ausdehnung handeln.

Radikale Prostatektomie

In den Frühstadien *(T1, T2, N0, M0)* kann die radikale Prostatektomie zur Heilung führen. Die Operation wird fast ausschließlich auf retropubischem Wege durchgeführt (Abb. 173). Gefürchtet ist die Inkontinenz, die in bis zu 5% der Fälle auftreten kann. Diese Quote wird jedoch nach allgemeiner Ansicht bei einer Krebserkrankung für den Patienten für tragbar gehalten. Strikturen lassen sich durch eine vorsichtige Elektroresektion beseitigen.

Beim retropubischen Zugangsweg sind evtl. vorhandene regionale Lymphknotenmetastasen vor der radikalen Operation durch Schnellschnittuntersuchung erkennbar, so daß nur bei Metastasenfreiheit der Eingriff durchgeführt wird. Fast alle Patienten werden nach der radikalen Prostatektomie ebenso wie unter der konservativen Behandlung impotent, d.h., es kommt zur Erektionsschwäche und damit zur Impotentia coeundi. Die Mortalität der Operation beträgt maximal 3%. Mit neueren Operationsmodifikationen ist die Impotenzrate niedriger.

Bei Indikationsstellung sind folgende Gesichtspunkte zu berücksichtigen:

1. der Tumor ist sicher auf die Prostata beschränkt *(T1, T2)*,

2. es bestehen keine Metastasen,

3. der Patient muß eine Lebenserwartung von mindestens 10 Jahren haben.

Nach der radikalen Prostatektomie werden folgende Überlebensraten *(T1, T2)* gefunden: 5-Jahres-Überlebenszeit 74–84%, 10-Jahres-Überlebenszeit 55–66%.

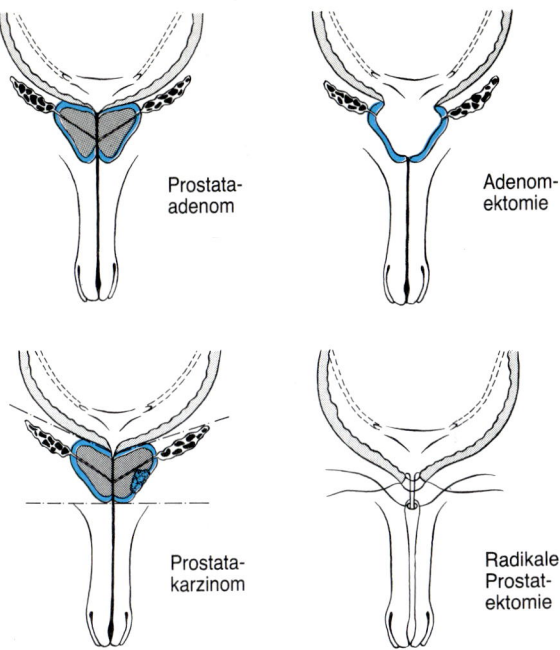

Prostata-
adenom

Adenom-
ektomie

Prostata-
karzinom

Radikale
Prostat-
ektomie

Abb. 173 **Radikale Prostatektomie im Vergleich zur Adenomektomie:** Bei der üblichen Adenomektomie wird das gutartige Adenom – die Prostatahyperplasie – ausgeschält. Die eigentliche Prostata – die sog. chirurgische Kapsel – bleibt erhalten. Bei
der radikalen Prostatektomie wird die Prostata zusammen mit der „Kapsel" und den
Samenblasen vollständig entfernt

Merke:

● **Die Früherkennung des Prostatakrebses ist nur durch regelmäßige ärztliche Vorsorgeuntersuchung möglich, denn Frühzeichen der Erkrankung gibt es keine.**

● **Die Nadelbiopsie ist eine diagnostische Routinemethode der Medizin
geworden – Leberbiopsie, Nierenbiopsie, Drüsenbiopsie, Knochenbiop-
sie usw. Die Prostatabiopsie wird stationär, aber auch ambulant transrektal entweder in Lokalanästhesie oder bei sehr sensiblen Patienten in
Kurznarkose durchgeführt. Der kleine, harmlose Eingriff ist wenig belastend, selten tritt eine leichte Harnblutung oder ein Temperaturanstieg
auf. Eine allgemeine Tumorzellaussaat durch die Biopsie ist in der Welt-
literatur nicht belegbar.**

Strahlentherapie

An der Strahlenempfindlichkeit der verschiedenen Prostatakarzinomformen besteht kein Zweifel. Wegen der niedrigen Impotenzquote (23–47%) ziehen insbesondere jüngere Patienten die Strahlenbehandlung vor. Eine Inkontinenz ist nach der Strahlenbehandlung selten.

Die Strahlentherapie – als kurative Maßnahme – ist etwas in den Hintergrund getreten, da bei Nachbiopsien trotz ausreichender Strahlendosis vitale Tumorzellen gefunden wurden.

Die Bestrahlung setzt eine diagnostische pelvine Lymphadenektomie voraus, um einen regionalen Lymphknotenbefall auszuschließen.

Unter palliativer Zielsetzung kann die Strahlentherapie bei fortgeschrittenen Stadien *(T3, T4)*, bei Rezidiven nach Operationen usw. eingesetzt werden.

Die Spickung der Prostata mit radioaktiven Substanzen (Radiogold-Iridium, Radiojod) ist eine weitere, seltener praktizierte Methode der modifizierten Strahlentherapie.

Bei Hochvolttherapie ist ein sorgfältiger Bestrahlungsplan nach genauer computerunterstützter Herdeinstellung (Urethrographie in zwei Ebenen, Zystographie) Voraussetzung. Im Regelfall werden über eine mono- oder biaxiale Telekobaltbestrahlung in 3–6 Wochen bis zu 75 Gy eingestrahlt. Blase und Hoden liegen außerhalb des Bestrahlungsfeldes. Als Komplikation ist die Proktitis, die jedoch im allgemeinen nach der Bestrahlung abklingt, erwähnenswert. Die Überlebensraten *(T1, T2)* betragen (Abb. 174):

5-Jahres-Überlebenszeit 72–80%, 10-Jahres-Überlebenszeit 48%.

Transurethrale Resektion

Wenn in fortgeschrittenen Fällen eine Blasenentleerungsstörung besteht, die trotz Bestrahlung andauert oder auf Hormonbehandlung bzw. Estramustin-Phosphat nicht anspricht, kann die Miktion durch eine transurethrale Resektion wiederhergestellt werden. Es handelt sich jedoch nur um einen Palliativeingriff.

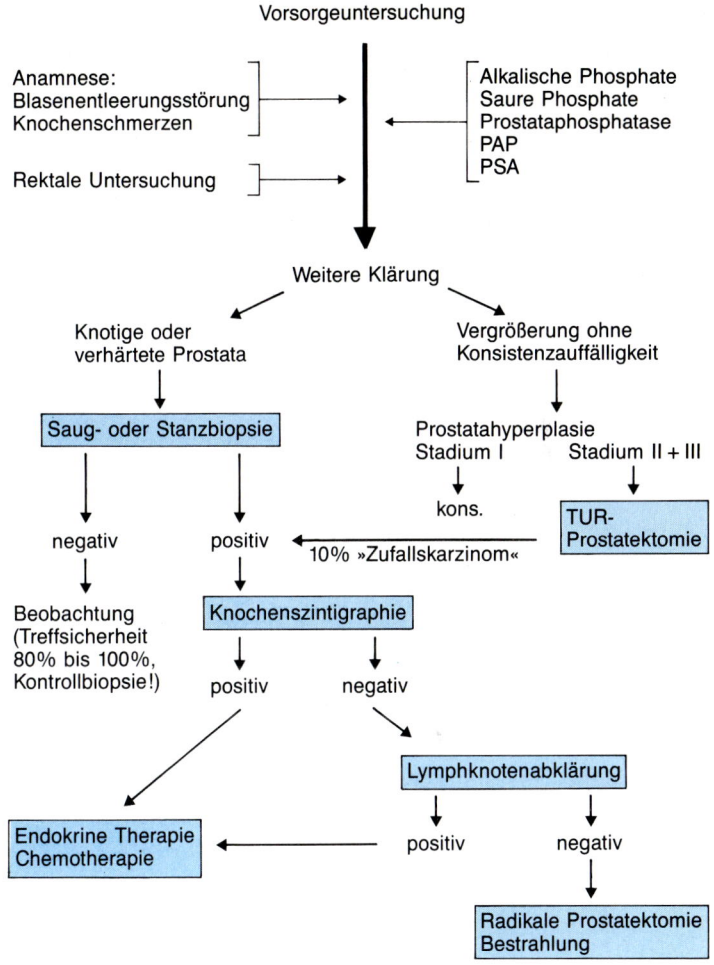

Abb. 174   **Untersuchunggang beim Prostatakarzinom** (modifiziert nach Resnick)

Antiandrogene Therapie

Die Prostatakarzinome zeigen in 60–80% der Fälle eine relative Hormonabhängigkeit. Diese Tatsache wird bei der primären und sekundären Therapie des Prostatakarzinoms ausgenutzt. Seit der Entdeckung von Huggins hat sich nichts Grundsätzliches am Prinzip der Androgenhemmung durch medikamentöse oder operative Kastration sowie durch die Behandlung mit antiandrogenen Hormonen geändert.

Folgende konservative Therapieformen kommen als Primärtherapie – abhängig vom Lebensalter des Patienten, Stadium des Tumors, Grading des Tumors – in Betracht):

1. bilaterale Orchiektomie,

2. Antiandrogene,

3. LH-RH-Agonisten,

4. Zytostatika.

1. Orchiektomie

Basistherapie der Spätstadien ist die beiderseitige operative Orchiektomie. Im allgemeinen wird die sog. plastische Orchiektomie durchgeführt, d. h., die Hodenhüllen werden belassen. Die Wachstumsreduktion auf das Prostatakarzinom nach Orchiektomie ist durch große Statistiken belegt. Hormonanalysen zeigen, daß die peripheren Androgene innerhalb 4 Std. auf Kastrationsniveau abfallen. Zunehmend wird die Orchiektomie gegenüber der primären Hormonbehandlung bevorzugt; nachteilig ist die psychologische Wirkung des „Kastrationsphänomens".

Beim metastasierenden Prostatakarzinom ist die Östrogentherapie im Hinblick auf den subjektiven und objektiven Therapieerfolg der Orchiektomie ebenbürtig.

Thromboembolische Komplikationen sind gravierender Nachteil, so daß sie nicht mehr Therapie der ersten Wahl ist.

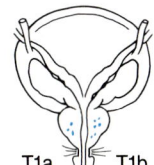 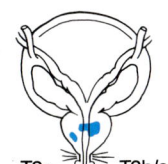 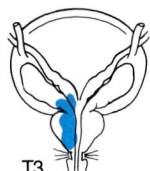 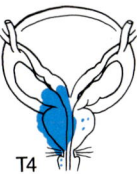

T-Stadien:

TX		Primärtumor kann nicht beurteilt werden
T0		Kein Anhalt für Primärtumor
T1		Klinisch nicht nachweisbarer Primärtumor, nicht zu palpieren, nicht durch bildgebende Verfahren zu erkennen
	a	Tumor ist zufälliger histologischer Befund (inzident) in 5 % oder weniger resezierten Gewebes
	b	Tumor ist zufälliger histologischer Befund (inzident) in mehr als 5 % resezierten Gewebes
	c	Tumor durch Nadelbiopsie identifiziert (z. B. weil ein erhöhter PSA-Serumspiegel vorlag)
T2		Tumor auf die Prostata begrenzt
	a	Tumor befällt die Hälfte eines Lappens oder weniger
	b	Tumor befällt mehr als die Hälfte eines Lappens, aber nicht beide Lappen
	c	Tumor befällt beide Lappen
T3		Tumor hat die Prostatakapsel durchbrochen
	a	Unilateraler Kapseldurchbruch
	b	Bilateraler Kapseldurchbruch
	c	Tumor befällt die Samenblase(n)
T4		Tumor ist fixiert oder infiltriert Nachbarstrukturen (nicht die bei T3 aufgeführten Samenblasen)
	a	Tumor infiltriert Blasenhals und/oder Sphincter externus und/oder Rektum
	b	Tumor infiltriert Levator-Muskeln und/oder ist an der Beckenwand fixiert

2. *Antiandrogene*

Antiandrogene wirken direkt auf die Prostata(karzinom)zelle, indem sie kompetitiv mit Androgenen um Kernrezeptoren konkurrieren.

Zwei Substanzgruppen stehen im Vordergrund: das steroidale Cyproteron-acetat (Androcur) hemmt kompetitiv Androgene am Kernrezeptor der Prostatazelle, hat aber zusätzlich eine gestagene – und dadurch ebenfalls antigonadotrope – Wirkung auf den Hypothalamus. Nichtsteroidale Antiandrogene wie z. B. Flutamid (Fugerel) wirken dagegen kompetitiv in der Prostatazelle, ohne daß eine zusätzliche, antigonadotrope Wirkung bekannt ist. Vielmehr führt das Flutamid, wegen seiner kompetitiven Hemmung von Hormonrezeptoren im Hypothalamusbereich, zu einer erhöhten LH-Aus-schüttung, welche eine Hypertestosteronämie zur Folge hat. Deshalb bleiben Libido und erektile Potenz, zumindest während der ersten Behandlungsphase, erhalten. Libido und erektile Potenz nehmen bei vielen Patienten im weiteren Verlauf der Erkrankung ab.

Die Wirksamkeit der Antiandrogene beider Wirkstoffklassen ist bei *genügend hoher Dosierung und kontinuierlicher Einnahme* der Orchiektomie oder der Östrogentherapie bei Patienten mit nicht vorbehandeltem Prostatakarzinom ebenbürtig.

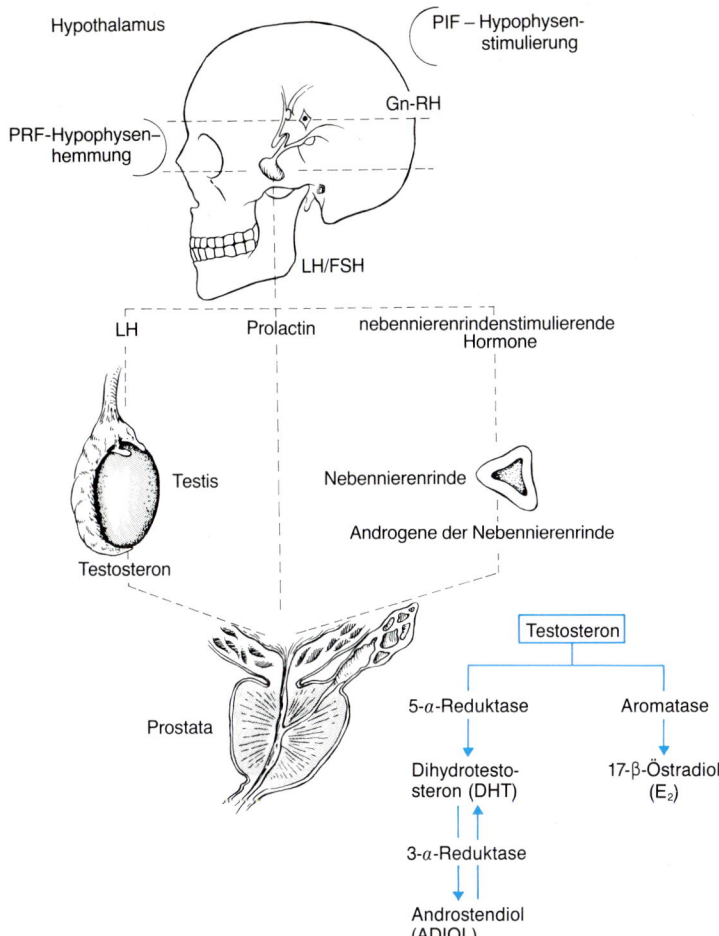

Abb. 175 Ziel der Hormontherapie der Prostataleiden ist die Suppression der androgenen Stimuli. Hierzu wird entweder die Funktion des hierarchisch gegliederten Hormonhaushaltes des Mannes gestört (extraprostatischer Therapieeffekt) oder die Hormonwirkung an der erkrankten Prostata selbst blockiert (intraprostatischer Therapieeffekt). Das ideale Medikament müßte seine Wirkung ausschließlich an der Prostata entfalten, ohne unerwünschte Störung des feinen Spiels der Feedback-Regulation im Gesamtendokrinium (nach Altwein)

3. LH-RH-Analoga (luteinisierendes Hormon – Releasing-Hormon)

LH-RH-Analoga führen zu einer Ausschüttung des luteinisierenden (LH), wie auch des follikelstimulierenden Hormons (FSH) aus der Hypophyse, mit initial entsprechend erhöhter Testosteronsynthese in den Leydig-Zellen des Hodens (sog. „flare-up"). Dieser vorübergehende „Flare-up"-Effekt nach alleiniger Gabe von LH-RH-Analoga kann von einer passageren Erhöhung von prostataspezifischem Antigen (PSA), der prostataspezifischen sauren Phosphatase (PAP), wie auch der alkalischen Serumphosphatasen begleitet sein. Die Langzeitgabe von synthetischen LH-RH-Analoga führt zu einer Suppression der Gonadotropinausschüttung aus der Hypophyse und somit sekundär zu Kastrationswerten des Serumtestosterons. Der Therapieerfolg mit LH-RH-Analoga ist dem der Orchiektomie oder der Östrogentherapie bezüglich der Tumorkontrolle ebenbürtig, *sofern die Therapie nicht unterbrochen wird.* Die sog. totale Androgenblockade – Orchiektomie oder LH-RH-Analoga sowie *zusätzlich* Antiandrogene zur Blockade der männlichen Nebennierenrindenhormone – hat keine entscheidenden Verbesserungen gebracht.

4. Zytostatika

Die Therapie mit herkömmlichen Zytostatika kann wegen des rein palliativen Charakters nur als Tertiärtherapie angesehen werden. Bewährt haben sich Monotherapieformen sowie Estracyt.

Estracyt ist ein Doppelester aus Stickstoff-Lost und dem natürlichen Östrogen 17-β-Östradiol. Es handelt sich um ein Zytostatikum, das den Chemotherapeutika zugeordnet wird.

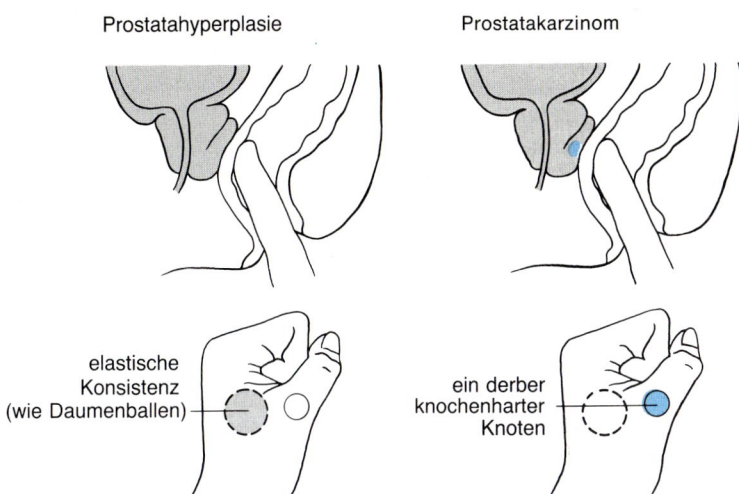

Prostatahyperplasie

Prostatakarzinom

elastische
Konsistenz
(wie Daumenballen)

ein derber
knochenharter
Knoten

Abb. 176 **Für die Praxis: Konsistenzunterschiede zwischen Prostatakarzinom und Prostataadenom**

Für die Praxis:

Die Verdachtsdiagnose Prostatakarzinom, die durch die rektale Untersuchung gestellt wird (Abb. 176), muß nach den allgemeinen Gesetzen der Karzinombehandlung durch Stanz- oder Nadelbiopsie histologisch gesichert werden. Vom Damm oder Rektum aus werden in Lokalanästhesie oder Kurznarkose Gewebszylinder aus dem verdächtigen Knoten der Prostata entnommen. Keine Therapie ohne histologisch gesicherte Diagnose! Auch bei klinisch eindeutigen Fällen mit massivem Tastbefund, röntgenologisch nachweisbaren Knochenmetastasen mit hohen PSA oder sauren Phosphatasenwerten im Serum ist die histologische Untersuchung erforderlich, da man aus dem Ergebnis der pathologischen Zelldifferenzierung Anhaltspunkte für die Therapie und Rückschlüsse auf die Prognose erhalten kann.

Merke:

Fortschritte der Therapie in den letzten Jahren:

- **durch die Modifikationen der Radikaloperation mit Erhaltung der Potenz.**
- **durch eine differenzierte Hemmung der Androgenproduktion.**

Steinerkrankungen

Im letzten Jahrzehnt nahm die Häufigkeit der Harnsteine deutlich zu. In der Kriegs- und Nachkriegszeit war das Leiden bei einer eiweiß- und fettarmen, wasserreichen Kohlenhydratkost relativ selten. Aus diesem Grunde nimmt man an, daß alimentäre Ursachen eine Rolle spielen (s. auch die Zunahme der Gallensteine).

Die Steinbildung ist ein ausgesprochen komplexer Vorgang, dessen Pathogenese noch nicht geklärt ist (Abb. 177). Aus der Vielzahl von Faktoren, die z.T. außerhalb der Nieren liegen, sind einige bekannt. Ein typisches Beispiel ist der **Hyperparathyreoidismus,** bei dem es durch eine endokrine Störung des Kalkstoffwechsels zur Steinbildung in den Nieren kommt. Hier ist die Steinbildung ganz eindeutig nur Symptom eines prärenalen Grundleidens. Nach operativer Entfernung der Nebenschilddrüsenadenome hört die Steinbildung auf.

Bei Störungen des Purinstoffwechsels – **Harnsäurediathese** – wird ebenfalls häufig eine Harnsäuresteinbildung beobachtet. Zu diesen prärenalen Stoffwechselstörungen muß jedoch ein renaler Faktor hinzukommen, um die Bildung eines Steines auszulösen. Bei Harnstauung mit sekundärer Infektion kann man sich dies relativ einfach erklären (postrenaler Faktor). Bei den meisten Formen und Arten der Harnsteine ist der renale Faktor noch ungeklärt. Solange die Kausalpathogenese unbekannt ist, ist die Möglichkeit einer echten kausalen, steinverhütenden Therapie gering.

Formalgenese der Harnsteinbildung

Die Steinbildung ist noch nicht in allen Einzelheiten geklärt. Seit etwa 100 Jahren stehen sich zwei Theorien gegenüber, von denen man heute weiß, daß sie zusammen wirksam werden:
1. die Kristallisationstheorie,
2. die Kolloid- oder Matrixtheorie.

Bei der Kristallisationstheorie geht man von der Steinbildung als Kristallisation aus, bei der die Konkremente aus einer Kristallisation in übersättigten Lösungen entstehen. Eine organische Zwischensubstanz dient der Verkittung von Einzelkristallen.

Nach der Kolloid- oder Matrixtheorie werden von der Niere organische Substanzen ausgeschieden, an der sich die Harnsalze ablagern. Diese Substanzen dienen als Matrix der Harnsteine und sind in diesen trotz unterschiedlicher mineralogischer Zusammensetzung nachweisbar.

Harnsteinhäufigkeit 2–4% der Bevölkerung

organische Steine

anorganische Steine

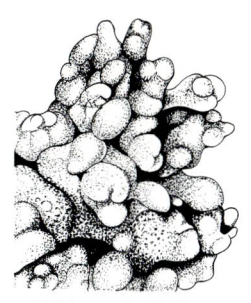 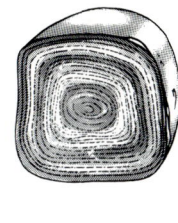 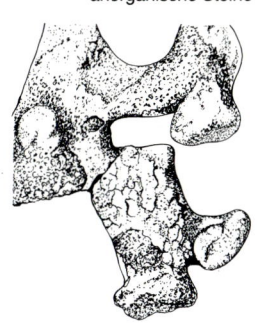

Kalziumoxalat 60%   Harnsäure 20%   ┌─────Phosphat 15%─────┐

                   Zystin-/Xanthinsteine 1%   Magnesium-Ammonium-   Kalzium-
                                                Phosphat 10%   phosphat
                                                                      5%

Harnkristalle als:

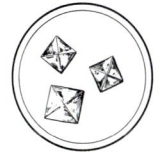 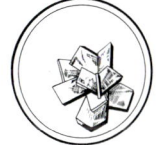 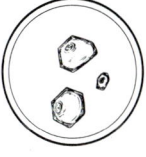 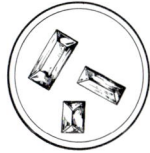

Kalziumoxalatsteine   Harnsäuresteine   Zystinsteine   Phosphatsteine

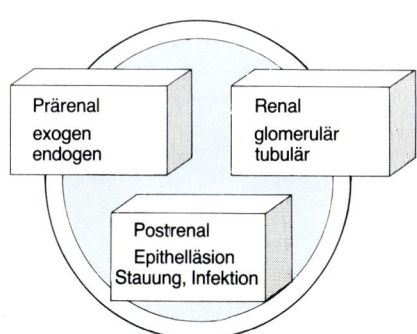

Abb. 177 **Faktoren der Harnsteinpathogenese**

1. Kristallisation der Salze

Damit es zur Kristallisation der Salze kommt, muß das Löslichkeitsprodukt der kristallbildenden Ionen überschritten sein, d. h., die Lösung muß übersättigt sein. Wesentlich bei diesem Vorgang ist der Grad der Übersättigung. Liegt eine stark übersättigte Lösung vor, kann eine sofortige Auskristallisation der Salze eintreten. Bei einer schwachen Übersättigung tritt dagegen keine spontane Kristallisation auf.

Anders wird es jedoch, wenn man in diese schwach übersättigte Lösung Kristalle des auszufällenden Salzes oder eines der kristallinen Struktur ähnlichen Salzes hinzufügt; dann tritt ebenfalls, wie in einer stark übersättigten Lösung, eine sofortige Kristallisation ein (Abb. 178).

Ein derartiger Vorgang läuft zwischen dem Kalziumoxalat und der Harnsäure sowie zwischen Oxalat und Kalziumphosphat ab.

Abgesehen von den Kalziumsteinträgern sind die salzbildenden Substanzen der übrigen Steinkranken meistens nicht erhöht.

Hemmstoffe: Daneben spielen die sog. Kristallisationshemmer, auch Lösungsvermittler genannt, eine wichtige Rolle bei der Kristallisation von Salzen. Diese Hemmkörper werden an Kristallisationskeime gebunden und verhindern so eine weitere Kristallisation. Als Kristallisationshemmkörper werden angesehen: Magnesium, Zitrat, Pyrophosphat, Peptide und Schwermetalle.

2. Aggregation der gebildeten Salzkristalle

Gewöhnlich scheidet man erhebliche Mengen von Kristallen im Harn aus, ohne daß es zur Harnsteinbildung kommt. Daraus ergibt sich, daß eine Kristallurie nicht notwendigerweise zur Steinbildung führt. Damit es zur Steinbildung kommt, ist ein Zusammenkleben der Salzkristalle erforderlich. Diesen Vorgang nennt man Aggregation (Abb. 179). Bisher wurde der Aggregationsvorgang nur von Kalziumoxalat untersucht. Dabei hat man festgestellt, daß die Aggregation von Kalziumoxalatkristallen durch Harn in vitro gehemmt wird. Pyrophosphat, Heparin, Chondroitinsulfat und Diphosphate haben eine hemmende Wirkung auf die Aggregation von Kalziumoxalatkristallen. Die Untersuchungen über die Aggregation von Kristallen und Aggregationshemmkörper sind jedoch noch nicht abgeschlossen, so daß endgültige Aussagen nicht möglich sind.

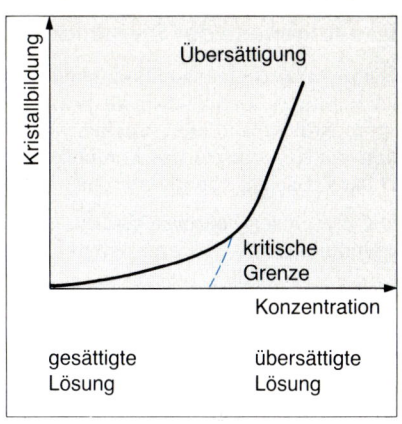

Abb. 178 **Kristallisation:** Vorbedingung für die Kristallisation ist eine stark übersättigte Lösung. Aber auch schon bei schwacher Übersättigung – wie hier im dargestellten Grenzbereich – kann es zur Kristallisation kommen. Jedoch erst durch die Anwesenheit von Fremdpartikeln, die als Kondensationskerne wirken, wird eine heterogene Keimbildung eingeleitet

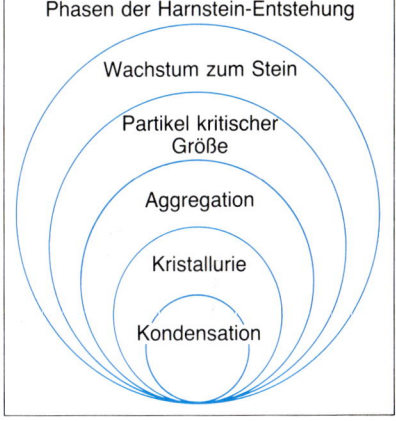

Abb. 179 **Eine Kristallisation führt noch nicht zwangsläufig zur Harnsteinbildung. Voraussetzung hierfür ist die Aggregation, also das Zusammenkleben der Kristalle.** Gesunde verfügen im Urin über eine ausreichend hohe Konzentration an Hemmstoffen, die sowohl die Kristallisation als auch die Aggregation in Grenzen halten

Kausalgenese der Steinbildung

Bei der Harnsteinentstehung handelt es sich um ein Geschehen mit vielerlei Faktoren. Lediglich beim Hyperparathyreoidismus und bei der Harnsäurediathese sind die Ursachen weitgehend bekannt. Darüber hinaus können nur Teilaspekte des komplexen Ursachenmusters gewonnen werden. Diese Ursachen können prärenal, renal oder postrenal bedingt sein.

Die prärenalen Faktoren sind exogener oder endogener Natur (Ernährung, Immobilisation – Hyperparathyreoidismus, Hyperurikämie).

Als renale Faktoren gelten die tubuläre Azidose, idiopathische Hyperkalzurie, Zystinurie.

Postrenale Ursachen sind Harnabflußstörungen und Infekte.

Hyperparathyreoidismus und Steinbildung

Bei rezidivierenden Kalziumoxalatsteinen, Kalziumphosphatsteinen, besonders im jugendlichen und mittleren Alter, soll man an Hyperparathyreoidismus denken und eine Untersuchung des Kalkstoffwechsels veranlassen (Abb. 180).

Man rechnet heute damit, daß über 5–6% aller kalziumhaltigen Harnsteine ursächlich durch einen Hyperparathyreoidismus verursacht werden.

Der primäre Hyperparathyreoidismus ist ein hormonales Syndrom, bei dem aufgrund eines Epithelkörperchenadenoms oder einer Hyperplasie der Epithelkörperchen die vermehrte Parathyrinsekretion zu einer Steigerung der Kalzium- und Phosphatausscheidung im Urin und damit zur Nierensteinbildung bzw. zur Nephrokalzinose führt.

Als diagnostische Kriterien finden sich eine *Hyperkalzämie*, eine *Hypophosphatämie,* eine Hyperkalzurie und eine Hyperphosphaturie sowie eine Verminderung der prozentualen tubulären Kalzium- und Phosphatrückresorption.

Hieraus ergibt sich die Regel, bei rezidivierender Steinbildung die Serumwerte zu kontrollieren. Bei der biologischen Schwankungsbreite sind oft mehrere Untersuchungen in kürzeren Zeitabständen erforderlich, bis ein pathologischer Wert gefunden wird. Kranke mit primärem Hyperparathyreoidismus sind nach erfolgreicher chirurgischer Behandlung von ihrem Steinleiden und von der Grundkrankheit geheilt.

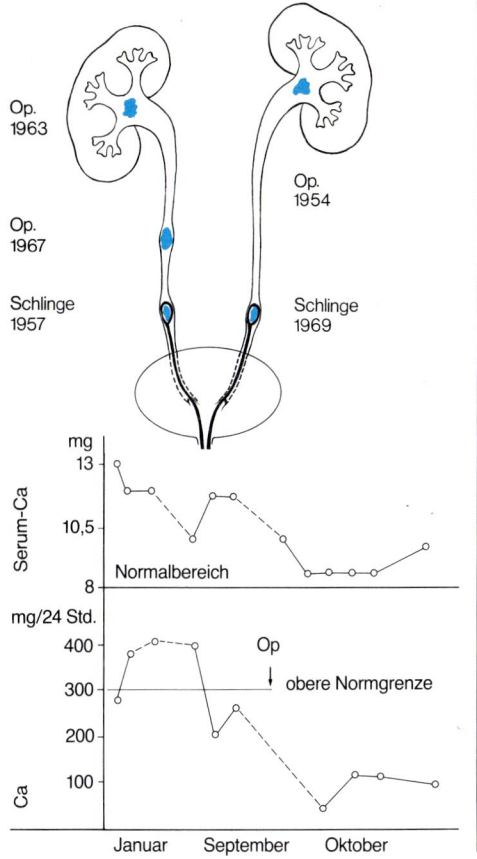

	Verdacht auf HPT

Bestimmung des Kalziums (im Serum an 3 Tagen)
$Ca_{total} > 2,6$ mmol/l
$(> 10,4$ mg/dl)

Bestimmung des Phosphats (im Serum an 3 Tagen)
$< 0,81$ mmol/l
$(< 2,5$ mg/dl)

alkalische Phosphatase (erhöht)

Röntgenaufnahmen Schädel Hände

Bestimmung des Parathyrins (im Serum erhöht; Normalbereich Assay-abhängig)

Bestimmung des Kalziums (24-Std.-Urin)
> 6 mmol/24 Std.
$(> 240$ mg/24 Std.)

Bestimmung des Phosphats (24-Std.-Urin)
> 45 mmol/24 Std.
$(> 1400$ mg/24 Std.)

Abb. 180 **Hyperparathyreoidismus und Steinbildung:** rezidivierende Kalziumoxalatsteinbildung bei Epithelkörperchenadenom eines 57jährigen Patienten: 3 Operationen, 2 Schlingenextraktionen, 1969 operative Entfernung des Epithelkörperchenadenoms, Serumkalzium und Kalziumausscheidung im Harn normalisieren sich nach der Operation

Merke:

● **Beim primären Hyperparathyreoidismus handelt es sich um die vermehrte Absonderung von Parathormon aus einem Epithelkörperchenadenom. Bei diesen Patienten kommt es in 85 % der Fälle zur Harnsteinbildung. Bei ausgeprägtem Bild finden sich eine Hyperkalzämie, eine Hypophosphatämie sowie eine vermehrte Ausscheidung von Phosphor und Kalzium im Urin.**

Hyperkalzurie

Bei den meisten Patienten mit kalziumhaltigen Nierensteinen ist die Pathogenese nicht bekannt. Eine Hyperkalzurie wird u. a. als Ursache der Steinbildung beobachtet. Wir unterscheiden drei Formen der Hyperkalzurie (Abb. 181):

Bei der **renalen Form** besteht eine Unfähigkeit der Niere, im distalen Nephron die Feinregulation des Kalziums durchzuführen. Es besteht eine verminderte Rückresorptionskapazität der Nierentubuli für Kalzium. Die Serumkalziumkonzentration kann absinken und die Parathormonsekretion stimulieren. Die Folge wäre ein sekundärer Hyperparathyreoidismus.

Bei der **absorptiven Hyperkalzurie** liegt eine exzessive Kalziumabsorption aus dem Darm vor. Diese vermehrte Kalziumabsorption wird durch eine gesteigerte Ausscheidung über die Nieren ausgeglichen. Die Serumkalziumkonzentrationen können in diesen Fällen völlig normal bleiben. Bei kalziumarmer Ernährung kann sich bei diesen Patienten die Kalziumausscheidung im Urin normalisieren.

Bei der **resorptiven Form** der vermehrten Kalziumausscheidung wird das Kalzium aus dem Knochen freigesetzt. Diese Form finden wir bei verschiedenen Erkrankungen, z. B. bei der renalen tubulären Azidose und bei langdauernder Immobilisation.

Vitamin-D-Überdosierung

Eine Vitamin-D-Überdosierung kommt in etwa 0,4 % bei Steinleiden vor. Wieweit die Rachitisprophylaxe mit Vitamin-D-Stoßtherapie die bemerkenswerte Zunahme der Urolithiasis bei Kleinkindern und Kindern verursachen kann, bleibt offen.

Renale tubuläre Azidose

Eine renale tubuläre Azidose (Lightwood-Albright-Wilson, Faber-Syndrom) findet sich in 0,2–0,5 % der Kranken mit Urolithiasis. Sie führt meist zur Nephrokalzinose, seltener zur Steinbildung. Zugrunde liegt ein Defekt der Nierentubuli, die keinen ausreichenden sauren Harn bilden können (pH nie unter 5,7). Es kommt im alkalischen Harn zur Ausbildung von Kalziumphosphatsteinen.

Da in etwa 75 % der Steinerkrankungen auch heute noch die Kausalgenese unbekannt ist, gilt zunächst bei allen Rezidivsteinbildnern die Forderung, wiederholt Serumanalysen und Harnanalysen für Kalzium, Phosphat und Harnsäure sowie Oxalat und Zitrat durchzuführen. Nur durch wiederholte Untersuchungen lassen sich Stoffwechselstörungen erkennen.

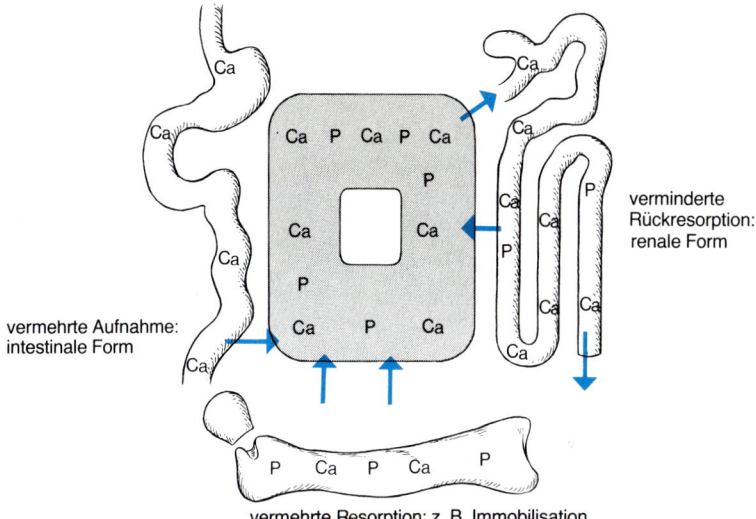

Abb. 181 Hyperkalzurie

Merke:

- **Die idiopathische Hyperkalzurie als Ursache der Steinbildung tritt vornehmlich bei Männern auf. Hier ist die renale von der intestinalen Hyperkalzurie zu unterscheiden. Bei der renalen Form liegt eine Schädigung des distalen Tubulus mit verminderter Kalziumrückresorption vor. Beim intestinalen Typ kommt es zur gesteigerten Absorption des über die Nahrung angebotenen Kalziums. Bei kalziumarmer Ernährung ist bei diesen Patienten die Kalziumausscheidung im Urin wieder normal.**

- **Immobilisationssteine sind ebenfalls meist Kalziumphosphat- oder Magnesium-Ammonium-Phosphat-Steine. Ursache kann hier eine Störung des Kalzium- und Phosphorstoffwechsels infolge eines Knochenum- oder -abbaus sein. Dies führt zur vermehrten Kalzium- und Phosphorausscheidung im Harn.**

Infektsteine

Magnesium-Ammonium-Phosphat-Steine, sehr selten Ammonium- oder Natriumuratsteine, bilden sich vorwiegend bei Vorliegen eines vesikoureteralen Refluxes, bei Harnabflußstörungen infolge Stenosen, Prostataadenomen, Urethralklappen sowie nach Blasenlähmungen. Die Harnrückstauung fördert wiederum die Steinbildung.

Harnsäuresteine

Harnsäuresteine (Abb. 182) sind die einzigen Konkremente des Harntrakts, die durch eine rein konservativ medikamentöse Behandlung aufgelöst werden können. Harnsäuresteine sind röntgenologisch nur als Kontrastmittelaussparung erkennbar; sie geben auf der Röntgenübersichtsaufnahme keinen Schatten.

Das Harnsäuresteinleiden ist eine Stoffwechselerkrankung, die den ganzen Organismus betreffen kann und nicht nur auf die Nieren beschränkt ist.

Folgende Ursachen der Harnsäuresteinbildung sind kausal-pathogenetisch bekannt:

a) die sog. idiopathische Harnsäuresteindiathese. Es findet sich dabei lediglich eine sog. „Säurestarre des Urins" mit einem Urin-pH zwischen 4,8 und 5,4. Da Harnsäuresalze im sauren Milieu ausfallen, können sich Harnsäuresteine bilden, ohne daß der Harnsäurespiegel im Blutserum oder die Harnsäureausscheidung im Urin erhöht sein muß.

b) Gicht und familiäre Hyperurikämie. In vielen Fällen ist ein Harnsäurestein das erste Symptom einer Gichterkrankung. In diesem Fall ist der Harnsäurespiegel im Blutserum erhöht. Neben der Übersättigung des Urins mit Harnsäurekristallen trägt auch hier die vermehrte Säuerung des Harns zur Steinbildung bei.

c) nichtgichtige, sog. sekundäre Hyperurikämie (Abb. 183) mit vermehrter Harnsäureausscheidung im Urin (z. B. bei Tumorzerfall).

Zystinurie

Die angeborene Zystinurie beruht ebenfalls auf einer angeborenen Schädigung im Tubulusgebiet, d. h., es liegt eine Rückresorptionsstörung für Zystin vor (Abb. 184). Zystinsteine haben einen Anteil bei Steinpatienten von 1–3%.

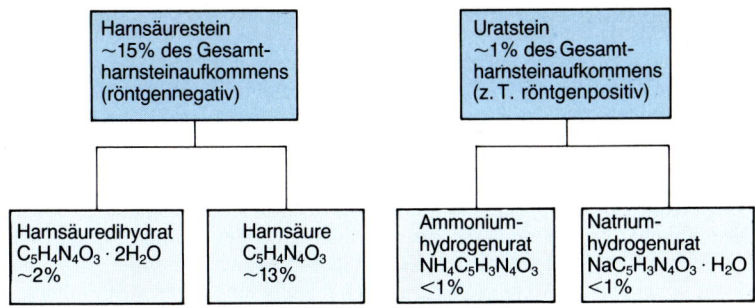

Abb. 182   **Urate sind Salze der Harnsäure** (nach Matuschek)

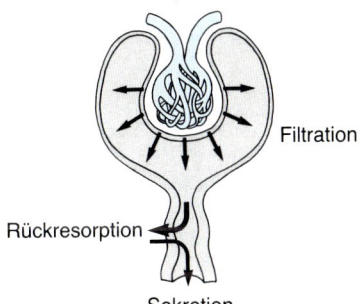

Abb. 183   **Hyperurikämie.** Ursachen:
1. Überproduktion von Harnsäure infolge
eines Stoffwechseldefektes oder
2. verminderte Harnsäureausscheidung
aufgrund eines tubulären Defektes.
Daneben ist auch eine vermehrte Harnsäureausscheidung im Urin bei normalem
Serum-Harnsäurewert möglich

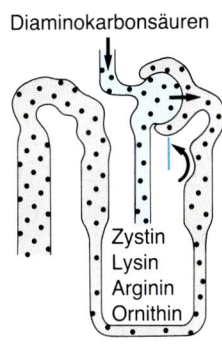

Abb. 184   Die **angeborene Zystinurie** beruht ebenfalls
auf einer Schädigung im Tubulusgebiet mit gestörter
Rückresorption der Diaminokarbonsäuren. Da Zystin
die schwerstlösliche von allen ist, finden sich vor allem
Zystinsteine

Nierensteine

Parenchymsteine oder multiple *Markzystensteinchen* liegen, wie bereits der Name sagt, innerhalb des Parenchyms, vorwiegend im Markgebiet. Da sie außerhalb des Hohlsystems liegen, verursachen sie keine Beschwerden, sie sind stumm und werden nur als Zufallsbefund bei der Röntgenuntersuchung festgestellt.

Der eigentliche *Nierenstein* bildet sich in der Kelchnische. Solange er dort liegenbleibt, bezeichnen wir ihn als ruhenden oder stummen Stein. Mit einer Systole tritt er durch den Kelchhals (erste physiologische Enge) und kann bei einem Spasmus oder bei geringer Weite eine Kolik verursachen.

Normalerweise wandert das Konkrement in das Nierenbecken. Dort löst es erst dann wieder Beschwerden aus, wenn es die zweite physiologische Enge, den Nierenbeckenausgang, passieren will. Bleibt der Stein stecken und verlegt er den Abfluß, so entsteht eine Rückstauung, die subjektiv als typische Nierenkolik empfunden wird (Abb. 185). Gleitet der Stein spontan oder unter therapeutischen Maßnahmen in das Nierenbecken zurück, bleibt er bis zum nächsten Startversuch stumm.

Steineinklemmung

Der akute Dehnungsschmerz klingt allmählich ab, das elastische Nierenbecken erweitert sich. Man kann die erste Erweiterung des Nierenbeckens als Schutzmaßnahme des Organismus auffassen. Bis zu einem bestimmten Grad ist die Ektasie vollkommen reversibel, d. h., nach Entfernung oder Abgang des Steines bildet sie sich restlos zurück.

Harnleitersteine

Bei einem günstigen Verhältnis von Steingröße und Nierenbeckenausgang tritt der Stein in den oberen Harnleiter ein und wandert unter „Wehen = Koliken seiner Geburt entgegen". Dabei muß er die nächsten distalen, physiologischen Engen, Gefäßkreuzung und Harnleiterostium, passieren. Auf seiner Wanderung kann er vorübergehend wieder stumm werden (anfallsweise auftretende Kolik, freies Intervall). Bei Einklemmung kommt es gesetzmäßig zur Harnleitererweiterung im proximalen Teil, die sich bei längerer Dauer, fortgeleitet über das Nierenbecken, nierenwärts als Rückstauung und Ektasie auswirkt.

Nach Passage des Harnleiterostiums gelangt das wandernde Konkrement in die Blase, verursacht in dem weiten Reservoirorgan keine Beschwerden und wird bei der Miktion mit dem Harnstrahl entleert. Innere und äußere Harnröhrenöffnungen sind meist weit genug, so daß der Stein unter dem Druck von etwa 80 cm Wassersäule mühelos herausgepreßt werden kann. Bei Meatusenge bleibt er in der Harnröhre stecken und muß durch Meatotomie entfernt werden.

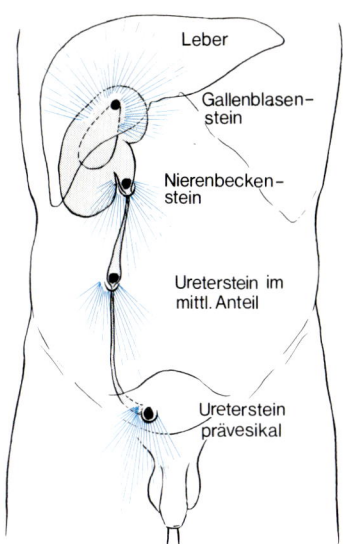

Leber

Gallenblasen-
stein

Nierenbecken-
stein

Ureterstein im
mittl. Anteil

Ureterstein
prävesikal

Abb. 185 **Schmerzausbreitung:** schematische Darstellung der Schmerzprojektionen beim Gallenstein, Nieren- und Ureterstein

Harnsteinleiden:

Symptome: Koliken, „Kreuzschmerzen", Mikro- oder Makrohämaturie, Pollakisurie, Dysurie, Fieber.

Diagnose: U-Status, Abdomenübersicht, Urogramm, Serumkalzium, Phosphat, Harnsäure, Kreatinin. Harn: Kalzium, Phosphat, Harnsäureausscheidung (24-Std.-Harn), Zitrat, Oxalat.

Therapie: nach Steingröße und Lokalisation.

Merke:

● **Der Patient mit einem akuten intraperitonealen Prozeß liegt still in Schonstellung. Der Steinkranke ist motorisch unruhig, krümmt sich vor Schmerzen, die wehenartigen Charakter mit einem schmerzfreien Intervall haben. Der Puls ist bradykard. In Zweifelsfällen soll man keine starken Analgetika geben, um das Bild nicht zu verschleiern. Die Verdachtsdiagnose „Stein" muß durch Röntgenuntersuchung gesichert werden. Ist kein Steinschatten nachweisbar, soll man an Harnsäuresteine oder andere Ursachen von Abflußstörungen denken. Sonographie, Urogramm oder retrograde Pyelographie sind zur weiteren Klärung erforderlich. Ergibt die Röntgenaufnahme einen Stein, so hängt die Indikation der weiteren Behandlung von seiner Größe sowie seiner topographischen Lage im Hohlsystem und der Nierenfunktion ab.**

Korallen- oder Ausgußstein

Bei chronischen Harninfekten und gleichzeitiger Neigung zur Steinbildung entstehen die schnellwachsenden Kalziumphosphatsteine, die zum völligen Ausguß des Nierenbeckens führen können und korallenartig in die Kelche hineinragen. Ähnlich wie große Blasensteine verursachen sie keine Abflußstörung, der Harn läuft am Stein vorbei ab. Die subjektiven Beschwerden sind deshalb gering. Koliken treten nur auf, wenn kleinere Steinbröckel abgehen. Durch die chronische Pyelonephritis geht das Nierenparenchym langsam zugrunde.

Diagnose des Nieren- und Harnleitersteins

Plötzlich kolikartige Schmerzen in der Nierengegend oder im Harnleiterverlauf. Je nach Sitz des Steines verlagert sich die Schmerzausstrahlung von oben nach unten. Beim Nierenstein bleibt sie mehr auf die Lendengegend beschränkt (Abb. 186). Prävesikale Uretersteine verursachen Hodenschmerzen und Harndrang. Zum klinischen Bild der Harnsteinkolik gehören Brechneigung, Erbrechen, Blähbauch, unter Umständen reflektorischer Subileus. Bei aseptischen Primärsteinen kein Fieber, Bradykardie. Im Sediment vermehrt Erythrozyten, zuweilen leichte Makrohämaturie.

Differentialdiagnose

Gallenkolik. Schmerzausstrahlung in die rechte Schulter und den Mittelbauch. In der Anamnese häufig Diätfehler, Gallenfarbstoffe.

Appendizitis. Keine typische Kolik, leichterer Dauerschmerz, Druckempfindlichkeit an typischer Stelle. Bei Frauen *stielgedrehte Ovarialzyste, Tubargravidität.*

Die abdominellen Erscheinungen des akuten, eingeklemmten Harnsteines bieten im freien Intervall zwischen den Koliken häufig das Bild des *akuten Abdomens.*

Blasenstein

Wenn eine Enge des Blasenausgangs vorliegt – Blasenhalsstarre oder Prostataadenom –, bleibt der Stein in der Blase liegen und kann durch Apposition in seltenen Fällen bis zu Hühnereigröße erreichen. Da große Steine den Blasenausgang nicht verlegen können, verursachen sie außer einer Pollakisurie, die verständlicherweise bei Bewegungen stärker wird, relativ wenig Beschwerden. Unterschied zwischen Tag und Nacht.

Therapie: Zertrümmerung durch zystoskopische Lithotripsie und Absaugen, gleichzeitige Beseitigung des Grundleidens durch Prostatektomie oder Elektroresektion. Die Elektrolithotripsie (Schlagwellengerät) und die Zertrümmerung mit Ultraschall haben sich weitgehend durchgesetzt.

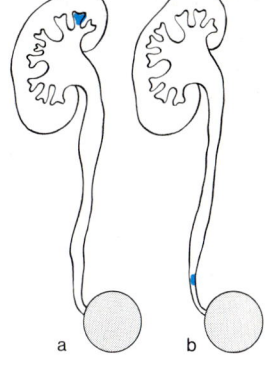

Abb. 186   **Beispiele von Steinlokalisationen**
(nach Bressel)
a) Der Kelchstein ohne Stauung und Infekt ist ein
„Praxisfall". Bei Beschwerdefreiheit keine Therapie. Bei Hämaturie und persistierendem Infekt:
ESWL
b) Die Übersichtsaufnahme ergibt etwa linsengroßes Konkrement im prävesikalen Harnleiteranteil.
Im Urogramm besteht eine leichte Stauung und
Erweiterung im proximalen Harnleiter sowie im Nierenbecken. Die Nierenfunktion ist normal. Da ein
günstiges Verhältnis zwischen Steingröße und
Hohlsystem vorliegt, Spontanabgang möglich.
Behandlung in der Praxis

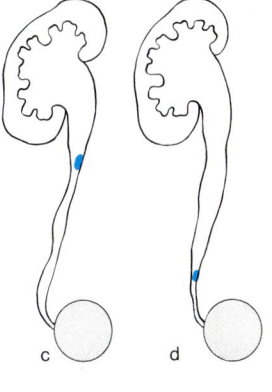

c) Der hohe Harnleiterstein mit Stauung gehört in
klinische Behandlung. „In-situ-ESWL", anderen-
falls Zurückbringen des Steins ins Nierenbecken
(retrograde Sondierung), innerer Splint: ESWL
d) Die Übersichtsaufnahme ergibt prävesikalen
größeren Stein, im Urogramm sind die oberen
Harnwege stark gestaut oder die Niere ist stumm.
Im prävesikalen Ureteranteil liegt der Stein „schlin-
gengerecht". Indikation zur ureteroskopischen
Entfernung, evtl. ESWL in situ oder in Ausnahmefällen: Schlingenextraktion

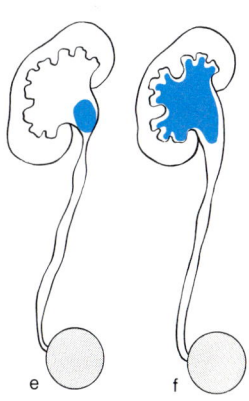

e) Die Übersichtsaufnahme ergibt haselnußgroßen
Stein im Nierenbecken. Das Urogramm läßt eine
Enge des Nierenbeckenausgangs erkennen. Miß-
verhältnis zwischen Geburtsobjekt und Geburts-
weg. Konservative Behandlung zwecklos, Zeitverlust und Gefährdung der Niere. Eindeutige Operationsindikation: ESWL oder perkutane Verfahren
f) Der Kelch-Nierenbeckenausgußstein wird heute
überwiegend operativ behandelt: z. B. perkutane
Verfahren in Verbindung mit ESWL

Therapie

Therapie der akuten Kolik

Körperwarmes bis heißes Vollbad, wiederholte feuchtwarme Lendenganz-packungen, bei Stuhl- und Windverhaltungen hoher Einlauf zur Darment-leerung und Darmregelung. Intravenös Analgetika. Tabletten, Tropfen und Suppositorien sind bei der akuten schweren Kolik wirkungslos.

Morphinpräparate sollen nach Möglichkeit nicht gegeben werden, da sie die bereits gestörte Peristaltik noch mehr lähmen und die Brechneigung zu-nimmt. Die intravenös gegebenen Analgetika haben bei schweren Koliken oft nur eine Wirkungsdauer von 2–3 Std. In der Außenpraxis empfiehlt es sich, neben der intravenösen Injektion noch zusätzlich ein Analgetikum intramuskulär zu geben, das wegen seiner langsamen Resorption erst später wirkt und einen zweiten Hausbesuch unter Umständen in der Nacht erspart (Abb. 187).

Die Therapie ist rein symptomatisch gegen die Kolik und die akute Ein-klemmung gerichtet.

Die Diagnose muß später in jedem Fall, auch bei völliger Beschwerdefrei-heit, durch Übersichtsaufnahme und Urogramm gesichert werden. Wenn nach dem Untersuchungsergebnis der Spontanabgang des Konkrements möglich ist, kann man ohne Bedenken unter sonographischer Kontrolle der Harnstauung mehrere Wochen abwarten.

Steinaustreibung und Spontanabgang

Kleine abgangsfähige Konkremente kommen in der Praxis am häufigsten vor. Nach symptomatischer Behandlung der Kolik ergibt die Röntgenunter-suchung meist folgenden Befund: linsengroßes Konkrement im mittleren Harnleiterdrittel, leichte Stauung des proximalen Hohlsystems, gute Nie-renfunktion. Nach Lage, Form und Größe ist Spontanabgang möglich (Abb. 188). Der Patient kann in hausärztlicher Behandlung verbleiben; so-nographische Kontrollen der Harnrückstauungen! Man soll ihm das Krank-heitsbild so erklären, daß er gegenüber den noch zu erwartenden Koliken eine positive Einstellung erhält. „Keine Geburt ohne Wehen, kein Steinab-gang ohne Kolik."

Im freien Intervall keine Bettruhe, sondern reichlich körperliche Bewe-gung. Die Arbeitsfähigkeit hängt vom Beruf ab. Ein Büroarbeiter oder Gärtner ist arbeitsfähig, ein Dachdecker oder Omnibusfahrer nicht. Bei letzteren kann eine akute Kolik den Patienten selbst oder andere gefähr-den.

Reichliches Trinken beliebiger Flüssigkeiten, Wasserstöße, Bier erlaubt. Phytotherapie, Analgetika (Abb. 187).

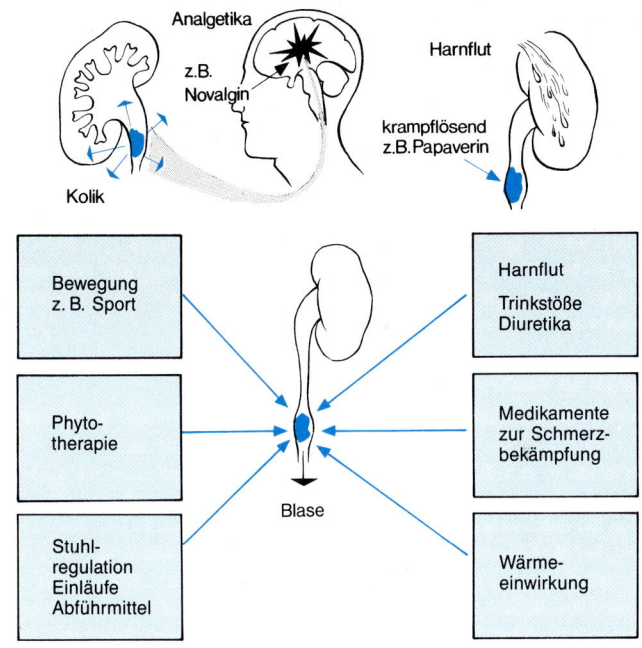

Abb. 187 **Schmerzbekämpfung und Steinabtreibung**

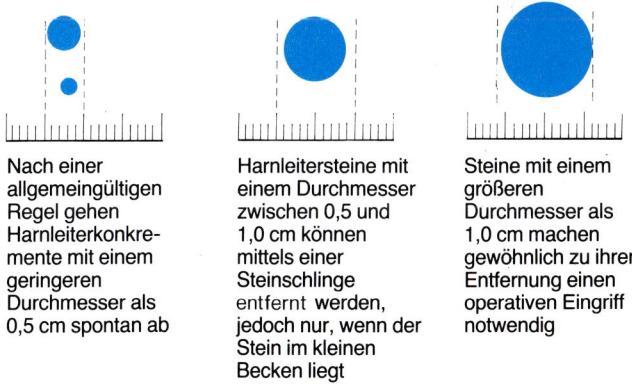

Nach einer allgemeingültigen Regel gehen Harnleiterkonkremente mit einem geringeren Durchmesser als 0,5 cm spontan ab

Harnleitersteine mit einem Durchmesser zwischen 0,5 und 1,0 cm können mittels einer Steinschlinge entfernt werden, jedoch nur, wenn der Stein im kleinen Becken liegt

Steine mit einem größeren Durchmesser als 1,0 cm machen gewöhnlich zu ihrer Entfernung einen operativen Eingriff notwendig

Abb. 188 **Richtlinien für die Behandlung einer Ureterkolik** (nach Nemoy)

Operative Verfahren zur Harnsteinentfernung

Bei den operativen Maßnahmen zur Beseitigung von Harnsteinen ist ein Umdenken notwendig. Durch die Steinzertrümmerung ohne Operation – die Stoßwellenlithotripsie – können 80–90% aller operationspflichtigen Steinträger vom Stein befreit werden.

Die Einbeziehung weiterer neuer Verfahren zur Steinentfernung, einmal perkutan, zum anderen über den Ureter, machen es möglich, daß etwa 95% aller Steinträger keiner offenen operativen Behandlung mehr bedürfen. Die perkutane Litholapaxie und die Ureterorenoskopie sind als ergänzende begleitende oder unabhängige Verfahren zur Steinzertrümmerung in der „Badewanne" anzusehen.

Extrakorporale Stoßwellenlithotripsie (ESWL)

Bei der extrakorporalen Stoßwellenlithotripsie wird eine Stoßwelle unter Wasser ausgelöst. Diese Stoßwelle wird fokussiert und durch das Ankopplungsmedium in den Körper eingeleitet. Die Stoßwellenfronten konzentrieren sich wie in einem Brennpunkt in dem Nieren- oder hohen Harnleiterstein. Im Steinbereich wird die höchste Energie erreicht, so daß das Konkrement durch Druck- bzw. Zugkräfte in etwa sandkorngroße, spontan abgangsfähige Steinpartikel zerfällt. Mit Hilfe eines Röntgenortungssystems oder durch Sonographie wird der Stein in den Brennpunkt der Stoßwelle verlagert. Durch zwei Bildwandlersysteme kann man den Stein im Fernsehbild erkennen und in zwei Ebenen orten.

Perkutane Nephrolithotomie

Bei der perkutanen Nephrolithotomie wird nach Punktion der Niere unter kombinierter Ultraschall- und Durchleuchtungskontrolle der Punktionskanal aufbougiert und ein sog. Nephroskop in das Nierenbecken eingeführt. Bei kleinen Steinen kann die Entfernung durch entsprechende Faßzangen durch den Nephroskopschaft direkt erfolgen. Größere Steine müssen lithotripsiert werden. Hierbei hat sich die Anwendung einer Ultraschallsonde bewährt. In der Nachsorge wird ein Nephrostomiekatheter in das Hohlsystem eingelegt.

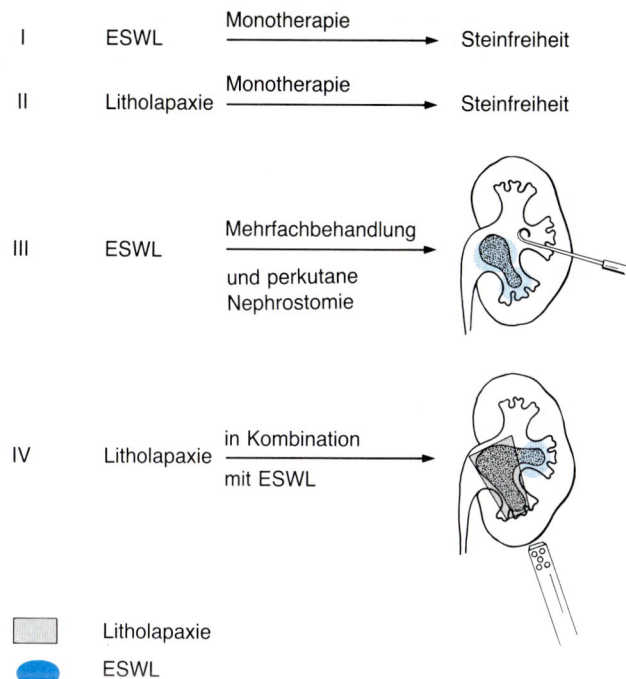

Abb. 189 **Strategie der Behandlung beim Nierenstein** (nach Eisenberger)

Indikationsbereich der extrakorporalen Stoßwellenlithotripsie und perkutanen Litholapaxie

Der Indikationsbereich der extrakorporalen Stoßwellenlithotripsie ist deutlich größer als der der perkutanen Verfahren, weil er nicht von anatomischen und instrumentellen Voraussetzungen abhängig ist. Steine bis zu einer Größe von 2,5 cm können bei ungestörten Abflußverhältnissen völlig unabhängig von der Lokalisation im Hohlsystem ideal mit der ESWL behandelt werden; 20–30 % der Solitärsteine liegen in den mittleren und oberen Kelchen, deren Erreichbarkeit für die perkutanen Verfahren schwieriger ist (Abb. 189).

Bei der perkutanen Nephrolithotomie können größere Steine, aber auch Steine bei nicht eindeutig abgeklärter Harnwegsobstruktion entfernt werden. Große Steine und Ausgußsteine lassen sich einer kombinierten Therapie zuführen.

Steinentfernung durch Ureterorenoskopie und durch Schlingenbehandlung

Wenn ein Stein nicht spontan abgeht und im unteren Drittel des Harnleiters steckenbleibt, kommt u. U. eine ureterorenoskopische Entfernung oder eine Schlingenbehandlung in Betracht. Für die Behandlung sind besonders tiefsitzende Harnleitersteine geeignet.

Die Indikationen zu den Verfahren sind:

1. Der Stein darf für die Schlingenbehandlung bis bohnengroß, bei der Ureterorenoskopie auch größer sein.
2. Ein Spontanabgang ist trotz konservativer Maßnahmen nicht eingetreten.
3. Heftige Koliken beeinträchtigen das Allgemeinbefinden.
4. Zunehmende Harnstauung.
5. Vorliegender Harninfekt.

Uretersteine im unteren Harnleiterdrittel sind in situ schwer durch Stoßwellen zu desintegrieren.

Bei Versagen der ESWL ggf. auch primär ist die Ureterorenoskopie angezeigt.

Bei der Ureterorenoskopie können auch Steine im oberen Harnleiterdrittel entweder entfernt oder mit der Ultraschallsonde oder dem Lithoklastgerät zerkleinert und abgesaugt werden. Darüber hinaus lassen sich Steine, die evtl. eingeklemmt sind, in das Nierenbecken zurückbringen, so daß sie einer Stoßwellenbehandlung zugeführt werden können (Abb. 190).

Die Entfernung mit Spezialschlingen (Dormia), durch die Laserlithotripsie oder Zerkleinerung mit einer Druckwelle (Lithoklast) ist möglich. In Einzelfällen ist auch die Schlingenbehandlung angezeigt.

Im Gegensatz zur sofortigen Extraktion des Steines mit der Schlinge, die von dem Urologen Ludwig Zeiss im Jahr 1939 eingeführt wurde, hat sich immer mehr die Anwendung der sog. Dauerschlinge durchgesetzt. Die Erfolgsquote dieses Verfahrens liegt deutlich höher als bei der Sofortextraktion.

Aufklärung: Als Komplikationen der Ureterorenoskopie und der Schlingenbehandlung sind zu nennen: Schleimhautverletzungen, Harnleiterperforationen, Harnleiterabrisse, sekundäre Stenosen sowie Exazerbation von Harnwegsinfekten.

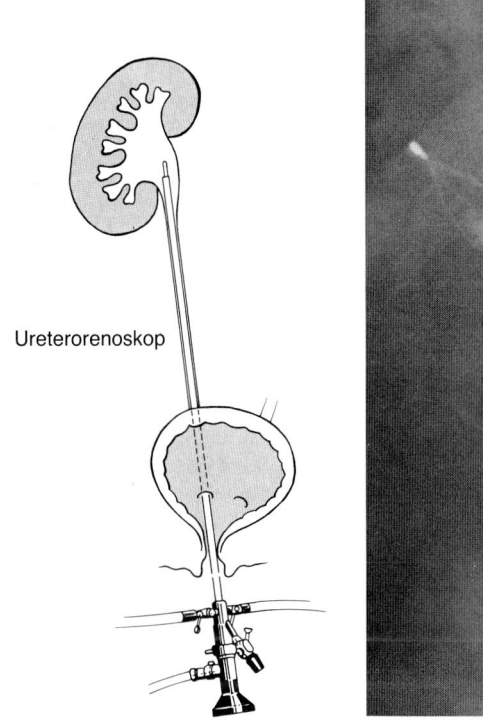

Ureterorenoskop

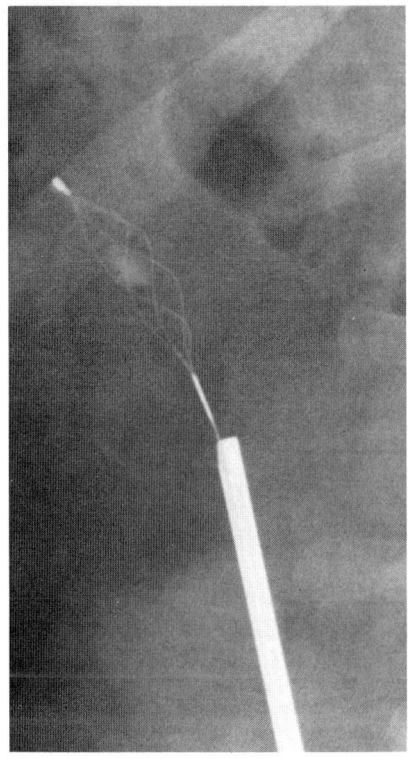

Abb. 190
Ureterorenoskopie

Abb. 191 **Ureterorenoskopische Entfernung eines Nierenbeckensteins**

Allgemeine und spezielle Therapie (Abb. 192)

Die Auflösung von Harnsteinen durch orale Medikation ist das Fernziel der therapeutischen Entwicklungsarbeit. Eine Vielzahl von Medikamenten wird angeboten, die angeblich Steine aller Art auflösen sollen. Harnsäuresteine ausgenommen, können diese Mittel im günstigsten Fall den Abgang kleinerer Steine fördern oder das Größenwachstum verlangsamen, jedoch keine Auflösung bewirken. Das gleiche gilt für Mineralwässer und Heiltees.

Allgemeine Richtlinien zur Steinverhütung

Da die Kausalpathogenese des Steinleidens in der Mehrzahl der Fälle unbekannt ist, besteht auch keine Möglichkeit einer zuverlässig wirksamen Prophylaxe. Man wird jedoch aus der Vielzahl der Faktoren, welche die Steinbildung begünstigen, einzelne bekannte in der Nachbehandlung und in der allgemeinen Lebensweise berücksichtigen.

1. Lebensweise. Ausreichend körperliche Bewegung und körperliche Betätigung sind Grundlagen einer gesunden Lebensweise. Insbesondere bei sitzenden Berufen empfiehlt sich als Ausgleich der regelmäßige Fußweg zur Arbeitsstelle oder leichte Gartenarbeit sowie regelmäßige Gymnastik und Schwimmen.

Mikrolithen und Grieß werden leichter ausgeschwemmt.

2. Flüssigkeitszufuhr. Bei der Verhütung aller Harnsteinformen ist der Flüssigkeitsbedarf von besonderer Bedeutung. Steinbildner sollen starkes Schwitzen durch direkte Sonnenbestrahlung oder Sauna vermeiden. Bei Flüssigkeitsverlust mehr Flüssigkeitszufuhr.

Steine entstehen durch Zusammenlagerung von Harnkristallen. Reichliche und gleichmäßige Flüssigkeitszufuhr bewirkt eine Harnverdünnung. In einem verdünnten Harn mit einem spezifischen Gewicht unter 1015 kommt es nur selten zur Nierensteinbildung. Die Durchspülung führt gleichzeitig zu einer Ausschwemmung von Harnsteingrieß.

3. Kost. Üppige Mahlzeiten und übermäßige Mengen von Alkohol, seelische Belastungen und ungewohnte körperliche Anstrengungen vermeiden.

Keine einseitige Ernährung. Deckung des Eiweißbedarfes *wechselweise* aus Milch und Milchprodukten *oder* Fleisch *oder* Fisch *oder* Geflügel.

Allgemeine Richtlinien zur Steinverhütung

1. Harnverdünnung: Steigerung der täglichen Flüssigkeitszufuhr, so daß eine Urinausscheidung von mindestens 1,5 l/24 Std. erreicht wird.
2. Kost: Regelmäßigkeit. Generell normale Mischkost.
3. Verdauung: Stuhlregulierung. Kein Laxantienabusus.
4. Aktive körperliche Bewegung.
5. Behandlung eines Harnwegsinfektes.

Merke:

- **Harnsteinleiden sind oft mit Übergewicht verbunden. Eine konsequente Senkung des Übergewichts kann nur durch Verminderung der Kalorienzufuhr und gleichzeitig durch mehr körperliche Bewegung erreicht werden.**

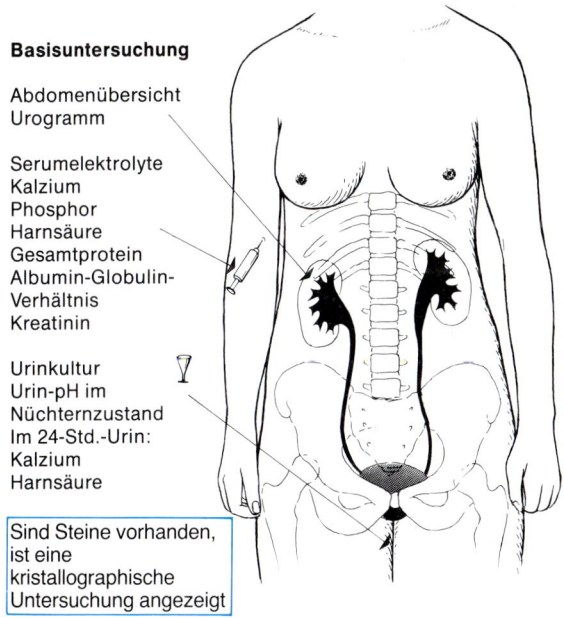

Basisuntersuchung

Abdomenübersicht
Urogramm

Serumelektrolyte
Kalzium
Phosphor
Harnsäure
Gesamtprotein
Albumin-Globulin-
Verhältnis
Kreatinin

Urinkultur
Urin-pH im
Nüchternzustand
Im 24-Std.-Urin:
Kalzium
Harnsäure

Sind Steine vorhanden,
ist eine
kristallographische
Untersuchung angezeigt

Abb. 192 **Laboruntersuchungen von Patienten mit Nierenkonkrementen**

Harnsäuresteine

Das Harnsäuresteinleiden geht oft mit Übergewicht einher. Der Steinbildner muß daher sein Gewicht kontrollieren.

Diät: Da sich Harnsäuresteine im alkalischen Urin auflösen, wird eine basenreiche, alkalisierende Kost empfohlen, bestehend aus: Kartoffeln, Gemüse, Früchten, Mehlspeisen. Die Eiweißzufuhr sollte kontrolliert werden, da der Eiweißabbau nicht nur zu einer vermehrten Harnsäureausscheidung im Urin, sondern auch gleichzeitig zu einer Ansäuerung des Harns führt. Insbesondere bei gleichzeitiger Hyperurikämie und Harnsäuresteinbildung sollte die tägliche Eiweißzufuhr 1 g/kg Körpergewicht nicht überschreiten. In diesem Zusammenhang sei betont, daß Fleisch- und Wurstwaren normalerweise nur 20 % Eiweißgehalt haben.

Der Harnsäuresteinbildner braucht kein Vegetarier zu werden.

Getränke: Es spielt weniger die Art der Getränke eine Rolle als die Flüssigkeitszufuhr selbst. Besonders empfehlenswert sind alkalisierende Wässer wie Fachinger Heilwasser, Wildunger Helenenquelle und Vichy-Wasser. Daneben aber auch alle indifferenten Getränke: Zitronensaft, Teesorten, Bier, Limonaden.

Medikamentöse Behandlung: Die orale medikamentöse konservative Alkalisierungstherapie mit Uralyt-U o. Blemaren ist heute bei Harnsäuresteinen die Methode der Wahl sowohl zur Auflösung als auch zur Rezidivprophylaxe. Der zur Steinauflösung und Rezidivprophylaxe günstige Urin-pH-Wert liegt zwischen 6,4 und 6,7. Werte über 7,0 sind zu vermeiden, da sich im zu weit alkalischen Milieu Phosphatsteine bilden können bzw. es zu einer Umkleidung des Harnsäuresteines mit einem Phosphatmantel kommen kann, so daß keine Auflösung mehr möglich ist.

Die Patienten kontrollieren 3mal täglich den pH-Wert ihres Urins mit einem der Originalpackung beiliegenden Spezialindikatorpapier und regeln danach die Medikamenteneinnahme selbst. Die Therapie hat nur dann Aussicht auf Erfolg, wenn sie konsequent durchgeführt und ärztlich straff überwacht wird. Da es sich um eine Stoffwechselkrankheit handelt, muß der Patient ähnlich wie ein Diabetiker regelmäßig kontrolliert und überwacht werden (Abb. 193).

Bei erhöhtem Harnsäurewert im Blutserum und erhöhter Harnsäureausscheidung im Urin ist zusätzlich die Einnahme von Allopurinol erforderlich. Mit diesem Medikament kann der Harnsäurespiegel im Blutserum und im Urin gesenkt werden.

Da Harnsäuresteine im sauren Urin entstehen und sich im alkalischen Harn wieder auflösen, ist eine konsequente Alkalisierung des Urins erforderlich. Reine Harnsäuresteine sind die einzigen Konkremente, die sich unter medikamentöser Behandlung auflösen.

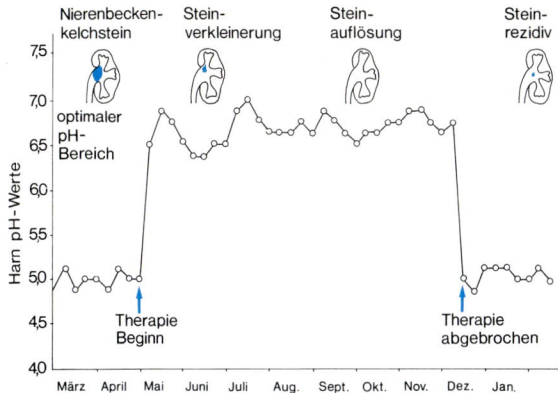

Abb. 193 Alkalitherapie bei Harnsäure-Steindiathese: Nierenbeckenkelchstein kann durch orale Alkalizufuhr aufgelöst werden. Patient bricht die Therapie ab – Steinrezidiv

Merke:

● **Die Alkalisierungstherapie sollte mindestens noch ¼ Jahr nach Auflösung des letzten Konkrementes streng weitergeführt werden. Auch danach müssen die Urin-pH-Werte bei gleichzeitiger Einhaltung der Diät und Trinkgewohnheiten regelmäßig kontrolliert werden. Sinken die Urin-pH-Werte dennoch ins saure Milieu ab, ist erneut die Einnahme des Präparates notwendig, um ein Rezidiv zu verhüten.**

Spezielle Maßnahmen beim Harnsäurestein

1. Flüssigkeiten:
   Fachinger Heilwasser, Altbier, Fruchtsäfte, Früchtetee. – Einschränkung von sonstigen Mineralwässern, Pils, Kölsch, Bohnenkaffee.

2. Diät:
   Verbot einer purinreichen Nahrung wie Gehirn, Leber, Niere, Sardellen, Sardinen, Heringe usw. (tgl. nur bis 200 mg Purin). Einschränkung von Zitrusfrüchten, Spinat, Hülsenfrüchten, Kohlgemüse, Pilzen, Schwarzbrot.

3. Medikamente:
   a) Uralyt-U. Der pH-Wert soll zwischen 6,4 und 6,8 liegen, nie über pH 7,0.
   b) Allopurinol bei Erhöhung des Harnsäurespiegels im Serum und bei erhöhter Harnsäureausscheidung.

Zystinsteine

Bei den seltenen Zystinsteinen liegt ursächlich ein angeborener, vererbbarer Nierentubulusdefekt vor, bei dem die Aminosäure Zystin ungenügend resorbiert wird. Zystin fällt im sauren Harn als schwer lösliches Kristall aus und bildet kompakte Konkremente jeder Größe. Zur Rezidivsteinverhütung nach Operationen muß der Harn ebenfalls mit Uralyt-U alkalisch gehalten werden. Die pH-Werte sollen über 7,5 liegen. Gleichzeitig ist dringend eine Steigerung der Trinkmenge erforderlich, die das spezifische Harngewicht auf Werte um 1012 hält, da sonst in dem stark alkalischen Urin die Gefahr der Kalziumphosphat-Steinbildung besteht. Durch eine hochdosierte Askorbintherapie wird das Zystin-Zystein-Verhältnis im Urin zugunsten des besser löslichen Zysteins verändert. Durch Verabreichung als Brausetablette (5 g Vitamin C = 5 Cedoxon-Tabletten à 1000 mg) wird die gewünschte Diureseforderung sowie eine Alkalisierung des Harns erreicht.

Spezielle Maßnahmen beim Zystinstein

1. Flüssigkeiten:
   Fachinger Heilwasser, Altbier, Fruchtsäfte, Früchtetees.

2. Diät:
   mäßig Eiweiß, methionin- und zystinarme Diät (Tab. 34).

3. Medikamente:
   a) Uralyt-U, pH-Optimum zwischen 7 und 8,
   b) D-Penicillamin initial tgl. 6 Tbl., Erhaltungsdosis 3–5 Tbl. und Hexobion 1 × tgl. 1 Tbl. à 40 mg.
   c) 5 g Vitamin C (tgl. 5 Cedoxon-Brausetabletten à 1000 mg).

Technik der Harn-pH-Messung

Das Urin-pH sollte zwischen 6,2 und 7,0 liegen; beim Zystinstein über 7,5. Als Kontrolle wird ein Teststreifen des Spezialindikatorpapiers Uralyt-U 3 × täglich in den frisch gelassenen Urin getaucht. Der Farbumschlag des uringetränkten Streifens wird mit der zugehörigen Farbskala verglichen, der pH-Wert abgelesen und in die Kontrolltabelle eingetragen (Abb. 194).

Tabelle 34 **Puringehalt von Nahrungsmitteln**

Gruppe 1: 0–50 mg Purin/100 g	Gruppe 2: 50–150 mg Purin/100 g	Gruppe 3: 150–1000 mg Purin/100 g
Früchte	Erbsen, grün	Innere Organe (Leber, Niere, Hirn, Thymus)
Fruchtsäfte	Hülsenfrüchte, trocken	Fleischextrakt
Gemüse (ausgenommen jene der Gruppe 2)	Blumenkohl	Anschovis
Nüsse	Spargel	Hering
Getreideprodukte, Brot (ausgenommen Vollkornprodukte)	Spinat	Sardinen
	Pilze	Makrelen
Süßigkeiten	Vollkornprodukte	Muscheln
Getränke (Kaffee, Tee)	Geflügel (Ente, Huhn, Truthahn)	
Fette	Fleisch (Kalb, Lamm, Schwein, Rind)	
Eier	Fische (ausgenommen jene der Gruppe 3)	
Kuhmilch	Austern	
Milchprodukte	Schalentiere	

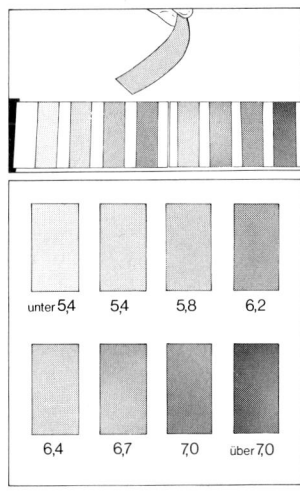

Abb. 194 **Kontrolle und Messung des Urin-pH-Wertes**

Kalziumoxalatsteine

Kalziumoxalatsteine bestehen aus Kalziumoxalatdihydrat (Weddelit ~25%) oder Kalziumoxalatmonohydrat (Whewellit ~75%).

Da die Oxalsäure überwiegend im körpereigenen Stoffwechsel gebildet wird, ist eine oxalsäurearme Diät nicht entscheidend (Tab. 36). Da der Oxalatsteinbildner mehr Kalk über den Harn ausscheidet als normal, müssen kalziumreiche Nahrungsmittel wie Milch und Molkereiprodukte eingeschränkt werden (Tab. 35). Da Magnesium als wichtiger Lösungsvermittler für Oxalatsteine gilt, sind eine magnesiumhaltige Kost (Haferflocken, Reis, Kartoffeln, Teigwaren) sowie magnesiumhaltige Mineralwässer zu empfehlen.

Medikamentöse Behandlung: Derzeit existieren auf dem Markt keine Medikamente, von denen eine absolut zuverlässig wirksame Steinprophylaxe zu erwarten ist.

Die Einhaltung einer erhöhten Flüssigkeitszufuhr ist bei Kalziumoxalatsteinbildnern von entscheidender Bedeutung. Bei einer Reihe von Patienten mit Oxalatsteinen wird eine Hyperurikämie festgestellt. Da es heißt, daß die Harnsäure die Bildung schwerlöslicher Kalziumoxalatkristalle fördert, kann durch Verminderung der Harnsäure im Urin die Kristallisationsneigung für Kalziumoxalat vermindert werden. Die Gabe von Allopurinol vermindert auf die Dauer die Harnsäureausscheidung, so daß bei einer Hyperurikämie eine derartige Medikation gerechtferig ist.

Durch die Gabe des Ionenaustauschers Natriumzellulosephosphat wird die Kalziumresorption im Darm und damit die Kalziumausscheidung mit dem Urin deutlich vermindert.

Thiazide (z. B. Esidrix) bewirken eine Verminderung der Kalziumexkretion im Harn durch eine vermehrte Kalziumabsorption im proximalen Tubulus. Nachteil ist hier der Kaliumverlust durch Thiazide.

Alkalizitrate sollen Einfluß auf den Säure-, Basen- und Mineralstoffwechsel haben und damit auch Einfluß auf die Kristallisation steinbildender Substanzen nehmen. Die Gabe von Alkalizitrat führt zu einem Anstieg der Zitratausscheidung im Urin, der Harn wird neutralisiert bzw. in das alkalische Milieu verschoben, die Kalziumausscheidung im Urin wird gesenkt, während die Natrium- und Kaliumausscheidung zunimmt.

Es soll zu einer besseren Löslichkeit von Kalziumoxalat durch Kalziumzitratbindung sowie zu einer Agglomerationshemmung von Kalziumoxalatkontrollen durch Zitrat kommen. Bei rezidivierender Kalziumoxalatsteinbildung und nachgewiesener Hyperzitraturie kann eine intermittierende Alkalizitrattherapie mit Oxalyt-C in Erwägung gezogen werden. Harnwegsinfektionen, Niereninsuffizienz sowie Hypertonus sind als Kontraindikationen anzusehen.

Tabelle 35 **Kalziumgehalt der Nahrungsmittel** (nach Souci und Bosch)

In 100 g Nahrungsmittel sind nachstehende Mengen Kalzium in mg enthalten

Kuhmilch	120	Parmesankäse	1300
Trinkmilch, 3% Fettgehalt	128	Camembertkäse	380
Joghurt	120	Gartenkresse	214
Magermilch	120	Mangold	100
Buttermilch	109	Grünkohl	210
Kondensmilch	230	Spinat	110
Vollmilchpulver	920	Feigen, getrocknet	140
Magermilchpulver	1300	Haselnüsse	240
Emmentaler Käse, 45%	1180	Mandeln, süße	250
Edelpilzkäse	590	Paranüsse	185
Edamer Käse, 50%	800	Milchschokolade	214
Briekäse, 50%	400		

Merke:

● **Die Einnahme von Speisen, die mehr als 100 mg Kalzium pro 100 g eßbarem Anteil enthalten, sollte bei Kalziumsteinträgern eingeschränkt werden.**

Tabelle 36 **Oxalsäuregehalt einiger Nahrungsmittel (mg/dl)**

Rhabarber	240–500	Kakao	400–500
Spinat	290–800	Brot	4
Petersilie	140	Tomaten	5–7
Stachelbeeren	88	Weintrauben	8
Feigen, getrocknet	100–120		

Tomaten haben einen niedrigen Oxalsäuregehalt!

Spezielle Maßnahmen beim Kalziumoxalatstein

1. Flüssigkeiten:
   Fachinger Heilwasser, Bier, Fruchtsäfte oder Früchtetees, schwarzer Tee. – Einschränkung von Milch, sonstigen Mineralwässern.

2. Diät:
   Einschränkung von Milchprodukten.

3. Medikamente:
   a) Bei idiopathischer Hyperkalzurie: Thiazide.
   b) Bei Erhöhung des Harnsäurespiegels bzw. der Harnsäureausscheidung: Allopurinol.
   c) Bei niedriger Zitratausscheidung: Oxalyt-C.

Phosphatsteine

Bei den Phosphatsteinen muß man zwischen den nur im infizierten Harn vorkommenden Magnesiumammoniumphosphat-Steinen (Struvit) sowie den sich auch im sauren Harn bildenden Verbindungen Kalziumphosphatsteinen (Apatit, Brushit) unterscheiden (Abb. 195).

Ernährung: Magnesiumammoniumphosphat-Steine entstehen bei Harnwegsinfektionen. Da der Urin dabei alkalisch wird, ist eine Harnsäuerung durch Medikamente und Diät wichtigste Forderung zur Vermeidung von Rezidivsteinen. Zu den säuernden Nahrungsmitteln zählen Fleisch, Fisch, Eier.

Geeignete Getränke: säuerliche Mineralwässer (Apollinaris, Selterswasser), aber auch alle indifferenten Getränke (Limonaden, Bier, Teesorten usw.).

Medikamentöse Behandlung: Eine diätetische Ansäuerung des Urins genügt allein meist nicht. Der Steinbildner muß 3mal täglich sein Urin-pH, das unter 6,0 liegen sollte, mit einem Indikatorpapier kontrollieren. Zur Ansäuerung des Harns eignen sich Präparate wie L-Methionin-Gry oder Ammoniumchlorid (Mixtura-solvens-Compretten, Extin-Tabletten) sowie auf HCl-Basis.

Von wesentlicher Bedeutung ist die Behandlung des Harnwegsinfektes als Ursache der Steinbildung. Im allgemeinen kommt es allerdings erst zur Ausheilung eines chronischen Infektes nach Entfernung des Steines. Eine antibiotische Behandlung bei vorhandenem Stein oder gestörten Harnabflußverhältnissen bleibt erfolglos.

Steinauflösende oder steinabtreibende Präparate: Es befindet sich eine Vielzahl von Präparaten im Handel, die zur Behandlung der Nephrolithiasis empfohlen werden. Die Wirkung dieser Mittel sowohl zur Steinprophylaxe als auch zur Ausschwemmung von Mikrolithen und abgangsfähiger Konkremente ist nicht eindeutig gesichert. Die Gefahr dieser größtenteils unschädlichen Präparate liegt darin, daß die Patienten im Vertrauen auf deren Wirksamkeit wesentliche Maßnahmen zur Steinprophylaxe außer acht lassen.

Bei kalziumhaltigen Steinen soll eine Rezidivbildung durch orale Zufuhr von Orthophosphat verhindert werden. Der Wirkungsmechanismus der Phosphattherapie ist jedoch noch nicht restlos aufgeklärt und gesichert.

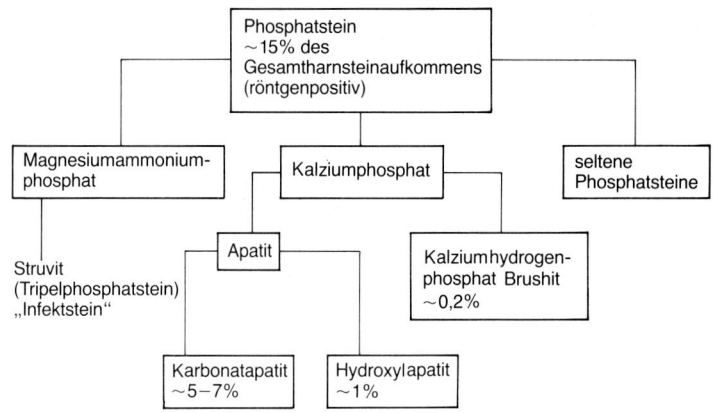

Abb. 195 **Aufschlüsselung der Phosphatsteine** (nach Matuschek)

Spezielle Maßnahmen beim Kalziumphosphatstein

1. Flüssigkeiten:
   Säuerlinge, Pils, Kölsch, Früchtetees. – Einschränkung von Milch, Mineralwasser, Bohnenkaffee, konservierten Fruchtsäften.

2. Diät:
   Einschränkung von Milchprodukten sowie Zitrusfrüchten.

3. Medikamente:
   Harnsäuerung auf pH 5,7–6,0: Extin 3–4 × tgl. 3–4 Tbl. oder Mixtura-solvens-Compretten 3–4 × tgl. 2–3 Tbl.; L-Methionin-Gry 3 × tgl. 1–2 Tbl.

Für die Praxis

1. Koliken sind Symptome einer Harnabflußstörung. Sie können verschiedene Ursachen haben. In den meisten Fällen handelt es sich um Steine im Nierenbecken oder Harnleiter.

2. Steinkoliken haben wehenartigen Charakter mit freien Intervallen. Sieht man den Patienten im freien Intervall, lassen Erbrechen, Blähbauch und Druckempfindlichkeit an ein akutes Abdomen denken.

3. Genaue Anamnese ist wichtig. Die Steinkolik beginnt wie ein Blitz aus heiterem Himmel. Der Patient krümmt sich vor Schmerz, der Schmerzcharakter ist wehenartig. Das akute Abdomen liegt still und vermeidet jede Bewegung. Der Puls ist beschleunigt, bei der Kolik als Vaguspuls meistens bradykard.

4. Abdomenübersichtsaufnahme, Sonographie und intravenöses Urogramm sind die Basisdiagnostik nach einer Kolik. Die Röntgenuntersuchung kann von der Praxis aus veranlaßt und ambulant durchgeführt werden.

5. Das Ergebnis der Röntgenuntersuchung bestimmt den Heilplan für Praxis und Klinik: konservative Behandlung oder operative Behandlung.

6. Therapie der Steinkolik beim Hausbesuch ist die intravenöse Injektion starker Analgetika der Novalgin-Gruppe. Die sofortige Wirkung klingt nach 2–3 Std. ab. Insbesondere bei Nachtbesuchen empfiehlt es sich, zusätzlich ein Analgetikum intramuskulär zu geben oder starke Suppositorien zu verordnen, um nicht in kurzer Zeit wieder gerufen zu werden.

7. Harnsäuresteine sind die einzigen Konkremente, die durch medikamentöse Behandlung aufgelöst werden können. Da es sich um eine Stoffwechselerkrankung handelt, muß der Steinbildner langfristig wie ein Diabetiker behandelt und überwacht werden.

8. Wichtigste Maßnahme zur Steinverhütung ist die Harnverdünnung mit einer Harnausscheidung von mindestens 1500 ml in 24 Std. Die notwendigen Trinkmengen sollen über den Tag verteilt werden, um Kreislaufbelastungen zu vermeiden. Letzte Flüssigkeitsaufnahme vor dem Schlafengehen. Beruhigender Hinweis für den Patienten: Nachts in horizontaler Lage arbeitet das Herz nur für die Nieren und wird nicht belastet.

9. Zum Ausschluß von Stoffwechselstörungen sollten Serumkalzium, Phosphat, Harnsäure, im Harn die 24-Std.-Ausscheidung von Kalzium, Zitrat, Oxalat, Harnsäure, untersucht werden (s. Abb. 192).

10. *Lebensweise.* Ausreichend körperliche Bewegung und körperliche Betätigung sind Grundlagen einer gesunden Lebensweise. Insbesondere bei sitzenden Berufen empfiehlt sich als Ausgleich der tägliche Fußweg zur Arbeitsstelle oder leichte Gartenarbeit sowie regelmäßige Gymnastik und Schwimmen. Durch tiefe In- und Exspiration sowie durch spezielle Gymnastik mit Rumpfbeuge und Anspannung der Bauchpresse wird auch die Peristaltik des Nierenbeckens angeregt, so daß Mikrolithen und Grieß leichter ausgeschwemmt werden können.

Harnsteinleiden sind oft mit Übergewicht verbunden. Eine konsequente Senkung des Übergewichts kann nur durch Verminderung der Kalorienzufuhr und gleichzeitig durch mehr körperliche Bewegung erreicht werden.

11. *Flüssigkeitszufuhr.* Bei der Verhütung aller Harnsteinformen ist der Flüssigkeitsbedarf von besonderer Bedeutung. Steinbildner sollen starkes Schwitzen durch direkte Sonnenbestrahlung oder Sauna vermeiden. Bei Flüssigkeitsverlust mehr Flüssigkeitszufuhr.

Steine entstehen durch Zusammenlagerung von Harnkristallen. Reichliche und gleichmäßige Flüssigkeitszufuhr bewirkt eine Harnverdünnung. In einem verdünnten Harn mit einem spezifischen Gewicht unter 1015 kommt es nur selten zur Nierensteinbildung. Die Durchspülung führt gleichzeitig zu einer Ausschwemmung von Harnsteingrieß.

Die tägliche Trinkmenge muß so hoch sein, daß der Steinbildner innerhalb von 24 Std. mindestens 1500 ml Urin ausscheidet.

Eine Mindesttrinkmenge von 2–2,5 l ist jedoch sicherlich erforderlich. Wichtig ist, vor dem Schlafengehen ½ l Flüssigkeit zu trinken, damit der Durchspülungseffekt während der Nacht garantiert ist und das spezifische Harngewicht nicht ansteigt.

Wie bestimmt der Steinbildner die täglich erforderliche Trinkmenge?
Innerhalb 24 Std. muß die Menge der einzelnen Harnportionen in einem graduierten Maßglas bestimmt werden. Daraus ergibt sich die 24-Std.-Gesamtausscheidung. Eine weitere Kontrolle der erforderlichen Flüssigkeitszufuhr ist durch die Kenntnis des spezifischen Harngewichts möglich. Der Steinbildner bestimmt es auf einfache Weise mit einem vom Arzt verordneten Teststreifen.

Entleerungsstörungen

Harnwege

In der Systematik urologischer Krankheitsbilder unterscheiden wir Erkrankungen des parenchymatösen Ausscheidungsorgans *Niere* und Erkrankungen der *ableitenden Harnwege*. Die als Hohlorgane anatomisch einfach aufgebauten Harnwege haben physiologisch Transport- bzw. Reservoirfunktion. Sie beginnen an der Papillenspitze im pyelorenalen Grenzgebiet der Niere und enden am Ostium urethrae externum. Jede Abflußstörung an einem beliebigen Punkt dieses Hohlsystems führt zwangsläufig zur Rückstauung des Harns und im Endeffekt zu einer Schädigung des übergeordneten parenchymatösen Zentralorgans. Liegt das Hindernis im Bereich der Harnröhre oder im Blasenhalsgebiet, werden beide Seiten des Systems mit beiden Nieren betroffen. Man spricht dann von einer Systemerkrankung, Typ Harnröhrenstriktur oder Prostataadenom.

Abflußstörungen oberhalb der Blase im Bereich des Harnleiters oder Nierenbeckens treten in der Regel einseitig auf, Typ Stein, Stenose oder Tumor. Die unbehandelte proximale oder distale Abflußstörung innerhalb der Harnwege führt durch Rückstauung zur Zerstörung einer oder beider Nieren. Für die Praxis ergibt sich daraus die Konsequenz, jede Kolik, jeden unklaren Nierenschmerz, jede Miktionsstörung nur als Symptom eines Grundleidens aufzufassen.

Das Symptom der akuten Abflußstörung ist die Kolik. Da wandernde Harnsteine die häufigste Ursache der Abflußstörungen in den Harnwegen bilden, werden kolikartige Beschwerden in der Praxis fast immer als Steinkolik angesehen. An die Vielzahl anderer Krankheitsbilder, die ähnliche Symptome verursachen können, wird nicht gedacht (Abb. 196).

Bei der Obturation durch einen Stein ist die Behandlung einfach. Nach Spontanabgang des Steines bzw. nach instrumenteller oder operativer Entfernung sind die Harnwege frei, und die normalen Verhältnisse stellen sich in kurzer Zeit wieder her. Bei allen anderen Abflußstörungen, organischen Veränderungen am Nierenbeckenausgang, angeborenen oder erworbenen Stenosen des Harnleiters usw., werden größere plastische Operationen erforderlich.

Die Erfolge dieser Eingriffe sind um so besser, je früher sie durchgeführt werden. Wenn die Nierenschädigung weiter fortgeschritten ist, bleibt in vielen Fällen bei Einseitigkeit und gesunder anderer Niere nur noch die Nephrektomie übrig.

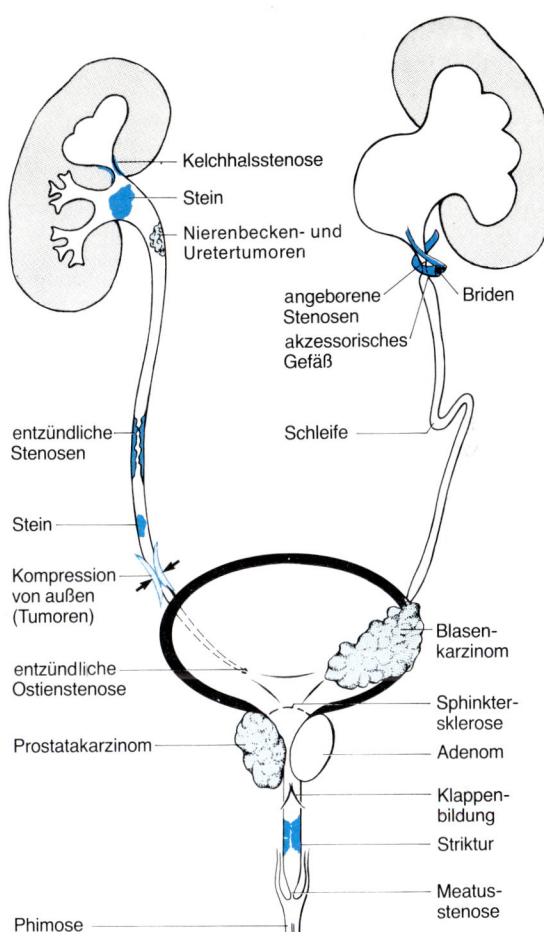

Kelchhalsstenose

Stein

Nierenbecken- und
Uretertumoren

angeborene
Stenosen

Briden

akzessorisches
Gefäß

entzündliche
Stenosen

Schleife

Stein

Kompression
von außen
(Tumoren)

Blasen-
karzinom

entzündliche
Ostienstenose

Sphinkter-
sklerose

Prostatakarzinom

Adenom

Klappen-
bildung

Striktur

Meatus-
stenose

Phimose

Abb. 196 **Ursachen von Harnabflußstörungen**

Merke:

● **Koliken, Kreuzschmerzen unklarer Ursache müssen mit Hilfe von Sonographie sowie Abdomenübersicht und Urogramm geklärt werden.**

Druckverhältnisse der Harnstauungsniere

Bei der kompletten Obstruktion des Harnleiters kommt es zu einem Anstieg des Harnleiter- bzw. Nierenbeckeninnendruckes, dessen Plateau Ausdruck eines Gleichgewichtes von Glomerulusfiltration und Reabsorption ist. Da das Pyelon mit den Nephronen ein System kommunizierender Röhren bildet, muß sich der Druck auf die ganzen Harnkanälchen übertragen.

Die Druckverhältnisse bei der akuten Harnstauung lassen sich am besten im Vergleich mit den Normalverhältnissen beurteilen (Abb. 197).

Analog zu den morphologischen Veränderungen des Nierenbeckenkelchsystems kommt es zu Gefäßveränderungen im Sinne von Kaliberveränderungen. Eine Erholungsfähigkeit der Niere ist nicht mehr gegeben, wenn die Durchblutung auf weniger als 50–70% reduziert ist.

Zwischen der Höhe des Nierenbeckendruckes und der Flüssigkeitsbelastung ergibt sich eine deutliche Abhängigkeit. Maximalwerte werden unter osmotischer Diurese erreicht. Unter diesen Bedingungen ist eine wesentliche Reabsorption nicht mehr möglich, so daß der Nierenbeckendruck unter osmotischer Diurese eine starke Annäherung an den effektiven Filtrationsdruck zeigt.

Ektasie

Analog der Druckerhöhung im Nierenbeckenkelchsystem kommt es zu einer Ausweitung der Nierenbeckenwand, die mit ihren elastischen Elementen die Druckerhöhung aufzufangen sucht. Wie lange und in welchem Ausmaß hier eine Kompensation erfolgen kann, ist von unterschiedlichen Faktoren – besonders vom Alter des Patienten – abhängig. Bei partieller Obstruktion kann bei jugendlichem Organismus eine Parenchymschädigung aufgefangen werden. Das Hinzutreten einer Infektion kann diesen Ausgleich verhindern.

Hydronephrose

Dauert die Stauung länger an, kommt es zur Druckwirkung auf die Papillen, so daß sich im röntgenologischen Bild die primär konkaven Konturen der Kelche strecken und schließlich konvex ausbuchten (Abb. 198). Damit erfaßt die Schädigung bereits den postglomerulären Apparat und zeigt sich u. a. in einer Konzentrationsschwäche der Niere. Morphologische und funktionelle Veränderungen sind in diesem Stadium jedoch noch völlig reversibel. Bei fortbestehender Stauung wird das Gleichgewicht zwischen Filtration und Reabsorption durch die postglomeruläre Schädigung verschoben: der Sekretionsdruck wird von den Tubuli nicht mehr aufgefangen. Die Druckerhöhung führt zunehmend zu einer Atrophie des Gesamtparenchyms, das im Endzustand als schmale, funktionslose Kappe dem hydronephrotischen Wassersack aufsitzt (Abb. 198). Die Progredienz der Entwicklung ist unterschiedlich beim intrarenalen und extrarenalen Nierenbecken.

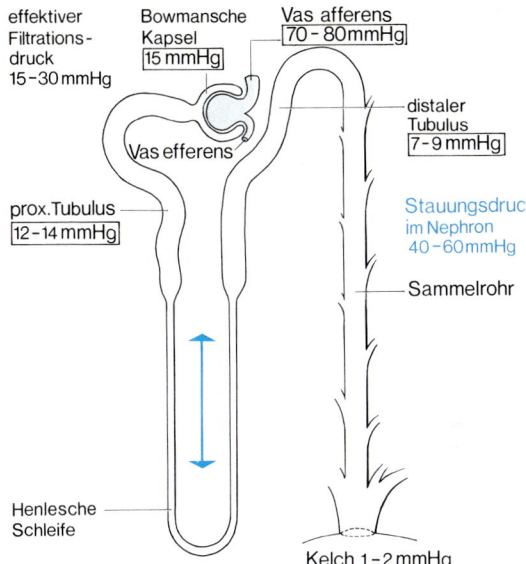

effektiver
Filtrations-
druck
15–30 mmHg

Bowmansche
Kapsel
15 mmHg

Vas afferens
70 – 80 mmHg

Vas efferens

distaler
Tubulus
7 – 9 mmHg

prox. Tubulus
12 – 14 mmHg

Stauungsdruck
im Nephron
40 – 60 mmHg

Sammelrohr

Henlesche
Schleife

Kelch 1 – 2 mmHg

Abb. 197 **Druckverhältnisse im Tubulussystem und in den Sammelrohren** (nach Peters)

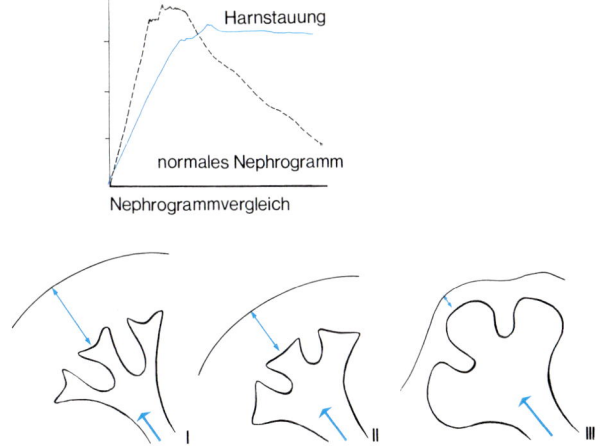

Harnstauung

normales Nephrogramm

Nephrogrammvergleich

I

II

III

Abb. 198 **Harnstauung und Morphologie:** Im Isotopennephrogramm kommt es in der Sekretionsphase zu einer Plateau-Bildung. Morphologisch findet sich je nach Grad eine Harnstauung, eine Nierenbeckenkelchektasie, die im Anfangsstadium jedoch völlig reversibel ist

Subpelvine Stenose

Eine Nierenbeckenabgangsstenose kann durch Narbenbildung, hohen Harnleiterabgang, Briden, einen atypischen Gefäßverlauf usw. bedingt sein. Die elastische Nierenbeckenwand fängt die Druckerhöhung zunächst auf, so daß außer der Ektasie keine Störung der Nierenfunktion vorliegt. Druckschmerzen, unklare Kreuzschmerzen, aber auch intermittierende Koliken können die Folge sein.

Bei den *chronischen Abflußstörungen* werden mit der Atonie der glatten Muskulatur der Harnwege die subjektiven Beschwerden allmählich geringer, und es kommt zur Ektasie bzw. zur Bildung einer Hydronephrose. Die Ektasie ist ein pathophysiologischer Zustand, der völlig reversibel ist (Abb. 199). Die **Hydronephrose** ist dagegen der pathologisch-anatomisch fixierte Endzustand und nicht mehr reversibel. Bei der Deutung von Röntgenbefunden, bei der Begutachtung usw. ist auf die richtige Nomenklatur zu achten. Häufig werden die Begriffe verwechselt.

Retroperitonealfibrose oder Morbus Ormond

Das relativ seltene, in der Allgemeinmedizin weniger bekannte, ernste Krankheitsbild ist von Ormond erstmalig beschrieben. Bei der Retroperitonealfibrose, pathogenetisch noch nicht völlig geklärt, kommt es im Retroperitonealraum zu einer sehr langsam fortschreitenden Bindegewebsbildung, so daß die ebenfalls retroperitoneal verlaufenden Harnleiter in einer bindegewebigen Platte wie eingemauert sind.

Durch Verlust der Dynamik und Kompression von außen kommt es zu einer langsam zunehmenden Abflußstörung, und da das Krankheitsbild in der Regel doppelseitig ist, in der Endphase zur Anurie oder Urämie.

Diagnose: Die Patienten klagen selten über Koliken, mehr über dumpfes Druckgefühl in der Nierengegend mit Ausstrahlung in den Harnleiterverlauf. Bei der intravenösen Urographie besteht meistens schon eine Ektasie des Nierenbeckens und des oberen Harnleiterdrittels, während das mittlere Harnleiterdrittel etwa im Sakralbereich medial nach der Wirbelsäule zu verlagert ist. Dieser Röntgenbefund ist für das Krankheitsbild charakteristisch.

Therapie: operative Ausschälung der Ureteren aus der bindegewebigen Platte und intraperitoneale Verlagerung. Der Versuch einer konservativen Behandlung mit Kortisonpräparaten bei gleichzeitiger innerer Drainage (Pigtail-Katheter) ist gelegentlich erfolgreich.

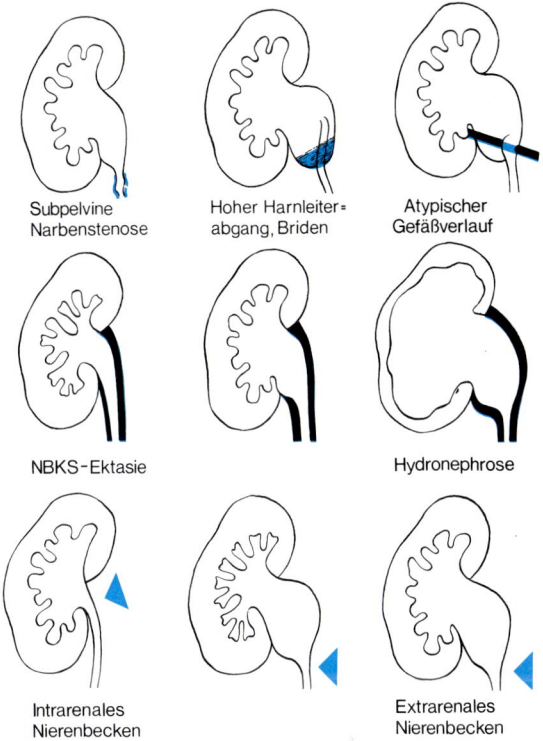

Subpelvine
Narbenstenose

Hoher Harnleiter=
abgang, Briden

Atypischer
Gefäßverlauf

NBKS-Ektasie

Hydronephrose

Intrarenales
Nierenbecken

Extrarenales
Nierenbecken

Abb. 199   **Ursachen der Harnstauung und Entwicklung der Hydronephrose**

Regel:

Koliken sind Ausdruck einer Abflußstörung der Harnwege und haben
fast immer eine organische Ursache. Wird diese Ursache nicht behoben,
so kommt es früher oder später zur irreparablen Nierenschädigung und –
als therapeutische Konsequenz – zur Nephrektomie. Bei rechtzeitiger
Diagnose kann die Niere durch plastische Operationen erhalten werden.
In der Praxis wird das Symptom Kolik symptomatisch behandelt. In
jedem Falle ist später, auch bei völliger Beschwerdefreiheit, eine Röntgenuntersuchung mit Abdomenübersichtsaufnahme und Urogramm erforderlich.

Harnblase

Normalerweise wird die Blase bei der Miktion restlos entleert. Die Miktionszeiten richten sich nach dem Fassungsvermögen der Blase und dem Harnangebot von der Niere. Die Qualität der Miktion ist von der Austreibungskraft der Blasenmuskulatur und dem Zustand ihres Abflußventils abhängig.

Demnach unterscheiden wir zwei Grundformen der Entleerungsstörung:

– primärer Verlust der Blasendynamik (z. B. Querschnittsläsion),

– Verlegung des Blasenausgangs mit sekundärem Verlust der Dynamik (z. B. Prostataadenom).

Maßstab für die Entleerungsstörung ist die Harnflußmessung (Uroflowmetrie). Die Harnmenge, die nach der Miktion oder nach dem Versuch der Miktion in der Blase zurückbleibt – Restharn oder Harnverhaltung ist ebenfalls ein Zeichen der Entleerungsstörung.

Je nach dem Verhältnis von Austreibungskraft und Abflußhindernis unterscheidet man verschiedene Grade der Entleerungsstörung:

– Initialstadium mit Dysurie, Pollakisurie und abnehmender Projektion des Harnstrahls. Phase der kompensierten Dysregulation ohne Restharn.

– Stadium der beginnenden Dekompensation, chronische komplette Harnverhaltung mit Überlaufblase.

Blasenentleerungsstörungen können neurologische Ursachen haben wie Querschnittsläsionen, Tumoren des Rückenmarkes, Neurolues und multiple Sklerose. Die neurogenen Blasenentleerungsstörungen werden in dem Kapitel *Urologische Komplikationen bei neurologischen Erkrankungen* abgehandelt. Subvesikale Blasenentleerungsstörungen können aber auch durch Blasenhalsveränderungen verursacht sein, wie Schließmuskelstarre, Prostataadenom und Prostatakarzinom. Darüber hinaus können Strikturen der Harnröhre, Fremdkörper und Steine Blasenentleerungsstörungen verursachen (Abb. 200 und 201).

Fremdkörper und Blasensteine

Fremdkörper gelangen durch onanistische Manipulationen in die Blase, bei Frauen aufgrund der anatomischen Verhältnisse leichter, bei Männern durch retrograde Bewegung, z. B. bei Rückgang einer Erektion. *Blasensteine* bilden sich nur bei Restharn und Harninfektion. Sie können aus den oberen Harnwegen stammen, bleiben in der Blase liegen und wachsen durch Apposition.

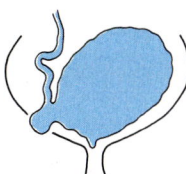 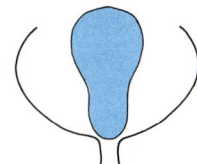 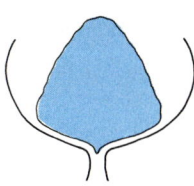

Abb. 200 **Pathologische Blasenkonturen:** Blasenentleerungsstörung mit Ureteral-divertikel und Reflux/Einengung der Blase durch Hämatom/neurogene Blase – „Christbaumblase" (nach Altwein/Rübben)

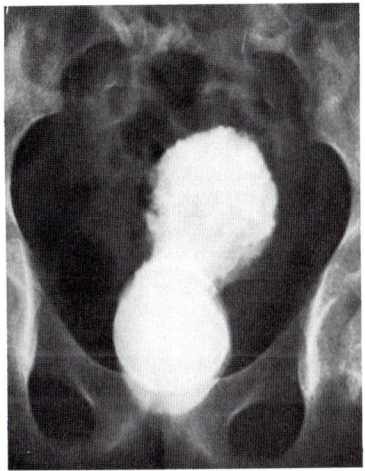 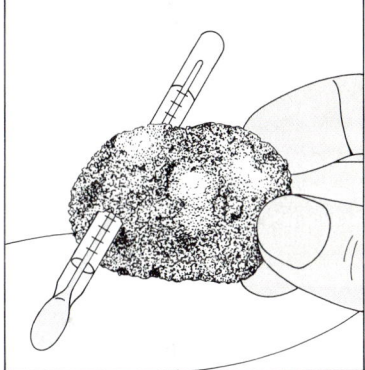

Abb. 201 **Fremdkörper mit Steinbildung in der Blase**

Regel:

Bei Blasensteinen muß als Ursache eine krankhafte Veränderung im Blasenhals vorliegen, da kleine Konkremente normalerweise mit der Miktion entleert werden. Meistens werden sie erst im späteren mittleren Alter und im Alter bei Grundleiden wie Adenom, Schließmuskelstarre oder Strikturen beobachtet (s. Kapitel *Steinerkrankungen*).

Strikturen der Harnröhre (Abb. 202)

Bis zur Chemotherapie der Gonorrhö waren 70% aller Strikturen postgonorrhoischer Natur. Diese Formen sind heute seltener geworden und werden häufig bei älteren Männern angetroffen, deren Tripper vor 40 Jahren mit lokalen Maßnahmen behandelt wurde.

Ursache von Strikturen sind heute meistens Verletzungen der Harnröhre bei unsachgemäßen instrumentellen Untersuchungen, Katheter, Zystoskopie, seltener primäre Entzündungen auf unspezifischer Basis und Tuberkulose.

Traumatische Strikturen: s. Kapitel *Verletzungen der Nieren und ableitenden Harnwege*. Angeborene bulbäre Harnröhrenstrikturen sind selten.

Symptome: Entsprechend der im allgemeinen langsam fortschreitenden Narbenbildung ist der Verlauf chronisch. Der Harnstrahl wird langsam dünner, verliert an Projektion, ist gedreht und wird im Endzustand fadenförmig.

Diagnose: typische Anamnese. Beobachtung des Harnstrahls. Ein Urethrogramm sichert die Diagnose.

Therapie: In der Praxis soll jeder Versuch der Bougierung unterbleiben, da die Gefahr einer Harnröhrenverletzung (Via falsa) besteht. Bei kompletter Harnverhaltung kann symptomatisch und zur Behandlung des akuten Zustandes die Punktion der Blase durchgeführt werden. Die Behandlung der Harnröhrenstriktur ist eine Angelegenheit des Facharztes: z.B. Urethrotomia interna.

Blasenschließmuskelstarre oder Sphinktersklerose

Der innere Blasenschließmuskel ist normalerweise weit und elastisch.

Als Folge blander, chronischer Adnexitis (Prostata- und Samenblasenentzündung) oder nach Operationen an der Prostata (z.B. nach transurethraler Resektion) kommt es im Bereich des Schließmuskelringes zur Bindegewebevermehrung, er verliert seine Elastizität und wird starr (Abb. 203). Die Einschränkung seines normalen Bewegungsspieles führt zur Entleerungsstörung der Blase in verschiedenen Stadien, die dem Grad der Schließmuskelstarre parallel gehen.

Diagnose: typische Anamnese mit allmählich abnehmender Projektion des dünner werdenden Harnstrahls; Dysurie, Pollakisurie. Bei der rektalen Untersuchung ist die Prostata nicht vergrößert, sondern klein, atrophisch und von gleichmäßig derber Konsistenz. Meist imponiert das rektal tastbare Gewebe als flache Platte (Kastanienform mit zentraler Eindellung), in der die normalen Konturen der Prostata nicht mehr abzugrenzen sind.

Therapie: Bei kompletter Verhaltung suprapubische Punktionsfistel der Blase oder Dauerkatheter. Operativ: transurethrale Elektroresektion des Blasenhalses.

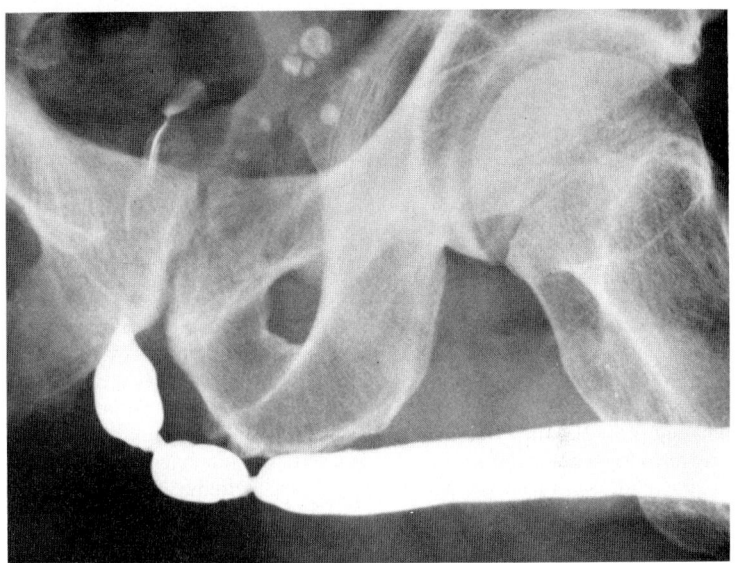

Abb. 202   **Harnröhrenstrikturen**

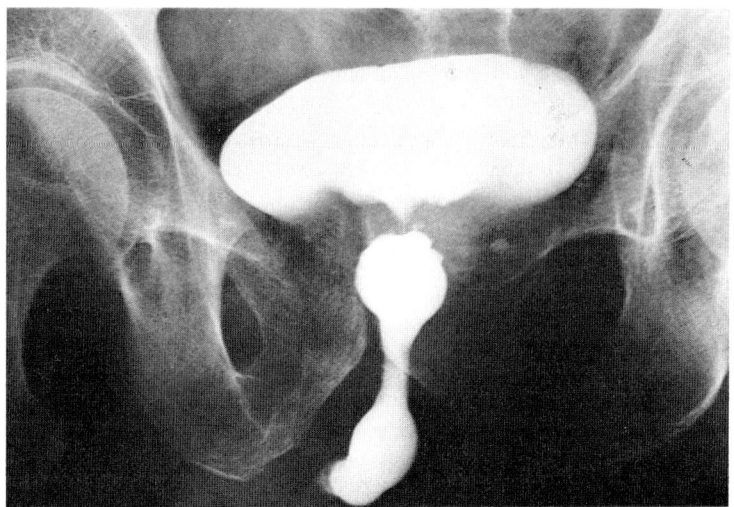

Abb. 203   **Sphinktersklerose bzw. Blasenhalssklerose (Z. n. Elektroresektion)**

Verletzungen der Nieren und ableitenden Harnwege

Die Verkehrsunfälle, aber auch die Häufigkeit von Arbeits- und häuslichen Unfällen sowie von Sportunfällen haben zugenommen und insbesondere zu einer Erhöhung von Mehrfachverletzungen geführt, bei denen die Urogenitalorgane gelegentlich betroffen sind.

Die Nieren und Harnwege sind vor leichten Traumen durch ihre topographische Lage gut geschützt. Bei schweren Traumen kommt es durch direkte oder indirekte Stoßwirkung – z. B. beim Fußballspielen, bei Pufferquetschungen, bei Überfahrungen, bei hohem Fall oder bei extremer Rumpfknickung – zu Nierenverletzungen, da die Niere in der Psoasnische keine Ausweichmöglichkeit hat und in ihrem Gleitlager nur nach unten hin verschieblich ist. Rupturen des Nierenparenchyms, seltener Verletzungen des Nierenbeckens, im Extremfall Abrisse des Nierenstiels oder des Harnleiters sind die Folge (Abb. 204).

Diagnose: Die Diagnostik bei Mehrfachverletzungen – abhängig von der Kreislaufsituation – muß die Nieren und die ableitenden Harnwege mit einschließen.

Die Sonographie, ggf. ein Urogramm, wenn möglich und erforderlich eine Angiographie, erleichtern die Operationsplanung.

Kommt eine Nephrektomie in Frage, muß man sich unter allen Umständen von dem Vorhandensein einer zweiten Niere überzeugen.

In diesem Zusammenhang sei daran erinnert, daß auch angeborene Solitärnieren von einem Unfall betroffen sein können.

Therapie: Die Entscheidung zur konservativen oder operativen Behandlung muß folgende Punkte berücksichtigen:

1. Kontrastmittelextravasate,
2. Zunahme eines Flankentumors,
3. Anhalten einer Hämaturie.

Die klinische Verlaufskontrolle ist oft für die Indikation zur Operation oder konservativen Verhaltensweise wichtig (Tab. 37).

Als Zugangsweg ist der transperitoneale Zugang zu bevorzugen; einmal wegen der Häufigkeit von Mehrfachverletzungen (Milzruptur), zum anderen, weil die Nieren sich durch einen Oberbauchmittelschnitt oder Pararektalschnitt einwandfrei versorgen lassen.

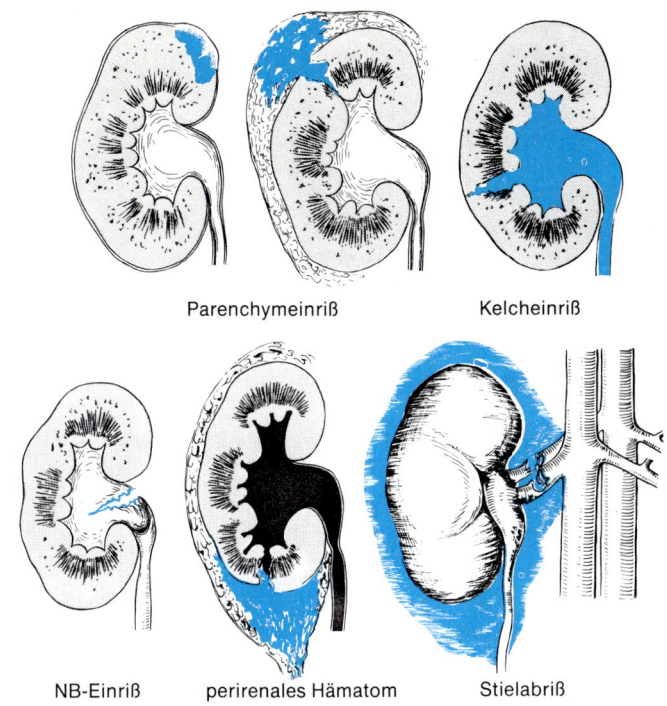

Parenchymeinriß   Kelcheinriß

NB-Einriß   perirenales Hämatom   Stielabriß

Abb. 204 **Nierenverletzungen**

Tabelle 37 **Verletzungsarten und ihre Operationsmöglichkeiten**

1. Kontusion	konservativ
2. Ruptur	a) konservativ b) operativ organerhaltend
3. Zerreißung	operativ Gefäßrekonstruktion, Nephrektomie
4. Nierenstielabriß	operativ Gefäßrekonstruktion, Nephrektomie
5. Ureterabriß	operativ Anastomose

Merke:

● **Eine konservative Behandlung einer Nierenruptur kommt nur bei kleineren Verletzungen in Frage. Ein eher aktives Vorgehen ist zu bevorzugen, da hiermit Spätschäden wie Urinphlegmone, Narbenbildungen, Hydronephrosen sowie die Ausbildung eines nephrogenen Hochdrucks sich eher vermeiden lassen.**

Harnblasenverletzung

Begleitverletzungen des unteren Harntraktes sind vorwiegend Verletzungen der Blase und Verletzungen der hinteren Harnröhre. Bei stumpfen Bauchverletzungen ist die Blase in 5% mitbeteiligt, bei gleichzeitig bestehendem Alkoholabusus allerdings in 25%. Beckenfrakturen können in 10% der Fälle zu einer Blasenverletzung führen, meist in Form der extraperitonealen Ruptur:

Die **extraperitoneale Ruptur** ist in der Regel Folge einer Symphysenabsprengung oder einer Verletzung des Knochenfragmentes des Schambeines.

Eine **intraperitoneale Ruptur** entsteht durch plötzliche stumpfe Traumen bei voller Blase. Der dadurch hervorgerufene intravesikale Druckanstieg führt nach Art einer hydraulischen Sprengwirkung zur intraperitonealen Blasenruptur, häufig mit Lokalisation an der Blasenkuppe oder Blasenhinterwand.

Der in die Bauchhöhle übertretende Harn führt zunächst zu einem symptomarmen Urinaszites, bei infiziertem Harn zur sofortigen Peritonitis.

Außerdem können bei schweren Traumen durch Zugwirkung des Lig. pubovesicale der Blasenhals und die Prostata nach Art einer Abscherwirkung direkt abgerissen werden (Abb. 205).

Diagnose: Die Kontrastmittelfüllung der Harnblase sichert die Diagnose. Zystographie: 200–250 ml wasserlösliches Kontrastmittel führen zu typischen Röntgenbildern.

Röntgendiagnose:

1. Bei der intraperitonealen Blasenverletzung findet sich der sog. zerrissene Blasenschatten.

2. Bei der extraperitonealen Blasenverletzung ergibt sich das charakteristische Bild der Birnen- oder Rißtropfform durch ein- oder beidseitige Blasenkompression infolge Urinextravasat oder Hämatom (Abb. 204).

Eine Zystographie sollte gleichzeitig beim Zurückziehen des Blasenkatheters angefertigt werden, um keine Harnröhrenverletzung zu übersehen.

Therapie: Ein beobachtendes Abwarten bis zum Auftreten massiver klinischer Symptome bedeutet einen unentschuldbaren Zeitverlust. Bei 24stündigem Zuwarten vervierfacht sich die Letalität der Blasenruptur. Die Therapie besteht in Freilegung und Übernähung.

Symptome einer Blasenruptur sind:

1. Schock und Kollapszeichen,
2. Spontanschmerz im Unterbauch,
3. Peritonismus,
4. suprapubische Unfallprellmarken und Hämatome,
5. suprapubischer Druckschmerz,
6. „blutige" Anurie, Blutung aus der Harnröhre,
7. Hämaturie.

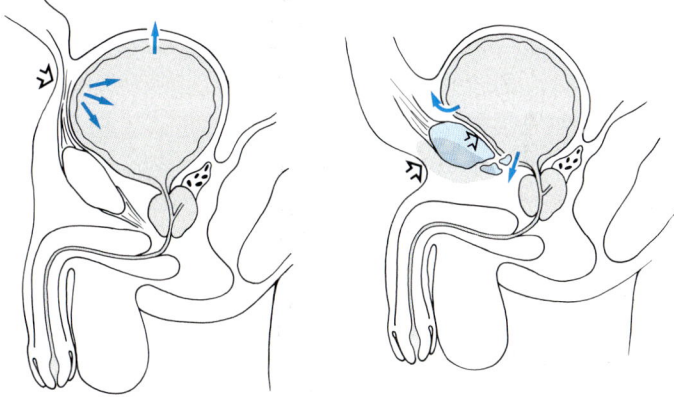

Abb. 205 **Blasenverletzung**

Verletzungen der Harnröhre

Bei einem Unfalltrauma der Beckenregion ist häufig die hintere Harnröhre miteinbezogen. Die Pars diaphragmatica ist im Schambeinwinkel bindegewebig fixiert und hat keine Ausweichmöglichkeit. Durch indirekte Gewalteinwirkung oder durch abscherende Knochenanteile kommt es zu einem Harnröhrenabriß distal vom Diaphragma oder proximal davon (Abb. 206).

Eine primäre Versorgung ist anzustreben.

Diagnose: In der Diagnostik hat neben den üblichen Untersuchungsmethoden die Urethrographie eine zentrale Rolle; im einzelnen müssen durchgeführt werden:

1. Röntgenuntersuchung des Beckens in verschiedenen Ebenen zur Beurteilung des Ausmaßes der Beckenfraktur.

2. Rektale Untersuchung zum Nachweis eines Hämatoms bzw. der sog. abgescherten Prostata.

3. Urethrographie unter aseptischen Kautelen (Abb. 207).

4. Sonographie, ggf. Infusionsurogramm zur Beurteilung der Nierenfunktion und des Blasenzustandes.

Therapie: Therapeutisch unterscheidet man die Sofortversorgung und die sekundären Wiederherstellungsoperationen der membranösen Harnröhre.

Zur Sofortbehandlung bei leichten Harnröhrenverletzungen sowie bei kleineren Einrissen in der Pars membranacea wird ein Silikon- oder PVC-Katheter über 2–3 Wochen eingelegt. Möglich ist auch die suprapubische Harnableitung mittels Punktionsfistel. Bewährt hat sich ein entsprechendes Punktions-Set (z. B. Cystofix-Katheter).

Bei schweren Harnröhrenverletzungen ist die primäre Naht wieder an die erste Stelle gerückt. Primäre Versorgung bedeutet Naht über einen transurethralen Schienungskatheter oder einen Katheter ohne Ende bei gleichzeitiger suprapubischer Harnableitung. Die Katheterdrainage hat 4–6 Wochen zu erfolgen.

Der operative Zugangsweg liegt je nach Sitz der Fraktur entweder retropubisch oder perineal. Dabei werden die Hämatome ausgeräumt und die Knochensplitter entfernt.

Die Zahl behandlungsbedürftiger, postoperativer Strikturen liegt zwischen 10 und 25 %; ihre Beseitigung durch die innere Harnröhrenschlitzung – Urethrotomia interna – hat die plastischen Verfahren weitgehend in den Hintergrund treten lassen.

Hauptsymptome der Harnröhrenverletzung sind:

1. starker Schmerz im Bereich der Dammgegend und im Unterbauch,
2. imperativer Harndrang bei Unmöglichkeit der Miktion und hochstehender Blase,
3. Blutung aus der Urethra,
4. Unfallmarken,
5. Schock und Kollaps.

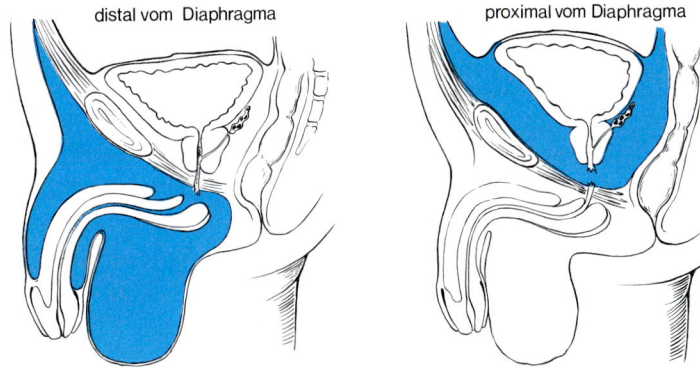

distal vom Diaphragma   proximal vom Diaphragma

Abb. 206   **Harnröhrenabriß**

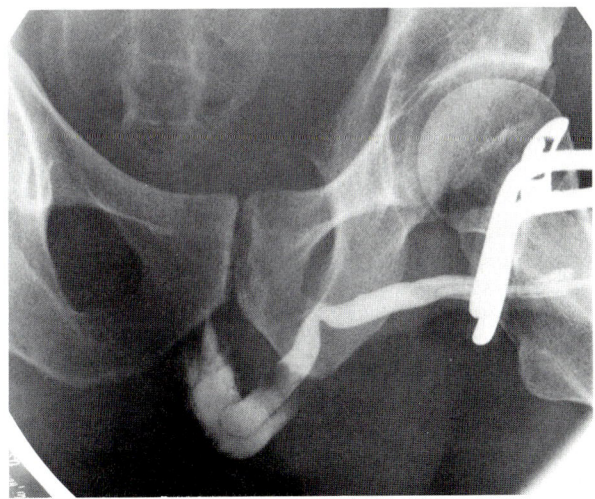

Abb. 207   **Urethrogramm von Harnröhreneinriß**

Penisverletzungen

Penisverletzungen im Bereich der Pars pendulans werden meist durch ein stumpfes Trauma oder beim Fall mit gespreizten Beinen auf Gitter, Bauteile oder Maschinen verursacht, wobei es auch zur Ablederung der Penishaut kommen kann.

Therapie: steriler, lockerer Schutzverband, bei stärkerer Blutung Kompressionsverband mit breiten elastischen Binden in Kreuzform von der Innenseite der Oberschenkel aus nach dem Beckenkamm und nach der Symphyse zu; Klinikeinweisung.

Verletzungen des Skrotums

Offene Verletzungen sind selten. Bei stumpfen Traumen kommt es in dem lockeren Skrotalgewebe zu ausgedehnten Hämatomen. Die extreme Schmerzhaftigkeit der stumpfen Hodentraumen kann einen Schock auslösen.

Therapie: Hochlagerung im Niveau der Oberschenkel, evtl. Schockbekämpfung; Klinikeinweisung.

Für die Praxis

Für die Verletzungen der Nieren, Blase und Harnröhre gibt es ein festes diagnostisches Schema, das abhängig vom Zustand des Verletzten und nach Beherrschung des Unfallschockes ablaufen sollte. Eine stationäre Einweisung ist in der Regel erforderlich.

Die rechtzeitige Revision des Abdomens unter Einschluß der Harnwege gehört beim Polytraumatisierten ebenso dazu wie das „Daran denken" an Blasen- und Harnröhrenverletzungen.

Die interdisziplinäre Zusammenarbeit hat sich gerade auf dem Gebiet der urologischen Traumafolgen bewährt.

Regel:

Durch die Zunahme der Unfallverletzungen im Straßenverkehr wird der Arzt auch häufiger mit Traumen und Verletzungen des Urogenitalsystems konfrontiert. Mit ganz wenigen Ausnahmen – leichtes Nierentrauma oder kleines Skrotalhämatom – ist sofortige Klinikeinweisung notwendig, da auch bei geringer Symptomatik die Entwicklung schwerer innerer Blutungen und weiterer Komplikationen nicht ausgeschlossen werden kann. Erstversorgung, Transportüberwachung und Schockbekämpfung stehen nach den allgemeinen Regeln der Unfallversorgung im Vordergrund. Da es später zur Begutachtung kommt, soll man sich angewöhnen, in allen Fällen den Befund schriftlich kurz zu fixieren.

Erkrankungen der Nebenniere

Im Rahmen der Differentialdiagnostik der Hypertonie, aber auch im Zusammenhang mit operativen Fragestellungen, wird der Urologe auch mit Erkrankungen der Nebenniere konfrontiert (s. auch Gegenstandskatalog der Inneren Medizin).

In der Rinde der Nebenniere werden Glukokortikoide (Kortisol) und Mineralokortikoide (Aldosteron) gebildet. Im Mark der Nebenniere entstehen die Katecholamine Adrenalin und Noradrenalin.

Für die Bildung, Steuerung und Ausschüttung der Hormonproduktion sind mehrere sich selbst steuernde Regelkreise und Rückkoppelungsmechanismen notwendig.

Untersuchungsmöglichkeiten bei Nebennierenerkrankungen (Tab. 38)

Die Nebenniere läßt sich mit den konventionellen Röntgenverfahren nur schwer darstellen. Mit der Computertomographie ist eine gute Beurteilung möglich.

Alle wichtigsten Sekretionsprodukte der Nebennierenrinde und deren Metaboliten lassen sich heute bestimmen. Die z.T. sehr aufwendigen Verfahren werden in der letzten Zeit durch radioimmunologische Bestimmungsmethoden (RIA) abgelöst; diese Methoden sind für Routinemessungen anwendbar.

Cushing-Syndrom

Die Symptome Vollmondgesicht, Hypertonie, Stammadipositas, Gesichtsrötung, abnorme Körperbehaarung bei Frauen, Striae, Akne, Diabetes, Osteoporose weisen auf eine Überproduktion von Kortisol hin, bedingt durch eine Hyperplasie oder einen Tumor der Nebenniere.

Die biochemische Erkennung des Cushing-Syndroms erfolgt durch die Bestimmung des freien Kortisols sowie der 17-OHCS und der 17-Ketosteroide im Urin.

Zur Differentialdiagnose werden verschiedene Teste verwandt (Dexamethasonhemmtest, Metopirontest).

Die Therapie der Wahl beim Cushing-Syndrom ist bei Hyperplasie die doppelseitige, bei Tumor die einseitige Adrenalektomie.

Primärer Hyperaldosteronismus – Conn-Syndrom

Die Symptome Hypertonie, Hypokaliämie, Adynamie und Alkalose können auf einen primären Hyperaldosteronismus, ein Conn-Syndrom, hinweisen. Infolge eines Nebennierenrindenadenoms kommt es zu einer exzessiven Produktion von Aldosteron, manchmal auch von Kortikosteron.

Differentialdiagnostisch ist an einen sekundären Hyperaldosteronismus bei Hypertonie zu denken (Nierenarterienstenose, maligne Hypertonie, salzverlierende Pyelonephritis). Die Diagnose wird durch Elektrolytbestimmungen, durch eine Messung der vermehrten Aldosteronausscheidung im Harn gesichert.

Adrenogenitales Syndrom (AGS)

Die Überproduktion von androgenen Rindenhormonen der Nebenniere führt bei Knaben zur Pubertas praecox, bei Mädchen zur Maskulinisation. Bei der erwachsenen Frau stehen Menstruationsstörungen sowie ein männlicher Behaarungstyp im Vordergrund.

Pathogenetisch kann ein androgenproduzierender Nebennierentumor zugrunde liegen oder eine Steroidbiosynthesestörung.

Phäochromozytom

Eine anfallsartig auftretende Hypertonie, aber auch ein Dauerhochdruck kann durch die Überschwemmung des Organismus mit Nebennierenmarkhormonen bedingt sein. Zugrunde liegt ein Tumor des Nebennierenmarkes. Zur Diagnostik werden verschiedene Testmethoden herangezogen (Bestimmung der Vanillinmandelsäure, der Katecholamine und Katecholaminmetaboliten im Harn, Glukagontest). Im Urogramm findet sich in 25–45% eine Abdrängung des oberen Nierenpols oder eine Verlagerung der Niere nach unten. Die Angiographie ist das sicherste Verfahren zur Seitenlokalisation. Gelegentlich gestattet die fraktionierte Blutentnahme mittels eines Kavakatheters aufgrund des erhöhten Katecholamingehaltes eine Seitendiagnose. Inzwischen ist es auch möglich, mit jodmarkiertem Benzyl-Methylguanidin den Tumor spezifisch anzureichern und damit zu lokalisieren.

Nebennierenkarzinom

Die chirurgische Behandlung des seltenen Nebennierenkarzinoms ohne Hormonproduktion kann mit wesentlichen technischen Schwierigkeiten verbunden sein, da diese Tumoren frühzeitig in die Umgebung einbrechen. Da keine Hormonüberproduktion vorliegt und ein typisches klinisches Krankheitsbild nicht existiert, wird die Frühdiagnose häufig verpaßt. Die Diagnostik erfolgt als Zufallsbefund (Sonographie) oder aufgrund der allgemeinen Tumorsymptomatik. Eine Lokalisation ist mit Hilfe der Computertomographie möglich. Die Prognose der Tumoren ist schlecht.

Tabelle 38 **Erforderliche Untersuchungen bei Überfunktionszuständen der Nebenniere**

Blutdruckmessung	RR erhöht bei Phäochromozytom, Cushing- und Conn-Syndrom
EKG	
Spiegelung des Augenhintergrundes	Fundus hypertonicus
Neurologische Untersuchung	Ausfälle durch Metastasen oder hypertone Massenblutungen
Grundumsatzbestimmung	Erhöht bei Phäochromozytom
Blutzuckerbestimmung	Manifester oder latenter Diabetes beim Cushing-Syndrom und Phäochromozytom
Elektrolytwerte	Typische Veränderungen bei Conn-Syndrom, Cushing-Syndrom und adrenogenitalem Syndrom
Nierenfunktionsproben	Nierenfunktion herabgesetzt als Hyper- toniefolge (Arterio-Arteriolosklerose)
Röntgenuntersuchung von:	
Wirbelsäule	Osteoporose bei Cushing-Syndrom (Fischwirbel, Spontanfrakturen)
Schädel	Form der Sella
Lokalisationsdiagnostik	
Sonographie	Steroidgruppenbestimmung
Infusionsurogramm	Funktionsteste
Computertomogramm	Stimulationstests
Etagenaortographie	Suppressionstests

Tabelle 39 **Tests zur Differenzierung zwischen Morbus Cushing und Varianten des Cushing-Syndroms** (nach Sheeler 1989)

	Ergebnis		
Test	bei Morbus Cushing	bei ektoper ACTH-Produktion	bei Nebennieren- tumor
Plasma ACTH	normal bis zweifach erhöht	doppelnormal oder höher	niedrig
Metropiron	zweifach erhöht	normal	normal
ACTH und Kortisol- Spiegel erhöhen CRF	zweifach oder höher	normal	normal
CT-Schädel/ Abdomen (bzw. NMR oder Sonographie)	Hypophysentumor sichtbar in 50% der Fälle	große Neben- nieren	Nebennieren- tumor
Blutentnahme aus Sinus petrosus	$\frac{\text{ACTH Sinus}}{\text{ACTH venös}} > 1$	Etagenweise Blut- entnahme nur bei unklarer ektoper Lokalisation	ACTH niedrig

Sexualpathologie des Mannes

Durch die merkantilisierte Sex- und Pornowelle und durch die laufende Aufklärung in Massenmedien sind zwar die erziehungsbedingten Tabus der Sexualsphäre gefallen, andererseits werden häufig unrealistische Phantasien und Rollenerwartungen geweckt. Der normale Bundesbürger ist unzureichend aufgeklärt. Dies hat zur Folge, daß der früher gehemmte Patient zunehmend mit seinen Sexualproblemen zum Arzt kommt und Rat und Hilfe erwartet. Der zahlenmäßige Umfang dieser Patientengruppe ist größer, als man annimmt, da es sich häufig um psychogene funktionelle Beschwerden handelt, deren Ursache erst im anamnestischen Gespräch manifest wird. Aus dieser Situation ergibt sich, daß der Arzt von heute über die Sexualphysiologie und Sexualpathologie besser informiert sein muß als früher.

Potenz und Impotenz

Seit Urzeiten sind sexuelle Potenz und Zeugungsfähigkeit biologische Attribute der Männlichkeit und werden von Primitiven auch betont. Der Ausdruck „Schlappschwanz", häufig unbewußt bei kräftemäßigem Versagen in Sport und Arbeit angewandt, bedeutet ursprünglich im Volksmund die sexuelle Minderwertigkeit.

Potenzstörungen, wohl als Folge von Zivilisationsschäden unserer hektischen, reizüberladenen Zeit, nehmen zu.

Unter Potenz versteht man im allgemeinen die Beischlaffähigkeit des Mannes. Man unterscheidet weiter Potentia coeundi und Potentia generandi – Beischlaf- und Zeugungsfähigkeit. Normalerweise bilden beide eine biologische Einheit. Für die pathologische Betrachtung muß man sie jedoch getrennt behandeln (Tab. 40–43).

Ursache für Störungen der Potenz sind am häufigsten im funktionellen und psychischen Bereich zu suchen. Organische Veränderungen müssen jedoch ausgeschlossen werden. Bei 66% der männlichen Potenzstörungen liegt eine Störung der Erektion vor. Häufig ist ebenfalls die Ejaculatio praecox. Schwere organische Veränderungen, wie grobe Mißbildungen, Verletzungsfolgen, Induratio penis plastica, Hodenverluste sowie Nervenerkrankungen, wie multiple Sklerose, spinale Erkrankungen oder Tabes, sind selten (Tab. 43).

Tabelle 40   **Potenzstörungen**

Libido	Impotenz bei Libidoverlust
Erektion	Impotentia coeundi (Erektionsstörung)
Ejakulation	Ejaculatio praecox, retarda
	Ejaculatio deficiens (kein Ejakulat), retrograde
Orgasmus	orgastische Impotenz

Tabelle 41   **Sexuelle Funktionsstörungen** (nach Sigusch)

Primär	Störung besteht von Anfang an
Sekundär	Störung nach Intervall normaler sexueller Funktion
Akut	Störung bei Erkrankung: Streß, nach Partnerkonflikt
Chronisch	wenn die akuten Störungsursachen nicht oder ungenügend behandelt werden
Aktbezogen	z. B. Störung nur bei Koitus, Masturbation normal
Partnerbezogen	z. B. keine Erektion bei der Ehefrau, wohl aber bei der Freundin
Situationsbezogen	orts- und zeitbezogen, Urlaub – Alltag

Tabelle 42   **Funktionsstörungen, bezogen auf die einzelnen Phasen der Kohabitation** (nach Sigusch)

Bei sexueller Annäherung	Gleichgültigkeit, Widerwillen, Angst, Leistungsdruck
Bei sexueller Stimulation	Störung der Erektion
Beim Einführen des Penis	z. B. Induratio penis plastica, Mißbildungen
Beim Orgasmus	z. B. Ejaculatio praecox, Anorgasmie
In der nachorgastischen Phase	Depression, Verstimmung, Mißempfindungen im Genitalbereich

Tabelle 43   **Ursachen organischer Potenzstörungen**

Neurogen	Tabes dorsalis, Poliomyelitis, Polyneuropathie, multiple Sklerose, Rückenmarkstraumen, -tumoren, Diabetes mellitus, nach chirurgischen Eingriffen im kleinen Becken
Vaskulär	Arteriosklerose, Diabetes mellitus, Thrombose, Leriche-Syndrom, Priapismus
Endokrin	Hypophysenvorderlappen-Insuffizienz, primärer und sekundärer Hypogonadismus, Klinefelter-Syndrom
Mißbildungen und Erkrankungen des äußeren Genitale	Epispadie, Hypospadie, Phimose, Harnröhrenstriktur, Prostatahyperplasie, Induratio penis plastica
Pharmakologisch	Östrogene, Gestagene, Alkohol, Antihypertensiva, Barbiturate, Antidepressiva, Antipsychotika, Opiate

Impotentia coeundi

Die Libido, die biologische Tendenz zur sexuellen Betätigung, sowie die hormonelle Ausgangslage sind normal.

Organische Impotenz – Erektionsstörungen

Aufgrund anatomischer Veränderungen am Penis kommt es nicht zur Erektion, so daß die Einführung in die Vagina unmöglich ist; extreme Formen der Mißbildung sind Hypo- und Epispadie, Induratio penis plastica, Verletzungen, Thrombose der Schwellkörper, Vernarbung nach operativer Behandlung des Priapismus. Die verschiedenen Formen der Mißbildung – Hypospadie und Epispadie – werden im Kapitel *Urologie des Kindes* abgehandelt.

Verletzungen des Penis können mit Narben ausheilen und bei der Erektion zur Verkrümmung des Gliedes führen. Dasselbe gilt für eine einseitige Thrombose der Schwellkörper; bei einer doppelseitigen Thrombose ist keine Erektion mehr möglich (Tab. 44).

In erotischen Situationen läuft eine lange Verhaltenskette ab. Sie beginnt bei ungestörtem Sexualverhalten mit Zeichen gegenseitiger Zuneigung. Langsam entsteht eine sexuelle Erregung, hieraus resultieren erotische Körperkontakte, die schließlich zum Geschlechtsakt und Orgasmus führen. Die Verhaltenskette ist abgeschlossen mit dem postkoitalen Gefühl zufriedener Entspannung (Abb. 208a).

Bei gestörtem Sexualverhalten entwickelt sich zunächst ebenfalls bei Zeichen gegenseitiger Zuneigung und verbalen Kontakten eine Erotisierung. Aus irgendeinem Grunde, wie private oder berufliche Sorgen oder sonstige störende Ereignisse, bleibt jedoch die weitergehende Erregung aus. Ein Geschlechtsakt kommt nicht zustande. Die Verhaltenskette endet unangenehm, meistens mit Anspannung und Enttäuschung, also mit einer negativen Reaktion. Hiermit kann ein Teufelskreis der Selbstverstärkung geschlossen werden: Die Versagensängste halten die Sexualstörung aufrecht (Abb. 208b).

Semiinvasive Therapie

Die Schwellkörperinjektionstherapie (SKAT) stellt einen Eckpfeiler in der Behandlung der erektilen Dysfunktion dar. Die gebräuchlichsten Medikamente sind wie in der Diagnostik Papaverin, Papaverin/Phentolamin und in neuerer Zeit Prostaglandin. Keine dieser Substanzen ist für die genannte Indikation zugelassen, trotzdem können sie als Heilversuch im Rahmen der ärztlichen Therapiefreiheit eingesetzt werden. Dazu ist eine umfangreiche Aufklärung unerläßlich. Weiterhin muß sich der behandelnde Arzt davon überzeugen, daß der Patient die intrakavernöse Injektionstechnik beherrscht. Wichtige Indikationsgebiete sind dabei die arteriell-vaskuläre und die neurogene Impotenz. Komplikationen: Priapismus, Infektion, Fibrosierung.

Ungestörtes Sexualverhalten   **Gestörtes Sexualverhalten**

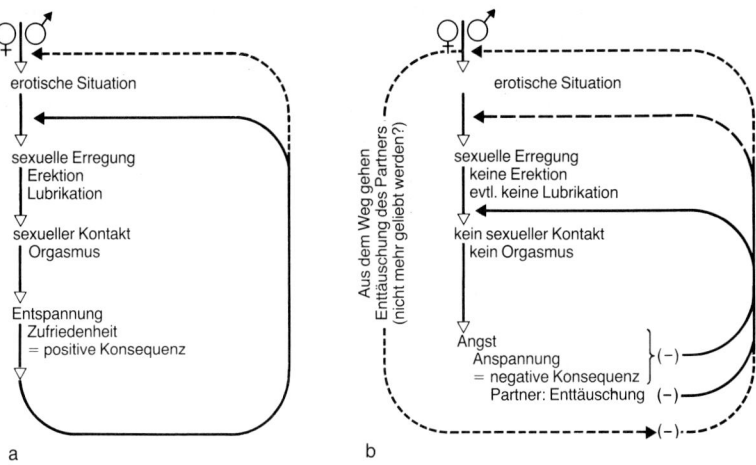

Abb. 208   **Ungestörtes** (a) **und gestörtes** (b) **Sexualverhalten**

Tabelle 44   **Therapiekonzepte bei erektiler Dysfunktion**

Ätiologie	Therapie erster Wahl	Therapie zweiter Wahl
arteriell	SKAT Arterialisierung	Prothese
venös	Vakuumhilfe Venenchirurgie	SKAT, Arterialisierung, Prothese
psychogen	Sexualtherapie Psychotherapie	Vakuumhilfe, Medikamente, SKAT
hormonal	Substitution Operation	SKAT
neurogen	SKAT, Vakuumhilfe, Neurostimul. (?)	Prothese
Schwellkörper	SKAT	Prothese
medikamentös	Umstellung Dosisreduktion	SKAT

Induratio penis plastica

Die „plastische Induration der Penisschwellkörper" wurde im Jahre 1743 durch François de la Peyronie, dem Leibarzt Ludwigs XIV., erstmalig beschrieben.

Ätiologisch bisher unklar, kommt es zur isolierten Bindegewebehypertrophie im Bereich des Penisschaftes (Abb. 209). Eine Parallele besteht zur Dupuytren-Kontraktur in der Faszie der Hohlhand. Die 1–2 cm langen, derben Platten oder Stränge sind am schlaffen Glied meist an der dorsalen Seite gut zu tasten. Bei der Erektion knickt der Penis an dieser Stelle um bzw. ist posthornartig verkrümmt (Abb. 210). Das Leiden verursacht durch die Abknickung bei der Erektion Schmerzen, und die Immissio wird erschwert oder unmöglich. Bei Patienten mit normaler Libido und Potenz bedeutet dies eine erhebliche psychische Belastung.

Therapie: Versuch einer oralen Langzeitbehandlung über 6–12 Monate mit Vitamin E. Lokale Injektionen mit Kortison. Bei stärkerer Ausprägung ist auch eine operative Behandlung möglich, wenn örtlich eine Tendenz zur bindegewebigen Sklerosierung zur Ruhe gekommen ist. Bei gleichzeitiger Erektionsstörung ist eine prothetische Versorgung möglich.

Aufklärung: Über den Behandlungserfolg kann keine sichere Aussage gemacht werden. In den meisten Fällen kann jedoch eine Besserung bzw. ein Stationärbleiben des Prozesses erzielt werden. Eine völlige Heilung ist selten. Allerdings gibt es auch Spontanremissionen.

Priapismus

Eine krankhafte, schmerzhafte Dauererektion, Priapismus, ohne sexuelle Erregung kann in zwei Formen auftreten:

1. Der Stase-Priapismus mit einer kompletten Abflußblockade führt nach mehr als zwölf Stunden Dauererektion zur Schwellkörperfibrose und zur Erektionsstörung. Ein ähnliches Bild ist als prolongierte Erektion nach der Schwellkörperautoinjektion bekannt.

2. Der Highflow-Priapismus ist durch eine pulsierende Erektion gekennzeichnet, bei der es zu einem schnellen Blutein- und -ausstrom kommt. Der Highflow-Priapismus führt in den meisten Fällen nicht zur Schwellkörperfibrose, kann aber in einen Stase-Priapismus übergehen.

Durch Stanzanastomose zwischen dem Schwellkörper der Glans penis und den Corpora cavernosa kann der Priapismus beseitigt werden (Abb. 211). Der vorübergehend blockierte normale venöse Abfluß aus den Corpora cavernosa kann auch durch einen operativen Shunt umgangen werden. Kommt es zur Thrombosierung, so ist die chirurgische Ausräumung der thrombosierten Schwellkörper im allgemeinen nicht zu umgehen. Die Folge ist eine irreversible Impotentia coeundi, so daß als Therapie eine prothetische Versorgung erforderlich wird.

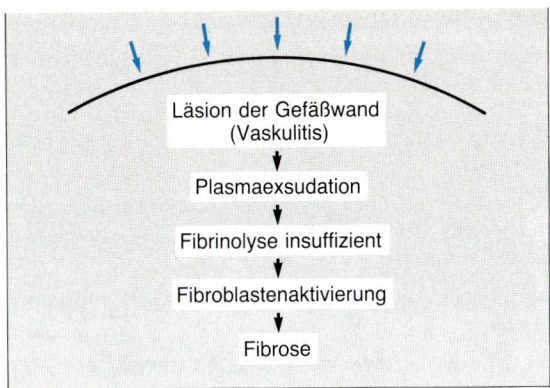

Abb. 209 **Morphogenese der Induratio penis plastica**

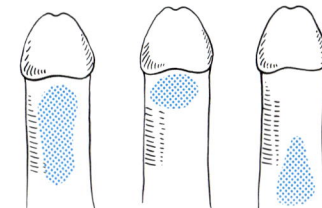

Abb. 210 **Bevorzugte Lage der Plaques an der dorsalen Seite des Penisschaftes**

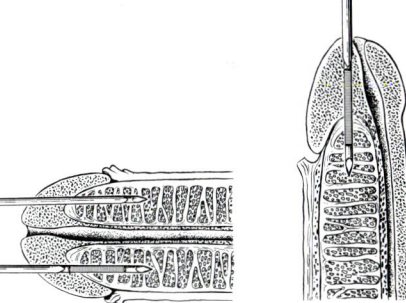

Abb. 211 **Priapismus:** Behandlung mit Stanz-anastomose (nach Winter)

Merke:

● **Die Behandlung erfolgt durch eine möglichst frühzeitige (vier bis fünf Stunden) Punktion des Schwellkörpers, Blutaspiration oder die intraka-vernöse Gabe von Alphamimetika. Unter Umständen muß, zur Errei-chung einer Detumeszenz, eine Shunt-Operation erfolgen.**

Funktionelle Impotenz

Die anatomischen Verhältnisse sind normal, jedoch durch hormonelle, zentralnervöse und psychische Störungen kommt es zur funktionellen Impotenz (Abb. 212). Diese Potenzstörungen sind Folge der Zivilisationsschäden in unserer reizüberladenen Zeit. Dabei sind zwei Störungen besonders häufig:

a) Durch zentralnervöse oder psychische Störungen kommt es vor oder direkt bei Beginn des Geschlechtsverkehrs zum vorzeitigen Samenerguß: Ejaculatio praecox.

b) Durch hormonelle, zentralnervöse oder psychische Störungen bleibt die Erektion aus.

Bei den Sexualstörungen findet sich eine interessante gegenläufige Korrelation: Ejakulationsstörungen mit vorzeitigem Samenerguß nehmen mit dem Lebensalter ab, Fälle von Erektionsstörungen jedoch zu.

Ejaculatio praecox

Bei den Fällen mit vorzeitigem Samenerguß überwiegen die vegetativ labilen jungen Patienten, die schon konstitutionell zur psychischen Überlagerung neigen. Oft hilft schon eine kleine Psychotherapie: die offene Aussprache, das Ausräumen falscher Vorstellungen, der Abbau religiöser Hemmungen oder fehlgelaufener sexueller Jugenderlebnisse.

Für die Überwindung des vorzeitigen Samenergusses erweisen sich folgende Maßnahmen als hilfreich: häufiger Geschlechtsverkehr, ausgiebiges Präludium, Ablenkung, Training zur Verzögerung der Ejakulationsreflexe, medikamentöse Therapie (Alkohol, Sedativa).

Erektile Dysfunktion

Kernstück jeder Therapie funktioneller Störungen der Erektion ist ein Abbau des Erwartungsangst-Mechanismus. Neben der gleichzeitigen Korrektur der sexuellen und partnerschaftlichen Fehleinstellung erleichtert die Beachtung folgender Hinweise bei einem potenzgestörten Mann den Geschlechtsverkehr:

Keine Belastung mit kontrazeptiven Methoden wie Anlegen eines Kondoms, Coitus interruptus oder Beschränkung auf die risikofreien Tage. Intrauterinpessare, orale Ovulationshemmer sind in diesen Fällen die Methode der Wahl. Allerdings kann sich gelegentlich ein Mann dadurch zum Koitus „verpflichtet" fühlen, weil die Frau sonst unnötigerweise die Pille schluckt. Auch das kann als Leistungsauflage erlebt werden und die normale Reaktion hemmen.

Das verhaltenstherapeutisch orientierte Vorgehen nach Masters und Johnson hat sich bewährt.

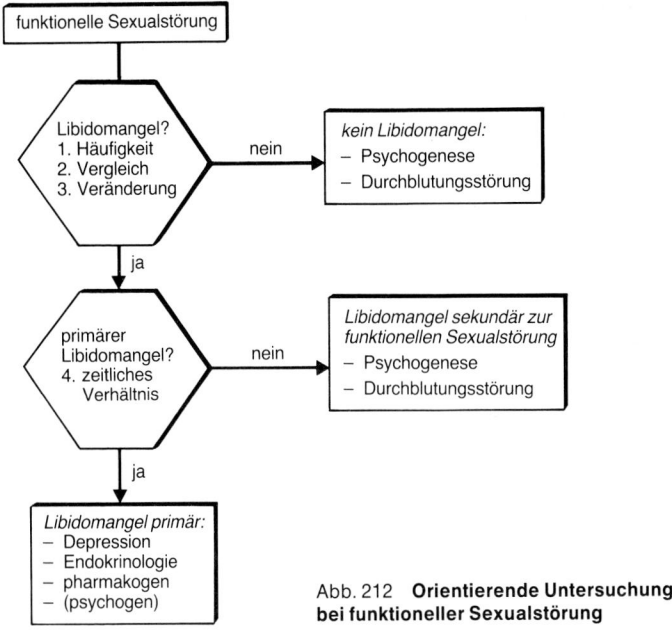

Abb. 212 **Orientierende Untersuchung bei funktioneller Sexualstörung**

Tabelle 45 **Koitusfrequenz und Fruktosewert im Spermaplasma in Relation zum Lebensalter** (nach Schirren und Kinsey)

| | Lebensalter in Jahren | | | | | |
	20–25	26–30	31–35	36–40	41–50	> 50
Koitusfrequenz (mal pro Woche)	2–4	2–4	2–3	2	1–2	1
Fruktosewert (μ/ml)	2800	2850	2800	2700	2400	1700

Merke:

- **Bei der funktionellen Impotenz ist in keinem Fall eine medikamentöse Polypragmasie angezeigt, zumal die endokrine Ausgangslage völlig normal ist.**

- **In die Beratung über unterstützende Maßnahmen ist der Partner einzubeziehen (Entspannung, Medikamentenbehandlung usw.).**

Climacterium virile

Bei älteren Patienten, bei denen die endokrinen Reserven altersphysiologisch abnehmen, kann es analog zum Klimakterium der Frau zum sog. Climacterium virile kommen. Beim Mann zeigt sich zwar vor dem 70. Lebensjahr keine signifikante Erniedrigung des Gesamttestosteronspiegels im Serum. Die Bindung an verschiedene Plasmaproteine steigt aber an (z.B. an das „sex hormone binding globulin", SHBG, oder das unspezifischere „cortisol binding globulin", CBG, oder an das Serumalbumin). Die Konzentration des „apparently free testosterone", die „AFTC", geht altersspezifisch zurück. Gleichzeitig kommt es zu einem Anstieg der Östrogene und geringfügig der Gonadotropine (LH und FSH). Nur teilweise von diesen Tendenzen abhängig verändern sich auch die androgenabhängigen Zielorgane regressiv, allerdings nur langsam und graduell (Hoden, Spermatogenese, Samenblasen, Prostata). Es kann auch zu einigen subjektiv spürbaren neurovegetativen Symptomen kommen.

Subjektive Zeichen eines *männlichen* Klimakteriums allein auf den Rückgang des frei verfügbaren Androgens zurückzuführen, scheint aus endokrinologischer Sicht zweifelhaft; psychische Faktoren sind dabei mindestens gleichrangig zu berücksichtigen.

Zur **Behandlung** wird Vitamin E (100–200 mg täglich) über Monate und Jahre empfohlen. Die Zugabe von Yohimbin fördert die Durchblutung der Genitalorgane und intensiviert den Effekt der verabfolgten Hormonpräparate. Allerdings sollte man diese Medikation auf 6–8 Wochen begrenzen, damit keine Gewöhnung eintritt.

Zur Grundbehandlung gehört die Ausschaltung zusätzlicher Schäden, die in der Anamnese erfragt werden müssen: Alkoholabusus, Nikotinabusus sowie Medikamentenmißbrauch.

Roborierende Maßnahmen, körperliche und sportliche Betätigung, Urlaubsentspannung ohne Telefon und Korrespondenz sind Grundvoraussetzungen für eine Besserung.

Bei einer Reihe von Patienten, bei denen Störungen der Geschlechtsfunktion auftreten, besteht gelegentlich die Tendenz zu einer medikamentösen Polypragmasie. Der Laie verspricht sich von den Mitteln aus den Reklameseiten der Illustrierten Wunderdinge und findet in Presse, Film und Fernsehen eine Überbetonung der sexuellen Vitalität, besonders hinsichtlich Häufigkeit und Intensität. Auf die durchschnittliche Koitusfrequenz sei daher anhand einer Aufstellung nach Schirren und Kinsey (Tab. 45) verwiesen; trotz der individuellen Variationsbreite hat der treffende Spruch von „in der Woche zwier" von Luther auch heute Gültigkeit.

Bei allen Behandlungsversuchen soll man als Arzt an die klassische Formulierung denken: Natura non saltat!

Impotentia generandi oder Sterilität

Die anatomischen Verhältnisse sind normal, die Potentia coeundi ist vorhanden, es kommt jedoch aus folgenden Gründen nicht zur Konzeption:

Im Hoden wird normales Sperma produziert. Durch einen Verschluß der ableitenden Samenwege enthält das Ejakulat nur Begleitsekrete, aber keine Spermien. Ein typisches Beispiel ist die eugenische Sterilisation, die auf freiwilliger Basis in vielen Kulturländern praktiziert wird. Dabei werden beide Samenstränge unterhalb des Leistenkanals operativ durchtrennt und unterbunden. Libido, Potentia coeundi und Orgasmus sind vorhanden, der Patient ist aber steril: Transportsterilität.

Der Verschluß der ableitenden Samenwege kann proximal oder distal vom äußeren Leistenring liegen. Er ist häufig bei schweren unspezifischen Entzündungen des Nebenhodens, bei Tuberkulose und Gonorrhö. Vor Einführung der Chemotherapie war die Sterilität bei Männern in etwa 30% eine Folge der Gonorrhö. Bei den distalen Formen und bei isolierten Stenosen kann der Samenleiter in einzelnen Fällen operativ, z. T. durch mikrochirurgische Verfahren, wieder durchgängig gemacht werden.

Vasektomie

Eine zunehmende Bereitschaft zu der Maßnahme der Vasektomie ist heute feststellbar. Diese Kontrazeptionsmethode hat sich in den USA lawinenartig zu einer Mode entwickelt. Psychische Folgen sind zwar möglich, aber selten. Eine indirekte Gesundheitsschädigung durch Häufung von Autoimmunkrankheiten bzw. von Prostatakarzinomen nach Vasektomie wurde diskutiert, ist aber unbewiesen.

Da es sich praktisch um den endgültigen Verlust der Zeugungsfähigkeit handelt, müssen sorgfältig alle psychosozialen Faktoren geprüft und der Patient auf die möglichen Komplikationen aufmerksam gemacht werden. Da nach der Durchtrennung und Unterbindung des Samenleiter von einem Skrotalschnitt aus die distalen Samenwege noch Spermien enthalten, muß nach einem Abstand von 8 Wochen das Ejakulat noch zweimal untersucht werden, um sicherzugehen, daß keine Spermien mehr vorhanden sind.

Merke:

- **Die Deutung von Störungen des Sexualverhaltens bzw. der Sterilität und ihre Auswertung für die Therapie sind schwierig und setzen eine spezielle Erfahrung voraus. Das gilt für alle Fragen der Sexualpathologie, die wegen Überschneidung echter organischer Veränderungen mit konstitutionellen, neurovegetativen und psychischen Störungen oft schwer zu beurteilen sind.**

Weitere Ursachen der Sterilität

Varikozele

Ursache der Infertilität kann eine idiopathische Varikozele sein (Abb. 212 und 213). Es handelt sich um ein erweitertes Venengeflecht im Skrotum aufgrund von insuffizienten Klappen der V. testicularis. Häufig besteht eine Oligospermie. In 80 % ist die Varikozele links; vorwiegend sind es Männer im fortpflanzungsfähigen Alter.

Beim Vorliegen einer Varikozele (Abb. 214) muß vor jeder andersartigen Therapie zur Beseitigung einer Subfertilität (z. B. Hormontherapie) die operative Behandlung durchgeführt werden.

Gelegentlich entwickelt sich eine symptomatische Varikozele beim linksseitigen Nierentumor: Urogramm!

Durch eine hohe retroperitoneale Unterbindung der V. testicularis sinistra oder dextra (nach Bernardi oder Palomo), durch die inguinale Unterbindung (nach Ivanissevich) oder durch die Sklerosierungstherapie über einen V.-cava-Katheter sowie antegrad im Skrotalbereich wird die Varikozele beseitigt und häufig die Infertilität behoben.

Leydig-Zell-Insuffizienz

Bei der sog. Leydigschen Zellinsuffizienz findet sich im Spermaplasma ein niedriger Fruktosespiegel. Zur Behandlung werden Androgene zugeführt, die den Fruktosespiegel normalisieren, so daß die Patienten zeugungsfähig werden können.

Für die Praxis

Fragen der Sexualpathologie sind wegen Überschneidung echter organischer Veränderungen mit konstitutionellen, neurovegetativen und psychischen Störungen oft schwer zu beurteilen.

Der Hausarzt wird häufig wegen Kinderlosigkeit in der Ehe konsultiert. Meistens wird zuerst die Ehefrau eingehend gynäkologisch untersucht. Man soll es sich zur Regel machen, zunächst immer den Mann zu untersuchen, weil dies am einfachsten und auch mit den Mitteln der Praxis möglich ist.

Eine subtile Diagnostik von Fertilitätsstörungen und das Eingehen auf psychische Probleme des Patienten erfordern einen beträchtlichen Zeitaufwand. Eine einfache Fertilitätsuntersuchung mit mikroskopischer Ejakulatuntersuchung ist mit geringem apparativem Aufwand in jeder Sprechstunde durchführbar; im Anschluß wird jedoch oft eine erweiterte Fertilitätsuntersuchung durchgeführt werden müssen, die Spezialabteilungen vorbehalten bleibt.

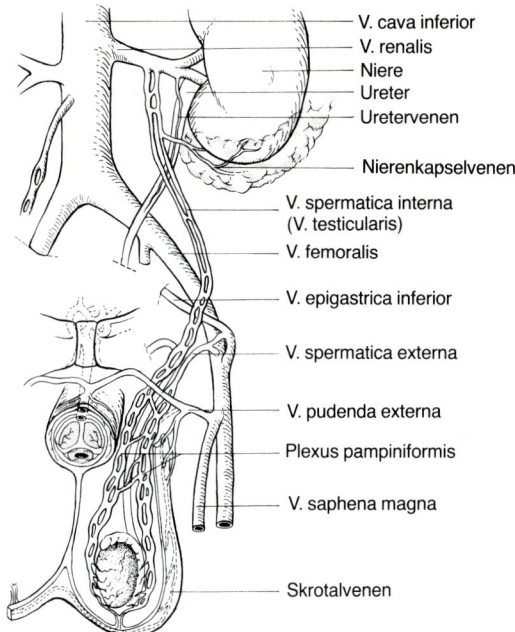

V. cava inferior
V. renalis
Niere
Ureter
Uretervenen

Nierenkapselvenen

V. spermatica interna
(V. testicularis)

V. femoralis

V. epigastrica inferior

V. spermatica externa

V. pudenda externa

Plexus pampiniformis

V. saphena magna

Skrotalvenen

Abb. 213 **Venöse Abflußwege des Hodens** (nach Périer)

Die Beteiligung des Mannes an der Sterilität einer Ehe liegt bei etwa 30%, bei 50% bei der Frau und bei 20% bei beiden Partnern.

Der z. T. eingefahrene Reflex Fertilitätsstörung → Androgentherapie ist falsch. Eine differenzierte Beurteilung der jeweiligen Fertilitätsursache ist unumgänglich.

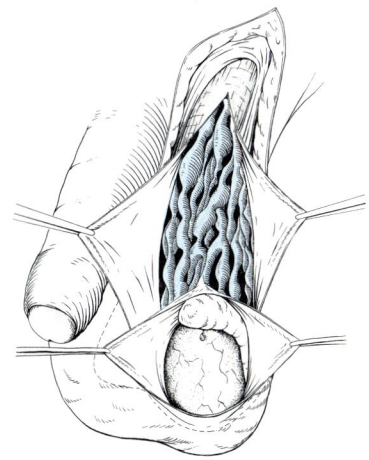

Abb. 214 **Varikozele**

Insemination

Homologe Insemination

Wenn wegen anatomischer Veränderungen des Penis oder fehlender Erektion der Koitus unmöglich ist, aber durch Masturbation ein normales Ejakulat mit normalem Spermiogramm produziert wird, kann eine künstliche Insemination durchgeführt werden. Der steril aufgefangene Samen wird im Konzeptionsoptimum der Frau mit einer Spezialkanüle direkt in den Uterus injiziert oder mit einer Portiokappe appliziert.

Heterologe oder Fremdinsemination

In harmonischen Ehen mit Konzeptionsfähigkeit der Frau, aber mehrfach gesicherter Impotentia generandi des Mannes besteht häufig der dringende Kinderwunsch. Bei der Wahl zwischen Adoption und Fremdinsemination tendieren moderne Ehepaare mehr und mehr zu der letzteren, da die Ehefrau das echte Gefühl der Mutterschaft und Geburt erleben will und das zu erwartende Kind wenigstens 50 % der Erbmasse der Ehepartner hat.

In der Veterinärmedizin sind Kältekonservierung des Samens, Samenbank sowie künstliche Insemination seit Jahrzehnten feststehende und bewährte Methoden.

Aufbauend auf diesen wissenschaftlich gesicherten Erfahrungen hat man in den USA schon seit längerer Zeit Humansamenbanken angelegt und das tiefgefrorene, biologisch vollwertige Sperma nach Reanimation zur heterologen Insemination verwandt. Die Auswahl der Spender erfolgt nach Gesichtspunkten der biologisch einwandfreien Konstitution, möglichst bereits erwiesener Zeugungsfähigkeit, des normalen Spermiogramms usw. Um im Interesse der Eltern und des Kindes alle gesellschaftlichen, moralischen und juristischen Probleme a priori völlig auszuschalten, bleibt der Spender anonym. An einigen Zentren wird sogar aus diesem Grunde das Sperma verschiedener Spender gemischt. In der Bundesrepublik wird die Methode bisher nur vereinzelt angewandt, und ihre vielfache Problematik steht z. Z. in voller Diskussion. Der Mediziner von morgen muß aber zumindest über das Grundprinzip informiert sein.

In der Verantwortung dafür, daß nicht alles künftig Machbare auch unabhängig gesellschaftlicher, rechtlicher und moralisch ethischer Normen realisiert wird, stehen wir alle!

Urologie des Kindes

Die Kenntnis der urologischen Erkrankungen im Kindesalter ist auch für den Kinderarzt, Arzt für Allgemeinmedizin und Gynäkologen von besonderer Bedeutung, da diese Ärzte die kranken Säuglinge und Kleinkinder meistens als erste sehen und viele pathologische Befunde bereits pränatal erhoben werden. Vor allem durch die Einführung der Sonographie ist ihre Früherkennung möglich geworden. Dieser Entwicklung entsprechend haben urologische Abteilungen und Kliniken Kinderabteilungen eingerichtet und sind in der Lage, den Gynäkologen, den Haus- und Kinderarzt zu beraten. Die Erfolge der plastischen Operationsmethoden bei angeborenen Anomalien der Nieren- und Harnwege sind erstaunlich gut. Kinder haben eine besonders gute Heiltendenz und vertragen auch große Eingriffe oft besser als Erwachsene.

Kinderurologische Symptome und Befunde

Ein großer Teil der angeborenen Fehlbildungen an Nieren und Harnleiter bleibt symptomlos. Sie werden beim Erwachsenen als Zufallsbefund aufgedeckt oder sind Ursache sekundärer Erkrankungen wie Pyelonephritis, Steinbildung usw. Schwere Krankheitserscheinungen treten im Kindesalter dann auf, wenn die Funktion der Organe erheblich gestört ist.

Allgemeine, sonst nicht erklärbare Gedeihstörungen, der Harnwegsinfekt, vor allem in Kombination mit Fieber als Zeichen der Pyelonephritis, erfordern eine urologische Diagnostik. Aber auch eine Vielzahl anderer Befunde und Symptome sollte an urologische Erkrankungen denken lassen (Tab. 46).

Merke:

- **Von 100 Neugeborenen kommen zwei mit angeborenen Fehlbildungen zur Welt. Bei einem Drittel dieser Kinder handelt es sich um Anomalien der Urogenitalorgane.**

- **Leitsymptom angeborener Anomalien der ableitenden Harnwege ist der Harnwegsinfekt.**

Tabelle 46   **Auswahl von Symptomen und Befunden, bei denen urologische Erkrankungen häufiger als normal anzutreffen sind**

Symptom/Befund	Urolog. Erkrankung/Befund
Übelkeit, Erbrechen	Urämie (Azidose), Pyelonephritis, Harnwegsobstruktion
Kopfschmerz	Hypertonie
Flanken-/Leistenschmerz	Pyelonephritis/Harnleiterdilatation
Abdomineller Tumor	Poly-/Multizystische Niere, Wilms-Tumor, Neuroblastom, Hydronephrose, überdehnte Blase
Harnverhalt	Neugeboren: Harnröhrenklappe Jedes Alter: neurogene Blase
Hemihypertrophie, Aniridie	Wilms-Tumor
Herzklappenfehler	Nierenfehlbildung
Haltungs-/Gangstörung Neurologische Befunde	} Meningomyelozele Neurogene Blase
Fehlbildung von Gehirn, Wirbelsäule, Extremitäten Analatresie, Retinopathie	} Zystennieren Hydronephrose
Hypertelorismus, Stridor abnorme Pupillen, Glaukom Hypodontie	} Hypospadie
Bauchwanddefekt	Kryptorchismus

Harnabflußstörungen

Harnabflußstörungen führen zu einer Weitstellung der proximal gelegenen Harnwege und in Abhängigkeit vom Ausmaß der Obstruktion, des Refluxes und einer begleitenden Infektion zur Einschränkung oder zum Verlust der Nierenfunktion. Die Diagnostik und Therapie muß sich an diesen prognostischen Faktoren orientieren.

Typische Ursachen einer Harnabflußstörung sind (Abb. 215):

- – Nierenbeckenabgangsstenose (1),
- – Obstruktiver Megaureter (2),
- – Ureterozele (bei Doppelanlage) (3),
- – ektop mündender Harnleiter (4),
- – Harnröhrenenge (i. b. Harnröhrenklappe) (5),
- – vesikorenaler Reflux (6),
- – neurogene Blase (7).

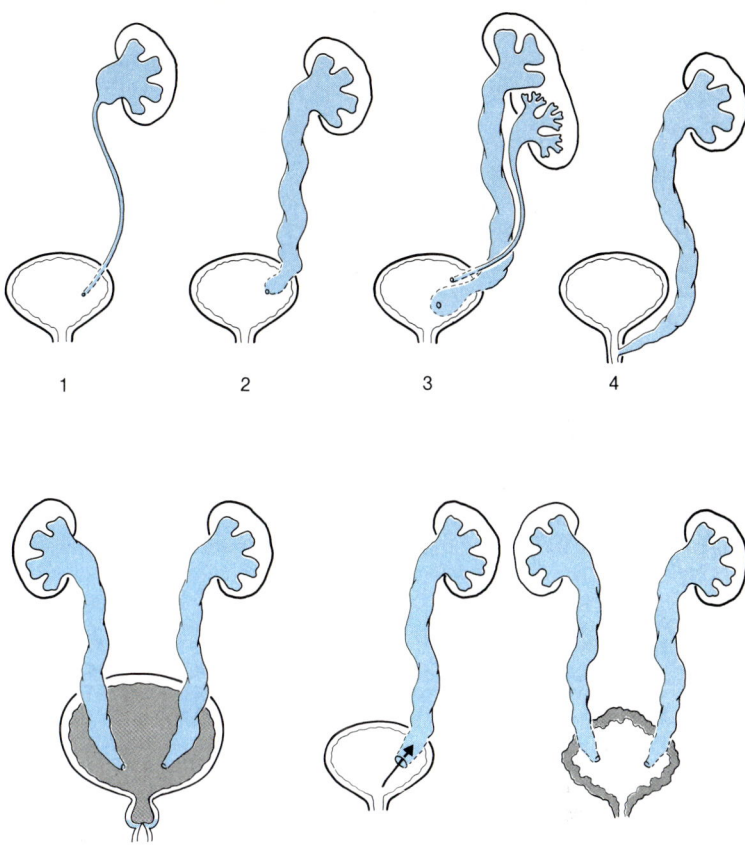

Abb. 215 **Häufige Ursachen einer Harnabflußstörung** (unter 5. verbergen sich Phimose, Meatusstenose, Harnröhrenstriktur und beim Neugeborenen vor allem die Harnröhrenklappe)

Nierenbeckenabgangsstenose

Die Symptomatik ist wenig charakteristisch. Gelegentlich wird über chronische Leibschmerzen, Appetitlosigkeit, Druckgefühl im Ober- bzw. Mittelbauch geklagt. Koliken und Flankenschmerzen sind selten. Die Erkrankung wird gelegentlich mit einer Appendizitis verwechselt. Die subpelvine Stenose ist in der Regel angeboren. Weitere Ursachen können dorsal den Harnleiter kreuzende atypische Gefäße oder sekundäre bindegewebige Veränderungen an der pelviureteralen Verbindung sein.

Eine besondere Problematik bietet die Weitstellung eines oder beider Nierenbeckenkelchsysteme bereits pränatal. Eine intrauterine Therapie ist bis heute nicht indiziert, jedoch ist eine frühe postnatale Diagnostik notwendig:

– Kontrolle sonographisch 1 und 7 Tage postnatal:
  Beträgt die Weitstellung unter 12 mm, so ist eine weitere Diagnostik oder Therapie nicht notwendig.
– Bei einer Dilatation von über 12 mm erfolgt die Therapie in Abhängigkeit von der Symptomatik und Nierenfunktionen, die mittels DMSA-Szintigraphie nach Hydrierung bestimmt wird. Nach Ausschluß eines vesikorenalen Refluxes durch ein Miktionszysturethrogramm wird bei eingeschränkter Nierenfunktion ein Lasix-Radionuklidnephrogramm (LRNG) durchgeführt, um anhand des Kurvenverlaufs das Ausmaß der Obstruktion abzuschätzen.

Eine eingeschränkte Nierenfunktion (DMSA-Szintigramm) und eine Obstruktion (LRNG) stellen neben Schmerzen und der Pyelonephritis die Indikation zur Operation. Unklare Befunde im LRNG machen eine Punktion des Nierenbeckens mit anschließender Druckflußmessung (Whitaker-Test) notwendig.

Die Operation besteht in der Resektion des erweiterten Nierenbeckenanteiles sowie des verengten Harnleiterabschnittes und Wiedereinführung des Harnleiters in das Nierenbecken: Nierenbeckenplastik.

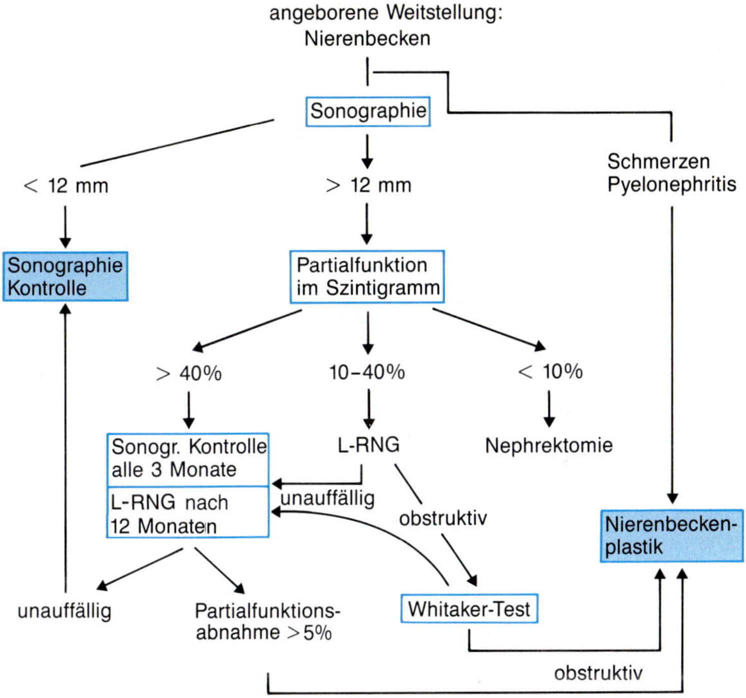

angeborene Weitstellung:
Nierenbecken

Sonographie

< 12 mm   > 12 mm   Schmerzen
Pyelonephritis

Sonographie
Kontrolle

Partialfunktion
im Szintigramm

> 40%   10–40%   < 10%

Sonogr. Kontrolle
alle 3 Monate   L-RNG   Nephrektomie

L-RNG nach   unauffällig
12 Monaten   obstruktiv

Nierenbecken-
plastik

unauffällig   Partialfunktions-
abnahme >5%   Whitaker-Test

obstruktiv

Abb. 216   Abklärung der angeborenen Nierenbeckenabgangsstenose

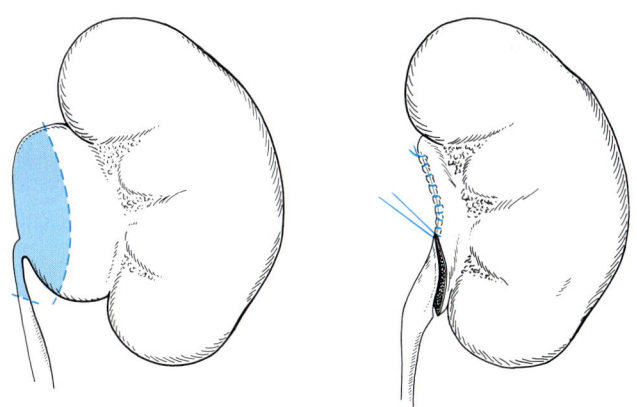

Abb. 217   Operative Behandlung der Nierenbeckenabgangsstenose

Obstruktiver Megaureter

Bei Nachweis eines Megaureters, der heute meist sonographisch entdeckt wird, muß immer zunächst die Ursache der Weitstellung des Harnleiters geklärt sein. Man unterscheidet:

Primärer Megaureter

- refluxiv,
- obstruktiv,
- nicht refluxiv und nicht obstruktiv.

Sekundärer Megaureter

Diese Einteilung ist nicht willkürlich, sondern gibt wichtige Richtlinien für die Diagnostik und Therapie. Da primäre Megaureter angeboren und häufig doppelseitig auftreten, ist das Serumkreatinin ein wichtiger Parameter; es sollte bei Säuglingen unter 0,4 mg% sein und signalisiert dann bei beidseitiger Erkrankung eine gute Prognose.

Der refluxive Megaureter wird durch ein Miktionszysturethrogramm ausgeschlossen (Therapie s. vesikorenaler Reflux). Diese Untersuchung hilft auch die Verdachtsdiagnose einer Blasenentleerungsstörung zu stellen (Klappe der Harnröhre, neurogene oder funktionelle Blasenentleerungsstörung) (s. dort), und somit wesentliche Ursachen des beidseitigen sekundären Megaureters aufzudecken. Somit bleibt am Ende der Diagnostik die Differentialdiagnose zwischen „obstruktivem" sowie „nicht obstruktivem und refluxivem Megaureter". Diese Unterscheidung gelingt in ähnlicher Form wie die Beantwortung der Frage, ob eine Weitstellung des Nierenbekkenkelchsystems oder eine Nierenbeckenabgangsstenose vorliegt (s. dort).

Das Lasix-Radionuklidnephrogramm (LRNG) schätzt das Ausmaß der Obstruktion ein, bei fraglichem Befund wird das Nierenbecken punktiert und eine Druckflußmessung durchgeführt. (Druck bei 10 ml/min < 20 cm Wasser = keine Obstruktion).

Bei Neugeborenen, vor allem, wenn sie z. B. durch eine Harnwegsinfektion in schlechtem Allgemeinbefinden sind, erfolgt die operative Behandlung zunächst in Form einer hohen Ableitung (Ringureterokutaneostomie) (S. Harnröhrenklappe). Nach einem Jahr wird über das Urostoma geprüft, inwieweit der obstruktive Megaureter noch besteht (Whitaker-Test). Unsere Erfahrung ist, daß zu diesem Zeitpunkt bei mehr als der Hälfte der Kinder die Ureterokutaneostomie einfach verschlossen werden kann und weniger als die Hälfte der Kinder einer Harnleiterneueinpflanzung in die Blase mit Antirefluxschutz bedürfen (s. vesikorenaler Reflux).

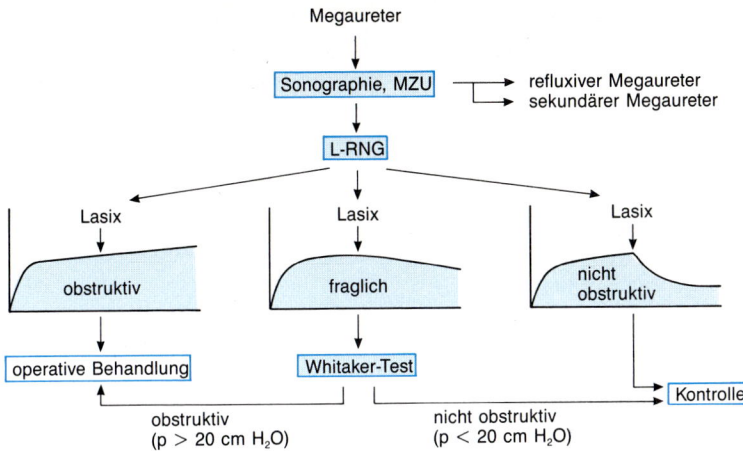

Abb. 218 **Diagnostik und Therapie des Megaureters**

Doppelnieren, Doppelharnleiter, Ureterozele

Doppelbildungen der oberen Harnwege sind relativ häufig. Die Uretero-zele ist in der Regel mit einer Doppelbildung der oberen Harnwege kombi-niert (Abb. 219). Hierunter versteht man eine kugelförmige Erweiterung des intravesikalen Ureteranteiles mit meist punktförmigem Ureterostium. Sie wölbt sich in die Blase vor.

Diagnose: Harnbefund, Sonographie, ggf. Übersichtsaufnahme und Aus-scheidungsurogramm mit der charakteristischen Aussparung im Blasen-schatten, ggf. Funktionsbeeinträchtigung des zugehörigen Nierenparen-chyms sowie Erweiterung des Harnleiters.

Therapie: Bei Funktion des zugehörigen Nierenparenchyms < 5 %: Entfer-nung der Ureterozele, des Harnleiters und des zugehörigen Nierenanteiles. Bei erhaltener Funktion kann die Ureterozele zunächst endoskopisch ge-schlitzt werden. Bei einem Rezidiv oder einem Reflux erfolgt die Resektion der Ureterozele mit Neueinpflanzung der Harnleiter nach 3–6 Monaten.

Ektop mündender Harnleiter

Der ektope Harnleiter mündet nicht auf der Ureterleiste, sondern in Bla-senhals, Urethra oder Vagina, seltener in den Darm (s. Abb. 220). Es han-delt sich dabei gesetzmäßig um den Harnleiter, der dem kranialen Teil der Doppelniere angehört (Meyer-Weigertsche Regel).

Ektop mündende Harnleiter beim Mädchen, deren Ostien in der vorderen Harnröhre, in der Vagina usw. also bei Mädchen außerhalb der Kontrolle des Blasenschließmuskels liegen, führen zum ständigen Einnässen. Ektop mündende Harnleiter beim Knaben liegen immer oberhalb des äußeren Blasenschließmuskels und führen nicht zum Einnässen. Sind die Ostien stenosiert, kommt es zur Harnstauung und bei sekundärer Infektion zur Pyelonephritis.

Diagnose: Ausscheidungsurogramm, Kolposkopie, Chromourethrozysto-skopie.

Therapie: Bei wenig geschädigtem Nierenanteil ist die Neueinpflanzung des ektop mündenden Harnleiters in die Blase mit einem Antirefluxmechanis-mus indiziert. Bei erheblich gestörter Nierenfunktion wird der ektop mün-dende Harnleiter mit dem zugehörigen Doppelnierenanteil reseziert.

Ureterozelen erreichen oft beträchtliche Größe, können die ganze Blase ausfüllen und verursachen einen Harnstau im zugehörigen Hohlsystem. Urethral ektope Ureterozelen können zu einer Entleerungsstörung der Harnblase führen.

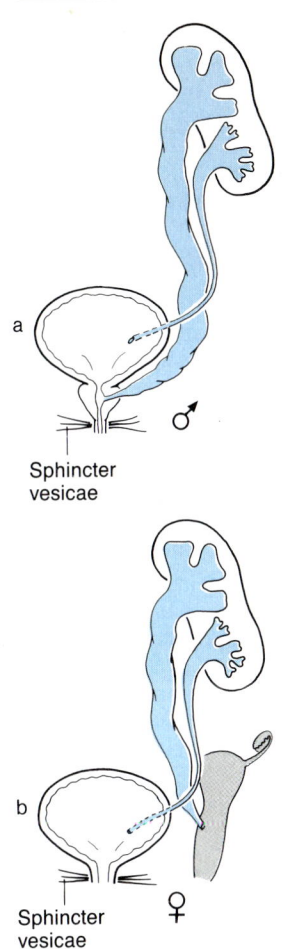

Sphincter
vesicae

Sphincter
vesicae

Abb. 219a u. b **Ektoper Harn-
leiter bei Junge und Mädchen:**
Der ektope Harnleiter führt beim
Mädchen zur Inkontinenz, beim
Jungen häufig zur Harnstauung
bei erhaltener Kontinenz.

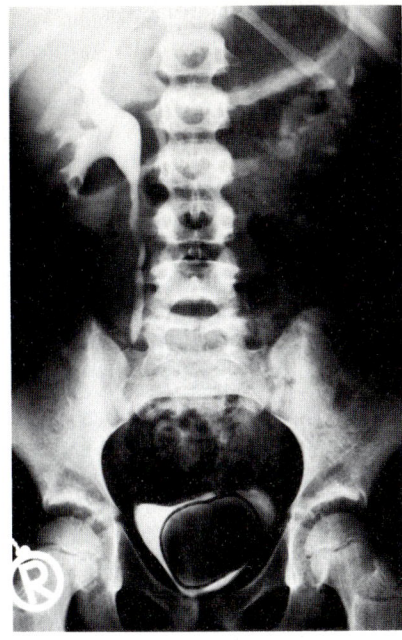

Abb. 219c **Ureterozele links**

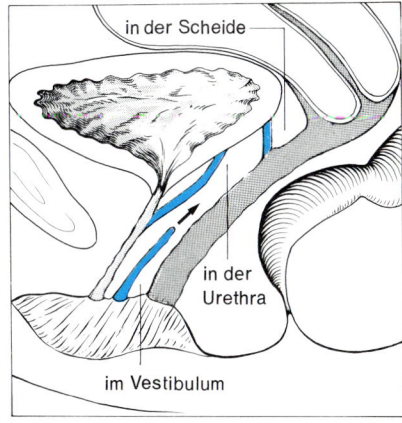

Abb. 220 **Enuresis diurna e nocturna:** ektop mündender Harnleiter in die Urethra;
auch ektope Mündung im Vestibulum der
Scheide und in der Scheide selbst möglich

Proximale Harnröhrenklappen

Die angeborenen Engen der proximalen Harnröhre sind bereits in der Fetalzeit urodynamisch als Hindernis wirksam. So wird häufig der Verdacht auf Harnröhrenklappen bereits praenatal, d. h. intrauterin gestellt: Weiter oberer Harntrakt bds. (Megaureter bds.), große Blase und weite proximale Harnröhre. Die Neugeborenen sind oft schwer krank, niereninsuffizient und weisen einen Harnwegsinfekt mit Pyelonephritis und drohender oder manifester Sepsis auf.

Diagnose: Sonographie und Miktionszystourethrogramm sichern die Diagnose.

Therapie: Zunächst erfolgt eine Harnableitung mittels transurethralem Katheter (z. B. über eine Magensonde 8 Charr.). Die Kinder werden antibiotisch behandelt und bedürfen häufig intensivmedizinischer Betreuung. Führt die transurethrale Ableitung nicht zur Entlastung des gesamten Hohlsystems und zur Erholung des Serumkreatinins, werden die Harnleiter hoch über eine Ringureterokutaneostomie abgeleitet. Hat sich das Kind erholt, werden die Klappen endoskopisch gespalten. In aller Regel können nach 12 Monaten die Ureterkutaneostomien gefahrlos geschlossen werden. Ein persistierender vesikorenaler Reflux wird entsprechend therapiert (s. dort).

Da Harnblase und oberer Harntrakt meist nicht ausreichend entwickelt sind, bedürfen die Kinder oft lebenslanger urologischer Betreuung. Bei früher und adäquater Behandlung werden heute nur noch etwa 10 % der Kinder dialysepflichtig und sollten auf eine Nierentransplantation vorbereitet werden.

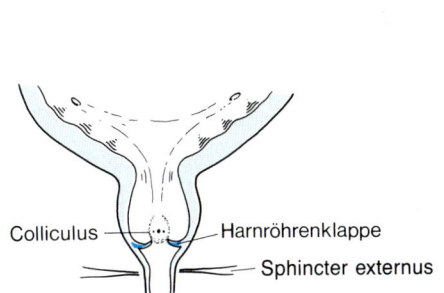

Abb. 221 **Typische Manifestation der proximalen Harnröhrenklappen beim Jungen** (Young).

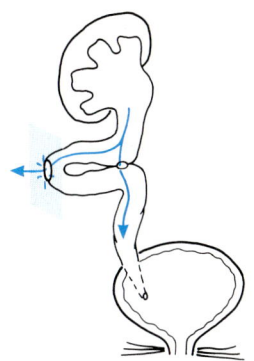

Abb. 222 **Beidseitige Ringureterkutaneostomie nach unzureichender Harnableitung über einen transurethralen Katheter**

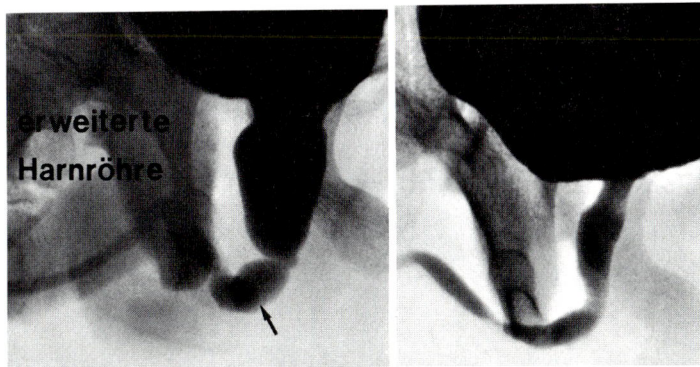

Abb. 223 **Harnröhrenklappe** vor (links) und nach Resektion (rechts) mit dem kalten Haken messen

Vesikorenaler Reflux

Unter vesikorenalem Reflux versteht man das Zurückfließen des Harns in Ureter und evtl. Nierenbecken bei Blasenruhetonus oder Miktion. Ein Reflux ist bei 30–50% aller Kinder mit einem rezidivierenden Harninfekt nachzuweisen.

Wir unterscheiden einen primären oder sekundären Reflux.

Beim primären vesikoureteralen Reflux liegt eine angeborene Veränderung im Bereich der Harnleiter-Blasen-Verbindung vor. Gelegentlich ist er mit einer Doppelanlage von Nierenbecken und Harnleiter oder einem paraureteralen Divertikel (Hutch) vergesellschaftet.

Der sekundäre Reflux ist die Folge anderer Erkrankungen, wie neurogener Blasenentleerungsstörung, z. B. infolge Rückenmarkserkrankung (Myelomeningozele) oder subvesikaler Obstruktion (z. B. Harnröhrenklappen). Der sekundäre Reflux fordert zunächst die Therapie der ursächlichen Erkrankung, dann die des Refluxes selbst.

Diagnose: Der vesikoureterorenale Reflux wird mit Hilfe des Miktionszystourethrogramms diagnostiziert und klassifiziert.

Therapie: Eine antibiotische Infektprophylaxe (⅕ der therapeutischen Dosis) ist von entscheidender Bedeutung, da bei Fehlen organischer Veränderungen (z. B. Ostienverlagerung) bis zu 60% der Refluxe spontan ausheilen.

Bei Versagen der konservativen Therapie, d. h. bei Auftreten einer Pyelonephritis unter der gezielten Prophylaxe oder bei gleichzeitigem Vorliegen von Doppelanlagen des Harnleiters bzw. einem Hutch-Divertikel ist die Operation angezeigt. Die Antirefluxoperation hat das Prinzip, den Ventilmechanismus an der Harnleiter-Blasen-Verbindung wiederherzustellen: Verlängerung des submukösen Harnleiterabschnittes.

Auch bei erfolgreicher Prophylaxe, aber persistierendem Reflux sollte ab dem 6. Lebensjahr die Operation beim Mädchen geplant werden, da jetzt der Reflux nur noch selten ausheilt. Bei Jungen ist der persistierende asymptomatische mäßiggradige Reflux ohne wesentlichen Krankheitswert und bedarf keiner Operation.

Für die Praxis

Bei Kindern mit unklaren Fieberschüben, Gedeihstörungen oder uncharakteristischen Bauchsymptomen muß der Urin wiederholt untersucht werden. Der pathologische Urinbefund (i. B. Leukozyturie) muß an eine Fehlbildung und Erkrankung der Harnorgane denken lassen.

→ Harnuntersuchung, Allgemeinuntersuchung, Sonographie: Verdachtsdiagnose.

→ Uroflowmetrie, Miktionszysturethrographie (ggf. Urogramm), Urethrozystoskopie: Aufstellung des Heilplanes.

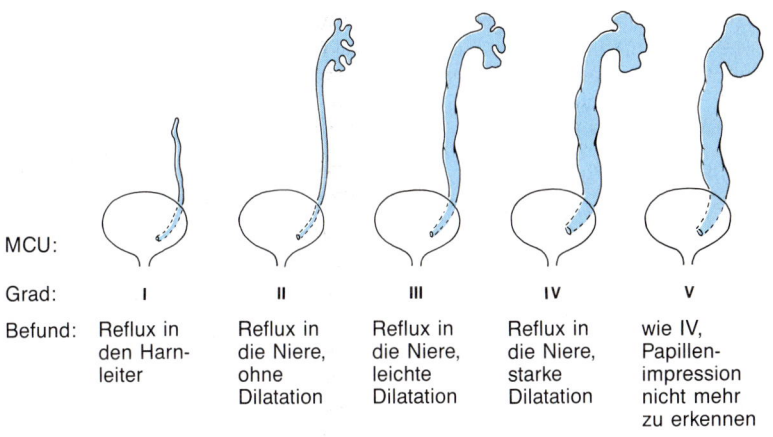

MCU:					
Grad:	I	II	III	IV	V
Befund:	Reflux in den Harnleiter	Reflux in die Niere, ohne Dilatation	Reflux in die Niere, leichte Dilatation	Reflux in die Niere, starke Dilatation	wie IV, Papillenimpression nicht mehr zu erkennen

Abb. 224   **Internationale Refluxklassifikation**

Funktionelle Blasenentleerungsstörungen, Enuresis

Kindliche Blasenentleerungsstörungen ohne neurologische Ursache werden in der Regel durch persistierendes oder sekundär wieder aufgetretenes Einnässen tagsüber oder in der Nacht sowie rezidivierende Harnwegsinfekte symptomatisch. Gleichzeitig können Verhaltensauffälligkeiten wie der „Hock- oder Fersensitz" oder häufig gekreuzte Beine zur Beherrschung von Harndrangattacken bestehen.

Die Abklärung dieser Symptome erfolgt nach Ausprägung und Schweregrad: beim nur nächtlichen Einnässen (Enuresis nocturna) ohne Harnwegsinfekte oder Auffäiligkeiten am Tag sollen zunächst das Kind wenig belastende Untersuchungen (Uroflow-Messung, Uroflow mit Beckenboden-EMG, Sonographie, i. b. der Blase [Blasenwanddicke u. Restharn]) durchgeführt werden. Wenn das Beschwerdebild von rezidivierenden Harnwegsinfekten mit Einnässen tagsüber und nachts gekennzeichnet ist, erfolgt eine video-urodynamische Untersuchung des unteren Harntraktes und ggf. eine endoskopische Untersuchung in Narkose.

Therapie

Das nur nächtliche Einnässen hat oft keine faßbare Ursache, in seltenen Fällen wird eine Störung des zirkadianen Rhythmus der ADH-Ausschüttung der Hypophyse gefunden: nachts werden größere Mengen hypotonen Urins ausgeschieden. Ob es sich hierbei um eine Varianz der kindlichen Entwicklung oder um eine Störung im eigentlichen Sinne handelt, ist bisher nicht geklärt.

Therapeutisch bestehen mehrere Möglichkeiten: das apparative Verhaltenstraining (Klingelhose oder -betteinlage) oder die nasale Gabe eines synthetischen ADH-Analogons (Minirin). Bei abwartendem Verhalten mit Regulierung der abendlichen Flüssigkeitszufuhr ist die spontane Rückbildung häufig, so daß eine Therapie erst im Schulalter begonnen werden sollte.

Die im Alter von 5–8 Jahren häufige funktionelle Dyskoordination von Detrusor und Sphinkter beim Wasserlassen wird durch ein Konditionierungstraining behandelt. Hier erlernen die Kinder durch das Beobachten eines Uroflow-Schreibers oder eines Beckenboden-EMG die Miktion bei relaxiertem Beckenboden und Sphinkter (Biofeedback-Training).

Findet man als Ursache von Enuresis am Tag oder in der Nacht eine Harnblaseninstabilität (unwillkürliche Detrusorkontraktionen in der Blasenfüllphase), kann der Detrusor medikamentös gedämpft werden z. B. mit Oxybutinin (s. Abb.). Mögliche Nebenwirkungen dieser Therapie sind Akkommodationsstörungen, Mundtrockenheit, Tachykardie und Wärmestau.

Liegt eine Kombination beider Störungen vor, sollte ein Konditionierungstraining unter anticholinerger Medikation durchgeführt werden.

Während aller Therapieformen wird eine Harnwegsinfektprophylaxe z. B. mit Nitrofurantoin für 3 Monate empfohlen.

Weisen die Basisuntersuchungen bei primärer Enuresis nocturna/diurna auf eine Fehlbildung des Harntraktes als Ursache hin (z. B. ektop mündender Megaureter), wird nach Diagnosesicherung (Urogramm, Endoskopie, ggf. Sondierung, perkutane Punktion u. antegrade Darstellung) bei weitgehendem Nierenfunktionsverlust, die Nephroureterektomie des betroffenen Nierenanteils, sonst die antirefluxive Harnleiterneueinpflanzung durchgeführt.

Spina bifida, kongenitale neurogene Blasenentleerungsstörung

Die **Therapie** der kongenitalen neurogenen Blase hat mehrere Zielsetzungen: Neben dem Schutz der Nierenfunktion durch Vermeidung von Harnwegsinfekten und Reduzierung des intravesikalen Drucks bei der Blasenfüllung und -entleerung muß ab dem 5. Lebensjahr eine akzeptable Form der „sozialen" Kontinenz für diese oft multipel behinderte Patientengruppe erreicht werden.

Wichtig ist eine lebenslange urodynamische Überwachung, die bereits kurz nach der Geburt bzw. Diagnosestellung (okkulte Spina bifida) Risikogruppen erkennbar macht: besonders gefährdet sind Patienten mit Läsionen des oberen motorischen Neurons der Harnblase und inneviertem Beckenboden, da es hier durch die neurogene Störung zu hohen intravesikalen Drücken bei der Blasenfüllung und -entleerung mit resultierender Restharnbildung, vesikorenalem Reflux, rezidivierenden Harnwegsinfekten und abnehmender Nierenfunktion kommt. Im Laufe des Größenwachstums kann sich der Lähmungstyp der Harnblase verändern, so daß eine entsprechende Anpassung der medikamentösen Therapie und des Blasenentleerungsmechanismus notwendig ist.

(Näheres siehe Kapitel Urologische Komplikationen bei neurologischen Erkrankungen und Urodynamische Untersuchung S. 90.)

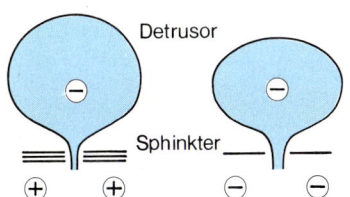
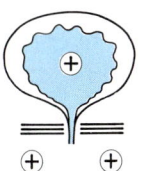
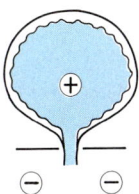

Abb. 225 **Formen der neurogenen Blase** ($\oplus$ = hyperaktiv, $\ominus$ = hypoaktiv)

Fehlbildungen

Blasenekstrophie

Die Blasenekstrophie kommt durchschnittlich einmal unter 10000 Neugeborenen vor. Knaben sind 7- bis 8mal häufiger betroffen als Mädchen. Embryologische Störungen der Kloakenmembran verhindern die Entwicklung der vorderen Bauchwand unterhalb des Nabels, der Blasenvorderwand, der Genitalhöcker und der Symphyse. Es entsteht ein großer Defekt in der vorderen Bauchwand, in dem die offene Blase mit den Ureterostien liegt. Dabei geht die Blasenschleimhaut in die Haut des Unterbauches über. Der Penis zeigt eine komplette Epispadie und besteht oft nur aus einer Glans. Das Skrotum kann normal entwickelt sein. Der Symphysenanschluß ist ausgeblieben.

Da der Harn auf die Haut frei abfließt, kommt es besonders bei mangelhafter Pflege zu flächenhaften Entzündungen. Durch die chronische Irritation kann es zur Metaplasie der Blasenschleimhaut bis zur Entstehung eines Adenokarzinoms oder über eine Leukoplakie zum Plattenepithelkarzinom kommen. Das Durchschnittsalter der Karzinomentstehung beträgt 45 Jahre.

Eine weitere ernste Komplikation ist die Pyelonephritis.

Therapie: Die Blasenekstrophie ist ein urologischer Notfall. In den ersten 3 Lebenstagen erfolgt der Verschluß der Blase und die Adaptation der Symphyse zur Wiederherstellung der Bauchwand. Nach etwa 2–3 Jahren wird eine Blasenhalsplastik zur Erreichung der Kontinenz und eine Rekonstruktion des äußeren Genitales angeschlossen. Erreichen die Kinder keine vollständige Kontinenz, wird die Implantation eines artifiziellen Sphinkters geplant.

Alternativ können bei normaler Funktion des Afterschließmuskels die Ureter zur Harnumleitung in den Dickdarm eingepflanzt werden. Die Blasenhalsplastik und Rekonstruktion des äußeren Genitales dienen dann der Kohabitation und Fertilität.

Epispadie

Die Epispadie stellt einen geringeren Grad desselben Entwicklungsfehlers dar. Die Harnröhrenöffnung liegt auf der Dorsalseite des Penis, meist fehlt die Anlage des Blasenschließmuskels.

Therapie: Operativ-plastische Neubildung der Harnröhre, evtl. des Blasenschließmuskels.

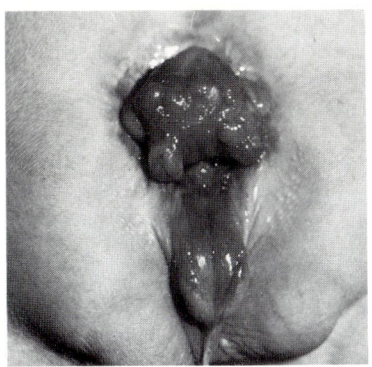 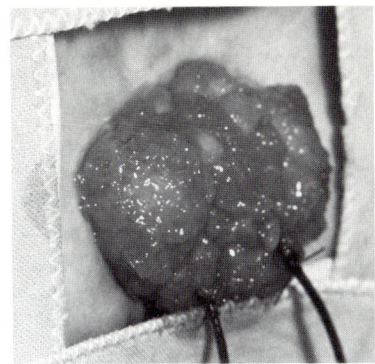

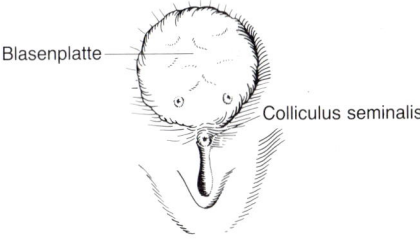

Blasenplatte

Colliculus seminalis

Abb. 226 **Blasenekstrophie mit kompletter Epispadie**

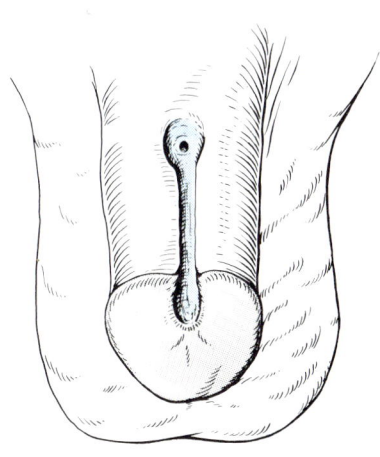

Penile Epispadie

Abb. 227 **Epispadie**

Hypospadie

Bei der Hypospadie liegt der Meatus urethrae nicht an der Glansspitze, sondern auf der Ventralseite des Penis.

Man unterscheidet:
- distale Hypospadie (glandulär, koronar, subkoronar),
- mittlere Hypospadie (Penisschaft),
- proximale Hypospadie (penoskrotal, skrotal, perineal).

Es besteht anstelle der fehlenden Harnröhre ein bindegewebiger Strang, der in der Regel bei der Erektion zur Abknickung des Gliedes führt und den normalen Geschlechtsverkehr erschweren oder unmöglich machen kann. Durch Verlagerung der Harnröhre nach hinten kann der Samen bei der Ejakulation nicht mehr an optimaler Stelle (Portio uteri) deponiert werden. Neben diesen Problemen stellt auch die psychische Belastung von Eltern und Kind die Operationsindikation. Diese sollte vor dem 2. Lebensjahr erfolgen.

Therapie: Die Operation der distalen und mittleren Hypospadie erfolgt in einer Sitzung. Falls nötig, wird die Chorda entfernt (Aufrichtungsoperation) und dann die neue Harnröhre gebildet. Bei proximalen Hypospadien finden auch freie Transplantate und kombinierte Verfahren Anwendung. Bei schweren Formen der Hypospadie sollte an eine Störung der Testosteron- bzw. 5-α-Dihydrotestosteronsynthese oder an eine Androgenresistenz gedacht werden. Ggf. kann durch Testosterongaben ein Peniswachstum erzielt werden; in seltenen Fällen kann es sinnvoller sein, das Kind als Mädchen zu erziehen.

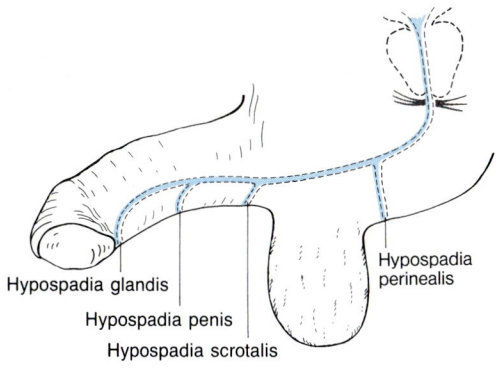

Hypospadia glandis

Hypospadia penis

Hypospadia scrotalis

Hypospadia perinealis

Abb. 228 **Formen der Hypospadie**

Hypospadie:	Distal	Mittel	Proximal
Verfahren:	Mathieu	Duckett	Duckett u. Thiersch-Duplay
Prinzip:	am Meatus fußender Lappen	gestielter Vor- hautlappen	s. Mittl. u. Nutzung der Urethralrinne für die proximale Harnröhre

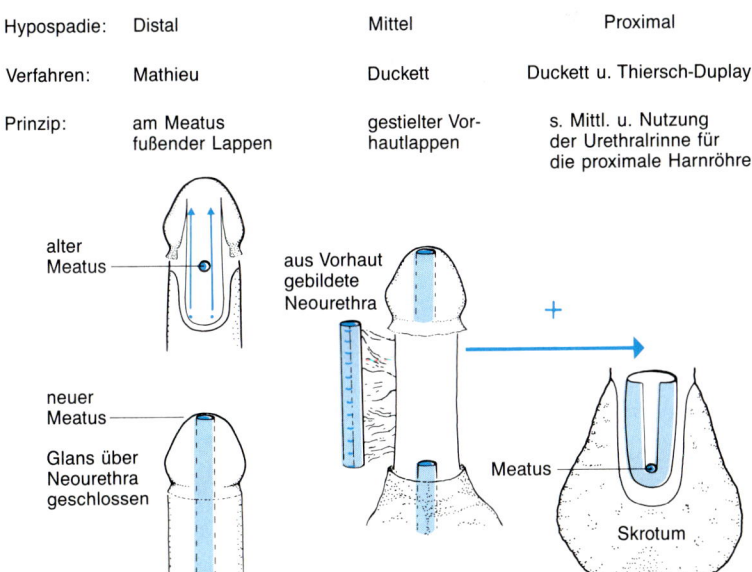

alter Meatus

neuer Meatus

Glans über Neourethra geschlossen

aus Vorhaut gebildete Neourethra

Meatus

Skrotum

Abb. 229 **Auswahl von Operationsmethoden**

Phimose

Die Phimose ist eine angeborene Enge des äußeren Vorhautringes. Die Vorhaut kann nicht mehr über die Glans penis bis zum Sulcus coronarius zurückgezogen werden. Man unterscheidet verschiedene Grade von der leichten Enge bis zur punktförmigen Öffnung, die den Harn nur tropfenweise passieren läßt. Durch eine Entzündung der Vorhaut kann es zur erworbenen Phimose kommen.

Therapie: Da eine Verklebung des inneren Vorhautblattes mit der Oberfläche der Glans im Säuglingsalter noch physiologisch ist – sie löst sich von selbst in den ersten 2 Lebensjahren – sollte die manuelle und instrumentelle Vorhautdehnung unterbleiben. Es kommt dabei zu Epithelläsionen, die zu Entzündungen und sekundären Vernarbungen führen. Aus einer physiologischen Vorhautverengung entsteht dann eine sekundäre narbige Phimose, die der Operation bedarf.

Nur echte Verengungen sollten in diesem Lebensalter operativ angegangen werden. In der Regel ist eine Phimose im Säuglingsalter nicht behandlungsbedürftig, bei auftretenden Komplikationen ist eine Vorhautplastik jedoch erforderlich.

Komplikationen

Harnverhaltung bei Neugeborenen und Säuglingen.

Balanitis: Da die tägliche Reinigung des Vorhautsackes nicht mehr möglich ist, kommt es zu Sekretstauung und Entzündung.

Präputialsteine: Das eingedickte Sekret inkrustiert durch Harnsalze und versteint.

Paraphimose oder spanischer Kragen: Die zurückgestreifte, etwas zu enge Vorhaut bildet hinter der Glans im Sulcus coronarius einen Schnürring. Die oberflächliche venöse Zirkulation wird unterbrochen, der arterielle Zufluß bleibt frei. Es kommt zur Ausbildung eines schmerzhaften Ödems des inneren Vorhautblattes und der Eichel, das sich spontan nicht mehr zurückbilden kann.

Für die Praxis

Im Säuglingsalter ist eine Verklebung des inneren Vorhautblattes mit der Oberfläche der Glans physiologisch. Eine echte Phimose in diesem Alter ist selten. Cave: manuelle oder instrumentelle Dehnung und Lösung der Vorhautverwachsungen. Die atrophische und hypertrophische Phimose im Kleinkindesalter muß bei Komplikationen wie Balanitis oder Sekretstau operativ behandelt werden.

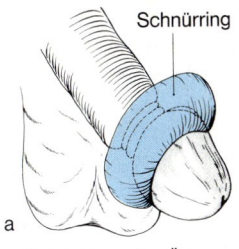

Schnürring

a

Entwicklung des Ödems

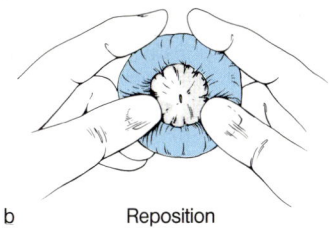

b   Reposition

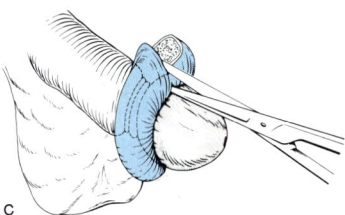

c

Durchtrennung des Schnürrings

Abb. 230   **Paraphimose: Ausdrük-
ken des Ödems und Zurückstreifen
der Vorhaut. Bei längerem Bestehen Durchtrennung des Schnürringes: später Zirkumzision** (aus Sökeland, J.: Urologie für Krankenpflege-
berufe, 5. Aufl. Thieme, Stuttgart
1987)

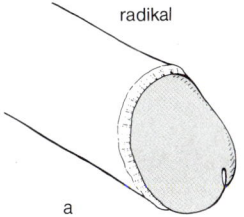

radikal

a

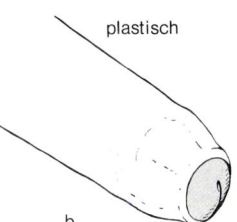

plastisch

b

Abb. 231   **Die Operation kann radikal (a) (Resektion der Vorhaut, z. B. aus religiö-
sen Gründen) oder plastisch (b) mit weitgehendem Erhalt der Vorhaut erfolgen**

Maldescensus testis

Die Hoden sollen normalerweise bei der Geburt im Skrotum liegen (96–97%), spätestens jedoch am Ende des 1. Lebensjahres. Danach kommt es nur in seltenen Fällen zu einem spontanen Deszensus. Voraussetzung für die spätere spermiogenetische Funktion sind ein normales Hodenwachstum und eine normale Reifung des Keimepithels. Die physiologische Hodenentwicklung erfolgt nur bei intraskrotaler Lage.

Histologische Untersuchungen haben gezeigt, daß das Keimepithel von retinierten Hoden nach dem 2. Lebensjahr bereits erhebliche Schäden aufweist; dies stellt die Indikation zur frühen Therapie.

Der Bauchhoden ist bei der klinischen Untersuchung nicht zu tasten. Der Leistenhoden liegt im Leistenkanal oder vor dem äußeren Leistenring. Er läßt sich nicht ins Skrotum herabziehen. Der Gleithoden läßt sich nur manuell an den tiefsten Punkt des Skrotums bringen, dann „gleitet" er zurück. Der Pendelhoden kann durch Anspannung des M. cremasters seine Lage ändern. Er „pendelt" im Skrotalfach, bedarf jedoch keiner Therapie.

Die Diagnose eines ektopen Hodens, der sich i. d. R. an der Innenseite des Oberschenkels findet, kann Schwierigkeiten bereiten. Der Bauchhoden und die Hodenaplasie können durch die Laparaskopie unterschieden werden.

Therapie: Jede Lageanomalie des Hodens muß bis zum 2. Lebensjahr behandelt werden. Eine spätere Korrektur hat keinen sicheren Einfluß mehr auf die Spermiogenese. Sie ist dann nur noch als kosmetischer Eingriff anzusehen. Jede Retentio testis kann zunächst mit LH-RH-Analoga (Kryptokur) behandelt werden. Die LH-RH-Analoga-Therapie induziert eine erhöhte Testosteronproduktion mit nachfolgender Hyperämie des äußeren Genitales und der Möglichkeit vermehrter Erektionen. Die Schambehaarung kann vorzeitig auftreten, eine echte Vorverlegung des Pubertätsbeginns tritt nicht ein. Die Therapie erfolgt mittels Nasenspray 3mal tgl. ein Sprühstoß in jedes Nasenloch über 4 Wochen.

Im Anschluß an eine erfolglose Behandlung sollte die operative Verlagerung des Hodens in das Skrotum vorgenommen werden. Wer die Hormonbehandlung übernimmt, muß auch für eine rechtzeitige Durchführung der Operation sorgen.

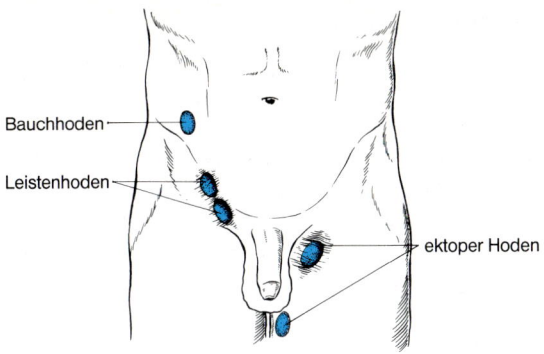

Bauchhoden

Leistenhoden

ektoper Hoden

Abb. 232   **Retentio testis rechts; Ektopie links**

Entzündung der Harnwege

Die häufigste urologische Erkrankung des Kindesalters ist die unspezifische Entzündung (0,03 % der Knaben, 1,2 % der Mädchen).

Die kurze weibliche Harnröhre erklärt die relative Häufigkeit der Harnwegsentzündungen bei Mädchen. Die Entzündung der Niere entwickelt sich i. d. R. aszendierend (Pyelonephritis).

Die Krankheitszeichen des Harnwegsinfektes im Kindesalter sind uncharakteristisch und werden oft falsch gedeutet. Die beim Erwachsenen typischen Symptome, wie hohes Fieber, starke Schmerzen in den Nieren oder Blasengegend, fehlen. Die klinische Diagnose wird zusätzlich erschwert, da Harnwegsinfekte andere pädiatrische Krankheitsbilder wie Pneumonie, Meningitis oder Brechdurchfall vortäuschen können. Im Vordergrund stehen Gedeihstörungen, Inappetenz, körperlicher Entwicklungsrückstand, blaß-gelblich-graues Hautkolorit und Halonierung der Augen. Bemerkenswert sind psychische Veränderungen, wie grämlich-abweisendes, ängstliches, klagendes Wesen und Spielunlust der rasch ermüdenden Kinder.

Die entscheidende diagnostische Maßnahme und grundsätzlich bei allen fieberhaften Zuständen des Kindesalters angezeigt ist die Untersuchung des Harnsedimentes.

Die Harngewinnung bei Säuglingen erfolgt durch einen kleinen, sterilen Auffangbeutel aus Plastik mit einem Klebering. Bei größeren Kindern wird der Mittelstrahlurin zur Untersuchung gewonnen. Bei Entnehmen des Urins mit dem Blasenkatheter muß auf steriles Arbeiten besonders geachtet werden (Einmalkatheter). Nur der steril entnommene Urin ergibt bei der kulturellen Keimbestimmung verläßliche Befunde.

Therapie: Jeder Harninfekt erfordert eine gezielte antibiotische Therapie. Die Wahl des Medikamentes richtet sich nach dem Antibiogramm des Erregers.

Wesentlich für die Langzeitprognose der Nierenfunktion der Neugeborenen, Säuglinge und Kinder ist jedoch die Suche nach der Ursache der Infektion:

– körperliche Untersuchung,
– Urinbefund,
– Sonographie,
– Miktionszysturethrogramm,
– bei pathologischer Sonographie: Urogramm,
– bei pathologischer Miktion: urodynamische Untersuchung.

Regel:
Bei fieberhaften Erkrankungen von Säuglingen und Kleinkindern soll immer eine Urinuntersuchung durchgeführt werden. Die Leukozyturie ist Leitsymptom der Entzündung des Urogenitalsystems. Wenn ein Kind nicht gedeiht und andere Ursachen ausgeschlossen wurden, sollte man immer an Fehlbildungen denken und eine eingehende Untersuchung veranlassen. Häufige Ursachen einer Harnwegsinfektion sind:

– Harnröhrenklappe beim männlichen Neugeborenen,
– vesikoureterorenaler Reflux,
– neurogene Blasenentleerungsstörung (Myelomeningozele).

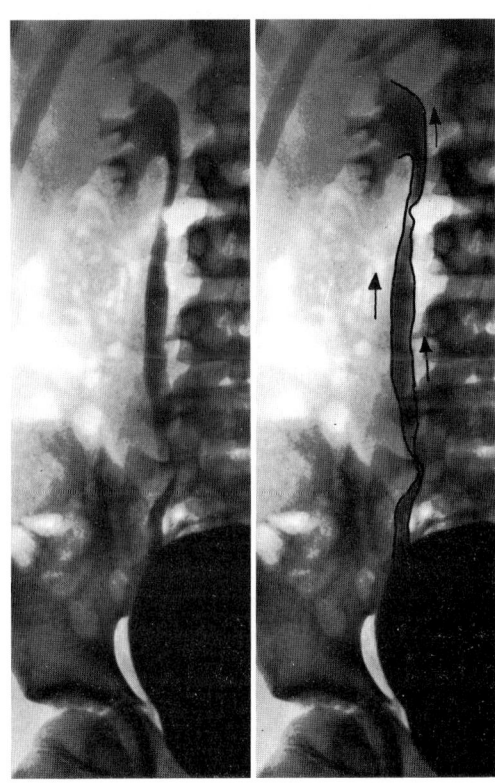

Abb. 233 **Miktions-
zystogramm mit vesi-
koureteralem Reflux
rechts**

Merke:

● **Bei allen rezidivierenden Harninfekten muß ein Reflux mit Hilfe eines Miktionszystourethrogramms ausgeschlossen werden.**

Steinerkrankungen im Kindesalter

Die Pathogenese der Steinbildung in den Nieren und den ableitenden Harnwegen ist im Kapitel über die Urolithiasis besprochen. Die Steinhäufigkeit im Kindesalter nimmt ebenso wie bei Erwachsenen zu und kann selbst im Säuglingsalter beobachtet werden. Sie ist meistens primär, kann aber auch als sekundäre Erkrankung bei Abflußstörungen der Harnwege auftreten.

Störungen im Kalziumstoffwechsel im Sinne des Hyperparathyreoidismus sind bei Kindern äußerst selten.

Im Gegensatz zu Erwachsenen ist die Symptomatik uncharakteristisch. Die kolikartigen Schmerzen werden vom Kind häufig als Nabel- oder Bauchschmerzen angegeben. Da man beim Kind gewöhnlich nicht an eine Steinerkrankung denkt, werden die Symptome oft falsch gedeutet. Der Harninfekt sollte früh zur Sonographie und ggf. zum Urogramm Anlaß geben.

Kommen die Steine nicht spontan zum Abgang oder sind wie kleinere Harnsäure- oder Zystinsteine der oralen Litholyse zugängig, erfolgt bevorzugt die Behandlung mittels ESWL oder offener Operation, während perkutane oder endourologische Maßnahmen seltener Anwendung finden.

Tumoren des Urogenitalsystems

Eins von 600 Kindern erkrankt an einem Malignom. Leukämien und Lymphome (ca. 40%) sowie Tumoren des zentralen Nervensystems (25% sind besonders häufig, gefolgt vom Wilms-Tumor der Niere (6%), Neuroblastom (5%) und Rhabdomyosarkom (5%). Fallen Fehlbildungen auf (Hemihypertrophie, Aniridie), soll an das simultane Auftreten eines Malignoms gedacht werden. Wesentlich ist eine sonographische Untersuchung der Nieren, des Retroperitoneums sowie von Blase, Prostata und Hoden.

Jeder Verdacht auf einen der genannten Tumoren macht die Einweisung in ein uropädiatrisches Zentrum notwendig. Dies ist darin begründet, daß sich zur Zeit die Behandlungsstrategie an ständig modifizierten Protokollen orientiert und gute Ergebnisse oft nur durch die Kombination von Operation, Strahlentherapie und Chemotherapie zu erzielen sind.

Eine grobe Orientierung gibt die nachfolgende Tabelle:

Tabelle 47 **Übersicht über Diagnostik und Therapie kindlicher Tumoren**

	Wilms-Tumor	Teratom Dottersacktumor	Neuroblastom	Rhabdomyosarkom
Klinik	abdom. Raumforderung	tastbarer Tumor	abdom. Raumforderung Allgemeinsymptome Schmerzen, Fieber	abhängig v. Lokalisation
Diagnostik	Sonographie Urogramm Computertomographie	operative Freilegung	Sonographie Computertomographie	Sonographie Computertomographie Biopsie
Lokalisation	Niere	Hoden	Nebenniere, Ganglien Thorax, Hals, Becken, Kopf	Blase, paratestikulär, perirenal, vaginal
Prognostische Faktoren	histologischer Typ Stadium	histologischer Typ Stadium	histologischer Typ Stadium	histologischer Typ Stadium
Therapie Lokales Stadium	Operation, ggf. Strahlentherapie Chemotherapie	Operation	Operation, ggf. mit Chemotherapie	kombinierte Therapie
Fortgeschrittenes Stadium	kombinierte Therapie	Dottersacktumor disseminiert: kombinierte Therapie	kombinierte Therapie	
Heilung	Stad. 1: 90% Stad. 2: 80% Stad. 3: 70% Stad. 4: 50%		Stad. 1: 80% Stad. 2: 60% Stad. 3: 30% Stad. 4: 5%	65%

Diagnostisch müssen von diesen malignen Tumoren gutartige Raumforderungen abgegrenzt werden; Beispiele sind:

Niere:	Nierenzyste	
	multizystische Nierendegeneration	Sonographie
	polyzystische Niere	
	Hydronephrose	
Harnleiter:	Megaureter	Sonographie, Urogramm
Blase:	Harnverhalt (z. B. bei Harnröhrenklappe)	Katheter, Urethrozystoskopie
	Urachuszyste*	MZU, Sonographie
Skrotum:	Hydrozele	Untersuchung
	Orchitis	Doppler-Sonographie
	Hodentorsion	

---

* Ein persistierender Urachus kann sich durch Urinverlust über den Nabel bemerkbar machen, oder wenn die Verbindung zur Blase und Haut obliteriert ist, als Raumforderung im Unterbauch (s. Abb. 235)

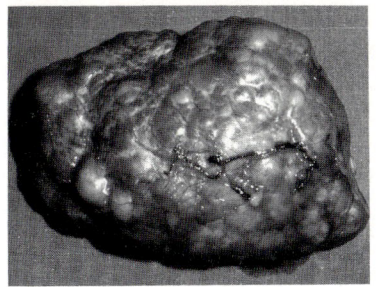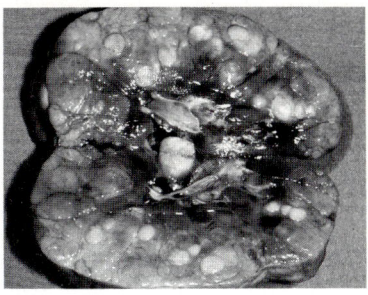

Abb. 234 **Wilms-Tumor**

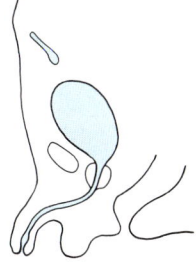

Urin-
entleerung
über den
Nabel

komplette Persistenz

partielle Persistenz

Abb. 235 **Verschiedene Typen eines persistierenden Urachus** (nach Olbing)

Intersexualität

Die Bezeichnung „Intersexualität" bezieht sich auf Störungen der sexuellen Differenzierung der inneren und äußeren Geschlechtsorgane. Etwa 2 pro 1000 der Bevölkerung leiden an intersexuellen Störungen.

Das *genetische Geschlecht* wird bei der Konzeption festgelegt. Ei und Samenzelle erhalten einen haploiden, d. h. einfachen Chromosomensatz. (22 Autosomen und 1 X-Chromosom oder Y-Chromosom). Während der Spermatogenese können Spermatozoen oder Sexchromosom verlieren oder ein X- oder zwei X-Chromosomen enthalten. Die Befruchtung eines Eis mit einem derarigen Spermatozonen kann zu den unterschiedlichsten numerischen Chromosomenaberrationen führen. Unter chromosomaler Steuerung entwickelt sich das *gonadale Geschlecht*. Das Y-Chromosom führt zur Hodenentwicklung, sein Fehlen zum Ovar zwischen der 6. und 19. Schwangerschaftswoche. In den Gonaden gebildete Hormone induzieren das *somatische Geschlecht* (Phänotyp). Testosteron, Dihidyrotestosteron und Müllerscher Gang – Inhibitionsfaktor prägen den männlichen Phänotyp, der weibliche entwickelt und passiv ohne hormonellen Einfluß (ab der 8. Schwangerschaftswoche).

Beim gesunden Individuum korrelieren alle diese Faktoren miteinander. Intersexualität bedeutet eine Störung dieser Entwicklung mit daraus resultierenden Widersprüchen im chromosomalen, gonadalen oder somatischen Geschlecht.

Die genetisch festgelegte Intersexualität kann ihren Ursprung in Chromosomaberrationen haben (z. B. Klinfefelter-Syndrom oder Turner-Syndrom) oder in genetischen Veränderungen mit morphologisch erkennbarer Ursache, sog. struktureller Chromatosomenaberration (z. B. adrenogenitales Syndrom, testikuläre Feminisierung und Gonadendysgenesie (Tab. 48).

Tabelle 48 **Störungen der sexuellen Differenzierung (Auswahl)**

	Syndrom	Genetisch	Gonadal	Somatisch	Bemerkungen
Genetische Störung	Klinefelter	47, XXY	männlich	männlich Gynäkomastie Azoospermie	Androgendefizit
Genetische Störung	Turner	45, XO	Dysgenesie (Streak-Gonaden)	weiblich	multiple Fehlbildungen
Genetische Störung	Gemischte Gonadendysgenesie Echter Hermaphroditismus	46, XX oder 46, XY	Hoden, Rudiment kontralateral Ovotestes	meist männlich	Gynäkomastie Menstruation/ zyklische Hämaturie
Gonadal	Reine Gonadendysgenesie	46, XX 46, XY	Streak-Gonaden	weiblich	maligne Gonaden-entartung
Gonadal	Anorchie/ Agonadismus	46, XY	fehlender oder rudimentärer Hoden	weiblich (bei Agonadismus)	männliche Entwicklung, wenn Hoden erst im Verlauf der Entwicklung
Pseudohermaphroditismus männlich	Testikuläre Testosteron-synthesestörung	46, XY	männlich	Hypospadie bis weiblich	
Pseudohermaphroditismus männlich	Dihydrotestosteron-Synthesestörung	46, XY	männlich	„weiblich" bei Geburt	Pubertät: Virilisierung
Pseudohermaphroditismus männlich	Androgenresistent – testikuläre Feminisierung – Reifenstein-Syndrom	46, XY	männlich	weiblich breite Varianz	„hairless women" häufig: perineale Hypospadie
Pseudohermaphroditismus weiblich	Adrenogenitales Syndrom	6, XX	weiblich	breite Varianz	Einteilung nach Prader

Störung des genetischen Geschlechts

Klinefelter-Syndrom

Beim typischen Klinefelter-Syndrom liegt meist der Karyotyp XXY vor. Die Patienten sind chromatinpositiv.

Das gonadale und das phänotypische Geschlecht ist männlich; normalerweise wird die Erkrankung erst nach der Pubertät bemerkt. Der Androgenmangel führt über Eiweißstoffwechselstörungen schließlich zur Osteoporose. Der Intelligenzquotient ist in einigen Fällen herabgesetzt, Potenzstörungen sind ebenso üblich wie auch extragenitale Mißbildungen.

Allgemeine Erscheinungen: kleine feste Hoden, häufig Veränderungen an den sekundären Geschlechtsmerkmalen, immer Azoospermie: Die Pubertät verläuft verzögert und unvollständig (verminderte Scham- und Bartbehaarung, verspäteter Stimmbruch), gelegentlich Gynäkomastie, meist überdurchschnittliche Körpergröße.

Diagnose: testikuläre Hyperplasie, chromatinpositiv, männlicher Phänotyp.

Therapie: Androgensubstitution (insbsondere zur Behandlung und Prophylaxe der Osteoporose), ggf. kosmetische Mastektomie.

XX-Mann-Syndrom

Das XX-Mann-Syndrom gleicht klinisch sehr dem Klinefelter-Syndrom, die männliche spomatische Entwicklung zeigt, daß offensichtlich das Y-Chromatosom erst spät in der Embryonalphase verlorengegangen ist.

Turner-Syndrom

Das Turner-Syndrom ist unter den Gonadendysgenesien häufig. Es findet sich eine Hypoplasie der weiblichen Geschlechtsorgane (Streak-Gonaden) ein Kleinwuchs mit kurzem Hals sowie ein Karyotyp X0 und häufig weitere kongenitale Fehlbildungen wie hoher Gaumen oder Pterygium colli. Auch treten Nierenfehlbildungen, insbesondere Hufeisennieren und Doppelnieren relativ häufig auf.

Beim atypischen Turner-Syndrom sind die Fehlbildungen ergänzt durch ein äußeres weibliches Genitale mit großem Phallus.

Therapie: Unabhängig von ihrem chromosomalen Geschlecht sollten diese Kinder als Mädchen erzogen werden. Weiterhin besteht die Möglichkeit von plastischen Operationen, der operativen Entfernung der gegengeschlechtlichen Sexualorgane und die Östrogensubstitution in der Pubertät.

Hermaphroditismus verus

Seltene Erkrankung mit gleichzeitigem Vorkommen von Hoden und Eierstockgewebe, die getrennt oder auch in einem Organ vereint vorliegen können; letzteres nennt man Ovotestis. Das chromosomale Geschlecht ist XX, seltener XY, oder es liegt ein Mosaik vor, letzteres meist in Form von 46, XX/46, XY. Klinisch eng verwandt mit dem Hermaphroditismus verus ist die gemischte Gonadendysgenesie.

Der hormonelle Status ist nicht einheitlich. Bei jedem zweiten Patienten liegt eine Inguinalhernie vor. Körperbau und sekundäre Geschlechtsmerkmale hängen von dem überwiegenden Gonadenanteil ab.

Diagnose: Nachweis von Hoden und Eierstockgewebe. Die Therapie richtet sich lediglich nach der psychosexuellen Orientierung und nicht nach dem chromosomalen Geschlecht.

Therapie: Ganz- oder Teilkastration – auch zur Verhütung neoplastischer Entwicklung – sind zur Verhinderung unerwünschter Hormonwirkungen erforderlich.

Plastische Operationen des Genitales werden meist erforderlich.

Störung des gonadalen Geschlechts

Reine Gonadendysgenesie

Unabhängig vom chromosomalen Geschlecht erscheinen die Patienten immer phänotypisch weiblich. Es handelt sich um rudimentäre Entwicklung der Gonaden mit völligem Fehlen von Keimzellen (Streak-Gonaden).

Das chromosomale Geschlecht kann XX, XY oder X0 sein; viele dieser Patienten überleben nicht die ersten postnatalen Wochen.

Das allgemeine Erscheinungsbild weist im Gegensatz zum Turner-Syndrom eine normale Statur auf.

Hypoplastische innere und infantile äußere Genitalien sind häufig. Aufgrund der fehlenden Hodenfunktion haben diese Patienten einen Uterus oder zumindest eine Tubenanlage. Es besteht eine primäre Amenorrhö, die Brustentwicklung fehlt, es liegt eine geringe Virilisierung sowie eine Sterilität vor. Bei fast 25 % dieser Patienten entwickeln sich Hodentumoren (!).

Agonadismus/Anorchie

Eine extrem seltene Anomalie mit völligem Fehlen der Keimdrüsenanlage. Sexuelle Differenzierung und Reifung entwickelt sich bei primären Agonadismus in die weibliche Richtung; atrophieren die Hoden in der Embryonalphase zur Anorchie, kann partiell eine männliche Entwicklung stattfinden, die in aller Regel mit einer ausgeprägten Hypospadie verbunden ist.

Abstriche der Wangenschleimhaut: chromatinnegativ.

Störung des somatischen Geschlechts
(Pseudohermaphroditismus)

Bei dem Pseudohermaphroditen unterscheidet man klinisch den vorherrschenden Genitalformen. Meist finden sich Gonaden eines Geschlechts, aber eine andersartige Genitalanlage.

Männliche Hermaphroditen haben Hoden, sie sind chromatinnegativ und chromosomal XY.

Weibliche Hermphroditen haben Ovarien, sind chromatinpositiv und chromosomal XX. Daneben gibt es chromosomale Mosaikformen.

a) Pseudohermaphroditismus masculinus

Pseudohermaphroditen mit genetisch und gonadal männlichem Geschlecht. Man unterscheidet 3 Formen:

- *Störung der testikulären Testosteronsynthese:*
  Phänotypisch breite Varianz von Hypospadie bis zum weiblichen Aspekt. Ursachen sind erbliche Enzymdefekte, z. B. 20, 22-Desmolase oder 17-Hydroxylase.

- *Störung der Dihydrotestosteronbildung:*
  Phänotypisch Mikropenis, Kryptorchismus, perineale Hypospadie. Diese Kinder werden fast immer als Mädchen erzogen, da das Genitale bei der Geburt weiblich erscheint. Ursache ist das Fehlen der 5α-Reductase im Erfolgsorgan. In der Pubertät kommt es zu Zeichen der Virilisierung.

- *Androgenresistenz:*
  Durch einen Dihydrotestosteronrezeptordefekt im Erfolgsorgan kommt es zur testikulären Feminisierung oder zum Reifenstein-Syndrom. Bei der testikulären Feminisierung findet sich ein fast vollständiger weiblicher Phänotyp (hairless women), beim Reifenstein-Syndrom eine breite Varianz.

Therapie: Der biochemische Defekt ist nicht korrigierbar. Zur Bilanzierung ist eine hormonale Vollsubstitution erforderlich. Plastische Operation zur Korrektur der Genitalien sollte so früh wie möglich nach der endgültigen Geschlechtsbestimmung erfolgen. Derjenige, der die Entscheidung fällt, trägt eine große Verantwortung. Die Entscheidung, welche Geschlechtsrolle ergriffen werden soll, darf sich nicht nur nach dem chromosomalen Geschlecht richten. Das Erscheinungsbild der Genitalform und insbesondere bei älteren Kindern die psychosexuelle Erziehung sind hier primär zu berücksichtigen.

b) Pseudohermaphroditismus femininus

Virilisierung bei Patienten, die sowohl chromosomal wie auch gonadal weiblichen Geschlechts sind. Androgeneinwirkungen auf den weiblichen Embryo führen in der Differenzierung des äußeren Genitales zur Maskulinisierung, aber nicht zur Änderung des inneren Genitales. Hierbei treten alle Differenzierungen des Urogenitalsystems auf. Auch kann es zur Menstruation kommen, wobei diese Patienten phänotypisch weiblich erscheinen mit Brustentwicklung und normaler weiblicher Schambehaarung.

Die **Diagnose** ergibt sich aus dem Karyotyp XX, dem Nachweis von normal angelegten Ovarien und einer in normaler oder leicht verminderter Höhe vorliegenden Exkretion von 17-Ketosteroiden.

Man unterscheidet 3 Formen des Pseudohermaphroditismus femininus:

– im Rahmen ausgeprägter kaudaler Fehlbildungssyndrome,
– als Ursache maternen Androgeneinflusses (Gestagengabe in der Schwangerschaft, androgenproduzierende Tumoren),
– adrenogenitales Syndrom.

Adrenogenitales Syndrom (AGS)

Die primären und sekundären Geschlechtsmerkmale werden durch eine erhöhte Androgenproduktion aus der Nebennierenrinde (autosomal rezessive Endokrinopathie) oder einen Nebennierenrindentumor verändert. Am häufigsten tritt ein Defekt der 21-Hydroxylase auf (etwa 1:5000 Neugeborenen), wobei die einfache Form des adrenogenitalen Syndroms und das adrenogenitale Syndrom mit Salzverlust unterschieden wird.

Aufgrund des Enzymdefektes kommt es zu einer Erhöhung von 17 α-Hydroxyprogesteron im Urin, außerdem zu einer Erhöhung der 17-Ketosteroide und des Pregnantriolspiegel.

Das AGS wird autosomal rezessiv vererbt. Die Einteilung des Phänotypus erfolgt nach den Vorschlägen von Prader (Abb. 236).

Die **Therapie** richtet sich nach der psychosexuellen Erziehung.

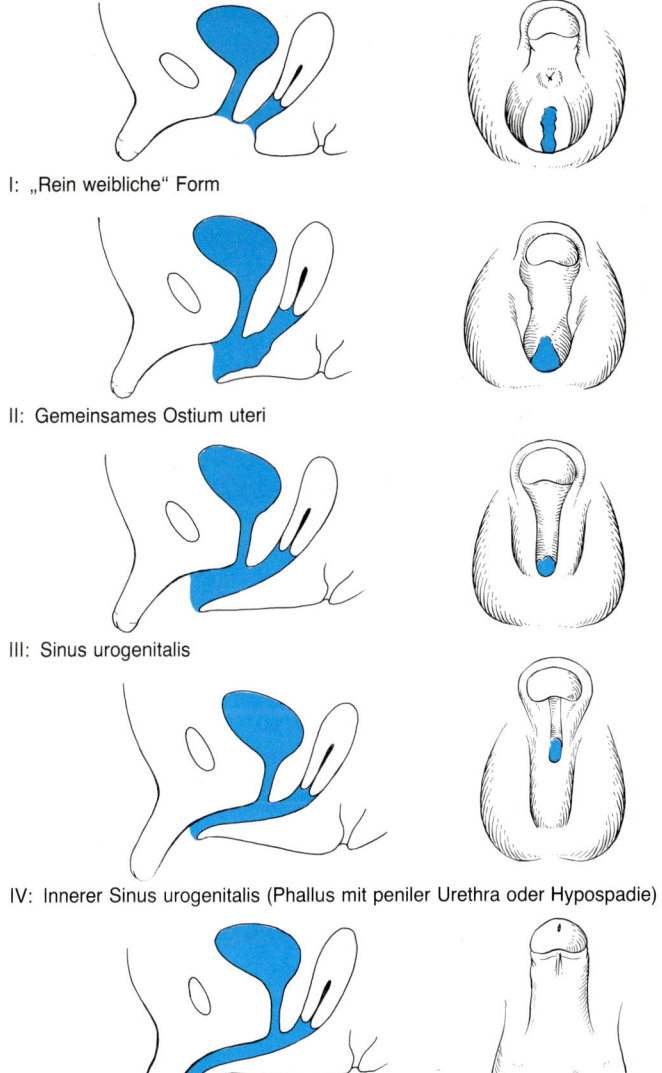

I: „Rein weibliche" Form

II: Gemeinsames Ostium uteri

III: Sinus urogenitalis

IV: Innerer Sinus urogenitalis (Phallus mit peniler Urethra oder Hypospadie)

V: „Rein männliche" Form (evtl. mit mehr oder weniger ausgebildetem Uterus)

Abb. 236 **Grundtypen des Urogenitalsystems bei Intersexualität** (nach Prader)

Diagnostik

Viele Fehlentwicklungen sind erblich, so daß die Familienanamnese nach ähnlich oder entsprechend behinderten Familienmitgliedern durchleuchtet werden muß. Ebenso muß auf andere Formen abnormer sexueller Differenzierung geachtet werden, wie auch nach plötzlichem Kindstod, Sterilität, Amenorrhö und Hirsutismus geforscht werden muß. Die Mutter ist eindringlich nach Einnahme von Androgenen und anderen Medikamenten während der Schwangerschaft zu fragen.

Ovarien deszendieren extrem selten. Somit schließt die Anwesenheit von palpablen Gonaden praktisch die Diagnose eines weiblichen Pseudohermaphroditismus aus. Eine Hyperpigmentierung der Areolen und Labien wird häufig bei Patienten mit adrenogenitalem Syndrom gefunden.

Schlechtes Gedeihen und Anzeichen von Dehydratation, Vorhandensein weiterer angeborener Anomalien, die Größe des Phallus und die Lage der Harnröhrenmündung sollten genau beobachtet und dokumentiert werden.

Jeder Patient mit beidseitiger Retentio testis oder einseitiger Retentio testis, die zusammen mit einer Hypospadie auftreten, sollte genau auf eine gestörte Sexualdifferenzierung untersucht werden.

Sonographische, radiologische und endoskopische Untersuchungen

Sonographische, radiologische und endoskopische Untersuchungen sind zur genauen Beurteilung des Sinus urogenitalis und der inneren Gangsysteme bei Patienten mit nicht eindeutig angelegtem Genitale besonders wertvoll.

Genetische Diagnostik

Im Abstrich der Wangenschleimhaut wird die Anzahl der Barrschen Körperchen einfach und schnell bestimmt. Das Barrsche Körperchen repräsentiert das zweite X-Chromosom und wird in über 20% der Zellkerne gesunder Frauen und in weniger als 2% der Zellkerne gesunder Männer gefunden. Mit der Quinarcrin-Fluoreszenzfärbung ist es möglich, über das Y-Chromatin Rückschlüsse auf das Y-Chromosom zu erhalten.

Zur exakteren Diagnostik bezüglich der menschlichen Chromosomen werden Zellkulturen mit Lymphozyten aus dem peripheren Blut angelegt, mit denen es möglich ist, eine genaue Analyse der Chromosomenzahl festzulegen, ein evtl. vorhandenes Mosaikmuster oder auch ggf. strukturelle Chromosomenalterationen zu erkennen.

Biochemische Diagnostik

Hierzu zählen in erster Linie die Bestimmung der 17-Ketosteroide und die Bestimmung von Pregnantriol im Urin. Dabei müssen die Ergebnisse insbesondere während der ersten 3 Lebenswochen zurückhaltend interpretiert werden, denn in dieser Zeit ist die 17-Ketosteroid-Ausscheidung im Urin merklich erhöht.

Beim Pseudohermaphroditismus masculinus kann die Bestimmung von Testosteron, DHT, LH, FSH, ggf. HCG-Test und Anlage einer Fibroblastenkultur aus einer Genitalhautbiopsie die Ursache klären. Dies ist für eine medikamentöse Therapie (bei funktionsfähigen Rezeptoren) und auch für die Operationsindikation von Bedeutung.

Explorative Laparoskopie und Gonadenbiopsie

Die operative Laparoskopie wird bei Neugeborenen zur Inspektion und Biopsie von Keimdrüsengewebe angewandt. Eine Laparoskopie bei Neugeborenen sollte durchgeführt werden, wenn das Ergebnis der Gonadenbiopsie Einfluß auf die Erziehung der Geschlechtsrolle hat. Bei der Festsetzung des Geschlechts soll dabei das Hauptaugenmerk auf einer leistungsfähigen Genitalfunktion liegen, während die Fertilität allenfalls sekundär eine Rolle spielt.

Merke:

- **Bei der perinealen Hypospadie werden in 25 % Intersexe beobachtet.**

- **Eine abnorme Sexualdifferenzierung findet man auch beim Kryptorchismus mit Hypospadie.**

Allgemeine Gesichtspunkte der Geschlechtszuordnung

Kinder mit vorwiegend weiblichem Genitale sollten auch als Mädchen erzogen werden (Turner-Syndrom, Gonadendysgenesie, testikuläre Feminisierung).

Mädchen mit weiblichem Pseudohermaphroditismus sollten ebenfalls wie Mädchen aufgezogen werden, Jungen mit männlichem Pseudohermaphroditismus sollten in der Geschlechtsrolle aufgezogen werden, zu der ihr äußeres Genitale am besten paßt.

Nach dem 3. Lebensjahr, wenn die Kinder bereits eine sehr feste Geschlechtsrolle eingenommen haben, sollte eine operative Geschlechtsveränderung nicht mehr vorgenommen werden, selbst wenn man sich ursprünglich nicht für das optimale Geschlecht entschlossen hat. Der psychologische Schaden kann größer sein als die Vorzüge.

Therapeutische Gesichtspunkte

Der Mikropenis kann bis etwa zum 10. Lebensjahr durch eine lokale oder systematische Gabe von Testosteron zum Wachstum gebracht werden. Möglicherweise ist die Applikation von 5 α-Dihydrotestosteronsalbe erfolgreicher und nebenwirkungsärmer. Der Erfolg ist in jedem Fall meist nur vorübergehend.

Beim AGS wird Hydrocortison substituiert und ggf. durch Fluorocortisol (bei Elektrolytimbalanz) ergänzt.

Die operative Korrektur sollte früh, spätestens im 2. Lebensjahr erfolgen.

Feminisierungsoperationen:
– nerverhaltende Klitorisplastik,
– Labienplastik,
– Vaginalplastik, ggf. aus Darmanteilen,
– Resektion des Sinus urogenitalis.

Maskulinisierungsoperation:
– Penisaufrichtung,
– Harnröhrenneubildung,
– Orchidopexie
– Hodenprothese.

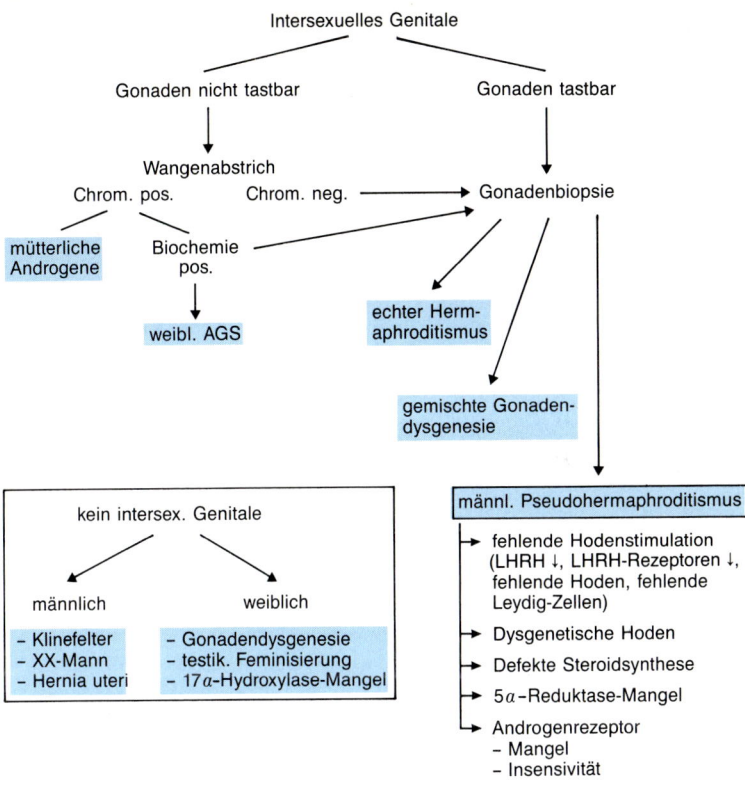

Abb. 237   **Abklärungsschema eines intersexuellen Patienten**

Urologie der Frau

Aufgrund der besonderen anatomischen und physiologischen Verhältnisse – kurze Harnröhre, Gewebeauflockerung und stärkere Durchblutung bei Menstruation, Gravidität und Geburt – sind Blasenerkrankungen, insbesondere Entzündungen, bei der Frau relativ häufig.

Die meisten gynäkologischen Grundleiden können symptomatisch Blasenbeschwerden auslösen oder die Ursache sekundärer Blasenentzündungen sein (Myom, Karzinom, Endometritis, Adnexitis, Fluor, Dysmenorrhö usw.).

Harnwegsinfektionen

Harnwegsinfektionen sind bei Frauen relativ häufig. Verschiedene Faktoren – kurze Harnröhre usw. – begünstigen das Aufflackern einer Infektion (s. S. 184) (Abb. 238).

Pyelonephritis der Frau

Als klinisches Krankheitsbild hat die Pyelonephritis der Frau keine eigene Gesetzmäßigkeit. Eine gesonderte Besprechung ist jedoch berechtigt, da die Pyelonephritis häufig ein Residuum der Kindheit ist, deren Ursache damals nicht erkannt und behoben worden ist. In der Schwangerschaft exazerbiert die Pyelonephritis nicht selten infolge der besonderen Situation.

Schwangerschaftspyelonephritis

Hormonell bedingte Weitstellung der Ureteren und Kompression durch den Uterus können während der Gravidität zu Stauungen in den oberen Harnwegen führen. Kommt es zusätzlich zur Harninfektion, so entwickelt sich eine hochfieberhafte Pyelonephritis, die aufgrund der veränderten anatomischen Verhältnisse ziemlich behandlungsrefraktär ist. Durch gezielte Chemotherapie, Anregung der Peristaltik und Beseitigung der Stase lassen sich leichtere Fälle gut beherrschen. In schweren Fällen wird Klinikaufnahme erforderlich. Nach der Geburt und nach Wegfall der Abflußstörung tritt meist Spontanheilung ein. Auch bei völliger Beschwerdefreiheit ist das Harnsediment einige Monate später zu kontrollieren, damit die Entwicklung einer chronischen Pyelonephritis nicht übersehen wird.

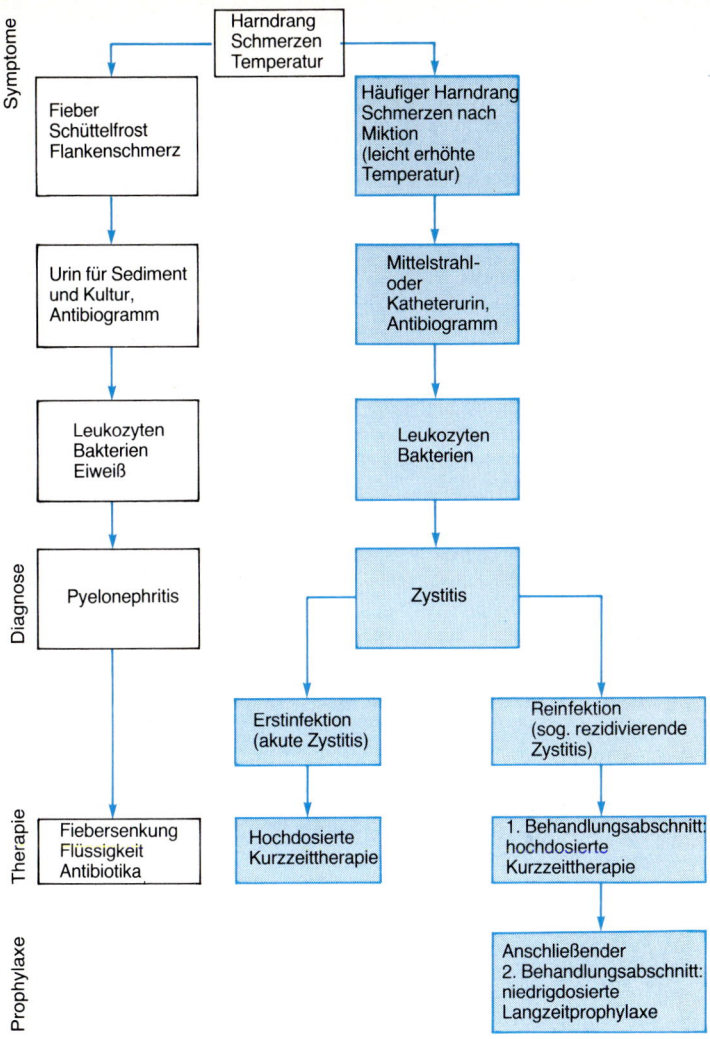

Abb. 238 **Diagnose- und Therapieschema für die Harnwegsinfektion der Frau**
(nach Haschek)

Regel:

Bei rezidivierenden oder chronischen Blasenbeschwerden soll immer eine gynäkologische Untersuchung erfolgen. Nach Behandlung und Besserung des Grundleidens klingen die Blasenbeschwerden oft spontan ab.

Inkontinenz

Die Harninkontinenz ist kein eigenes Krankheitsbild, sondern ein Symptom verschiedener Störungen des Harnverschlußapparates. Die Inkontinenz der Frau ist überraschend häufig. Bis zu 50% aller Frauen sind zumindest zeitweise mit dieser Problematik konfrontiert. Eine behandlungsbedürftige Inkontinenz liegt aber nur in 5–10% der betroffenen Patientinnen vor. Verschiedene Inkontinenztypen sind zu unterscheiden (Tab. 49).

Bei der Streßinkontinenz kommt es durch plötzliche Steigerung des intravesikalen Druckes, z.B. beim Husten, Niesen, Heben, Hüpfen, Lachen oder beim Geschlechtsverkehr zu einem unwillkürlichen Harnabgang. Ursache ist eine Verminderung des Urethraldruckes, eine Erschlaffung der Beckenbodenmuskulatur mit Deszensus der Urogenitalorgane und eine damit verbundene Verkürzung der Urethra. Gelegentlich kommt es in der Menopause zu einem östrogenmangelbedingten Tonusverlust der Urethralschleimhaut und der Muskulatur.

Als Folge eines schweren Geburtstraumas (enges Becken, Zangengeburt) oder nach mehreren normalen Geburten tritt häufig eine muskuläre und bindegewebige Schwäche des Blasensphinkters auf. Meist besteht gleichzeitig ein Deszensus der vorderen Vaginalwand oder eine Zystozele. Beim Bücken, Heben, Husten usw. geht unwillkürlich Urin ab. Der Zustand kann nur durch eine plastische Operation behoben werden.

Die Diagnose wird durch Inspektion, gynäkologische Untersuchung, Urinanalyse sowie Funktionstest (z.B. nach Bonney/Marshall-Marchetti) gestellt. Im erweiterten Untersuchungsgang muß eine Urethrozystoskopie sowie eine urodynamische Untersuchung erfolgen (Abb. 239).

Bei leichteren Graden der Inkontinenz ist eine Beckenbodengymnastik eine bedeutende Hilfe.

Bei operativen Maßnahmen sind zu nennen:

1. Vaginale Raffung von Blasenhals und Urethralwand (Kolporrhaphie),
2. verschiedene Methoden zur Blasenhals-Elevation:
   a) Operation nach Marshall-Marchetti-Kranz, Burch
   b) Faszienzügelplastik etc.,
   d) Operation nach Stamey-Pereyra.

In Ausnahmefällen lassen sich Prothesen (nach Scott) einbauen.

Tabelle 49 **Inkontinenztypen nach den Empfehlungen der International Continence Society**

– Streßinkontinenz

– Urge- oder Dranginkontinenz

– Neurogene Inkontinenz

– Überlaufinkontinenz

– Inkontinenz bei Fisteln und Mißbildungen

	Zystographie aufrecht pressend lateral	MZU lateral	Flow	RH
Vertikale Zystozele	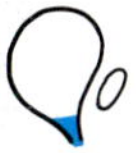	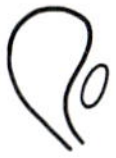	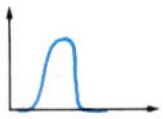	0
Trigonozele	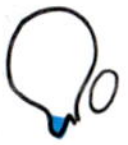	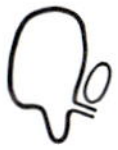	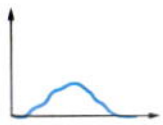	0−+
Rotatorische Zystozele	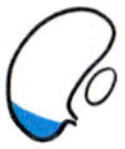	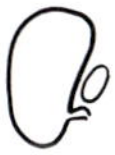	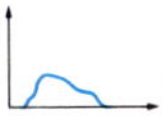	+/++
Instabiler Blasenhals (insuffiziente Verankerung) periurethral	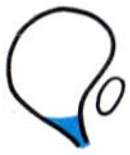	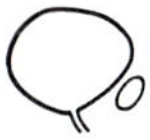	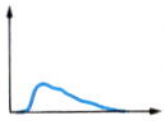	++/+
Blasenhalsinsuffizienz (insuffizienter Verschluß) urethral	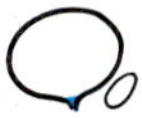	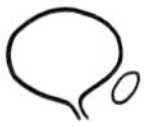	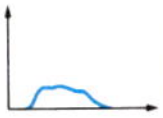	0−+
Blasenboden-Starre	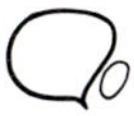	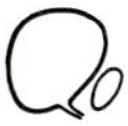	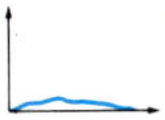	++− +++

Abb. 239 **Befunde bei Harninkontinenz der Frau** (nach Heidler)

Harnröhrenpolyp

Bei älteren Frauen entwickelt sich zuweilen an der unteren Lippe der äußeren Harnröhrenöffnung ein Ektropium der Schleimhaut. Bei der Inspektion sieht man eine etwa erbsen- bis haselnußgroße, dunkelrote Vorwölbung, die einer kleinen Geschwulst ähnlich ist. Differentialdiagnostisch kommen ein echtes Papillom oder ein beginnendes Karzinom in Frage. Das Ektropium ist ziemlich häufig und verursacht durch den Reiz in der Harnröhre Brennen beim Wasserlassen und Harndrang. Behandlung durch Exzision oder vorsichtige Koagulation.

Reizblase

Die „Reizblase" der Frau ist in den meisten Fällen eine Verlegenheitsdiagnose. Die Symptomatik hat in ihrer Komplexität Ähnlichkeit mit der „chronischen Prostatitis" des Mannes. Diese unklaren Reizzustände treten bei jüngeren und älteren Frauen auf und äußern sich durch typische zystitische Beschwerden, *ohne daß ein pathologischer Harnbefund vorliegt.*

Da dieser Symptomenkomplex sowohl von Veränderungen der Blasenschleimhaut und der Harnröhre als auch von gynäkologischen Erkrankungen ausgelöst werden kann, ist eine eingehende urologische und gynäkologische Untersuchung erforderlich.

Therapie: Nach Ausschaltung aller organischen Ursachen ist bei Patientinnen der Altersgruppe zwischen 20 und 40 Jahren eine psychosomatische Behandlung angebracht, die häufig ursächliche Zusammenhänge aufdeckt. Ergeben sich auch hier keine Anhaltspunkte, kommt eine symptomatische Therapie mit Sitzdampfbädern oder Moorbädern, Spasmolytika usw. in Frage. *Keine Chemotherapie!!!* In der klimakterischen Phase älterer Frauen hilft oft eine hormonelle Substitutionstherapie.

Distale Urethrastenose

Eine distale Urethraenge kann die Ursache des klinischen Bildes der Reizblase bei Frauen und des Einnässens bei Mädchen sein. Embryologisch entspricht die distale Urethraenge (Meatusstenose) der Frau den angeborenen Engen in der Pars bulbosa der männlichen Harnröhre. Urodynamisch bestehen dieselben Veränderungen. Hochgradige Engen mit erheblichen Rückstauschäden sind jedoch bei Mädchen und Frauen selten.

Diagnose: Anamnese ist typisch. Die *Uroflowmetrie* ergibt pathologische Werte. Im *Miktionszystourethrogramm* zeigen sich deutlich Kaliberunterschiede zwischen dem mittleren und dem distalen Anteil der Harnröhre. Die Kalibrierung mit Bougie à boule deckt das enge Segment auf (Normalwert bei Kindern und Jugendlichen: 10 + Alter in Jahren = Charrière).

Interstitielle Zystitis und Ulcus simplex

Symptome: Pollakisurie bei Tag und Nacht. Am Ende der Miktion ein brennender Schmerz, der teilweise suprapubisch in der Blasengegend lokalisiert wird. Die Diagnose kann nur endoskopisch gestellt werden. Meist an der Hinterwand der Blase findet sich bei sonst normaler Schleimhaut ein isoliertes, etwa pfenniggroßes, strahlenförmiges Ulkus, das bei der Blasenfüllung leicht blutet und durch den Dehnungsschmerz sofort imperativen Harndrang auslöst. Die Pathogenese ist völlig unklar. In der Regel besteht kein Harninfekt. Das Sediment enthält nur Erythrozyten und keine Entzündungselemente. Da das Ulcus simplex eine ähnliche Symptomatik wie die Zystitis hat, wird es häufig als solches angesehen und behandelt. Wenn ein zystitischer Prozeß behandlungsrefraktär und die subjektiven Beschwerden ungewöhnlich stark sind, soll man daran denken und den Facharzt konsultieren.

Bei einer häufigen Rezidivneigung kann es im weiteren Verlauf zu einer *interstitiellen Zystitis* kommen. Bei dem prognostisch sehr ungünstigen Krankheitsbild sind im Endstadium die tieferen Schichten der gesamten Blasenwand mitbeteiligt, so daß eine Schrumpfblase mit Kapazitätseinschränkung bis zu 50 ml entsteht. Bei jüngeren Patientinnen hat eine klinisch überwachte Kortisonlangzeittherapie in einzelnen Fällen Erfolg. Wenn durch die konservative Behandlung keine Besserung zu erwarten ist, kommt bei den quälenden subjektiven Beschwerden, die zur Gesellschaftsunfähigkeit führen, nur eine Zystektomie mit Harnleiter-Darm-Implantation in Frage.

Urethraldivertikel

Urethraldivertikel der Frau werden mit der Doppelballonurethrographie ausgeschlossen. Es handelt sich um einen Spezialkatheter, bei dem ein Ballon die Blase, der andere die äußere Harnröhrenmündung abdichtet, so daß durch einen zwischen dem Ballon liegenden Kanal die Urethra dargestellt werden kann.

Therapie: vaginale Exstirpation.

Urologische Komplikationen bei oder nach gynäkologischen Erkrankungen (Tumoren)

Die anatomische enge Nachbarschaft zwischen den weiblichen Genitalorganen und den oberen und unteren Harnwegen macht urologische Komplikationen bei Erkrankungen dieser Organe leicht verständlich. Die Harnleiter liegen unmittelbar der Blasenhinterwand an. Die Scheidenvorderwand bedeckt die Harnröhrenhinterwand in ganzer Länge.

Bösartige Neubildungen im Bereich der Genitalorgane können demnach je nach Lokalisation und Stadium im Bereich der oberen Harnwege einen oder beide Harnleiter komprimieren und damit zu Stauungsnieren führen. Der Tumor kann in die Blase oder in der Harnröhre penetrieren, diese verlegen oder entsprechende Fisteln bilden.

In etwa 10–15 % aller gynäkologischen Karzinome sind bereits die Harnwege zum Zeitpunkt der Diagnosestellung in irgendeiner Form mitbetroffen. Dieser Anteil nimmt beim fortgeschrittenen Stadium des Karzinoms erheblich zu. Nach radikalen gynäkologischen-chirurgischen Eingriffen und nach der Bestrahlung steigt der Anteil der urologischen Komplikationen ebenfalls erheblich an.

Nach rein chirurgischen Eingriffen stellen sich diese Komplikationen relativ früh ein. Ein gewisser Anteil der Harnstauungsnieren bildet sich jedoch nach einiger Zeit spontan zurück. Verlaufsbeobachtungen sind unerläßlich.

Nach der Strahlenbehandlung stellen sich die urologischen Komplikationen langsamer und oft symptomlos ein. Der asymptomatische Funktionsverlust einer Niere wird oft erst nach Jahren rein zufällig bemerkt.

Retroperitoneale Fibrosierungen als Strahlenfolge und Spätmetastasierung können der gynäkologischen Palpation entgehen. Die urologische röntgenologische Untersuchung ergibt dann einen gestauten Harnleiter und eine Nierenbeckenkelchektasie. Bei dem Versuch des operativ-plastischen Eingriffs zur Organerhaltung findet man dann evtl. die fibröse oder die metastatische Ummauerung des Harnleiters im kleinen Becken. Beim Vorliegen von Metastasen ist eine Organerhaltung nicht sinnvoll, da fast in jedem Fall eine erneute Harnleiterkompression durch die Metastasierung zu erwarten ist. Bei zwingender Organerhaltung ist eine Form der Harnumleitung zu wählen (s. dort).

Besonders fatal sind die schleichenden und unaufhaltsamen Spätfolgen nach bestrahlten Uterus- und Zervixkarzinomen, wenn es zur Nekrose der Blase und des Enddarms kommt. Die entstandene Kloake erfordert einerseits eine Harn- und andererseits eine Stuhlableitung (Ileum-Conduit und Anus praeter sigmoideus).

Für die Praxis

Akut einsetzende Harnstauungen bei gynäkologischen Erkrankungen gehen in der Regel mit deutlichen Symptomen einher. Wichtig ist eine sonographische oder urographische Orientierung vor jeder gynäkologischen Tumorbehandlung. Postoperativ oder posttherapeutisch ist eine urologische Kontrolle über Jahre erforderlich, um schleichende, asymptomatische Harnstauungen frühzeitig zu erkennen und behandeln zu können. Zunehmende Harnstauungen können das alleinige klinische Zeichen einer retroperitonealen Metastasierung sein, wobei der gynäkologische Tastbefund keinen Anhalt für Metastasierung ergeben muß.

Bei der Überwachung der Patienten, die wegen eines gynäkologischen Karzinoms behandelt werden, sind u. a. in regelmäßigen Abständen urologische Untersuchungen mit Sonographie ggf. Übersichtsaufnahme und Urogramm erforderlich. Dadurch können die oft schleichend einsetzenden Komplikationen frühzeitig erkannt werden.

Therapie: Anzustreben ist die Organerhaltung durch einen operativplastischen Eingriff. Einseitige Harnleiterummauerungen durch Karzinommetastasen werden in der Regel zur Organentfernung führen, wenn die Niere auf der Gegenseite intakt und die Harnpassage frei ist. Doppelseitige Harnstauungsnieren mit fortgeschrittener Urämie – Anurie infolge nachweisbarer Metastasierung sind besonders problematisch. Jedes aktive Vorgehen kann nur palliativ sein.

Die Entlastung ein- oder doppelseitig durch sog. innere Splinte hat sich in diesen Fällen bewährt. Hiermit kann man die gravierende Harnumleitung vermeiden. In Einzelfällen kommt auch die perkutane Nierenfistelung in Betracht.

Ureterscheidenfisteln

Nach Operationen von Tumoren des weiblichen Genitales kann es gelegentlich im Anschluß an die Operation oder nach Bestrahlung zu einer Harnleiterscheidenfistel bzw. Ureterstenose kommen. Bei der Behandlung gibt es zwei Möglichkeiten. Bei vorwiegender Stenosenbildung kann man die Niere durch perkutane Nephrostomie entlasten, um später die Enge zu beseitigen. Bei Fisteln sollte man so früh wie möglich operieren, um Sekundärschäden auf die Nieren möglichst gering zu halten. Als Operationsverfahren kommen die Neueinpflanzung in die Blase, eine Blasenlappenplastik (nach Boari und Küss) oder die sog. Hörnerblase in Betracht (Abb. 240).

Blasenscheidenfisteln

Ebenfalls im Zusammenhang mit Tumoren der Genitalorgane der Frau bzw. nach gynäkologischen Operationen, Bestrahlungen oder auch durch Geburten können Blasenscheidenfisteln auftreten. Derartige Fisteln können erst – im Gegensatz zu den Harnleiterscheidenfisteln – nach Ablauf einer etwa 3 Monate langen Wartefrist operativ beseitigt werden. Zum Teil ist bei kleineren Fisteln eine Spontanheilung möglich. Alle Maßnahmen, die diese Spontanheilungen begünstigen, bereiten auch das Wundgebiet auf einen Fistelverschluß vor:

1. gezielte antibiotische Therapie nach Resistenzbestimmung,
2. Beseitigung von Inkrustationen in Blase und Scheide,
3. Abklingen von Hautentzündungen der Scheide und Vulva,
4. Abstoßen von Nekrosen sowie Heilung granulierender Oberflächen.

Beim Operationsvorgehen wird heute der vaginale Zugangsweg, natürlich abhängig von Größe und Sitz der Fistel, bevorzugt. Ein transperitoneales oder transvesikales Verfahren ist in Einzelfällen angezeigt (Abb. 241).

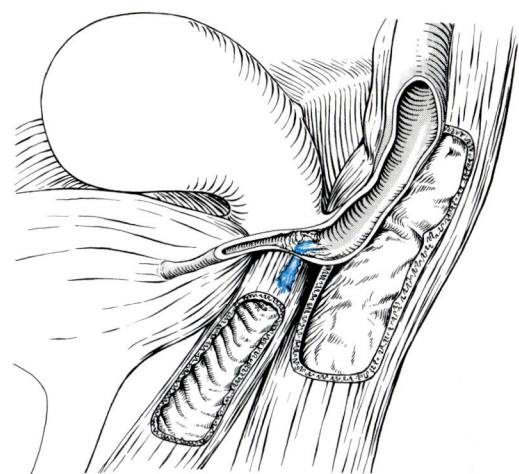

Abb. 240   **Ureterscheidenfistel**

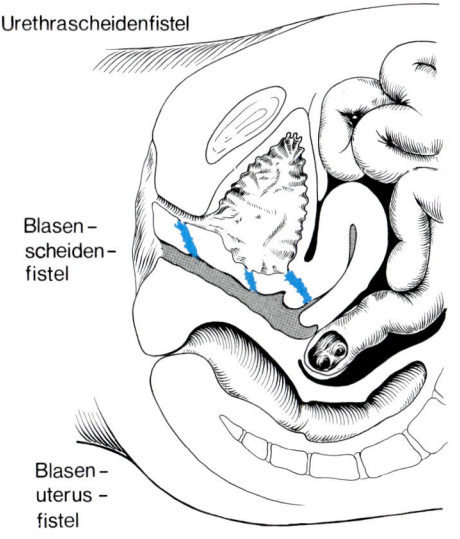

Urethrascheidenfistel

Blasen–
scheiden–
fistel

Blasen–
uterus–
fistel

Abb. 241   **Blasenscheidenfistel**

Urologische Komplikationen bei neurologischen Erkrankungen

Bei verschiedenen neurologischen Erkrankungen kann es zu einer Mitbeteiligung des Urogenitaltraktes kommen. Am häufigsten ist die Blasenfunktion gestört.

Hauptursache der sog. neurogenen Blase sind angeborene sowie erworbene Veränderungen (Traumen) des Zentralnervensystems (ZNS).

Die Querschnittsläsion mit Blasenlähmung ist der klassische Typ einer neurologischen Entleerungsstörung. In diesen Fällen ist der Zusammenhang mit dem Grundleiden ohne weiteres klar. Häufig führen jedoch beginnende neurologische Erkrankungen zu Störungen der Blasenfunktion, ehe das eigentlich ursächliche Krankheitsbild manifest geworden ist. Die Harnverhaltung kann z.B. bei Neurolues oder multipler Sklerose Initialsymptom sein. Da die Zentren der Blase im Sakralmark liegen, haben alle organischen Veränderungen in diesem Gebiet früher oder später Störungen der Blasendynamik und Blasenentleerung zur Folge (Abb. 242).

Das *Miktionszentrum* (S2 – S4) liegt in Höhe der Wirbelkörper Th 12 – L 1. Frakturen in diesem Bereich sowie unterhalb davon führen zu einer schlaffen Blasenlähmung, da sie das Miktionszentrum oder den N. pelvicus zerstören. Verletzungen oberhalb Th 12 führen zu einer spastischen Blasenlähmung, da das erste motorische Neuron beschädigt wird.

Der Detrusor wird von einem Teil des Parasympathikus innerviert, der aus S2 – S4 entspringt und die Blasenwand über den N. pelvicus erreicht.

Die Trigonalmuskulatur sowie der Blasenausgang werden mit sympathischen Fasern aus dem thorakolumbalen Plexus Th 11/L 2 versorgt. Die sympathischen Fasern erreichen ebenfalls über den Plexus pelvicus den Blasenausgang.

Der Sphincter externus wird über den N. pudendus (S2 – S4) versorgt. Die sensorische Nervenversorgung läuft in den parasympathischen und sympathischen Nervenbahnen (S2 – S4 sowie Th9 – L2).

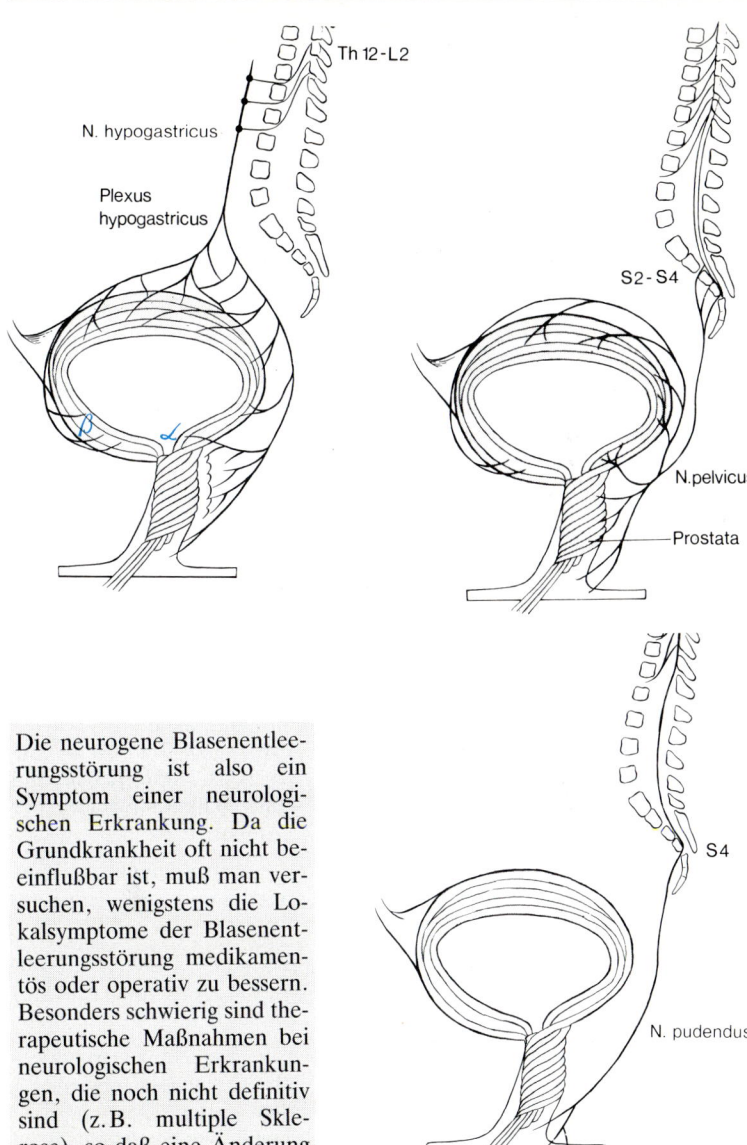

Die neurogene Blasenentleerungsstörung ist also ein
Symptom einer neurologi-
schen Erkrankung. Da die
Grundkrankheit oft nicht be-
einflußbar ist, muß man versuchen, wenigstens die Lo-
kalsymptome der Blasenentleerungsstörung medikamentös oder operativ zu bessern.
Besonders schwierig sind therapeutische Maßnahmen bei
neurologischen Erkrankun-
gen, die noch nicht definitiv
sind (z.B. multiple Skle-
rose), so daß eine Änderung
des Lähmungstyps zu erwarten ist.

Abb. 242 **Innervation der Blase**
(nach Hauri)

Blasenentleerungsstörungen bei ZNS-Schädigungen

1. Schädigung des ZNS auf angeborener Basis:
   a) Spina bifida,
   b) Meningomyelozele,
   c) Rückenmarksdysplasie,
   d) Dermoidzyste und Hautfistel des Lumbosakralmarks.

2. Schädigung des ZNS auf erworbener Basis:
   a) Traumen mit kompletter oder partieller Schädigung des Rückenmarks oder der Harnblaseninnervation (z. B. nach Radikaloperation im kleinen Becken),
   b) Entzündungen (Poliomyelitis),
   c) Tumoren,
   d) degenerative Schäden (Enzephalomyelitis, Parkinson-Krankheit, Tabes dorsalis, Diabetes).

Symptome: Bei einer Harnverhaltung auf neurologischer Basis bestehen Mobilitäts- und Sensibilitätsstörungen. Aus diesem Grunde verursacht sie in der Regel keine subjektiven Beschwerden, im Gegensatz zum imperativen Harndrang und den quälenden Schmerzen der mechanischen Verhaltung. Spontan oder auf Befragen geben die Patienten an, daß sie keinen Drang verspüren und nur selten Wasser lassen. Häufig berichten sie, daß bei manuellem Druck auf die Blase die Entleerung leichter vonstatten geht.

Diagnose: Liegt ein neurologisches Grundleiden nach Anamnese oder Befund vor, so ist die Diagnose einfach. Wenn keine anderen Ursachen einer Verhaltung (Adenom, Sklerose, Striktur) vorliegen, soll man an eine nervöse Verursachung denken und neurologisch genau untersuchen. Bei neurologischen Störungen ist häufig der Analring schlaff, hypoton, der tastende Finger fällt gleichsam von selbst in die Ampulle.

Zur Diagnose gehört der neurologische Status, ein Urogramm mit Röntgenrestharn, die Uroflowmetrie sowie die Zystometrie und das Harnblasendruckprofil.

Neurogene Blasenentleerungsstörungen werden unterschiedlich klassifiziert, so daß für praktische Zwecke eine vereinfachte Darstellung (Tab. 50) gegeben wird.

Therapie: Die therapeutischen Maßnahmen bei neurogenen Blasenentleerungsstörungen werden ständig ausgebaut. Zahlreiche neue erfolgversprechende Medikamente sind entwickelt und werden weiter erprobt, so daß auf diesem Sektor erhebliche Fortschritte therapeutischer Möglichkeiten zu erwarten sind (Abb. 243). Darüber hinaus ist die Anleitung des Patienten wichtig, z. B. ggf. die Blase manuell auszudrücken, aufsteigende Infektionen rechtzeitig zu bekämpfen u. a.

Tabelle 50 **Vereinfachte schematische Darstellung der Detrusor- und Becken-
bodenreaktion in Abhängigkeit zum Lähmungstyp sowie ätiologische Faktoren**
(nach Palmtag)

Lähmungstyp	Detrusorreaktion	Beckenboden	Ätiologie
supranukleare Lähmung komplett	reflektorische Kontraktionen	spastisch	Trauma, Tumor, MS, Myelodysplasie, Myelitis, Diskusprolaps, Abszeß
infranukleäre Lähmung komplett	schlaff	schlaff	Trauma, Diskusprolaps, Tumor, Myelodysplasie, Abszeß
gemischt (supranukleäre viszero-/infranukleäre somatomotorische Lähmung)	reflektorische Kontraktionen	schlaff	Myelodysplasie/ amyotrophische Lateralsklerose
gemischt infranukleäre viszero-/supranukleäre somatomotorische Lähmung)	schlaff	spastisch	Trauma, Myelodysplasie
sensorisch	normal	normal	Tabes, Diabetes, entzündliche Prozesse

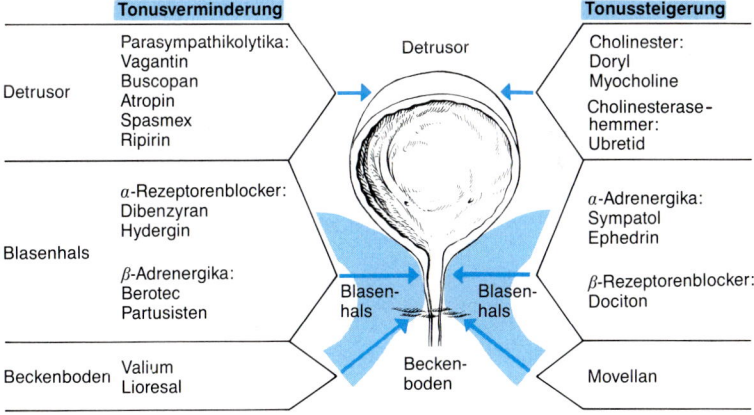

Abb. 243 **Medikamente, die den Detrusor, den Blasenhals und auch den Beckenboden im Sinne einer Tonussteigerung oder Tonusverminderung beeinflussen**

Querschnittsläsionen

Der Anstieg der Unfälle im Straßenverkehr, Beruf und Sport führt auch zu einer Zunahme der Rückenmarksverletzungen. Die Lebenserwartung der Kranken hängt u. a. von der sachgerechten Behandlung der vollständigen oder unvollständigen Blasenlähmung ab. Pyelonephritis, sekundäre Steinbildung, Urosepsis und Urämie beeinflussen den weiteren Krankheitsverlauf oft entscheidender als die Lähmung der Extremitäten. Die im Laufe der Zeit auftretende Infektion der Nieren und ableitenden Harnwege leitet zusammen mit der Harnstauung einen Circulus vitiosus ein, der zum Nierensiechtum führt. Ein erfolgreicher Heilplan setzt eine regelmäßige gute Zusammenarbeit zwischen den Leitern der Zentren für Querschnittsgelähmte und den Urologen voraus. Die verschiedenen muskulären Störungen sind in Abb. 244 angegeben, die Innervation verschiedener wichtiger Muskeln sowie der funktionellen Möglichkeiten in bezug auf die wichtigsten Lokalisationen der Läsionen werden gezeigt.

Wir unterscheiden bei den Querschnittslähmungen vereinfachend zwischen einer oberen und unteren Läsion (Abb. 245). Nach einer gemeinsamen Phase der völligen Lähmung und Löschung aller sakralen Reflexe kommt es zu einer Erholungsphase, in der sich abhängig von der Höhe der Läsion verschiedene Blasenentleerungsstörungen manifestieren:

Bei der hohen Läsion – der teilweisen oder vollständigen Durchtrennung des Rückenmarkes oberhalb der Sakralregion (d. h. oberhalb der Lendenwirbelsäule) kommt es zu einer automatischen Reflexblase (vollständige spastische Blasenlähmung). Die zerebrale Kontrolle fehlt, die Funktion der Blase wird über den sakralen Reflexbogen gesteuert. Herabgesetzte Blasenkapazität, erhöhter intravesikaler Druck und unwillkürliche Kontraktion des Blasenmuskels sind die wesentlichsten Merkmale. Durch ein Blasentraining läßt sich hier oft ein gutes Ergebnis erzielen.

Nach einer unteren Läsion – bei Verletzungen des sakralen Rückenmarkes oder der motorischen bzw. sensiblen Wurzeln der Cauda equina – wird der Reflexbogen der Blase beeinträchtigt. Traumen, Tumoren, Tabes dorsalis und kongenitale Mißbildungen (Meningomyelozele) sind die häufigste Ursache dieser Blasenentleerungsstörung. Auch nach Operationen, bei denen unbeabsichtigt die Nn. pelvici verletzt wurden (Rektumamputation), kommt es zu ähnlichen Entleerungsstörungen. Es besteht eine schlaffe Parese des Detrusors und des Beckenbodens, kombiniert mit einer Parese der Beckenbodenmuskulatur. Die Blase zeichnet sich durch eine große Füllungskapazität, einen niedrigen intravesikalen Druck und fehlende unwillkürliche Detrusorkontraktionen aus.

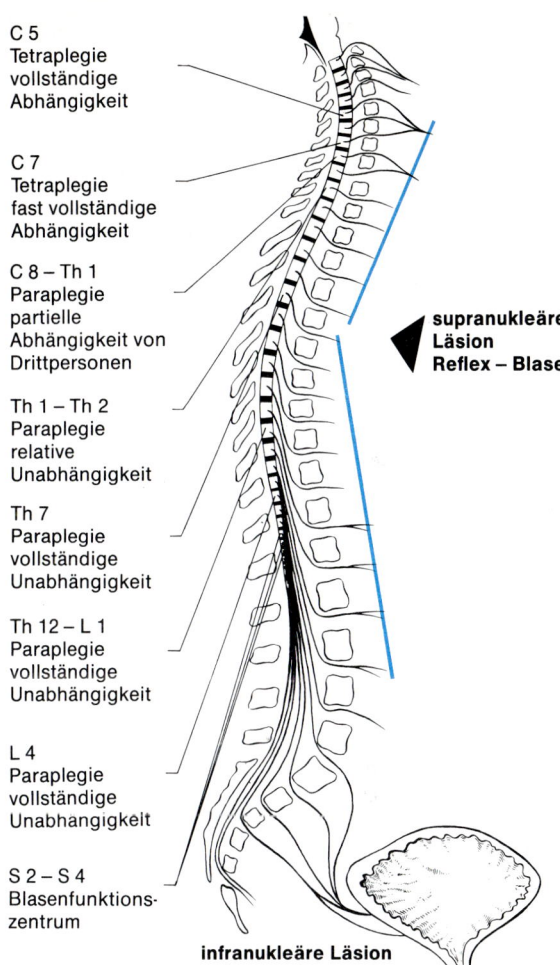

C 5
Tetraplegie
vollständige
Abhängigkeit

C 7
Tetraplegie
fast vollständige
Abhängigkeit

C 8 – Th 1
Paraplegie
partielle
Abhängigkeit von
Drittpersonen

Th 1 – Th 2
Paraplegie
relative
Unabhängigkeit

Th 7
Paraplegie
vollständige
Unabhängigkeit

Th 12 – L 1
Paraplegie
vollständige
Unabhängigkeit

L 4
Paraplegie
vollständige
Unabhangigkeit

S 2 – S 4
Blasenfunktions-
zentrum

**supranukleäre
Läsion
Reflex – Blase**

**infranukleäre Läsion
autonome Blase**

Abb. 244 **Lokalisa-
tion von Rücken-
markschäden**
(nach Olbing)

Merke:

- Bei der neurogenen Blasenentleerungsstörung ist die neurologische Abklärung sowie die Durchführung spezieller urologischer Untersuchungsmethoden wie Zystoskopie, Zystographie, Urogramm, Zystometrie, Harnröhrendruckprofil und Restharnbestimmung für die Therapie von besonderer Bedeutung. Abhängig von dem jeweiligen Funktionszustand können medikamentöse und operative Maßnahmen die Entleerungsstörung beseitigen.

Dysregulationsstörungen: Detrusor-Sphinkter-Dyssynergie

Bei der schlaffen neurogenen Blasenentleerungsstörung mit Läsion des sakralen Abschnittes oder der Cauda equina zeigt sich eine Blasenatonie und Schließmuskelatonie. Das Völlegefühl wird nicht wahrgenommen. Die wirksamste Harnentleerung erfolgt durch Druck auf die Harnblase (Credé).

Bei der kompletten spastischen neurogenen Blasenentleerungsstörung infolge Durchtrennung des Rückenmarks oberhalb S 2 findet sich ein spastischer Detrusor sowie eine Spastik des Beckenbodens. Es kommt zu zahlreichen unwillkürlichen Kontraktionen, die häufig uneffektiv sind (Abb. 245 und 246).

Daneben finden sich z. B. bei Meningomyelozele oder bei der multiplen Sklerose alle Variationen von Detrusor-Sphinkter-Dyssynergien.

Bei chirurgischen Eingriffen am Blasenauslaß muß man eine subtile Diagnostik zugrunde legen, um Mißerfolge zu vermeiden. Hier kommt die Resektion am Blasenhals, ggf. mit Durchtrennung des äußeren Sphinkters, die Sphinkterotomie bei 12 Uhr in Frage.

Die mangelnde Selbstreinigung des Harntraktes führt darüber hinaus zu chronisch rezidivierenden Infekten. Durch eine den individuellen Gegebenheiten angepaßte Therapie mit Chemotherapeutika kann man ebenfalls die Entleerungsverhältnisse verbessern.

Meningomyelozele

Zu den Problempatienten mit neurogenen Blasenentleerungsstörungen kommen Kinder mit erfolgreich operierten Meningomyelozelen hinzu. Bei diesen Kindern steht die vollständige oder unvollständige Blasenentleerungsstörung häufig im Vordergrund ihres späteren Schicksals.

Meningomyelozelen führen zu verschiedenartigen Läsionen je nach Sitz des neurologischen Defektes. Nur eine subtile Diagnostik, die Erfassung der Detrusor- und Sphinkterverhältnisse, gestattet eine gezielte medikamentöse oder operative Therapie. Von Bedeutung scheint die Indikation zur α-Rezeptorenblockade bei neurogenen Blasenentleerungsstörungen zu sein, bei denen ein relativ zur Detrusorfunktion erhöhter Blasenauslaßwiderstand vorliegt.

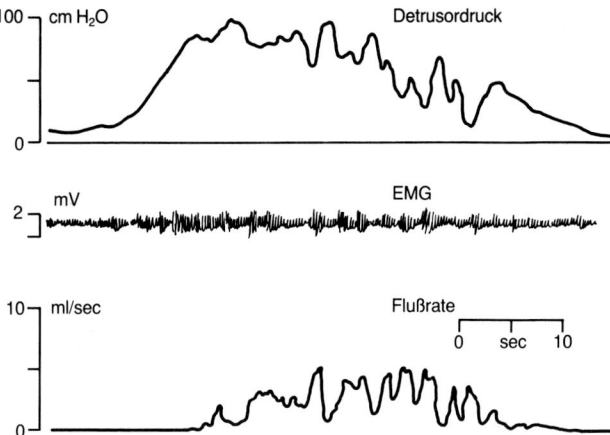

Abb. 245 Detrusor-Sphinkter-Dyssynergie. Während der Miktion Persistenz der Beckenbodenpotentiale im EMG infolge fehlender Muskelerschlaffung des Beckenbodens. Miktion stark verlängert mit erheblichen Schwankungen von Detrusordruck und Flußrate

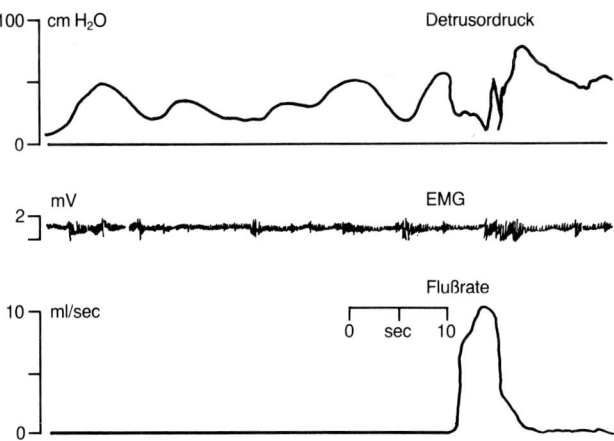

Abb. 246 Detrusorinstabilität. Während der Blasenfüllung wiederholte Anstiege des Detrusordrucks. Miktion ungestört: kurze Miktionszeit, konstant hohe Flußrate während der Miktion, Erschlaffung der Beckenbodenmuskulatur (Ruhepotentiale im EMG)

Urologische Notfälle

Neben den traumatisch bedingten Notfallsituationen gibt es in der Urologie Erkrankungen, die aus vitaler Indikation und wegen drohender irreversibler Organschädigung eine sofortige Diagnostik und Therapie erfordern.

Es handelt sich um

1. die Anurie (als Sonderform: Harnverhalt),
2. die septische Harnstauungsniere,
3. die Hodentorsion,
4. die Paraphimose,
5. den Priapismus.

Daneben erfordern Erkrankungen, deren Symptome für den Patienten unerträglich sind, eine sofortige symptomatische Therapie:

– akute Urogenitalinfekte
  (Zystitis, Urethritis, Epididymitis, Pyelonephritis).

Schließlich gibt es Symptome, die im Interesse des Patienten rasch einer diagnostischen Klärung bedürfen:

1. Hämaturie,
2. Koliken,
3. Hodenvergrößerung,
4. Blasentamponade.

Anurie

Die Anurie ist ein Symptom, das einer sofortigen ätiologischen Klärung bedarf. Ein Abwarten verschlechtert die Prognose und kann zum Tode des Patienten führen. Man bezeichnet eine 24-Std.-Harnmenge unter 500 ml als Oligurie; liegt die Harnmenge unter 100 ml/24 Std., so spricht man von einer Anurie.

Pathophysiologisch können die Ursachen der Anurie prärenal, renal oder postrenal bedingt sein.

Die prärenalen Ursachen einer Anurie erklären sich pathophysiologisch durch einen verminderten Filtrationsdruck, wie er z. B. im Schock bei einer Exsikkose oder bei einem Nierengefäßverschluß (Nierenvenenthrombose oder Nierenarterienembolie) entsteht. Auch die Hypoxidose, die Hämolyse und die Proteolyse können zu einer Anurie führen. Pathologisch-physiologisch führen hier prärenale Veränderungen zur Anurie.

Die renal bedingte Anurie findet sich bei der akuten Nephritis, bei toxisch-allergischen Nierenparenchymschäden und bei Vergiftung. Sie beruht auf glomerulären oder tubulären Schädigungen der Nieren durch verschieden-artige Noxen.

Die postrenal bedingte Anurie beruht auf einer doppelseitigen Abflußbehin-derung aus den Nieren und kann bedingt sein durch

1. subvesikale Abflußstörungen (Prostataadenom, Harnröhrenstriktur),

2. einen doppelseitigen Steinverschluß beider Harnleiter oder

3. doppelseitige Kompression der Harnleiter durch Tumoren oder Meta-stasen.

Laborchemisch kommt es zum Anstieg des Kreatinins und des Harnstoff-Ns. Die wichtigste Elektrolytstörung ist der Anstieg des Serumkaliums. Außerdem entsteht eine metabolische Azidose durch mangelnde Ausschei-dung und vermehrten Anfall saurer Äquivalente. Klinisch steht eine ausge-prägte Müdigkeit, Apathie im Vordergrund, die zum Koma führen kann.

Da die postrenale Anurie am ehesten einer kausalen Therapie zuzuführen ist, sollte jeder anurische Patient zunächst urologisch untersucht werden, um eine solche postrenale Ursache zu bestätigen oder auszuschließen (Tab. 51). Als erstes erfolgt die Sonographie. Mit der Katheterisierung der Blase kann ein subvesikales Hindernis diagnostiziert werden. Ist die Blase leer, schließt sich das Urogramm an. Begrenzend ist hier das Ausmaß des Kreatininanstieges, da von einem Kreatinin von 4 mg/dl im Serum an eine urographische Darstellung der Nieren nicht mehr zu erwarten ist. Es folgt die retrograde Darstellung und Sondierung beider Harnleiter, womit einer-seits eine Notfalldiagnostik im Falle eines vorliegenden Abflußhindernisses, aber gleichzeitig eine Therapie durchgeführt wird, da durch das Einlegen der Sonde in den Harnleiter der Abfluß des Harns aus der Niere gesichert werden kann. Läßt sich mit dieser Diagnostik ein Abflußhindernis nicht nachweisen, so wird die Peritoneal- oder Hämodialyse erforderlich (renale oder prärenale Anurie).

Findet sich ein Abflußhindernis, so kommt je nach Lokalisation der Ab-flußstörung der Dauerkatheter, die Entlastung durch Splinte oder die Nierenfistelung in Betracht.

Für die Praxis

Der sog. Harnverhalt ist die häufigste Ursache einer Anurie. Er ist klinisch leicht an der bis zum Nabel reichenden Blase zu erkennen und bedarf einer sofortigen Therapie. Ein Katheter wird in die Blase eingelegt, die Blase kann vollständig auch bei starker Füllung entleert werden.

Die Katheterisierung der Harnblase kann jedoch bei einer Harnröhrenstriktur oder bei einem besonders großen Adenom auf Schwierigkeiten stoßen.

Als Notfallmaßnahme steht hier dann die suprapubische Blasenpunktion zur Verfügung, die zunächst einmal dem Patienten Erleichterung verschafft. Zur weiteren Behandlung muß dann die Ursache des Harnverhaltes abgeklärt und entsprechend behandelt werden (Schlitzung einer Harnröhrenstriktur, Prostatektomie, Elektroresektion der Prostata).

Tabelle 51   **Differentialdiagnostische Überlegungen nach Ausschluß einer postrenalen Anurie**

1. Exsikkose durch Wasser- und Elektrolytverlust bei anhaltendem Erbrechen, Durchfällen, Dünndarm- und Gallenfisteln, Salzmangelsyndrom nach Diuretikagaben, Hitzschlag
2. Hypovolämie
   a) durch Schock (Unfälle, Verbrennungen, Starkstromverletzungen)
   b) durch große Blutverluste
   c) durch anaphylaktischen Schock (Bluttransfusionen, Medikamente)
3. Hämoglobin- und Myoglobinämie nach ausgedehnten Gewebsquetschungen und Zertrümmerungen
4. Vergiftungen (Quecksilber, Tetrachlorkohlenstoff, Chloroform, Toluol, Arsen, Kohlenmonoxid, Methylalkohol, Lysol [kriminelle Aborte], Cantharidin, Laugen, Pilze, Schlangengifte u. a.)
5. Entzündliche Nierenparenchymschäden (interstitielle Nephritis, Glomerulonephritis)
6. Infektionen: akute Pyelonephritis (Papillennekrose), Sepsis, Pneumonie, Hepatitis und Cholangitis (hepatorenales Syndrom)
7. Schwangerschaftstoxikosen
8. Elektroresektion der Prostata bei Verwendung hämolysierender Spülflüssigkeit
9. Nierengefäßverschluß
   a) Embolie
   b) Thrombose
   c) Tumor

Urinphlegmone

Wird bei einer Striktur die Harnröhre verletzt, so kann durch den Miktions-druck infizierter Harn in das lockere periurethrale Gewebe gepreßt werden. Besonders bei älteren, abwehrschwachen Patienten kommt es dann zu einer eitrigen Phlegmone mit Urininfiltration, die auf Penis, Skrotum, Damm-und Leistengegend übergreift. Es entwickelt sich sehr schnell ein hochtoxi-scher, lebensbedrohlicher Zustand, der sofortiges chirurgisches Eingreifen mit breiter Inzision und künstlicher Harnableitung durch Blasenfistel erfor-derlich macht.

Septische Harnstauungsniere

Besteht bei einem Steinverschluß des Harnleiters gleichzeitig eine Infektion des Urogenitaltraktes, so kann sich ein septisches Krankheitsbild entwik-keln, das den Patienten hochgradig gefährdet.

Sofortiges Eingreifen ist erforderlich. Die Abflußstörung, z. B. der Stein, muß operativ beseitigt werden. Falls notwendig – eine gestaute Niere kann innerhalb weniger Stunden durch Bakterien zerstört werden – erfolgt die Nephrektomie. Gleichzeitig muß eine hochdosierte antibiotische Therapie, bei gleichzeitiger Herz-Kreislauf-Überwachung erfolgen (Endotoxin-schock).

Hodentorsion

Die sog. Hodentorsion stellt eigentlich eine Torsion des Samenstranges dar und tritt bei Kindern und Jugendlichen auf. Sie führt zu einer Mangeldurch-blutung des Hodengewebes mit hämorrhagischer Infarzierung und nachfol-gender Atrophie, falls nicht innerhalb der ersten 4–6 Std. eine operative Korrektur erfolgt. Es besteht die Gefahr, daß Patienten mit einer Hoden-torsion zunächst unter der Diagnose einer Epididymitis behandelt werden und der Zeitpunkt einer möglichen operativen Korrektur verstreicht. Kli-nisch charakteristisch ist eine plötzlich auftretende sehr heftige Schmerzhaf-tigkeit eines Hodens, der oft mit Zeichen einer peritonealen Reizung ein-hergeht. Es kommt rasch zu einer Schwellung des Hodeninhaltes, so daß Hoden und Nebenhoden nicht mehr voneinander abgrenzbar sind. Fieber besteht nie. Ein Harnwegsinfekt ist nicht nachzuweisen. Da die Epididymi-tis im Kindesalter ausgesprochen selten ist, sollte bei der oben beschriebe-nen Symptomatik zunächst die Diagnose einer Hodentorsion gestellt wer-den, die zur Konsequenz einer operativen Freilegung führen muß. Thera-peutisch kann die Detorsion und die Orchidopexie zur Rezidivverhütung erfolgen.

Paraphimose

Die Paraphimose entsteht, wenn eine relativ zu enge zurückgestreifte Vorhaut zu einer Durchblutungsstörung der Penisspitze führt. Es entsteht eine schmerzhafte Schwellung der Glans und der restlichen Vorhautanteile durch ein sich ausbildendes Ödem. Relativ häufig entsteht eine solche Paraphimose bei Dauerkatheterträgern. Entzündliche Veränderungen der Glans oder der Vorhaut bestehen gelegentlich gleichzeitig. Therapeutisch wird im Frühstadium versucht, durch Auspressen des Ödems eine Reposition der Vorhaut zu erreichen. Gelingt dies nicht, so muß eine dorsale Inzision und zu einem späteren Zeitpunkt eine korrigierende Zirkumzision erfolgen.

Priapismus

Als Priapismus wird eine anhaltende schmerzhafte Dauererektion des Penis bezeichnet, die schließlich irreversibel wird. Die spezielle Diagnostik und Therapie siehe S. 332.

Weitere Notfallsymptome

Die symptomatische und spezifische Therapie der Infektionen des Urogenitaltraktes wird in den entsprechenden Kapiteln ausgeführt. Erkrankungen mit Symptomen, die eine rasche Diagnostik erfordern:

Hämaturie

Die Hämaturie ist ein Alarmsymptom und findet sich bei einer Vielzahl nephrologischer und urologischer Erkrankungen.

Da wir jede Hämaturie so lange als Zeichen eines Tumors im Urogenitalsystem betrachten müssen, bis das Gegenteil bewiesen ist, ist eine sofortige diagnostische Klärung notwendig. Dabei ist die Seitenlokalisation der Blutung, die nur während der akuten Hämaturie möglich ist, von wesentlicher diagnostischer Bedeutung.

Kolik

Die Kolik ist in der Regel ein dramatisches Ereignis. Unter dem Schlagwort „akuter Bauch" wird jeder Arzt in Alarmbereitschaft versetzt. Der in der Praxis tätige Arzt hat für Diagnostik und zur Entscheidung, ob die Therapie zu Hause fortgesetzt werden kann, oder eine stationäre Behandlung erforderlich ist, nicht den großen Apparat einer Klinik zur Verfügung. Er allein trägt die Verantwortung, daß der schwerkranke Patient rechtzeitig zur richtigen Diagnostik und Therapie gelangt.

Zur kurzen Rekapitulation einige differentialdiagnostische Erwägungen: der kolikartige Schmerz ist allein schon charakteristisch; die Unruhe des Patienten, aber auch Meteorismus und Darmatonie gehören zu den Begleitsymptomen. Ist der kolikartige Charakter gesichert und ein abdomineller Prozeß ausgeschlossen, muß zuerst der Schmerz bekämpft werden.

Ein akuter Harnstau ist in der Regel steinbedingt. Die Stauung erweitert den Harnleiter, dehnt ihn und verursacht Schmerzen. Der unterschiedliche Charakter des Schmerzes, der ab- und anschwellende Charakter, läßt sich mechanisch erklären. Verschließt ein Stein weitgehend den Harnleiter, so ist es eher ein Dauerschmerz; passiert teilweise der Harn das Hindernis, ist der Charakter mehr kolikartig. Der Schmerz korreliert mit einer Hypersensibilität der zugehörigen Dermatome. Die akute Schmerzregion, die Headsche Zone, ist leicht nachzuweisen und therapeutisch auszunutzen. Lokale Injektionen von Novocain-Quaddeln können zu einer Schmerzlinderung führen.

Die beste Sofortmaßnahme sind *Spasmoanalgetika* intravenös – unter Umständen in doppelter Dosierung –, die den Opiaten unbedingt vorzuziehen sind. Eine sichere Kupierung der Schmerzattacke wird erreicht, das Krankheitsbild nicht verschleiert. Nach Abklingen der akuten Symptome muß jedoch auch bei Beschwerdefreiheit eine gezielte Diagnostik zur Klärung der Kolikursache einsetzen.

Urinstatus, Sonographie, Übersichtsaufnahme und Urogramm führen in der Regel zur Diagnose.

Hodenvergrößerung

Bei jeder Hodenvergrößerung muß die Frage gestellt werden, ob es sich um einen bösartigen Hodentumor handelt. Diese Frage muß in jedem Fall sicher beantwortet werden können. Dabei ist jeder Zeitverlust zu vermeiden, weil er die Prognose entscheidend verschlechtern kann. Bestehen Zweifel über die Ursache der Hodenschwellung, so muß die operative Freilegung erfolgen, die evtl. z.B. beim Hodentumor mit der Semikastration abgeschlossen wird.

Blasentamponade

Bei der Blasentamponade kommt es durch eine Blutung aus der Blase, aber auch gelegentlich durch eine Blutung aus den oberen Harnwegen zu einer ausgeprägten Blutgerinnselbildung in der Blase, die schließlich die Blase völlig ausfüllt, den Blasenausgang verstopft und die Blase maximal überdehnt. Der Patient hat die gleichen Beschwerden wie bei einem akuten Harnverhalt. Ein Katheterismus führt jedoch nicht zur Entlastung der Blase, da die Blutkoagel das Lumen des Katheters verstopfen.

Eine Entlastung bringt lediglich das Absaugen der Blutgerinnsel mit Hilfe eines weitlumigen Katheters mit großen Öffnungen (24–26 Charr.) mit einer Blasenspritze. Wesentlich besser läßt sich eine Blasentamponade mit Hilfe eines Resektionsschaftes und mit einer aufgesetzten Blasenspritze beseitigen. Hierbei werden geringe Mengen von Spülflüssigkeit (z.B. sterile Kochsalzlösung) zunächst in die Blase eingegeben und dann unter starkem Sog die Gerinnsel aus der Blase absaugt. Anschließend wird die Blase endoskopiert und ggf. eine stärkere Blutungsstelle koaguliert. Die Ausräumung einer Blasentamponade sollte unter Prämedikation oder in Vollnarkose erfolgen.

Schlußwort

„Vor die Therapie haben die Götter die Diagnose gestellt!"

Diesen Ausspruch von Volhard sollte sich jeder werdende Mediziner zum allgemeingültigen Leitmotiv seiner späteren ärztlichen Tätigkeit machen.

In der Praxis und mit den Mitteln der Praxis wird sich in vielen Fällen nur die Verdachtsdiagnose stellen lassen. Handelt es sich um leichtere Krankheitsbilder, so kann man im allgemeinen abwarten, bis der weitere Verlauf bzw. der Erfolg der versuchsweise angewandten Therapie die Diagnose bestätigt. In allen anderen unklaren Fällen muß nach einem überlegten differentialdiagnostischen Plan durch etappenweise Anwendung ambulanter oder stationärer Untersuchungsmethoden über Facharzt oder Klinik die Verdachtsdiagnose rechtzeitig zur Enddiagnose erweitert werden.

Diese Forderung gilt besonders für die urologischen Krankheitsbilder – Anurie, Harnsperre, Harnverhaltung, Urosepsis, Urinphlegmone, Hodentorsion, Tumor und Tuberkulose –, deren verzögerte oder falsche Behandlung zu schweren Komplikationen, zu chronischem Siechtum oder zum Tode führen kann.

Dem jungen Arzt wird häufig erst mit dem Beginn einer selbständigen beruflichen Tätigkeit klar, welche hohe Verantwortung er trägt – letzten Endes die Entscheidung über Leben und Tod der ihm anvertrauten Kranken. Er muß lernen, die Grenzen dieser Verantwortung von Fall zu Fall zu erkennen und sie einzuhalten. Ihre Überschreitung ist immer zum Nachteil des Patienten.

Im großen Sammelbegriff Therapie unterscheiden wir die symptomatische und die kausale Behandlung. Die symptomatische Behandlung soll den Kranken sobald wie möglich von den subjektiven Beschwerden befreien, derentwegen er den Arzt konsultiert. Man muß sich aber im klaren sein, daß damit häufig nur ein Symptom behandelt wird und nach wie vor die Forderung nach einer Klärung der Krankheitsursache besteht, um die kausale Therapie einleiten zu können.

Symptomatische und kausale Behandlung – helfende und heilende Hand des Arztes – müssen sich harmonisch ergänzen. Der Heilplan einer wirklich erfolgversprechenden Kausaltherapie im besten Sinne des Wortes läßt sich nur auf der Basis einer klaren Diagnose aufbauen.

Literatur

Alken, P., P.H. Walz: Urologie. VCH-Verlag, Weinheim 1992

Altwein, J.E., H. Rübben: Urologie. Enke, 3. Aufl. Stuttgart 1991

Asscher, A.W.: Farbatlas der Nephrologie. Thieme, Stuttgart 1984

Bain, J., W.-B. Schill, L. Schwarzstein: Treatment of Male Infertility. Springer, Berlin 1982

Bandhauer, K., J. Frick: Disturbances in Male Fertility. Springer, Berlin 1982

Becht, E.W., G. Hutschenreiter, H. Klose (Hrsg.): Urologische Diagnostik mit bildgebenden Verfahren. Thieme, Stuttgart 1988

Bichler, K.-H.: Das urologische Gutachten. 2. Aufl. Springer, Berlin (in Vorbereitung)

Blandy, J.P.: Transurethral Resection. 3rd ed. 1993

Cockett, A., K. Koshiba: Manual of Urologic Surgery. Springer, New York 1979

Dreikorn, K.: Leben mit der neuen Niere. Thieme, Stuttgart 1983

Eckstein, H.B., R. Hohenfellner, D.I. Williams: Surgical Pediatric Urology. Thieme, Stuttgart 1977

Eisenberger, F.: Therapie gutartiger Erkrankungen der Prostata. In Frommhold, W., P. Gerhardt: Erkrankungen der Prostata. Klinisch-radiologisches Seminar, Bd. XIII. Thieme, Stuttgart 1983

Eisenberger, F., G. Fuchs, K. Miller, J. Rasseiler: Noninvasive Renal Stone Therapy with the Extracorporeal Shockwave Lithotripsy (ESWL). In Heuck, F., M. Donner: Radiology Today, vol. III. Springer, Berlin 1985

Frick, H., H. Leonhardt, D. Stark: Allgemeine Anatomie. Spezielle Anatomie I. Extremitäten, Rumpfwand, Kopf, Hals, 4. Aufl. Thieme, Stuttgart 1992

Fritsch, P., B. Trenkwlader, W.-B. Schill: Venerologie und Andrologie (HTB 241). Springer, Berlin 1985

Fritze, E., J. Viefhues: Das ärztliche Gutachten. Steinkopff, Darmstadt 1984

Hadžiselimović, F.: Cryptorchidism. Management and Implications. Springer, Berlin 1983

Hauri, D., P. Jäger: Checkliste Urologie, 3. Aufl. Thieme, Stuttgart 1992

Hautmann, R.: Therapie urologischer Erkrankungen. Enke, Stuttgart 1993

Hautmann, R., W. Lutzeyer: Harnsteinfibel. Deutscher Ärzteverlag, Köln 1985

Heite, J.-J., H. Wokalek: Männerheilkunde. Andrologie. Lehrbuch der Krankheiten und Funktionsstörungen des männlichen Genitale. Fischer, Stuttgart 1980

Helpap, B.: Atlas der Pathologie urologischer Tumoren. Springer, Berlin 1993

Hertle, L.: Urologische Therapie. Urban & Schwarzenberg 1993

Hohenfellner, R., E.-J. Zingg: Urologie in Klinik und Praxis, Bd. I und II. Thieme, Stuttgart 1982/83

Kaden, R.: Allgemeine Pathologie der Sexualfunktionen. Störungen der Reproduktion und der Kohabitation. Deutscher Ärzteverlag, Köln 1980

Kahle, W., H. Leonhardt, W. Platzer: Taschenatlas der Anatomie für Studium und Praxis. In drei Bänden, 6. Aufl. Thieme, Stuttgart 1991

Kaiser, R., A. Pfleiderer: Lehrbuch der Gynäkologie, 16. Aufl. Thieme, Stuttgart 1989

Kaufmann, W., G.-W. Löhr (Hrsg.): Pathophysiologie, 4. Aufl. Thieme, Stuttgart 1992

Kayser, F.H., K.A. Bienz, J. Eckert, J. Lindenann: Medizinische Mikrobiologie, 7. Aufl. Thieme, Stuttgart 1989

Keidel, W.D. (Hrsg.): Kurzgefaßtes Lehrbuch der Physiologie, 6. Aufl. Thieme, Stuttgart 1985

Kelami, A.: Atlas of Operative Andrology, de Gruyter, Berlin 1980

Klaue, P.: Checkliste Kleine Chirurgie, 3. Aufl. Thieme, Stuttgart 1990

Krause, W.: Genitale Hautkrankheiten. Enke, Stuttgart 1993

Krause, W., C.-F. Rothauge: Andrologie,

Krankheiten der männlichen Geschlechtsorgane. Enke, Stuttgart 1981

Kuschinsky, G., H. Lüllmann: Kurzes Lehrbuch der Pharmakologie und Toxikologie, 12. Aufl. Thieme, Stuttgart 1989

Langman, J.: Medizinische Embryologie. Die normale menschliche Entwicklung und ihre Fehlbildungen, 8. Aufl. Thieme, Stuttgart 1989

Largiadèr, F., P. Buchmann, U. Metzger, H. Säuberli: Checkliste Viszerale Chirurgie, 5. Aufl. Thieme, Stuttgart 1990

Lenz, W.: Medizinische Genetik. Mit Schlüssel zum Gegenstandskatalog, 6. Aufl. Thieme Stuttgart 1983

Lunenfeld, B., M. Glezermann: Diagnose und Therapie männlicher Fertilitätsstörungen. Große, Berlin 1981

Lutzeyer, W.: Traumatologie des Urogenital-Traktes. Springer, Berlin 1981

Martius, G. (Hrsg.): Gynäkologische Operationen, 2. Aufl. Thieme, Stuttgart 1990

Marx, H. H.: Medizinische Begutachtung. Thieme, Stuttgart 1981

May, P., J. Sökeland, J. Braun: Harnsteinleiden, 3. Aufl. Thieme, Stuttgart 1988

Mayor, G.: Die Chirurgie der Nebenniere. Springer, Berlin 1984

Mayor, G., E.-J. Zingg: Urologische Operationen. Thieme, Stuttgart 1973

Melchior, H.: Harninkontinenz (in Vorbereitung)

Merkle, W.: Urologie. Hippokrates Verlag, Stuttgart (in Vorbereitung)

Netter, F. H.: Farbatlanten der Medizin, Band 2: Nieren und Harnwege, 2. Aufl. Thieme, Stuttgart 1983

Netter, F. M.: Niere und Harnwege, Bd. II. Farbatlanten der Medizin. Thieme, Stuttgart 1976; 2. Aufl. 1983

Netter, F. H.: Farbatlanten der Medizin, Band 3: Genitalorgane, 2. Aufl. 1987. Thieme, Stuttgart 1987

Reuter, H. J.: Atlas der urologischen Endoskopie. Bd. I und II. Thieme, Stuttgart 1980–1984.

Roth, S., A. Semjonew, P. Rathert: Klinische Urologie vom Befund zur Therapie. Springer, Berlin 1993

Rübben, H.: Hinmans Atlas urologischer Operationen. Enke, Stuttgart (in Vorbereitung)

Rübben, H.: Uroonkologie. Springer, Berlin 1993

Schirren, C.: Praktische Andrologie, 2. Aufl. Karger, Basel 1982

Schuster, H. P., T. Pop, L. S. Weilemann: Checkliste Intensivmedizin. Thieme, Stuttgart 1983; 3. Aufl. 1988

Siegenthaler, W.: Klinische Pathophysiologie, 6. Aufl. Thieme, Stuttgart 1987

Sigel, A.: Kinderurologie. Springer, Berlin 1993

Silbernagl, S., A. Despopoulos: Taschenatlas der Physiologie, 4. Aufl. Thieme, Stuttgart 1991

Smith, D. R.: General Urology. Lange, Los Altos

Sterry, W., H. Merk: Checkliste Dermatologie und Venerologie, 2. Aufl. Thieme, Stuttgart 1991

Stöhrer, M., H. Palmtag, H. Maderstacker: Blasenlähmung, Sexualität und Blasenfunktion bei Rückenmarkverletzten und Erkrankungen des Nervensystems. Thieme, Stuttgart 1984

Tanago, E., Smiths: Urologie. Springer, Berlin 1992

Vahlensieck, W.: Urolithiasis, Springer, Berlin 1980

Wagenknecht, L. V., S. J. Silber, L. Giuliani: Microsurgery in Urology. Thieme, Stuttgart 1985

Sachverzeichnis